生理・生化学・栄養

ILLUSTRATED 図説

からだの仕組みと働き

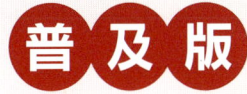
普及版

中野昭一 編集

中野昭一
佐伯武頼
足立穰一
寺尾　保
小林圭子

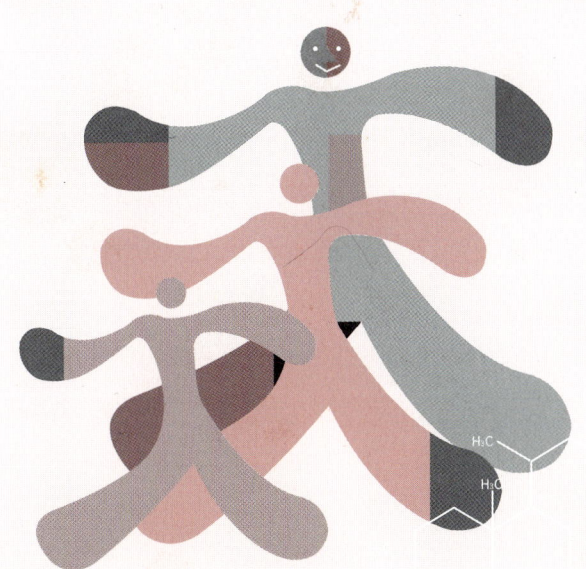

医歯薬出版株式会社

図説シリーズ・普及版の発行に際して

　1960年代後半から1970年代後半にかけて，電子顕微鏡やX線・γ線などの放射線，さらにはMRIなどの物理的検索，また，酵素法やアミノ酸分析，組織化学・酵素学的染色などの化学的検索方法の発達は著しく，多くの生理機能の解明がなされ，基礎医学に携わる者は勿論，co-Medicalの部門に関係する諸兄姉にとっても，からだ全体としてそのすべてを理解することの難しさが痛感されていた．

　当時，東京慈恵会医科大学の生理学教室から東海大学体育学部に移り，さらに1974年，医学部に転じ，生理学の教鞭をとっていた私としては，この精密で難解なヒトのからだの生理的機能や，運動による変動，さらには生理機能の変調による症候，種々の疾病の病態，その栄養学的見地からの解析などを，より簡明に解説し，これらをさらに深く追究する端緒になればと考え，この図説シリーズの発刊を企図したのである．

　すなわち，本シリーズの姿勢は，からだの仕組みから解説した生理・解剖学部門，体内で栄養素がいかに利用されて行くかを解説した栄養・生化学部門，さらに病気の仕組みと栄養・代謝との関係から解説した病態生理・栄養学的部門を骨子として，一貫して著述されている．また，精密で難解なヒトのからだの構造や働き，運動や病気の成立ちなどを，視覚的にもより理解され易くするため，全巻を通じて，左ページに図表を纏め，右ページでそれを解説する形式をとり，これを一つの単位として幾つかの単位を纏め，一つの生理機能を理解できるようにと努力したのである．

　さて，本シリーズは，ほぼ20年前の1979年に上梓された第一作『からだの仕組みと働き』に始まり，以来，1981年に症候の病態生理ともいうべき『病気の成立ちとからだ I』，さらに1982年には『運動の仕組みと応用』，1983年に疾患別病態生理である『病気の成立ちとからだ II』，1997年に『運動・スポーツの功と罪』，さらに臓器・組織別に解剖と生理との関連を追究した『ヒトのからだ』を刊行して，この一連のシリーズ全6冊を完結させた．

　しかし，この約20年間のうちにも医学に関連した諸学問の進歩は著しく，初版で10〜22刷を重ねたのちすべて改定第2版を発行した．その総数は13万7千余部にも及び，各方面にわたる教育・研究者の諸兄姉あるいは学生諸君に多大のご支持を戴いていることは感謝にたえない．

　なお，本書の最大の目的の一つは，これから学問を学ぼうとする人達の格好の入門書たらんことにあり，これ以上の学問的研究については各個の専門書を参照されたい．

　さて，今回，これらの実績を踏まえ，より多くの読者の入門書として利用されんことを考え，また，医歯薬出版株式会社の意向もあって，その内容を変えることなく，より価格を抑えた新装丁による本シリーズ普及版の発行を企図した．この普及版シリーズが，前シリーズと共に，皆様のお役に立つことを願ってやまない次第である．

　2001年8月22日

日本体育大学大学院研究科長室にて

中 野 昭 一

すいせんの言葉

　本書はまさに目でみる生理，生化学と栄養の書であり，これから栄養学を学ぼうとする人たちにとってきわめて適した入門書ということができる．一般的にいうと，パラメディカルの分野は解剖学，生理学および生化学という，医学にとって基本的知識を提供してくれる大事な学問に馴じめないという，そして難解であるという人が多いのである．本書を読めば，それらの学問は確かにむずかしいには違いないが，こういう勉強の仕方をすれば，それほどでもなく，比較的容易に知識が身につくことを理解できるであろう．

　わかりやすく，しかも綿密にかかれた図を頼りに，解説の文章を読めば，理解できることを如実に示してくれるのが本書である．しかも，読んでわかるように，自然に興味と関心が湧いてくるように編集されていることも本書の大きな特徴であり，また，大きな魅力ともなっている．

　本書を編集し，刊行するに至ったいきさつについては，著者らの代表者として中野昭一教授が「はじめに」で述べているとおりである．どうしてこのような本が企画されたか，内容はどのような考えの下に計画されたか，この序文を読めばよくわかるのである．本書を読むに当たっては，どうしてもこの序文を読んで頂いてからにしたほうがよい．序文を読んでから本書を読んでいけば，理解はいっそう深まるであろう．

　中野昭一教授は，かつての私の研究のうえの同僚である．こういった解説書の編集執筆にきわめて優れた能力をもっていることは，誰よりも私がいちばんよく知っているといっても過言ではない．これまでに中野教授が執筆してきた著書や原稿はよくそのことを示してくれている．今回，すばらしい協力者を得て，わが国でまったくはじめての試みといってもいい本書を刊行されたことに，私は心から敬意を表したい．そして，少しでも多くの方々に本書が愛読されることを願ってやまないのである．

　昭和54年8月

東京慈恵会医科大学教授
阿 部 正 和

第2版の出版にあたって

　本書は，初版の"はじめに"にも書いてあるように，からだの仕組みを解説した生理学部門，栄養とその利用に関する栄養生化学部門およびそれらの病態に関する3部門より構成されている．

　本書の目的は，これらを有機的に結合することによって，これから生理学，栄養生理学を学ぶヒト達があまりにも膨大で精密な人体機能を学ぶための導入の一助としたいと考えたのである．

　そのため当時としては，まだそれほど行われていなかった図解を主体とした解説を試み生理機能への関心を高めるとともに，その基礎的知識の修得を企図している．

　幸いにして，本書第1版も22刷に達し，その都度ある程度の改稿を行ってきたものの，医学の進歩とともに新しい事実，知見が数多く報告され，今回改めて全面的な見直しを行うこととなった．

　すなわち，生理学編では新たに寺尾保先生を加え，生命の誕生から近年問題とされることの多い加齢現象，高齢化などについて稿を改めるとともに，生理機能の項でも消化・吸収に際しての管腔内消化と膜消化など随所に新知見を加えている．

　また，生化学編では，佐伯武頼先生の項で「からだと蛋白質」の章に遺伝子の仕組みと働きが加えられた．

　また，足立穣一先生の生理機能別の病態に関する部門でも，心臓機能および肝臓機能を中心として最新の知識が盛り込まれ，新たに参画された小林圭子先生によって「先天性代謝異常」の項が全面的に改稿された．

　しかし，前にも述べたように，左頁に図，右頁でその解説を行うことは紙面的にもたいへん難しく，ある分野では解説の不備，不足あるいは医学の進歩に追従しえなかった点も多々あることは否めない．今後さらに，諸先生の御指摘，御教示を賜わり，漸次，改訂していきたいと考えており，本書の目的とする生理学，栄養学への導入，その全般的な理解という点で，いわゆる教科書または副読本としての責を果たすことができれば幸いである．

　なお，本書を編纂するに当たって，多くの先輩諸兄姉の論文，著書，その他から多くの御教示を戴いており，心から感謝の意を表したい．

　また，本書は多くの人々の御好意を受けており，個々に感謝の辞を述べることは不可能に近い．しかし，私を生理学への道へ御教導戴いた慈恵医大の故杉本良一教授，生理学の名取禮二名誉学長，内科学で慈恵医大の阿部正和理事長に感謝の意を捧げるとともに，種々御援助を戴いた教室の諸氏および本書の改訂に種々御助力を戴いた内藤佳津子女史に感謝したい．

　なお，本書の企画，出版に際して，多大な御助力を戴いた医歯薬出版および本書の図版製作に当たって戴いた高橋雄作氏に謝意を表するしだいである．

　平成6年1月

東海大学医学部生理科学教室にて
中野昭一

はじめに

　ヒトが，日常生活を営み，生きていくために，からだの中では，きわめて精密で複雑な機能が働いている．すなわち，高度に分化した細胞が集まった組織や臓器が，それぞれ固有の機能を発揮するとともに，神経やホルモンの働きによって，互いに密接な連絡がとられ，からだ全体としての調和がもたれているのである．しかも，これらの機能を円滑に営むためには，常に体内に貯えられている種々の栄養素を燃やしエネルギーを得なければならない．したがって，私たちは絶えず適当な物質を外部から取り入れて，代謝によってこれを利用し，消耗するからだの成分を補うとともに，また，新たにこれをつくり上げているのである．

　さて，このようなからだの働きを学び明らかにしようとするのが生理学であり，外部からエネルギーや物質を取り入れて利用し，生活を営む過程を学ぼうとするものが栄養学あるいは栄養生理学である．また，それらの機能が病気のときにどのように変化するかを追究するものが病態栄養学となろう．したがって，生理学や栄養学をはじめて学ぼうとする者にとっては，膨大な知識と勉強を要求されるという感を与えることは否めない．

　本書は，このような生理学，栄養学とその病態などを，はじめて学ぼうとする人たちにとって，その概要を把握する恰好の入門書として役立てばという意図の下に，数人の専門家によって執筆された．

　すなわち，本書は，からだの仕組みを概説した生理学部門，栄養素とそれが体内でいかに利用されるかを解説した栄養生化学部門および病気の仕組みと栄養との関係を論じた病態生理・栄養学的部門の3部から成り立っている．

　しかも，その特徴とするところは，第1に各項の視覚的理解を促すことを目的として，できうるかぎり簡明に図，表として左の頁にまとめ，右頁でその解説を行い，各頁ごとに1つの機能，1つの事柄を理解できるように努力したところにある．

　また，生理機能と，栄養生理，病態栄養などとを有機的に結合して考えることができるように，いろいろの病態における症状や症候が，いかなる生理機能の変化によって起きるものかという臨床生理学的立場からの解説を試みてみたのである．

　もちろん，紙面の都合もあって，生理機能をはじめ栄養と病態に関して，そのすべてを網羅することは難しい．また，左頁に図，表を，右頁でその解説をするという形式をとったこともあって，ある分野では解説の不備，不足あるいは化学の進歩に追従しえなかった点も多々あることは否めない．今後さらに，諸先生の御指摘，御教示を賜わり，漸次，改訂していきたいと考えているしだいである．

　しかし，本書の目的とする生理学，栄養学への導入，その全般的な理解という点では，いわゆる教科書または副読本としての責を果たしうるものではないかと考えている．

なお，本書を編纂するに当たって，多くの先輩諸兄姉の論文，著書，その他から多くの御教示を戴いており，ここに少なくも座右にあった著書をあげて，心から感謝の意を表するとともに，これらの図書を本書より進んだ教科書，研究書として推薦するしだいである．

　また，本書は多くの人々の御好意を受けており，個々に感謝の辞を述べることは不可能に近い．しかし，私を生理学への道へ御教導戴いた慈恵医大の故杉本良一教授，生理学の名取禮二学長，内科学の阿部正和教授に感謝の意を捧げるとともに，種々御援助を戴いた教室の吉岡利忠助教授，成澤，永見助手，生化学教室の津田とみさんに感謝したい．

　なお，本書の企画，出版に際して，多大な御助力を戴いた医歯薬出版および本書の図版製作に当たって戴いた高橋雄作氏に謝意を表するしだいである．

　　昭和54年8月

東海大学医学部生理学教室にて

中 野 昭 一

目次

I．生理学編

1章　生命の誕生 …………………… 3
1．生殖 ……………………………… 3
　　1）男性の生殖機能 ……………… 3
　　2）女性の生殖機能 ……………… 5
2．受精と妊娠 ……………………… 7
　　1）受精の成立 …………………… 7
　　2）着床と胎盤形成 ……………… 7
　　3）妊娠と分娩（出産） ………… 9
3．細胞 ……………………………… 9
　　1）核 ……………………………… 9
　　2）細胞質 ………………………… 9

2章　からだの発育・発達と加齢現象 ……13
1．発育・発達・成長 ……………… 13
　　1）発育の区分 …………………… 13
　　2）発育に影響を及ぼす因子 …… 13
　　3）からだの発育 ………………… 13
　　4）発育に関与するホルモン …… 15
2．加齢現象 ………………………… 15
　　1）加齢に伴う神経系の変化 …… 15
　　2）加齢に伴う呼吸・循環器系の変化 …17
　　3）加齢に伴う組織と臓器の変化 …17
　　4）加齢に伴う生殖機能の変化 … 19
　　5）加齢に伴う身体諸機能の変化 …19

3章　生体とエネルギー ………… 21
1．代謝とは ………………………… 21
　　1）同化作用と異化作用 ………… 21
　　2）中間代謝とエネルギー代謝 … 21
2．エネルギーの産生 ……………… 21
　　1）無気的過程によるＡＴＰの産生 …21
　　2）有気的過程によるＡＴＰの産生 …23
　　3）酸化的リン酸化 ……………… 23
3．エネルギー代謝 ………………… 23
　　1）エネルギーの流れ …………… 23
　　2）食物のエネルギー計算 ……… 25
　　3）人体の代謝量測定 …………… 25
4．基礎代謝 ………………………… 25
　　1）体表面積 ……………………… 27
　　2）基礎代謝基準値 ……………… 27
　　3）基礎代謝を左右する因子 …… 27
5．基礎代謝率 ……………………… 27
6．食物の特異動的(力学)作用 …… 27
7．身体活動強度の指標 …………… 29
　　1）エネルギー代謝率 …………… 29
　　2）活動代謝 ……………………… 29
　　3）METS ………………………… 29
8．エネルギー所要量 ……………… 29
9．生活活動強度の指標 …………… 29

4章　からだの働きとその調節 …… 31
1．脳と神経 ………………………… 31
　　1）神経系の分類 ………………… 31
　　2）中枢神経系と末梢神経系の関係 …31
　　3）ニューロン(神経元)とシナプス …31
　　4）神経の興奮と伝導 …………… 31
　　5）中枢神経系の働き …………… 33
　　6）反射 …………………………… 35
　　7）末梢神経系の働き …………… 35
2．自律神経系による制御 ………… 37
　　1）自律神経とは ………………… 37
　　2）交感神経と副交感神経 ……… 37
　　3）交感神経系の伝導路 ………… 37
　　4）副交感神経系の伝導路 ……… 37
　　5）自律神経支配の特徴 ………… 37
　　6）自律神経系の化学的伝達 …… 37
　　7）自律神経機能 ………………… 39
　　8）自律神経と薬物 ……………… 39
3．内分泌とホルモンによる調節 … 39
　　1）内分泌とは …………………… 39

2）ホルモンの一般的作用 …………………41
　　3）内分泌臓器・組織とホルモン ………41
　4．ホルモンや自律神経による総合的調節
　　機能 ………………………………………………41
　　1）血圧調節の仕組み ……………………45
　　2）血糖調節の仕組み ……………………45
　　3）体液とその酸・塩基平衡の調節 …47
　5．運動機能とその調節 …………………………49
　　1）運動と筋肉系 …………………………49
　　2）運動時における生理機能の変化 …51
　　3）からだの位置と運動 …………………53

5章　食欲と食物摂取 ……………………………57
　1．食欲 ………………………………………………57
　　1）食欲に関係する中枢 …………………57
　　2）食欲に関係する因子 …………………57
　2．肥満 ………………………………………………57
　　1）肥満とは ………………………………57
　　2）肥満の判定 ……………………………59
　　3）肥満の成因 ……………………………59
　　4）肥満による障害 ………………………59
　3．消化吸収を司る臓器とその仕組み ………59
　　1）消化器系 ………………………………59
　　2）消化 ……………………………………61
　　3）消化液の分泌とその仕組み …………63
　　4）管腔内消化と膜消化 …………………67
　　5）三大栄養素の消化 ……………………67
　　6）消化器系の運動 ………………………71
　　7）栄養素の吸収 …………………………77
　　8）肝臓とその機能 ………………………81

6章　血液と循環 ……………………………………83
　1．血液とその働き …………………………………83
　　1）血液の組成と特性 ……………………83
　　2）血液の働き ……………………………83
　　3）赤血球 …………………………………83
　　4）白血球 …………………………………85
　　5）血小板 …………………………………85
　　6）血漿 ……………………………………85
　　7）血液型 …………………………………85
　2．心臓とその働き …………………………………87
　　1）心臓の構造と心臓周期 ………………87

　　2）心臓拍動の仕組み ……………………87
　　3）心筋の特性 ……………………………87
　　4）心臓の電気現象──心電図 …………87
　　5）心音 ……………………………………89
　　6）脈拍 ……………………………………89
　3．血液の循環 ………………………………………89
　　1）血液循環の仕組み ……………………89
　　2）血管と血流速度 ………………………91
　4．心拍動を調節する仕組み ……………………93
　　1）心臓の神経支配 ………………………93
　　2）心臓中枢に対する刺激──心臓反射　93
　5．血圧 ………………………………………………93
　　1）血圧とは ………………………………93
　　2）最大血圧，最小血圧および平均血圧　95
　　3）血圧の正常値 …………………………95
　　4）静脈還流 ………………………………95

7章　呼吸と酸素の供給 …………………………97
　1．呼吸系 ……………………………………………97
　　1）呼吸器の構造 …………………………97
　　2）呼吸とは ………………………………97
　　3）呼吸運動 ………………………………97
　2．呼吸運動の調節と呼吸数 ……………………99
　　1）呼吸中枢 ………………………………99
　　2）呼吸中枢の神経性(反射的)調節 ……99
　　3）呼吸の化学的調節 ……………………99
　　4）呼吸数 …………………………………101
　3．肺の働きとガス交換 …………………………101
　　1）肺容量(全肺気量) ……………………101
　　2）換気量と換気率 ………………………101
　　3）肺コンプライアンス …………………101
　　4）肺胞および組織におけるガス交換 …103
　4．血液によるガスの運搬 ………………………103
　　1）血液のO_2の運搬能力 ………………103
　　2）血液のCO_2の運搬能力 ……………103
　　3）O_2，CO_2の運搬におけるイオンの移動
　　　 …………………………………………103

8章　尿の生成と排出 ……………………………105
　1．腎臓および尿路 ………………………………105
　　1）腎臓の構造 ……………………………105
　　2）ネフロン ………………………………105

2．尿の生成と調節機構 ……………105
　　　1）糸球体における濾過作用 ………105
　　　2）尿細管の機能 ……………………107
　　　3）クリアランス(清掃率) …………107
　　　4）尿生成の調節機構 ………………109
　　3．尿の性状と成分 ……………………111
　　4．排尿 …………………………………111
　　　1）排尿の調節 ………………………111
　　　2）尿意と排尿の仕組み ……………111

9章　体温とその調節 ……………………113
　　1．体温とは ……………………………113
　　　1）体温の役割 ………………………113
　　　2）体温の測定 ………………………113
　　2．体熱の平衡 …………………………113
　　　1）体熱の産生 ………………………113
　　　2）体熱の放散 ………………………113
　　3．体温調節の仕組み …………………115
　　　1）気温と体温の関係 ………………115
　　　2）体温調節中枢に刺激を送る仕組み …115
　　　3）体温が一定に保たれるわけ ……117
　　4．発熱 …………………………………117
　　　1）体温が異常に上昇する場合 ……117
　　　2）発熱の原因と熱型 ………………117
　　　3）発熱時の体内変化 ………………117

II．生化学編

1章　からだと酵素 ………………………121
　　1．酵素とは ……………………………121
　　2．触媒作用と酵素の性質 ……………121
　　　1）酵素の触媒作用 …………………121
　　　2）酵素の性質 ………………………121
　　3．酵素の分類 …………………………125
　　4．アイソザイム ………………………125
　　　1）アイソザイムとは ………………125
　　　2）アイソザイムの意義 ……………125
　　5．酵素活性の調節 ……………………125
　　　1）活性化剤・阻害剤による調節 …127
　　　2）蛋白分解酵素によるチモーゲンの活性化 …127
　　　3）共有結合による酵素の修飾 ……127

　　　4）酵素量の変動 ……………………129
　　6．酵素とビタミン ……………………129
　　7．酵素とホルモン ……………………129
　　　1）酵素に対するホルモンの作用 …129

2章　からだと糖質 ………………………131
　　1．糖質とは ……………………………131
　　2．糖質の種類とその性質 ……………131
　　　1）単糖類 ……………………………131
　　　2）オリゴ糖類 ………………………133
　　　3）多糖類 ……………………………133
　　3．糖質の役割 …………………………133
　　4．糖質の代謝 …………………………135
　　　1）グルコース-6-リン酸の生成とその経路 …135
　　　2）解糖経路 …………………………135
　　　3）TCAサイクル(トリカルボン酸サイクル，クエン酸サイクル，クレブスサイクル) …141
　　　4）グリコーゲンとその代謝 ………145
　　　5）ペントースリン酸経路 …………147
　　5．血糖とその調節 ……………………147

3章　からだと蛋白質 ……………………151
　　1．アミノ酸 ……………………………151
　　　1）アミノ酸とは ……………………151
　　　2）アミノ酸の一般的性質 …………151
　　　3）アミノ酸の分類 …………………151
　　2．蛋白質 ………………………………151
　　　1）蛋白質の構造 ……………………151
　　　2）蛋白質の性質 ……………………155
　　　3）蛋白質の役割 ……………………155
　　　4）蛋白質の代謝 ……………………157
　　　5）アミノ酸の代謝 …………………157

4章　遺伝子の仕組みと働き ……………165
　　1．遺伝情報の流れとは ………………165
　　2．核酸の構造と性質 …………………165
　　3．遺伝情報の伝達(複製) ……………165
　　4．遺伝情報の発現(転写) ……………165
　　　1）遺伝子の構造と特徴 ……………165
　　　2）転写と成熟過程 …………………167

5．蛋白質合成(翻訳) ……………………167
　　1) 遺伝暗号 ……………………………167
　　2) ペプチド合成 ………………………167
　　3) 蛋白質のプロセッシング …………169

5章　からだと脂質 …………………………171
　1．脂質とは ………………………………171
　2．脂質の役割 ……………………………171
　3．脂質の分類 ……………………………171
　　1) 単純脂質 ……………………………171
　　2) 複合脂質 ……………………………171
　　3) 誘導脂質 ……………………………173
　4．リポ蛋白 ………………………………175
　　1) 脂質の輸送系としてのリポ蛋白 …175
　　2) 生体膜 ………………………………175
　5．脂質の代謝 ……………………………177
　　1) 脂肪酸の分解 ………………………177
　　2) 脂肪酸の合成 ………………………179
　　3) 脂肪酸代謝の調節 …………………179
　　4) 脂肪酸の炭素鎖の延長と不飽和化 …181
　　5) トリグリセリドの合成 ……………181
　　6) リン脂質の合成 ……………………181
　　7) ケトン体の代謝 ……………………183
　　8) コレステロールの合成 ……………183
　　9) コレステロールの代謝 ……………183
　　10) アセチルC_oAの代謝(まとめ) ……183

6章　からだとビタミン ……………………185
　1．ビタミンとは …………………………185
　2．ビタミンの分類と機能 ………………185
　3．ビタミンの欠乏症と必要量 …………185
　4．水溶性ビタミン ………………………185
　　1) ビタミンB_1 …………………………185
　　2) ビタミンB_2 …………………………187
　　3) ビタミンB_6 …………………………187
　　4) ニコチン酸・ニコチン酸アミド ……189
　　5) パントテン酸 ………………………189
　　6) 葉酸 …………………………………191
　　7) ビオチン ……………………………191
　　8) ビタミンB_{12} ………………………191
　　9) リポ酸 ………………………………191
　　10) ビタミンC …………………………193

　5．脂溶性ビタミン ………………………193
　　1) ビタミンA …………………………193
　　2) ビタミンD …………………………195
　　3) ビタミンE …………………………195
　　4) ビタミンK …………………………195
　　5) 必須脂肪酸 …………………………195

7章　からだと無機質 ………………………197
　1．体内の無機質 …………………………197
　2．無機質の役割 …………………………197
　3．無機質の代謝と機能 …………………197
　　1) カルシウム …………………………197
　　2) リン(燐) ……………………………197
　　3) ナトリウム，カリウム ……………199
　　4) イオウ(硫黄) ………………………199
　　5) 塩素(クロール) ……………………199
　　6) マグネシウム ………………………199
　　7) 鉄 ……………………………………199
　　8) ヨウ素 ………………………………199
　　9) その他の無機質 ……………………199
　4．水 ………………………………………201
　　1) 水の性質と働き ……………………201
　　2) 水の分布 ……………………………201
　　3) 水の代謝(水の出納) ………………201

III．病態生理・栄養編

1章　血液の異常 ……………………………205
　1．貧血と症状 ……………………………205
　2．貧血の種類 ……………………………205
　　1) 正球性正色素性貧血 ………………205
　　2) 小球性低色素性貧血 ………………205
　　3) 大球性高色素性貧血 ………………207

2章　心臓機能の障害 ………………………209
　1．心臓のリズムの障害 …………………209
　　1) 心臓の刺激伝導系 …………………209
　　2) 不整脈の種類 ………………………209
　　3) 不整脈の治療 ………………………209
　2．心筋梗塞 ………………………………211
　　1) 心筋梗塞とは ………………………211
　　2) 診断 …………………………………211

3）治療 …………………………………211
　　　4）心筋梗塞の危険因子 ……………211

3章　血圧の調節の異常 …………………213
　1．高血圧症 …………………………………213
　　　1）血圧の種類と正常血圧 ……………213
　　　2）腎性高血圧とレニン・アンジオテンシン系 ………………………………213
　　　3）高血圧の治療と塩分制限 …………213
　2．動脈硬化症 ………………………………213
　　　1）アテローム硬化とは ………………213
　　　2）動脈硬化の種類と症状 ……………215
　　　3）動脈硬化と血中脂質 ………………215
　　　4）食事との関係 ………………………215

4章　胃腸機能の障害 ……………………217
　1．胃潰瘍 ……………………………………217
　　　1）胃壁の構造 …………………………217
　　　2）胃潰瘍の分類と成因 ………………217
　　　3）症状と診断 …………………………217
　　　4）治療 …………………………………217
　2．下痢 ………………………………………219
　　　1）下痢とは ……………………………219
　　　2）下痢の発生機序 ……………………219
　　　3）治療 …………………………………219
　3．便秘 ………………………………………221
　　　1）原因からみた便秘の種類 …………221
　　　2）治療 …………………………………221

5章　肝臓機能の障害 ……………………223
　1．黄疸をきたす疾患 ………………………223
　　　1）黄疸とは ……………………………223
　　　2）ビリルビン代謝と黄疸 ……………223
　　　3）黄疸の種類 …………………………223
　2．肝硬変症 …………………………………225
　　　1）症状 …………………………………225
　　　2）治療 …………………………………225

6章　腎臓機能の障害 ……………………227
　1．急性糸球体腎炎 …………………………227
　　　1）症状と診断 …………………………227
　　　2）治療 …………………………………227

7章　内分泌の異常 ………………………229
　1．甲状腺機能亢進症 ………………………229
　　　1）甲状腺の働き ………………………229
　　　2）甲状腺ホルモンの調節機序 ………229
　　　3）症状——とくにバセドウ病を中心に　229
　　　4）治療 …………………………………229
　2．糖尿病 ……………………………………231
　　　1）糖尿病とは …………………………231
　　　2）診断 …………………………………231
　　　3）合併症 ………………………………231
　　　4）インスリン …………………………231
　　　5）治療 …………………………………231
　3．クッシング症候群 ………………………233
　　　1）原因・症状 …………………………233
　　　2）成立ち ………………………………233
　　　3）診断と治療 …………………………233

8章　先天性代謝異常 ……………………235
　1．先天性代謝異常とは ……………………235
　2．先天性代謝異常疾患の病態 ……………235
　　　1）酵素欠損症 …………………………235
　　　2）分子病 ………………………………237
　　　3）転送障害 ……………………………237
　　　4）受容体異常症 ………………………237
　3．先天性代謝異常疾患の病因 ……………237
　　　1）プロモーターおよび調節領域の変異　237
　　　2）RNAプロセシングに影響する変異　237
　　　3）翻訳領域における変異 ……………239
　4．先天性代謝異常疾患の診断 ……………239
　　　1）症状による診断 ……………………239
　　　2）中間代謝物の測定 …………………239
　　　3）異常蛋白質の同定 …………………239
　　　4）異常遺伝子の検出 …………………239
　5．先天性代謝異常疾患の治療 ……………240

図表目次

I. 生理学編

図I-1	男性生殖器と精子	2
図I-2	女性生殖器と卵子	2
図I-3	精子と卵子の発生	4
図I-4	卵巣周期と子宮周期	6
図I-5	受精卵から着床まで（ヒト発生第1週中）	6
図I-6	胎盤の構成	8
図I-7	妊娠経過に伴うホルモン分泌量の変動	8
図I-8	細胞	10
図I-9	発育の型	12
図I-10	体型の発達	12
表I-1	発育に関与するホルモン	12
図I-11	加齢に伴う神経系の変化	14
図I-12	棒反応時間の年齢差	14
表I-2	15歳と65歳の病巣のないヒト大動脈内膜の脂質の年齢変化	16
図I-13	加齢に伴う呼吸・循環器系の変化	16
図I-14	加齢に伴う組織と臓器の変化	16
図I-15	加齢に伴う生殖機能の変化	18
図I-16	加齢に伴う身体機能の変化	18
図I-17	共通代謝経路	20
図I-18	ATPの産生	22
図I-19	エネルギー代謝	24
図I-20	基礎代謝と基礎代謝率	26
図I-21	BM，BMR，RMRの関係	28
表I-3	日常生活活動の運動の強度の目安	28
図I-22	神経系の分類	30
図I-23	大脳機能の局在	30
図I-24	中枢神経系	32
図I-25	神経系	34
図I-26	自律神経系	36
表I-4	自律神経系の機能	38
図I-27	内分泌腺とホルモン	40
表I-5	ホルモンの種類および内分泌腺とその主たる作用	42
図I-28	血圧調節の仕組み	44
図I-29	血糖調節の仕組み	44
図I-30	からだの水と酸・塩基平衡	46
図I-31	酸・塩基平衡の調節	46
図I-32	筋肉の構造とその収縮	48
図I-33	直立時の筋緊張の維持	50
図I-34	筋収縮のエネルギー	50
図I-35	運動	52
図I-36	運動機能と平衡感覚	54
図I-37	食欲と肥満	56
図I-38	消化器系	60
表I-6	消化液の一般性状と生理作用	62
図I-39	消化液の分泌機序	64
表I-7	消化管ホルモンの種類とその作用	64
図I-40	糖質の消化	66
図I-41	蛋白質の消化	68
図I-42	脂質の消化	70
図I-43	顔面の筋肉	72
図I-44	咀嚼運動における筋の活動	72
図I-45	嚥下運動	72
図I-46	食道の運動	74
図I-47	胃の運動	74
図I-48	小腸の運動	74
図I-49	吸収	76
図I-50	吸収の機序と門脈系	78
図I-51	吸収の部位(正常)	78
図I-52	肝臓とその機能	80
図I-53	血液の働き	82
図I-54	血液型	84
図I-55	心臓の構造	86
図I-56	心臓周期	86
図I-57	心臓周期に伴う各種の関連事象	86
図I-58	心電図	88
図I-59	血液の循環	90
図I-60	心臓の神経支配と心臓反射	92
図I-61	血管壁の弾性と血圧	92
図I-62	動静脈圧に対する重力の影響	92
図I-63	毛細管とその近傍の血管の血管構築の模式(微小循環路)	92
図I-64	動脈の各部における血圧と静脈還流	94
図I-65	呼吸器系と呼吸運動	96
図I-66	呼吸中枢	98
図I-67	呼吸の調節	98
図I-68	肺容量とガス交換(1)	100
図I-69	ガス交換(2)	102

図I-70	腎臓	104		表II-2	一般蛋白質を構成するアミノ酸(1)	150
図I-71	尿の生成	106			一般蛋白質を構成するアミノ酸(2)	152
表I-8	尿成分の濃縮率	108			一般蛋白質を構成するアミノ酸(3)	153
図I-72	対向流増幅系	108		表II-3	特殊なアミノ酸	153
表I-9	尿中固形成分の排泄量	108		図II-26	蛋白質の構造	154
図I-73	排尿	110		図II-27	アミノ酸の分解	156
図I-74	体熱の平衡と正常体温	112		図II-28	非必須アミノ酸の合成	156
図I-75	体温調節の神経路	114		図II-29	尿素サイクル	158
図I-76	気温と体温の調節	114		図II-30	プリンヌクレオチドとピリミジンヌクレオチドの合成	160
表I-10	汗と尿の成分	114		図II-31	ヘムの合成	162
図I-77	体温調節と発熱	116		図II-32	クレアチンの合成	162
				図II-33・1	遺伝情報の流れ	164
II. 生化学編				図II-33・2	DNAの基本構造	164
				図II-33・3	クロマチンの中のヌクレオソーム単位	164
図II-1	酵素の構造	120				
図II-2	触媒反応	120		図II-33・4	DNAポリメラーゼ反応とDNA複製	164
図II-3	酵素の性質	120				
表II-1	酵素の分類	122		図II-34	遺伝子構造, RNA転写と成熟過程, 翻訳	166
図II-4	ラクテートデヒドロゲナーゼ(LDH)のアイソザイム(電気泳動パターン)	124				
				表II-4	核酸(DNAとRNA)の比較	168
図II-5	拮抗阻害と非拮抗阻害	124		表II-5	遺伝暗号	168
図II-6	アロステリズム	126		図II-35	脂質の分類(1)単純脂質と複合脂質	170
図II-7	キモトリプシノーゲン活性化	126		図II-36	脂質の分類(2)誘導脂質	172
図II-8	酵素の修飾(リン酸化)	126		図II-37	トリグリセリド輸送におけるリポ蛋白の役割	174
図II-9	補酵素の働き	128				
図II-10	酵素とホルモン	128		図II-38	生体膜(SingerとNicolsonの流体モザイクモデル)	174
図II-11	糖質の分類(1)	130				
図II-12	糖質の分類(2)	132		図II-39	脂肪酸の分解	176
図II-13	ATPを介する糖質の役割	134		図II-40	脂肪酸の合成	178
図II-14	物質代謝の中での糖質代謝の位置	134		図II-41	不飽和脂肪酸の合成	180
図II-15	解糖	136		図II-42	トリグリセリドおよびリン脂質の合成	180
図II-16	解糖の3段階	138				
図II-17	ガラクトース, フルクトース, グリセロールの代謝	138		図II-43	ケトン体の代謝	182
				図II-44	コレステロールの合成と代謝	182
図II-18・1	解糖の調節	140		表II-6	ビタミンの補酵素作用	184
図II-18・2	ホスホフルクトキナーゼの調節	140		図II-45	水溶性ビタミンの構造・代謝・補酵素作用——ビタミンB_1, B_2, B_6	186
図II-19・1	TCAサイクルと電子伝達系	142				
図II-19・2	酸化的リン酸化と脱共役	142		図II-46	水溶性ビタミンの構造・代謝・補酵素作用——ナイアシン, パントテン酸	188
図II-20	細胞質NADHの酸化(還元当量の輸送)	144				
図II-21	TCAサイクル, 電子伝達系の調節	144		図II-47	水溶性ビタミンの構造・機能——葉酸, ビオチン, ビタミンB_{12}	190
図II-22	グリコーゲン代謝とその調節	146				
図II-23	ペントースリン酸経路	148		図II-48	水溶性ビタミンの構造・機能——リポ酸, ビタミンC	192
図II-24	血糖とその調節	148				
図II-25	アミノ酸の構造と性質	150				

図Ⅱ-49	脂溶性ビタミンの構造・機能——ビタミンA ……………………192
図Ⅱ-50	脂溶性ビタミンの構造・機能——ビタミンD, E, K ……………194
表Ⅱ-7	人体を構成する元素 ……………196
表Ⅱ-8	酵素の補助因子または活性化剤となる無機質 …………………196
図Ⅱ-51	カルシウムの代謝と調節 ………198
図Ⅱ-52	体液の化学組成 …………………198
表Ⅱ-9	血清電解質濃度の正常範囲 ……200
表Ⅱ-10	人体の組織水分含量 ……………200
図Ⅱ-53	水の出納 …………………………200

Ⅲ. 病態生理・栄養編

図Ⅲ-1	赤血球の産生と崩壊(1) …………204
図Ⅲ-2	赤血球の産生と崩壊(2) …………206
図Ⅲ-3	心臓のリズムの障害 ……………208
図Ⅲ-4	心筋梗塞 …………………………210
図Ⅲ-5	レニン-アンジオテンシン系 ………212
図Ⅲ-6	動脈硬化症 ………………………214
図Ⅲ-7	胃潰瘍 ……………………………216
図Ⅲ-8	消化管の水分代謝 ………………218
図Ⅲ-9	便秘 ………………………………220
図Ⅲ-10	ビリルビン代謝 …………………222
図Ⅲ-11	肝硬変症 …………………………224
図Ⅲ-12	急性糸球体腎炎 …………………226
図Ⅲ-13	甲状腺機能亢進症 ………………228
図Ⅲ-14	プロインスリンとインスリン …230
図Ⅲ-15	インスリンの作用 ………………230
図Ⅲ-16	クッシング症候群 ………………232
図Ⅲ-17	先天性代謝異常の概念と機能別分類 234
図Ⅲ-18	酵素欠損症における病態モデル ……234
図Ⅲ-19	先天性代謝異常疾患の病因 ……234
図Ⅲ-20	変異例 ……………………………236
表Ⅲ-1	先天性代謝異常の疾患例 ………238

I．生理学編

1章　生命の誕生/3
2章　からだの発育・発達と加齢現象/13
3章　生体とエネルギー/21
4章　からだの働きとその調節/31
5章　食欲と食物摂取/57
6章　血液と循環/83
7章　呼吸と酸素の供給/97
8章　尿の生成と排出/105
9章　体温とその調節/113

図Ⅰ-1 男性生殖器と精子

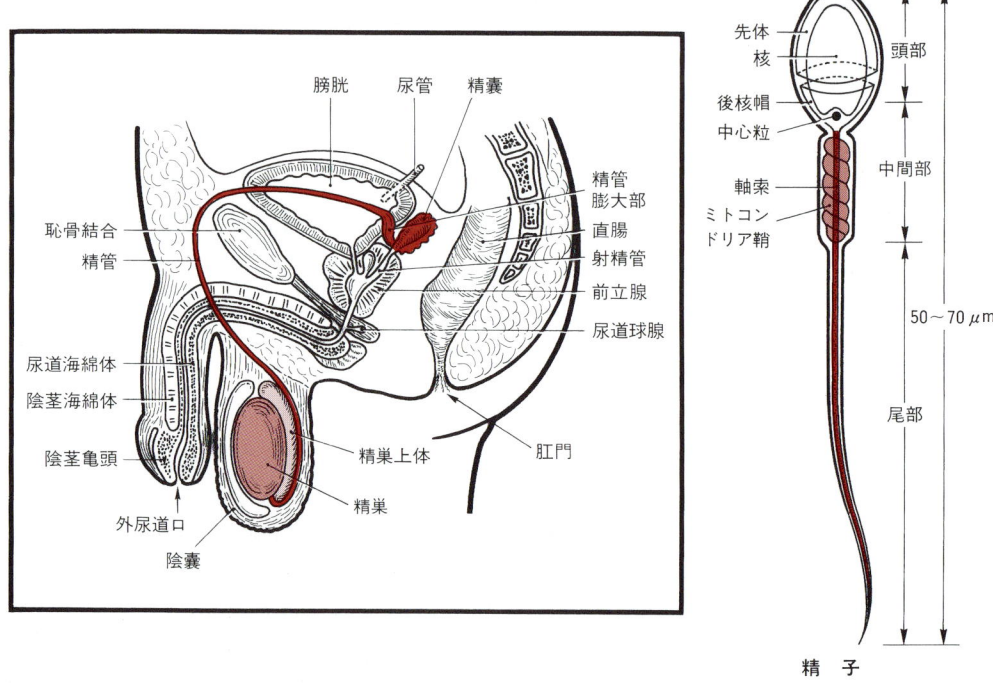

図Ⅰ-2 女性生殖器と卵子

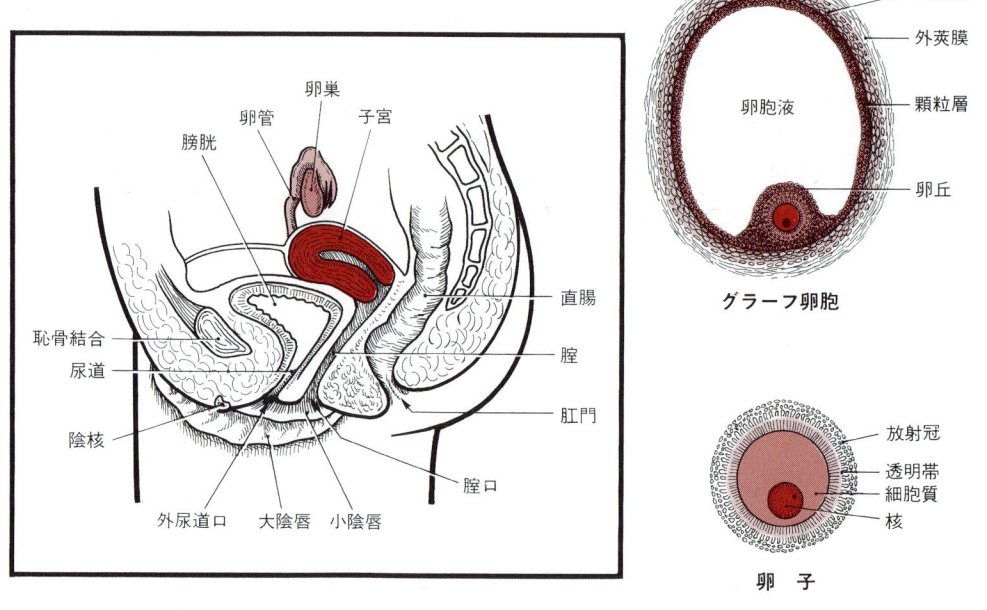

(Timiras；改変)

1章　生命の誕生

1．生殖 reproduction

　生物が次の新しい個体をつくる働きを生殖という．ヒトでは，男女の成熟した生殖細胞（男性生殖細胞の精子 sperm と女性生殖細胞の卵子 ovum）が合体することによって新しい1個の細胞（接合体）がつくられる．この現象を受精といい，一般に，男女とも受精可能な生殖細胞は思春期以降に出現する．
　ここでは主にヒトの生殖を中心に述べることにする．

1）男性の生殖機能　　　　　　　（図I-1）

　男性の生殖器は，精巣（睾丸），精巣上体（副睾丸），精管，精嚢，射精管，前立腺，陰嚢，尿道球腺，陰茎などからなっている．その中でも精巣は，精子形成と男性ホルモン（アンドロゲン）の分泌の機能をもっている．そのほかは，形成された精子の保存と，それを輸送，放出するための器官である．

（1）精子の形成と精液　　　（図I-1, I-3）

　精子は，精巣の精細管基底膜にある原始生殖細胞が分裂を繰り返して，精祖細胞を経て精母細胞を形成する．1個の精母細胞は，さらに分裂を繰り返して4個の精子を生成する．精子は，精細管内のセルトリ細胞から栄養を補給し，さらに，そこから精巣上体に輸送され，ここで成熟して自動運動性をもつようになる．精子の移動速度は，毎分2～3 mm 程度である．ヒトの場合，精母細胞から精子が形成される期間は約74日間とされている．ヒトの精子には，(22＋X) または (22＋Y) の染色体の組合せをもつものが同じ数だけある．
　成熟した精子は，図I-1右側のように50～70 μm の長さがあり，頭部，中間部，尾部の3つに区別される．その中の頭部は，核と染色体を含み，男性の遺伝情報の伝達と卵子の活性化という大きな役割をもつ．中間部は，頸部と胴に分けられ，主に代謝活動の機能をもっており，また，尾部は鞭毛様で精子の運動が行われている．
　この精子は，精液中に含まれており，この中には精嚢，前立腺，尿道球腺および尿道腺からの分泌物も含まれる．精液は，乳白色，奨液性で特有な臭いを有する弱アルカリ性の液体である．

（2）勃起と射精

　男性の生殖機能は，前述のように精巣での精子形成が主である．しかし，男性の性行動としては，精子を精液とともに女性性器内に射出することである．これを射精という．この際，陰茎の勃起が起こる．
　陰茎は，1対の陰茎海綿体と，尿道をとりまく1個の尿道海綿体があり，性的興奮により，仙髄の勃起中枢に興奮がくると，海綿体への動脈の拡張が起こり，流入する血液量が増加すると膨大して硬直する．これが勃起という現象である．
　勃起した陰茎は，性交による膣壁との摩擦刺激などが加わると，陰部神経（交感神経）を介して腰髄にある射精中枢に伝えられ，一種の性の快感とともにある限界に達すると，射精中枢の興奮が起こり，その興奮が下腹神経を通って輸精管および精巣に伝えられ，ここの平滑筋を律動的に収縮させ，精液を尿道内に送り出し，球海綿体筋の収縮によって体外に排出される．これが射精である．1回の射精量は，2.5～4.0 ml である．精子の数は，個人差が多いが，一般に精液1 ml 中に約1億個の精子が含まれている．なお，精子の受精能力は，射精後約2～3日である．

（3）精巣から分泌されるホルモン

　① **男性ホルモン**（アンドロゲン androgen）：精巣の間質内にあるライディヒ細胞から生成，分泌される主な男性ホルモンは，テストステロン testosteron とよばれるステロイドホルモンである．このホルモンの作用は，第2次性徴の発現および

図I-3 精子と卵子の発生

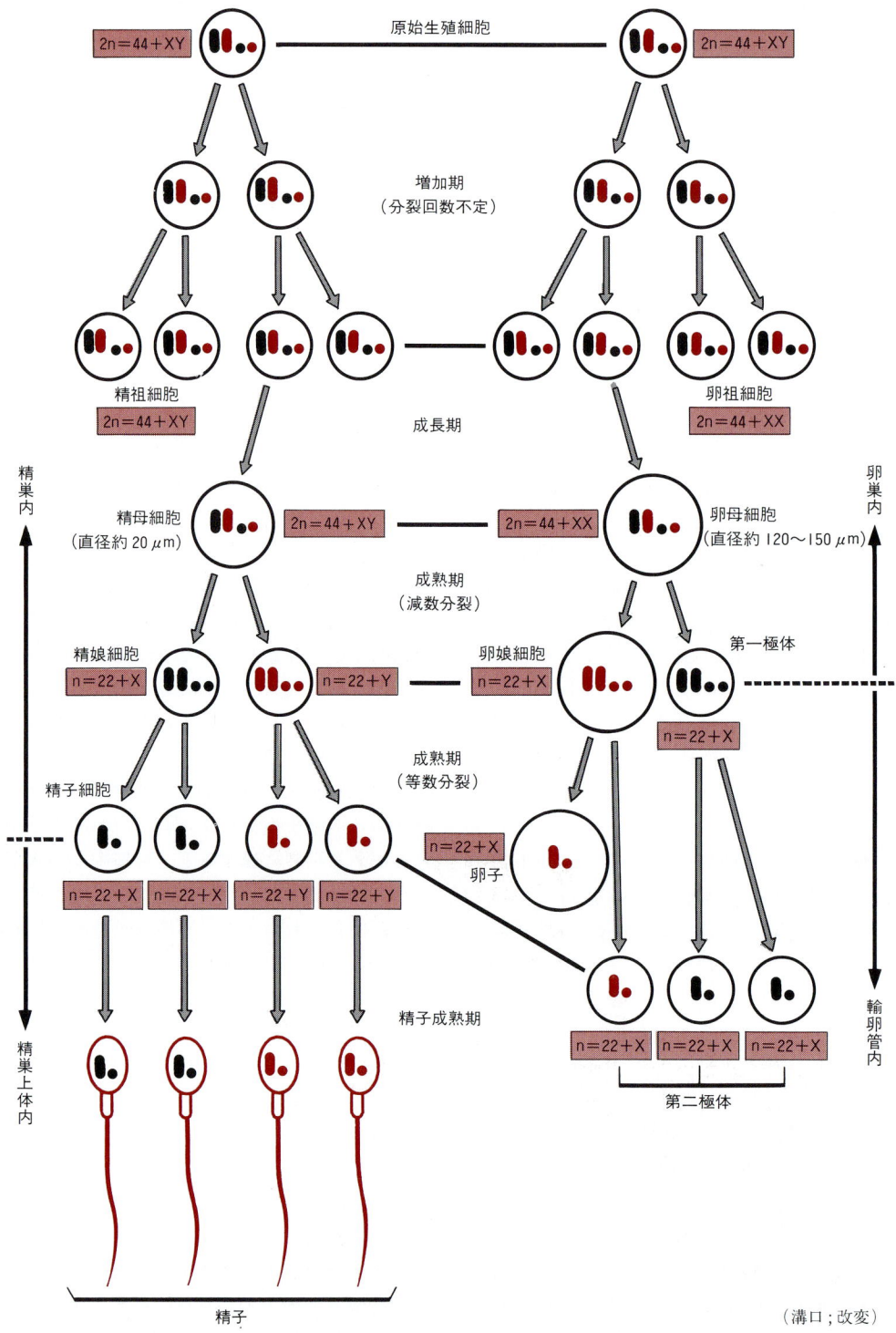

（溝口；改変）

男性の生殖器を発育させる．また，このホルモンの分泌は，下垂体前葉ホルモンの1つである間質細胞刺激ホルモン interstitial cell stimulating hormone, ICSH（黄体形成ホルモン luteinizing hormone, LH）によって調節されている．成人の男性では，1日に4〜9 mgのテストステロンを分泌する．

② 卵胞ホルモン（エストロゲン estrogen）：セルトリ細胞から微量ではあるが分泌されるホルモンで，その機能はまだ不明な点が多いが，精子の発育に関与するといわれている．このホルモンの分泌は，下垂体前葉から分泌される精子形成ホルモン spermatogenic hormone（卵胞刺激ホルモン follicle stimulating hormone, FSH）によって影響を受ける．

2）女性の生殖機能 （図 I-2）

女性の生殖器は，卵巣，子宮，卵管，腟，外陰部などからなり，また，乳児の栄養にあずかる乳腺も生殖器の一部に含まれる．その中でも卵巣は，卵子の生成および排卵と，女性ホルモンの分泌との2つの機能がある．排卵された卵子は，卵管采から卵管内に入り，そこで，性交によって注入された精子と受精すると，その合体した受精卵は子宮粘膜層内に着床して発育する．

（1）卵子の形成 （図 I-2）

成熟した卵巣の原始生殖細胞が分裂を繰り返して，卵祖細胞から直径約120〜150 μmの卵母細胞1個が形成され，それが2回の分裂を経て，受精能力をもつ1個の卵子と，受精能力をもたない3個の極体を生じることになる．ヒトの卵子には，(22＋X)の染色体のみである．

（2）性周期 sexual cycle （図 I-4）

成熟した女性では，卵巣や子宮に約28日を1周期とする周期的な変化がみられる．これを性周期といい，卵巣にみられる卵巣周期と子宮粘膜にみられる子宮周期（月経周期）との2つがある．

① 卵巣周期：この周期は，卵胞期（排卵前期），排卵期，黄体期（排卵後期）の3つに区別される．

卵胞期（排卵前期）……月経第1日から排卵日までをいい，この時期に卵胞の成熟が起こる．この卵胞の成熟は，主に下垂体前葉から分泌される卵胞刺激ホルモン（FSH）によって，卵母細胞（原始卵胞）が発育を開始し，成熟卵胞（グラーフ卵胞）となり，卵胞ホルモン（エストロゲン）を分泌する．

排卵期……この卵巣周期の中期（約14〜16日目）になると，グラーフ卵胞が破裂して，卵胞液とともに卵子を腹腔内に放出する．これを排卵 ovulation という．この排卵は，約28日間隔で左右の卵巣から1個ずつ交互に排出される．

黄体期（排卵後期）……排卵から月経第1日までの約2週間を黄体期という．これは，排卵時に一過性に増加した黄体形成ホルモンによって，卵胞膜が増殖して黄体 corpus luteum を形成し，黄体ホルモン（プロゲステロン）と卵胞ホルモンが分泌される．この分泌は，排卵後約1週間でピークに達し，その後しだいに減少する．

黄体期に受精が起こらないと，黄体形成ホルモン，卵胞刺激ホルモンの分泌が減少して，やがて黄体は退縮して白体 corpus albicans となる．この退縮が起こると，卵巣内で新しい原始卵胞が発育を開始する．受精が行われ妊娠すると，この黄体は退縮することなくさらに発育し，妊娠黄体となって維持される．

② 子宮周期 uterine cycle（月経周期 menstrual cycle）：子宮粘膜（内膜）の周期的な変化で，一般的には，この月経周期をもって性周期の指標としている．これは，月経第1日から次の月経第1日までを性周期の1周期として，次の3期からなる．

増殖期……卵胞の成熟に伴って分泌される卵胞ホルモンの働きによって，子宮粘膜層の増殖が進み肥厚してくる．

分泌期……排卵後，黄体が形成され，黄体ホルモンおよび卵胞ホルモンが分泌されて，それらが子宮粘膜に作用して，子宮粘膜の浮腫状態が起こり，粘液腺の分泌も活発になる．

月経期（剝離再生期）……受精が起こらないと，黄体の退縮に伴う卵胞ホルモンおよび黄体ホルモンの分泌量が急激に減少する．それに伴って子宮粘膜の浮腫状態が消失し，脱落して血液とともに子宮外に排出される．

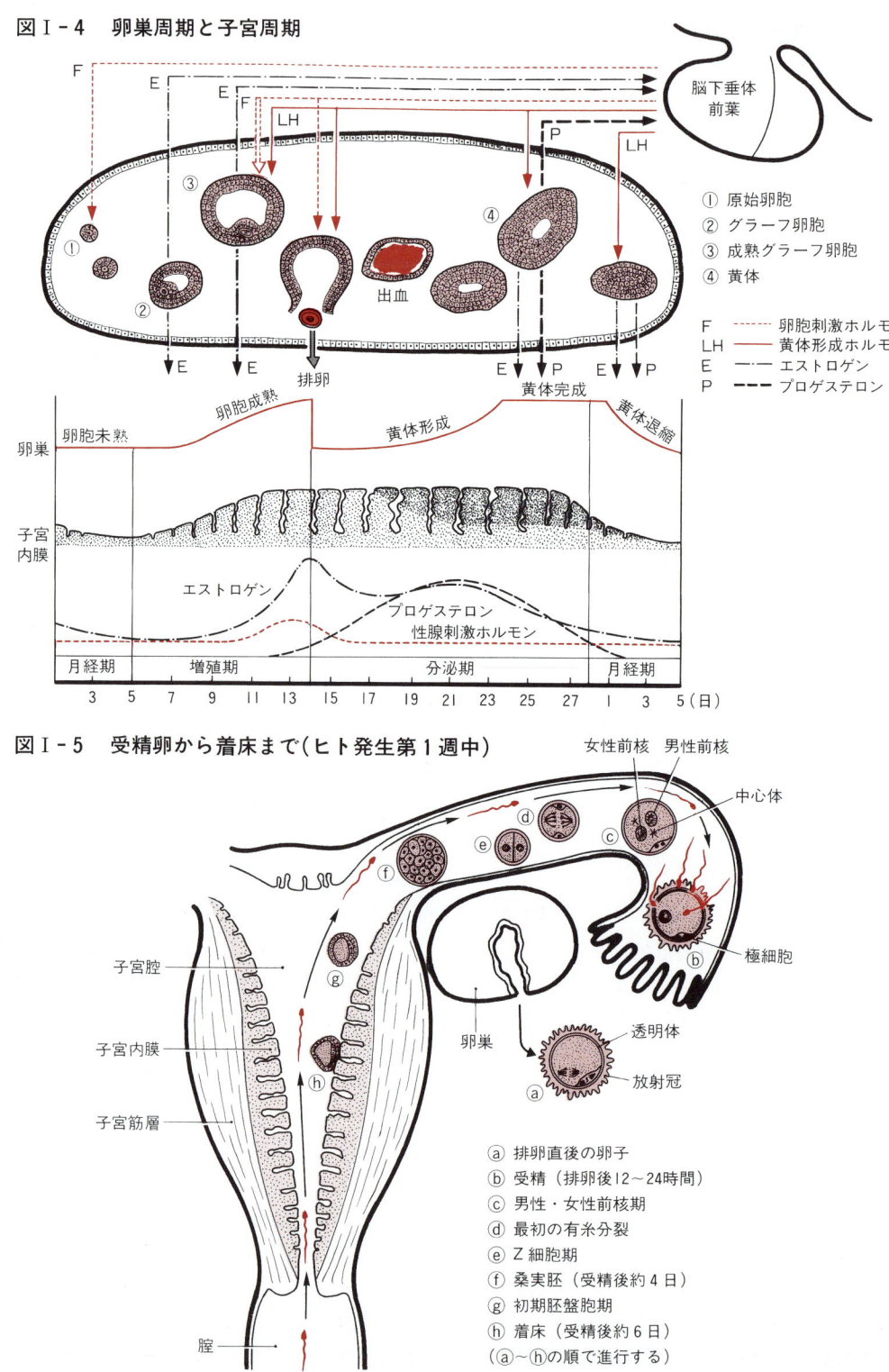

図 I-4 卵巣周期と子宮周期

図 I-5 受精卵から着床まで（ヒト発生第1週中）

（3） 卵巣から分泌されるホルモン

① 卵胞ホルモン（エストロゲン estrogen）：成熟した卵胞から分泌されるホルモンで，ごく一部は黄体，さらには妊娠時には胎盤から分泌される．また，微量ではあるが精巣からも分泌される．卵胞ホルモンは，体型，発毛などの女性の第2次性徴の発現，卵胞の発育，子宮粘膜層および子宮筋細胞の肥大と筋細胞数の増加，卵管の上皮細胞の形成および卵管の運動亢進，乳腺への脂肪沈着および乳管の増殖などに関与している．

② 黄体ホルモン（プロゲステロン progesterone）：黄体から分泌されるホルモンで，妊娠が進み，胎盤が形成されると，胎盤からも分泌される．卵胞ホルモンの分泌が十分である状況の上で，子宮粘膜に対しては粘膜層の増殖抑制，粘液腺の分泌亢進，粘膜層の浮腫状の水分貯留などの作用によって受精卵が着床するのに適した環境を作り出す．乳腺に対してはその発育を促進し，乳汁の分泌が開始できる状態になる．ただし，乳汁の分泌は起こらない．

2．受精 fertilization と妊娠 pregnancy

受精とは，輸卵管内で成熟した卵子と精巣上体で成熟した精子とが合体することをいい，合体したものを受精卵とよんでいる．数億個の精子のうち，この卵子の周囲には約60個以上の精子が集まり，そのうち受精可能なものはただ1個だけである．この受精に際して精子および卵子は次の役割をもっている．

精子は，男性の遺伝情報を伝えることと卵子へ接近して侵入し，卵子を活性化して卵割を起こさせる．卵子は，女性の遺伝情報を伝えることと卵子内に侵入する精子を1個に限定する．また，体外から栄養を補給するまでの栄養源を確保する．

1）受精の成立　　　　　　　　　　　（図 I-5）

ヒトにおいて受精の行われる場としては，ふつう，卵管膨大部（卵管の外側2/3の所にやや膨らんだ部分）である．そこで，卵子および精子は，この場所まで移動しなければならない．卵娘細胞の形で卵巣から排卵された卵子は，卵管采の絨毛運動による腹膜液の流れによって，卵管内に取り込まれる．他方，精子は，腟内に射精された後，鞭毛運動と弱アルカリ性に対する走化性などによって，子宮内腔を経て，精子は卵管に達し，通常，卵子とは卵管の膨大部付近で遭遇して合体する．このとき，精子は，その頭部に含まれている蛋白分解酵素（ヒアルロニダーゼ，トリプシン，プラスミン）を分泌して，卵子の透明帯を通り細胞質内に入ると精子の尾部が消失され，同時に卵子の周囲に変化が生じて他の精子が入らないように一種の障害物を形成する．受精卵の性決定は，精子に依存し，卵娘細胞($22+X$)が($22+X$)の精子と受精すれば女($44+XX$)に，($22+Y$)の精子と受精すれば男($44+XY$)になる．

2）着床 implantation と胎盤 placenta 形成
(図 I-6, 図 I-7)

受精卵は，卵管膨大部から子宮腔内へと移動する間に，次々と細胞の分裂，発育を繰り返して，多数の小さな細胞の塊りである分割球となる．この過程を卵割という．受精後3〜4日頃，分割球は，桑実胚とよばれる状態で子宮腔内に達する．桑実胚は，子宮にただちに定着するのではなく，3〜4日子宮腔内に留まる．この間に桑実胚は，胞胚まで発育する．この胞胚は，表面に栄養胚葉ができ，その細胞からトリプシンという蛋白分解酵素を分泌し，子宮粘膜層の上皮を融解して深層部に侵入し，間質細胞に取り囲まれた形で定着する．これを着床という．着床の成立には，卵胞ホルモンと黄体ホルモンの両方の存在が必要である．この着床が妊娠の成立である．

着床後，胞胚は，栄養胚葉から多数の小さな突起が出現して子宮粘膜に進入し，2層の絨毛膜をつくる．この突起内には毛細血管が発生し，臍帯の血管を介して胎児の心臓と連絡する．なお，胎児側からの絨毛組織と，母体側からの子宮粘膜の脱落膜組織とによって円盤状の胎盤が形成される．この胎盤が母体と胎児との機能的結合の場であり，絨毛膜と脱落膜との境の血液腔を絨毛間腔という．ここで母児間のガス交換や栄養素，代謝産物などの物質交換が行われる．

この胎盤は，前述のほかに，ホルモンの産生と

図Ⅰ-6　胎盤の構成

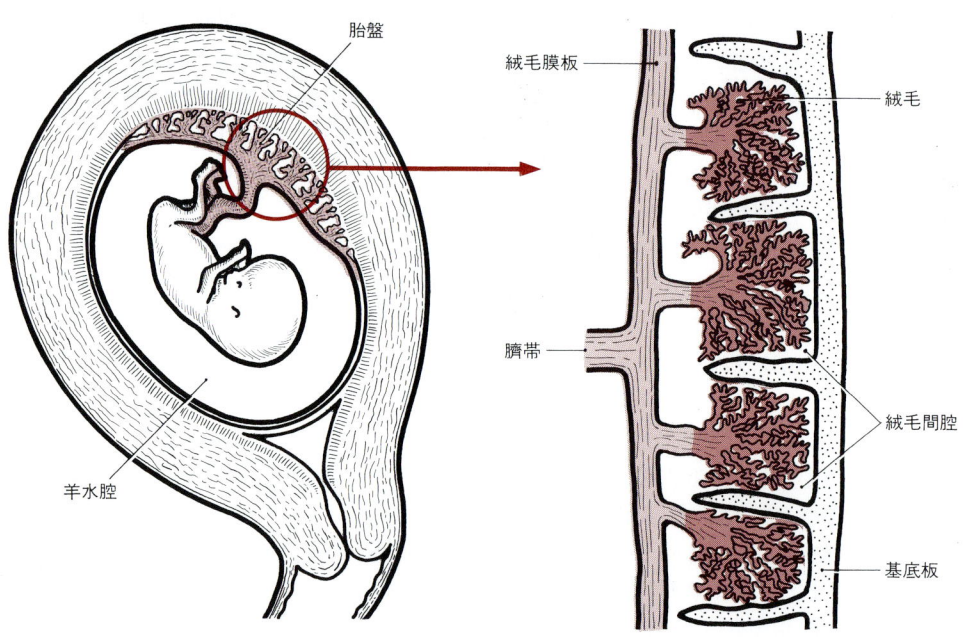

図Ⅰ-7　妊娠経過に伴うホルモン分泌量の変動

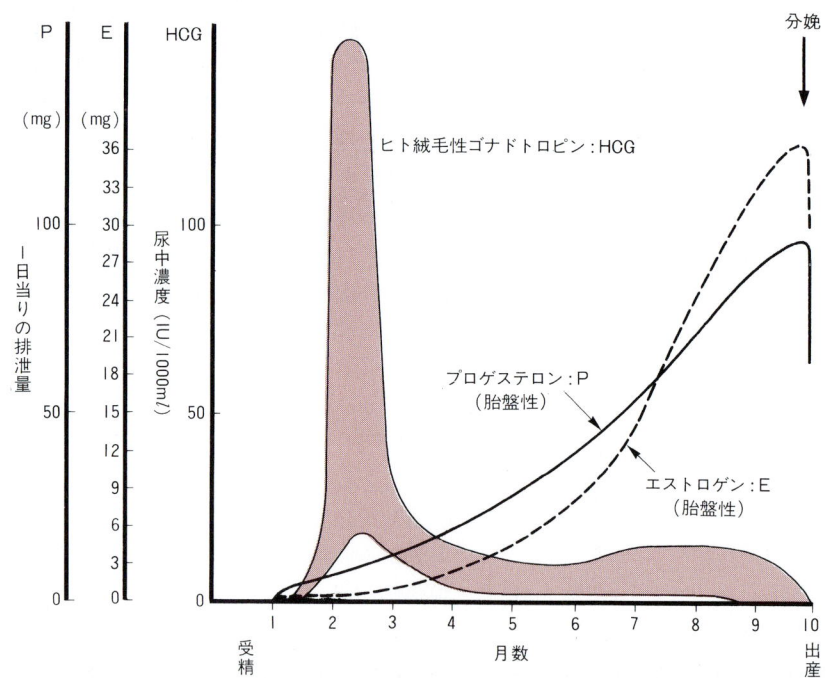

注：エストロゲンは，エストリオール，プロゲステロンはプレグナンディオールとして測定

いう重要な機能がある．胎盤で生成される主なホルモンには，卵胞ホルモン，黄体ホルモン，ヒト絨毛性ゴナドトロピン human chorionic gonadotropin (HCG)，ヒト絨毛性乳腺刺激ホルモン human chorionic somatomammotropin (HCS) などがある．その生理的機能としては，胎児の発育成長，乳腺の刺激と成長促進に関係があるといわれている．

3）**妊娠** pregnancy と **分娩** parturition (出産 delivery)

この着床した胞胚が子宮粘膜内で発育を続けている状態を妊娠という．着床から分娩までを妊娠持続期間といい，ヒトでは，通常約270日前後であるが，着床の時期を知ることが困難であるため，便宜上，妊娠のはじまるすぐ前の月経(最終月経)の第1日目から数えて約280日を妊娠持続期間としている．妊娠期間は，週に分けて40週で表すか，または28日を1カ月として全妊娠期間を10カ月に分けて表している．妊娠末期になると，産道の組織が柔軟化し，規則的に繰り返される子宮筋の収縮弛緩による陣痛 labor pain が起こり，卵膜が破裂して羊水が流れ出し，胎児の頭部から体外に娩出される．これを分娩という．胎児の娩出後，陣痛が再び起こり，胎盤，卵膜などの不要となったものが出血とともに排出される．これを後産といい，この過程をもって分娩が完了する．分娩後，胎盤に由来するホルモンは急速に消退していく．この変化が刺激になって，視床下部からプロラクチン分泌抑制ホルモンの分泌が抑制され，下垂体前葉からプロラクチンの分泌を高めさせ，乳腺から乳汁分泌が維持される．

3. 細 胞 cell

ヒトのからだの構成と機能を営む最小の単位は細胞であり，その細胞活動が生命現象の基礎となる．

その細胞の総数は，60〜100兆個にも及ぶといわれている．細胞は，細胞核と細胞質からなり，その表面は細胞膜で覆われている．細胞は，その働きに適応して個々の細胞の大きさや形などが異なってくる．ヒトでは，血小板($2〜3\mu m$)，小リンパ球(約$5\mu m$)，赤血球($8\mu m$)のような小さいものから，卵細胞($200\mu m$)および神経細胞($100\mu m$)などのような大きいものもあるが，一般には直径$10〜30\mu m$ぐらいの細胞が多い．

1）**核** nucleus　　　　　　　　　　(図 I-8)

細胞の核は，一般に細胞質内に1個存在し，核膜に包まれ，その中に核小体および染色体がある．

① **核　膜** nuclear membrane：核膜は，小胞体から分化した二重構造膜で，ところどころに核膜孔とよばれる直径約50〜100 nmの小孔がみられる．この孔を通して，核質と細胞質との物質交換が行われる．

② **核小体** nucleolus：核小体は，蛋白質合成に重要な働きをしているリボ核酸 ribonucleic acid (RNA)の合成の場であり，核内および細胞質内に供給するとともに染色体と重要な関係がある．

③ **染色質** chromatin (**核質** nucleoplasm)：これは，核質の主成分で塩基性の色素によく染まり，一般に不透明で不規則な網状構造を示している．この染色質の本体は，デオキシリボ核酸 deoxyribonucleic acid (DNA)である．細胞分裂時には，これが融合して，蛋白質と結合した形ともいえる遺伝情報をもった染色体が出現する．

2）**細胞質** cytoplasm　　　　　　　(図 I-8)

細胞質内には，形態的，機能的に分化した種々の細胞小器官 cell organelle が存在する．その主なものは，ミトコンドリア，小胞体，ゴルジ装置，中心体(子)，リボゾーム，ライソゾームなどである．そのほかに，グリコーゲン顆粒，脂質，色素顆粒，不溶性の結晶となった老廃物なども存在する．

(I) **ミトコンドリア(糸粒体)** mitochondria

ミトコンドリアは，すべての細胞に存在するが，その数や形態は，細胞の種類や細胞の活動状態などによって異なっている．一般に分化の高い細胞ほど棒状となり，その中に多くのクリスタ crista というヒダ状隆起を形成している．ミトコンドリア内には，多くの酵素が含まれており，大別する

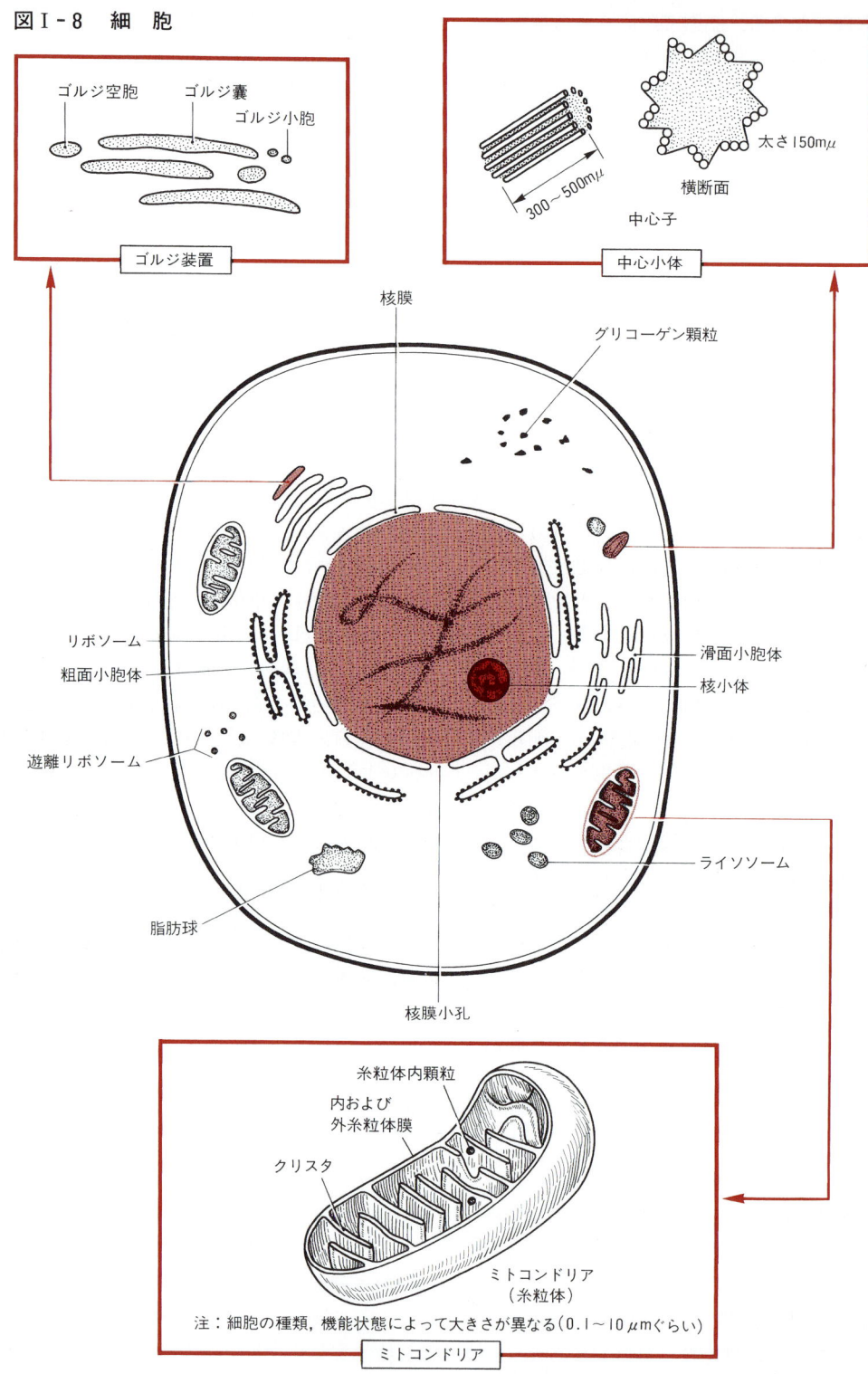

図 I-8 細胞

と次の2つに区別することができる．

① **膜結合性酵素** membrane bound enzyme：膜に結合している酵素で，高エネルギーリン酸結合のアデノシン-3-リン酸(ATP)を分解してエネルギーを放出させるATPase(ATP分解酵素)や，ATPの合成を行う酸化的リン酸化に関係する酵素などがある．

② **可溶性酵素** soluble enzyme：ミトコンドリア膜から遊出する酵素で，クレブス回路系の酵素，蛋白質および脂質の合成に重要な酵素などが存在する．

(2) **小胞体** endoplasmic reticulum

小胞体は，細胞質内に存在する囊状，小管状の膜様構造物である．この小胞体は，一般に分泌機能の活発な細胞に多く存在する．細胞の種類，機能状態によって種々の異なった形態をとるが，通常，核膜，細胞膜と連絡している．その形態から小胞体は，次の2種類に大別することができる．

① **滑面小胞体** smooth-surfaced endoplasmic reticulum：多くは小管状の構造で，その外側は平滑でリボゾームの付着がみられない．その機能は，細胞の種類によって異なるものの，精巣や副腎皮質の細胞ではステロイドホルモンの合成，肝細胞では脂質，とくにコレステロールの代謝に関係しており，胃壁細胞ではCl^-の分泌などが行われている．

② **粗面小胞体** rough granula surfaced endoplasmic reticulum：一般に扁平嚢状であり，その外側に多くのリボゾームが付着しており，蛋白質の合成，貯蔵および細胞外への移送などに関与している．

(3) **ゴルジ装置** Golgi apparatus

ゴルジ装置は，厚さ6〜8nmの膜に包まれた扁平な囊状あるいは小管状などの形態を示し，周辺にゴルジ空腔や小胞が存在する．その機能は，まだ不明な点が多く，合成された蛋白質，細胞内の分泌物などの貯蔵に関係しているものと推測されている．

(4) **リボソーム** ribosome

リボソームは，蛋白質の合成が活発に行われている細胞に多く，約60％のリボ核酸と約40％の蛋白質からなる直径約10〜15nmの顆粒である．リボソームには，小胞体に付着している付着リボソーム（細胞外に分泌される蛋白質合成に関与）と，細胞質内に遊離している自由リボソーム（細胞自体で使われる蛋白質合成に関与）の2つがある．このリボソームが数個から30個以上の糸状になっている状態をポリソーム polysome という．

(5) **ライソソーム** lysosome

ライソソームは，直径250〜750nmの顆粒で蛋白質，核酸，糖質などを分解する酸性ホスファターゼ，デオキシリボヌクレアーゼなどの酸性水解酵素 acid hydrolase を多く含み，細胞内の老廃物，異物などを処理する作用がある．

(6) **中心体(子)** centriole

中心体は，核の近くに存在し，円筒形の中空の管で，一般に2個の中心体が長軸を直角に組み合わせた形である．この2個の中心体を合わせて中心小体とよんでいる．中心体は，細胞分裂時に分裂軸を決定するといわれ，その1つずつが細胞の両極に移動し，その極間に紡錘糸による紡錘体を形成する．

図Ⅰ-9　発育の型

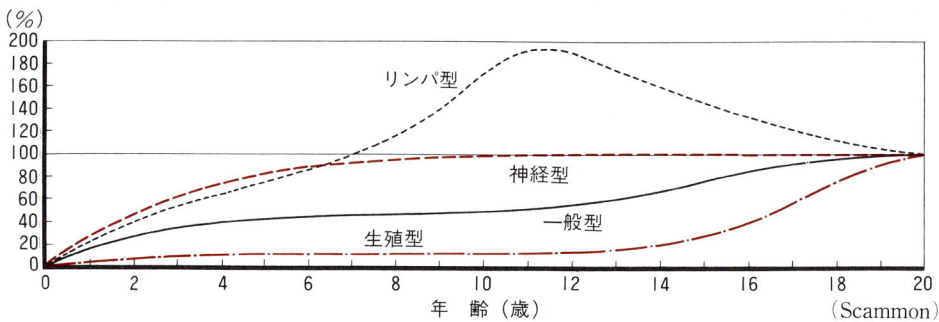

図Ⅰ-10　体型の発達

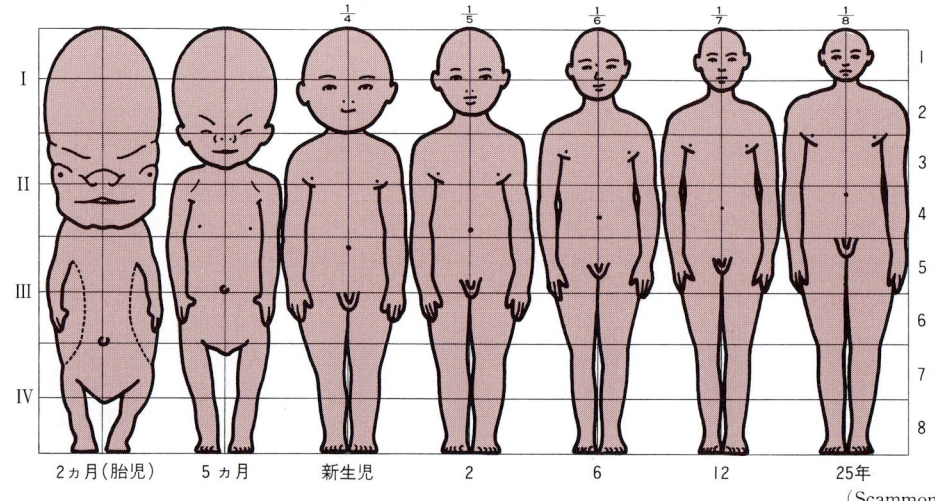

表Ⅰ-1　発育に関与するホルモン

分泌臓器	ホルモン	主な作用
脳下垂体前葉	成長ホルモン	骨端の軟骨形成促進→身長増大 蛋白合成の促進→体重増大 糖消費の抑制 蓄積脂肪の消費促進
	甲状腺刺激ホルモン 副腎皮質刺激ホルモン 性腺刺激ホルモン	甲状腺を刺激し，ホルモン分泌を促す 副腎皮質を刺激し，ホルモン分泌を促す 性腺を刺激し，ホルモン分泌を促す
甲状腺	甲状腺ホルモン	蛋白合成の促進 基礎代謝率の増大→体温上昇 ビタミン需要量の増加
副腎皮質	糖質コルチコイド アンドロゲン	蛋白分解の促進 肝グリコーゲン蓄積作用 蛋白合成促進
膵臓	インスリン	糖のグリコーゲン合成促進 蛋白合成の促進
精巣	アンドロゲン	男性生殖器の発育促進 蛋白合成の促進 長骨骨端の閉鎖促進→骨成長の停止

2章　からだの発育・発達と加齢現象

1．発育・発達・成長

　発育とは，母体内で受精卵が細胞分裂を繰り返して胎児となり，出生して乳児，幼児，学童，青年を経て成人に達する過程での形態と機能の質的および量的な両面の変化を意味している．発達とは，厳密には個体の機能の質的な変化をいい，個体の個々の長さ，あるいは重さの増大などのような形態の増大を成長という．しかし，発育を狭義に使用して成長と同じ意味によく用いられる．

1）発育の区分

　ヒトの発育は，個人差があるものの，その年齢的変化によって，
　① 胎児期：受精から約2カ月までを胎芽期，胎生約2カ月から10カ月までを胎児期
　② 小児期：生後1年未満を乳児期（とくに，生後4週未満を新生児期），生後1年から6年までを幼児期
　③ 少年期：約7年から男性ではおよそ14年，女性ではおよそ13年までを少年期
　④ 思春期：発育の一段階において，青少年を性成熟の面からみた区分で，約13〜15年（男女の相違はもちろん個人差が大きい）
　⑤ 青年期：男性で約15年から20年，女性で約14年から18年を青年期
に区分することができ，以後，壮年期（成人期），初老期，老年期に入り，加齢現象が伴ってくる．

2）発育に影響を及ぼす因子

　発育は，出生前，出生後成人に至るまでの期間で，個体内の原因だけでなく，種々の生活環境因子によっても異なってくる．出生前は本質的に遺伝，性別，人種などの内的因子の影響が大きく，出生後はその内的因子の永続的な影響を受けるものの，栄養，疾病，季節などの外的因子の影響が大きくなる．

（1）内的因子（遺伝的因子）

　① 遺伝子：親子間の体型および発育経過の類似は遺伝的なものが大であり，遺伝子によって身体や臓器の発育速度の一応の基準を先天的に受け継ぐ．
　② 性，民族，人種：一般に発育の上限は男性のほうが大きいが，成熟の時期は女性のほうが速い．また，発育の度合いは，民族あるいは人種間でも異なっている．

（2）外的因子（環境的因子）

　外的因子としては，栄養，疾病，季節，薬物，運動などの生活環境による影響がある．このような因子の影響は，その種類，それを受ける時期や身体の発育過程によっても異なってくる．この因子の中でも栄養状態は，身体の構成，維持，エネルギー供給などの源となるだけに重要である．

3）からだの発育　　　　　　（図Ⅰ-9，Ⅰ-10）

　胎児の発育は，体長が5〜6カ月の胎児中期に，また，体重はそれよりもやや遅れて胎児後期に増加がみられる．出生後の発育過程は，次のような4つの型に分けられる．
　① 一般型：筋肉，骨，内臓など，身体の大きな部分を構成するもので，乳児期に急激な増大，その後，緩慢な増加になり，思春期に達すると再び著しい発育を示す．
　また，図Ⅰ-9のように胎児および新生児では，体幹よりもむしろ頭部の発育が盛んな時期で，成人になるにつれて体幹が発育してくる．
　② 神経型：比較的早く，およそ4，5歳ですでに成人の80〜90％が完成する．これに属するものとしては，神経組織，視力，聴力，感覚器などがある．
　③ リンパ型：この発育型は学童期にきわめて盛んになり，成人に近づくにつれその発育は低下してくる．これには，リンパ腺，胸腺などがある．
　④ 生殖型：生殖に関する器官の発育経過はき

図 I -11　加齢に伴う神経系の変化

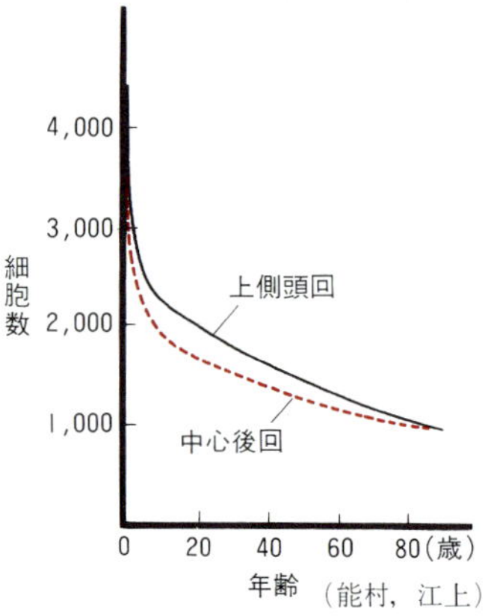

1．ヒト大脳皮質の細胞数の加齢による変化

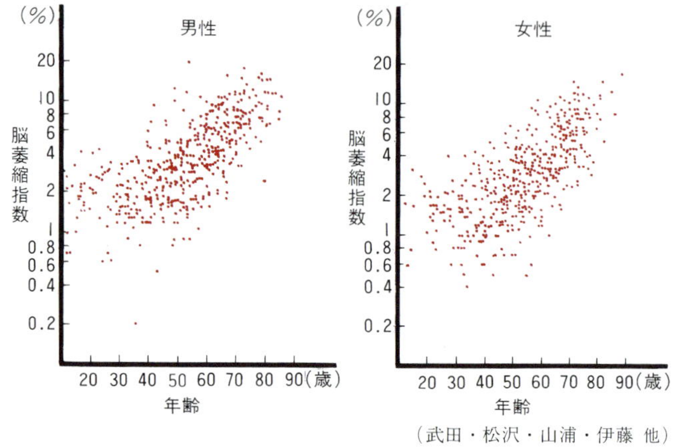

2．加齢と脳萎縮指数

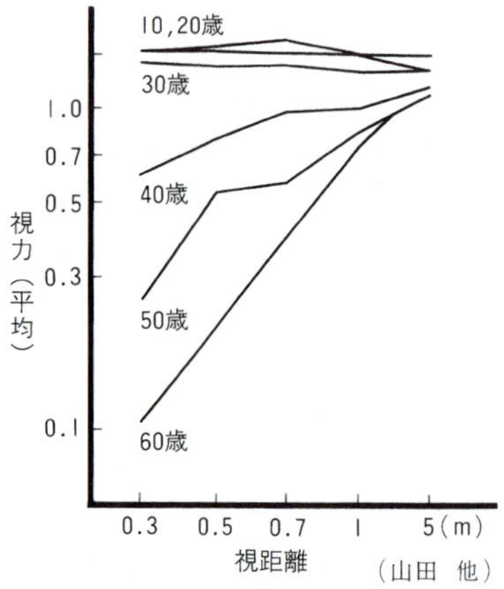

3．視力と視距離の年齢別関係

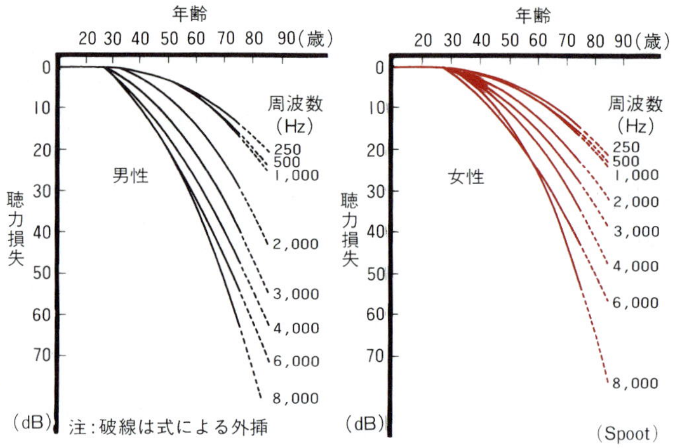

4．25歳を基準としたときの男女各年齢の聴力損失(dB)

図 I -12　棒反応時間(cm)の年齢差

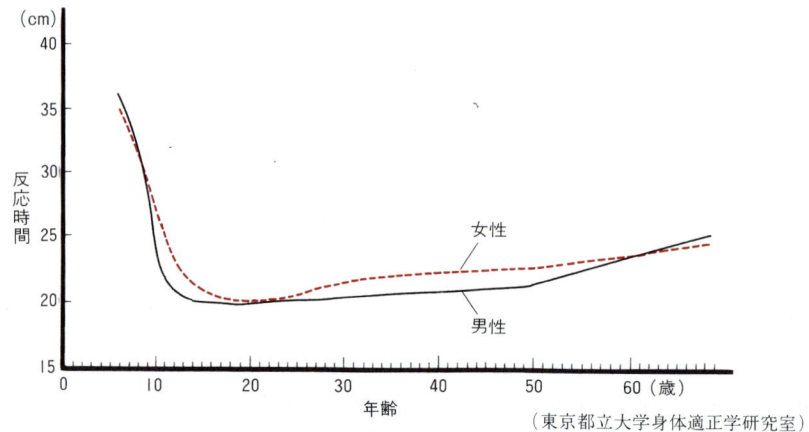

（東京都立大学身体適正学研究室）

わめて緩慢で，思春期に至って急激に成熟する．

4）発育に関与するホルモン　　　　（表 I-1）

発育に関与するホルモンとしては，成長ホルモン，甲状腺ホルモン，糖質コルチコイド，アンドロゲン，インスリンなどがある．これらのホルモンによる影響は，当然，それを受ける年齢やその分泌量などによって異なってくる．

（1）成長ホルモン growth hormone

成長ホルモンは，下垂体前葉から分泌されるホルモンで，視床下部から分泌される成長ホルモン放出因子の刺激によって調節されている．成長ホルモンは，骨端軟骨部の軟骨細胞に作用し，その増殖を促し，軟骨の骨化を促進する．したがって，骨の発育（長軸）が促進され，手足が長く，身長が伸びる．また，このホルモンは，アミノ酸の細胞内取り込みを促進し，骨格筋その他の蛋白合成を促し，成長を助長する．

この発育期に成長ホルモンの異常な分泌が起こると，骨端軟骨の増殖が促進され巨人症となり，逆に十分な分泌がされないと下垂体性小人症になる．成人して骨端が閉鎖されてから成長ホルモンの分泌が過剰になると指先や鼻，あごなどが肥大する末端肥大症になる．

（2）甲状腺ホルモン（サイロキシン thyroxine）

このホルモンは，甲状腺から分泌されるホルモンであり，その分泌は下垂体前葉の甲状腺刺激ホルモンによって調節されている．このホルモンは，全身の細胞の酸化を促進する働きがある．成長ホルモンと協調して身体の発育，中枢神経系の発達などに大きな影響を及ぼしている．幼児期に欠乏するとクレチン病になる．これは，身体の発育が障害され小人となり，精神障害，知能の発達が抑制され，白痴になることもある．成人になって欠乏すると粘液水腫となり，基礎代謝の減少，循環器系の機能や精神機能の低下がみられ，皮膚乾燥，皮下の腫脹などがみられる．

（3）アンドロゲン androgen

男性では思春期になると，下垂体前葉からの性腺刺激ホルモンの分泌によって生殖器の発育が急激に促進し，精巣からアンドロゲン（男性ホルモン）の分泌も盛んになってくる．なお，少量ではあるが副腎皮質や卵巣からも分泌される．このホルモンは，蛋白合成を促進し，分解を抑制して発育に関与するとともに，第2次性徴の発現にも重要な働きをする．

（4）糖質コルチコイド glucocorticoid

糖質コルチコイドは，副腎皮質から分泌される一群のホルモンで，コルチゾール，コルチゾン，コルチコステロンなどがある（ヒトの場合，その作用の約90％をコルチゾールが占めている）．このホルモンは，糖質，脂質，蛋白質など三大栄養素の代謝に重要な影響を与える．糖質コルチコイドの分泌亢進では，末梢組織における蛋白異化が促進され，遊離したアミノ酸から糖新生が促され，その結果，血糖値の上昇，ときには糖尿の発現をみることになる．さらに，体内蛋白の異化亢進から骨形成障害や筋発育不良などがみられてくる．

（5）インスリン insulin

インスリンは，膵臓のランゲルハンス島 β 細胞から分泌されるホルモンである．インスリンは，全体として同化過程を促進し，異化過程を抑制するホルモンである．その働きは，血中アミノ酸の細胞内取り込みを促進し，蛋白合成を促進することのほかに，末梢における糖利用を亢進することや糖の脂肪への転換を促進する．その結果，関接的に前述の種々のホルモンと協調して，正常な成長を調節している．

2．加齢現象 aging

加齢現象とは，老化と同意語として使われることが多いが，受精から出生後における個体の形態および機能的変化を意味しており，一般に成長後，年齢が加わるにしたがい現れてくる退行性の変化と考えればよいであろう．

1）加齢に伴う神経系の変化　　（図 I-11・1～4）

歳が加わるとからだ全体として反応が鈍くなる

表 I-2　15歳と65歳の病巣のないヒト大動脈内膜の脂質の年齢変化

脂　質　群	15歳(全脂質の%)	65歳(全脂質の%)
コレステロールエステル	12.5	47.0
遊離コレステロール	20.8	12.2
トリグリセリド	24.8	16.6
リン脂質	41.9	24.2

(Smith, E.B.)

図 I-13　加齢に伴う呼吸・循環器系の変化

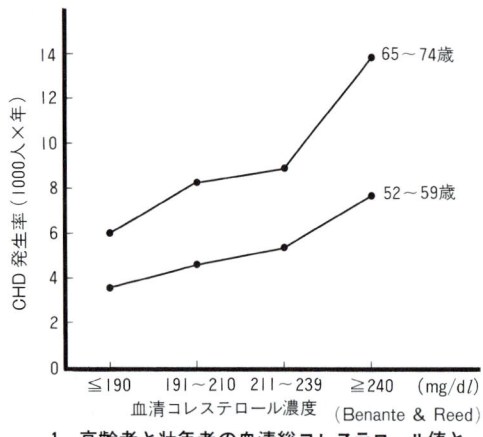

1．高齢者と壮年者の血清総コレステロール値と虚血性心疾患発生率の関連

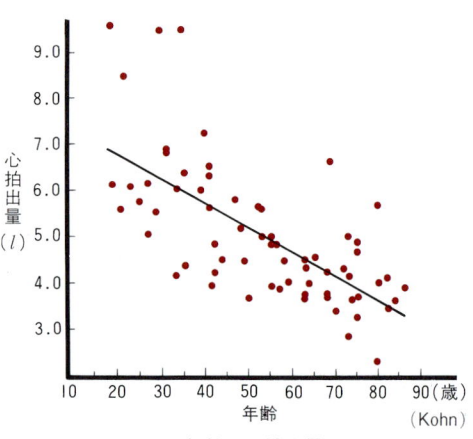

2．年齢と心拍出量

図 I-14　加齢に伴う組織と臓器の変化

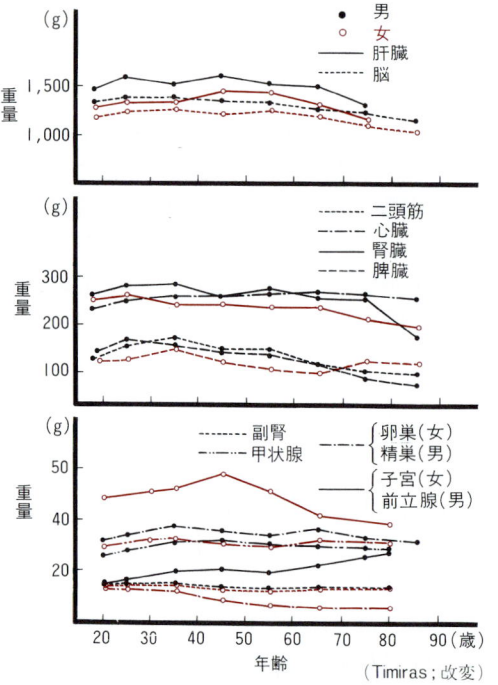

1．ヒトの加齢に伴う器官重量の変化

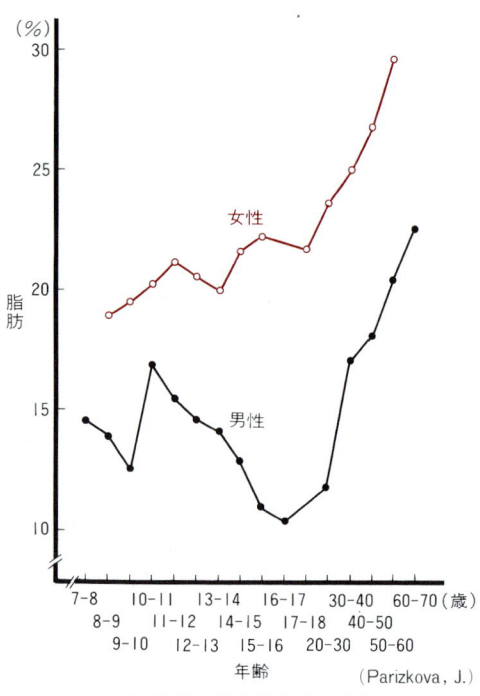

2．加齢に伴う体組成の変化

のは，神経系のさまざまなレベルにおける変化の結果である．加齢に伴う神経系は，当然機能の低下がみられてくる．この機能の低下は，個人差や生活環境条件によって著明な差があるものの，一般に 45 歳頃からはじまるといわれ，とくに学習能力，知覚，運動速度などの低下が出現してくる．

形態的変化としては，神経細胞の減少，とくに，図 I-1・1 のように，大脳皮質では神経細胞が減少してグリア細胞の増加が著しくなる．また，色素や脂肪の沈着のほかに，脳動脈の硬化，コラーゲンの増加などがみられてくる．機能的変化としては，遠近調節能力の低下，レンズの乾燥と不透明化，視野狭窄化などの視力障害，あるいは聴力の減退などが加齢に伴ってみられてくる．自律神経系では，中枢から末梢への刺激伝達能力が衰えて各臓器組織の協応性が不完全になる．

図 I-12 は，反応時間（筋から神経，神経から筋への神経伝達時間）をみたもので，加齢に伴いその能力が衰え，落下した距離が大きくなることがわかる．

2）加齢に伴う呼吸・循環器系の変化

（表 I-2，図 I-13・1, 2）

（1）呼吸器系

加齢に伴って肺の弾力が失われ過膨張の状態に陥ると，残気率（残気量と肺活量の比）が増加してくる．さらに，肺の末梢気道が早期に閉塞することにより closing volume（CV）が増加する．

肺活量は，成長するにしたがい増加し，20 歳前後でもっとも大きく，以後，加齢とともに減少する．肺容量の分画からみると，予備呼気量の減少が著明で，機能的残気量が減少するにもかかわらず，残気量は不変かむしろ増加する傾向にある．

（2）循環器系

加齢に伴う循環器系の変化としては，動脈の変化，とくに動脈硬化と高血圧が問題になるであろう．一般に動脈硬化は，40 代から現れてくる傾向にある．しかし，発育が完了する頃に動脈壁の変化がすでにはじまり，この動脈の種類によっても異なるが，通常，緩慢な速さでしかも確実に進行していると考えられる．動脈硬化は，その発現部位や性状から，次の 3 つに大別される．

① **アテローム性動脈硬化**：アテローム性動脈硬化は，冠動脈，大動脈，脳動脈などによくみられるもので，動脈壁の内膜が組織液の浸潤によって肥厚し，弾性膜が破壊されコレステロール，とくにコレステロールエステルの沈着が著しくなり，その結果，動脈壁の弾性が失われる．

② **中膜性動脈硬化**：中膜性動脈硬化は，頸骨動脈，股動脈などによくみられることで，動脈壁の中膜にカルシウムや脂肪が沈着してくるものである．

③ **小動脈硬化**：小動脈硬化は，腎臓，脾臓，膵臓などの動脈にみられるもので，動脈壁が弾性線維の増殖によって肥厚し，その管腔の狭窄を生じるものである．

臨床的には，心臓では冠動脈硬化から心筋梗塞，または心機能の低下によるうっ血性心不全，脳では脳軟化や脳出血などの脳血管障害，あるいは腎臓では腎の動脈硬化から腎梗塞，萎縮腎などを招来してくる．

一方，加齢変化による高血圧は，一般に 40 歳頃からみられ，動脈硬化に伴って，その血管壁の弾性線維の弾性が失われるために，心臓から駆出される血液の圧力を分散する働きが低下して，心拍出量が直接作用する形となり，必然的に血圧の上昇をきたしてくる．動脈硬化が末梢血管に起因するならば，ことに最小（低）血圧の上昇がみられてくる．

3）加齢に伴う組織と臓器の変化

（図 I-14・1, 2）

ヒトの加齢変化は，細胞からはじまり，この変化が組織に，さらに組織の変化が各臓器の退行性変化として現れ，最終的には各組織，臓器の機能低下，組織学的な萎縮を助長することになる．

（1）脂肪沈着

加齢に伴って，とくに脂肪肝，脂肪心などのみられることが多くなってくる．これは，加齢により細胞内代謝が低下し，中間代謝の変調をきたし，組織に脂肪の沈着がきたしやすくなるからである．その結果，これらの機能が障害され，中間代謝の変調を引き起こす危険がある．

図 I-15　加齢に伴う生殖機能の変化

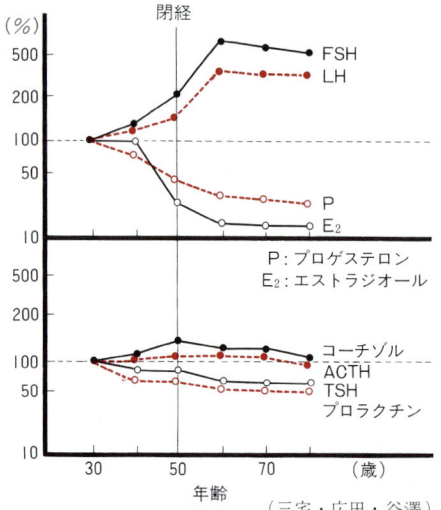

1. 更年期と老年期の各ホルモン値の変動の模式図

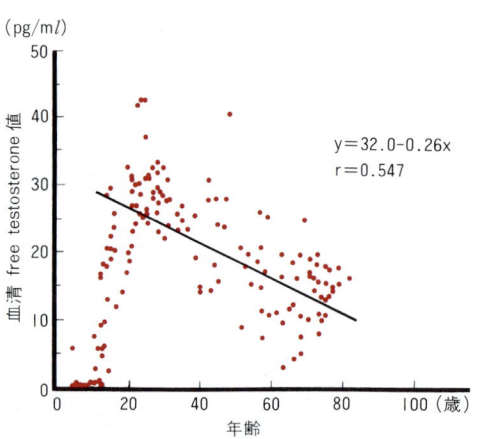

2. 正常成人男子における血清 free testosterone 値の加齢による変動　　　（熊本）

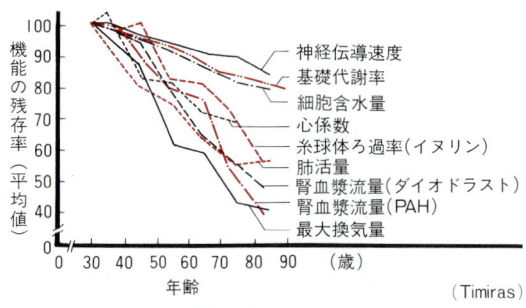

2. ヒトの加齢に伴う種々の機能低下　（Timiras）

図 I-16　加齢に伴う身体機能の変化

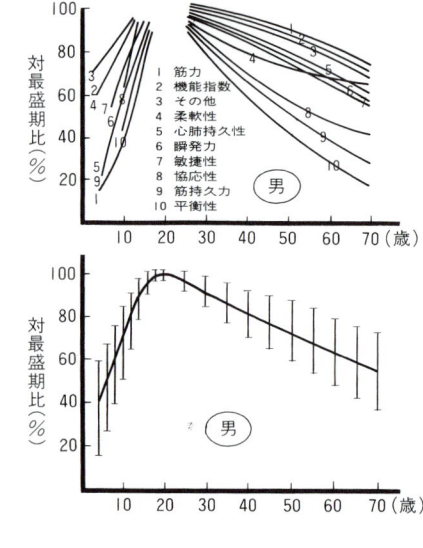

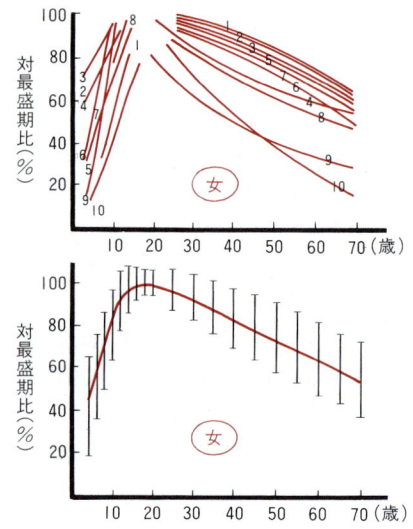

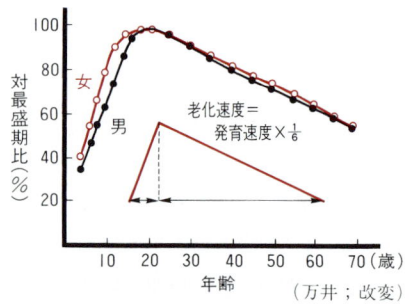

1. 身体諸機能の年齢的変化　　　（万井；改変）

（2）脱　水

ヒトは，年齢が加われば体内の全水分量が緩慢な速度で減少し，とくに発育期にはみられない細胞内における水分量の減少もみられてくる．その結果，皮膚につやや張りがなくなり，乾燥して，しわが多くなり，からだ全体として萎縮した感じがみられるようになる．

（3）エラスチン，コラーゲンの変化

エラスチンとコラーゲンは，線維性蛋白質であり，結合組織の細胞間質に含まれる．エラスチンは，弾性線維の構成成分で，組織に伸縮性や弾力性を与えており，年齢が加わることにより磨耗されたり，カルシウムの沈着がみられ，変性，分解の傾向となる．コラーゲンは，膠原線維として組織の形態を保ち，その変形を防止して，強度を与えている．発育期のそれはほとんど可溶性であるが，発育停止後，加齢に伴って，その大部分が不溶性となり，張力も低下していく傾向になる．したがって加齢変化は，組織の形態を変化させ，また組織の弾性も低下させ，萎縮状態がみられてくる．

4）加齢に伴う生殖機能の変化

（図Ⅰ-14・1, 図Ⅰ-15・1,2）

（1）卵　巣

加齢に伴う卵巣の変化としては，40歳前後で卵巣重量が急速に減少することである．この原因は，卵巣内の卵母細胞やグラーフ卵胞の減少，さらには組織そのものの退行性変化などによるものと考えられている．この卵胞の減少は，卵胞ホルモンの分泌低下のみならず，排卵後形成される黄体および黄体ホルモンの分泌にも大きな影響を及ぼすことになる．これらの結果，子宮，卵巣，あるいは乳腺などの器官は，形態的な萎縮がみられ，さらには機能的な低下を引き起こすことになる．

加齢に伴う卵胞ホルモンの変化は，20～40歳までは比較的一定であり，その後，約20年間に著明に減少するが，それ以後はまた低レベルで安定化する．黄体ホルモン分泌の減少は，加齢した卵巣で現れる内分泌的変化の1つでもあり，これは，閉経期前に無排卵の周期の頻度が増加することによって明らかである．黄体ホルモンの分解産物であるプレグナンジオールの尿中排泄量が30歳と80歳とで比較すると約50％まで低下している．

（2）精　巣

加齢に伴う精巣重量の減少は，卵巣のように著明ではないが，組織的および細胞的な変化によって，徐々にではあるが生理機能の低下をきたすことになる．ライディヒ細胞は，25歳過ぎから徐々に減少していく．この細胞減少は，そこで生成されるテストステロンの分泌を低下させることにもなる．さらに，基底膜や精細管壁の肥厚が加齢とともに進行してくる．この結果，精子の形態的な変化や精子数の減少を引き起こしてくる．男性ホルモンの分泌減少は，30歳前後に始まり，加齢に伴って徐々に低下していくが，比較的高年齢までその分泌が維持される．

5）加齢に伴う身体諸機能の変化

（図Ⅰ-16・1,2）

加齢に伴う種々の生理機能は，30歳における生理機能の平均値を100％とした場合，最大換気能力や腎血漿流量が60％と著しい低下を認める．これに対して，神経伝導速度や基礎代謝率は，ほぼ15％程度にすぎない．

図にみられるように，ヒトの筋力，柔軟性，持久力，瞬発力などの運動機能は，横軸に年齢をとり，縦軸に％目盛りをとると，およそ20数歳を頂点(100％)とした曲線になり，その割合は1：6ぐらいで，加齢にしたがい漸次下降してくる．この現象は，年齢が加われば，必然的に機能が低下するのが正常であり，何も病的なものではなく，また，機能の低下とみるのは間違いで，これがヒトの機能の正常な推移であるという認識が必要である．

図Ⅰ-17 共通代謝経路

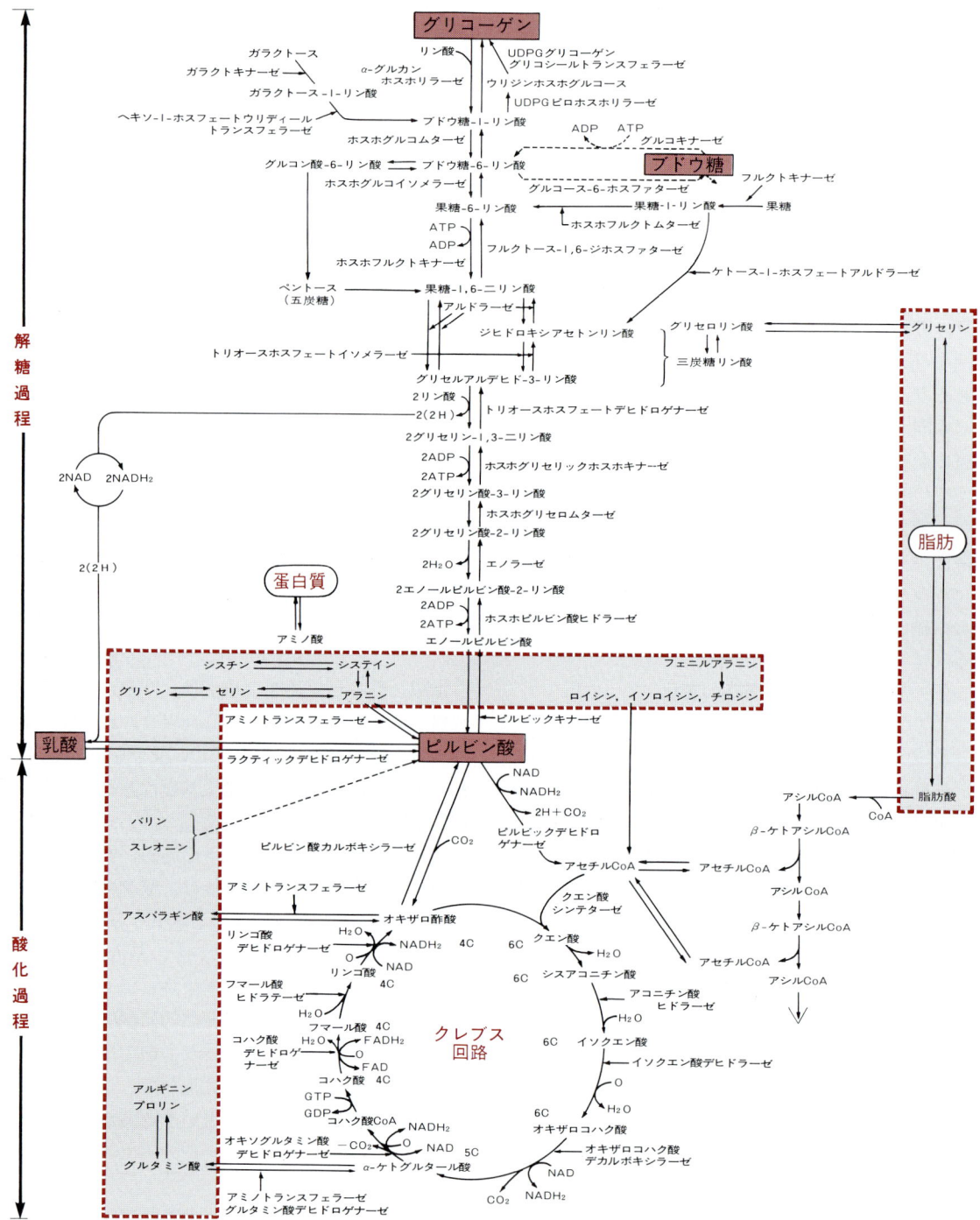

3章　生体とエネルギー

1．代謝とは

　私たちは，毎日，飲食物から種々の栄養素をとり，消化吸収して体内に取り入れ，代謝によってこれを利用し，生命維持や日常生活に必要なエネルギーを得ている．このエネルギーは主に生物学的酸化 biological oxidation によって行われ，その大半は熱のエネルギーとして体温の維持に使われ，一部は化学的・力学的エネルギーとして筋肉運動や体内諸臓器の活動など，また電気的エネルギーとして神経の伝導などに用いられている．

1）同化作用と異化作用

　栄養素は体内に吸収された後，いろいろの過程を経て体外に排泄される．この間に新旧物質の交換が行われる．このうち取り入れられた栄養素を材料として新しい細胞をつくり，不足した成分を補充する作用を同化作用 anabolism という．これに対し，細胞に取り入れられた栄養素を燃焼して体温を保ち，各細胞組織がそれぞれ固有の機能を営み，また，それらの分解産物を体外に排泄する作用を異化作用 catabolism という．いいかえれば，生体にとって同化作用は建設的であり，異化作用は破壊的であるといえよう．この両者を合わせて代謝 metabolism という．

　これらの代謝を円滑に，能率よく働かせているものが，組織に運ばれた酸素，細胞内の酵素，ビタミン，ホルモンなどで，神経系もこれらの調節に関与している．

2）中間代謝とエネルギー代謝

　さて，栄養素が体内でいろいろな化学変化を受け，同化あるいは異化されていく過程を観察しようとするのが，中間代謝 intermediary metabolism であり，摂取された栄養素の量と，体外に排泄された量を測定して，体内で利用あるいは蓄積した量を知ろうとする場合，栄養素の出納 balance of nutrients をみるという．

　代謝にはこのように中間代謝と，生体のエネルギー出納の面から観察するエネルギー代謝の2つが存在する．

2．エネルギーの産生

（図 I-17, I-18）

　生体におけるエネルギー産生の過程としては現在のところ，後述の糖代謝過程で述べられている解糖過程による乳酸の生成，ピルビン酸からアセチル CoA の生成を経て，その分解過程であるクレブス Krebs（トリカルボン酸 TCA）回路，および呼吸鎖におけるリン酸化，の3つがあげられる．これらの過程において生成される ATP の高エネルギーリン酸結合から，自由エネルギーが供給されるわけである．

　三大栄養素からエネルギーが供給される場合を考えると，糖質では解糖系から酸化過程（クレブス回路）により，脂肪中のグリセロールは，グリセルアルデヒドから解糖系へ，脂肪酸は β-酸化系によってアセチル CoA へ，蛋白質はアミノ酸に分解されてから解糖系およびクレブス回路の中間代謝産物に移行して代謝される．

1）無気的過程による ATP（adenosine triphosphate）の産生
（図 I-17, I-18）

　後述のように，細胞内でブドウ糖1分子が解糖系を経て代謝される場合，まず，ブドウ糖-6-リン酸になる過程で1分子の ATP を，さらに果糖-6-リン酸から果糖1-6-リン酸になる場合，1分子の ATP が消費されて ADP となる．しかし，2グリセリン酸-1,3-二リン酸からエノールピルビン酸になる過程の2カ所で，それぞれ2分子の ATP が生成される．すなわち，1分子のブドウ糖から差し引き2分子の ATP を生じ，2分子の乳酸に分解されることになる．なお，2グリセルアルデヒド-3-リン酸から2グリセリン酸-1,3-二リン酸になる過程で酸化が行われ，ニコチンアミドアデニンジヌクレオチドからその還元型を生じて

図Ⅰ-18 ATPの産生

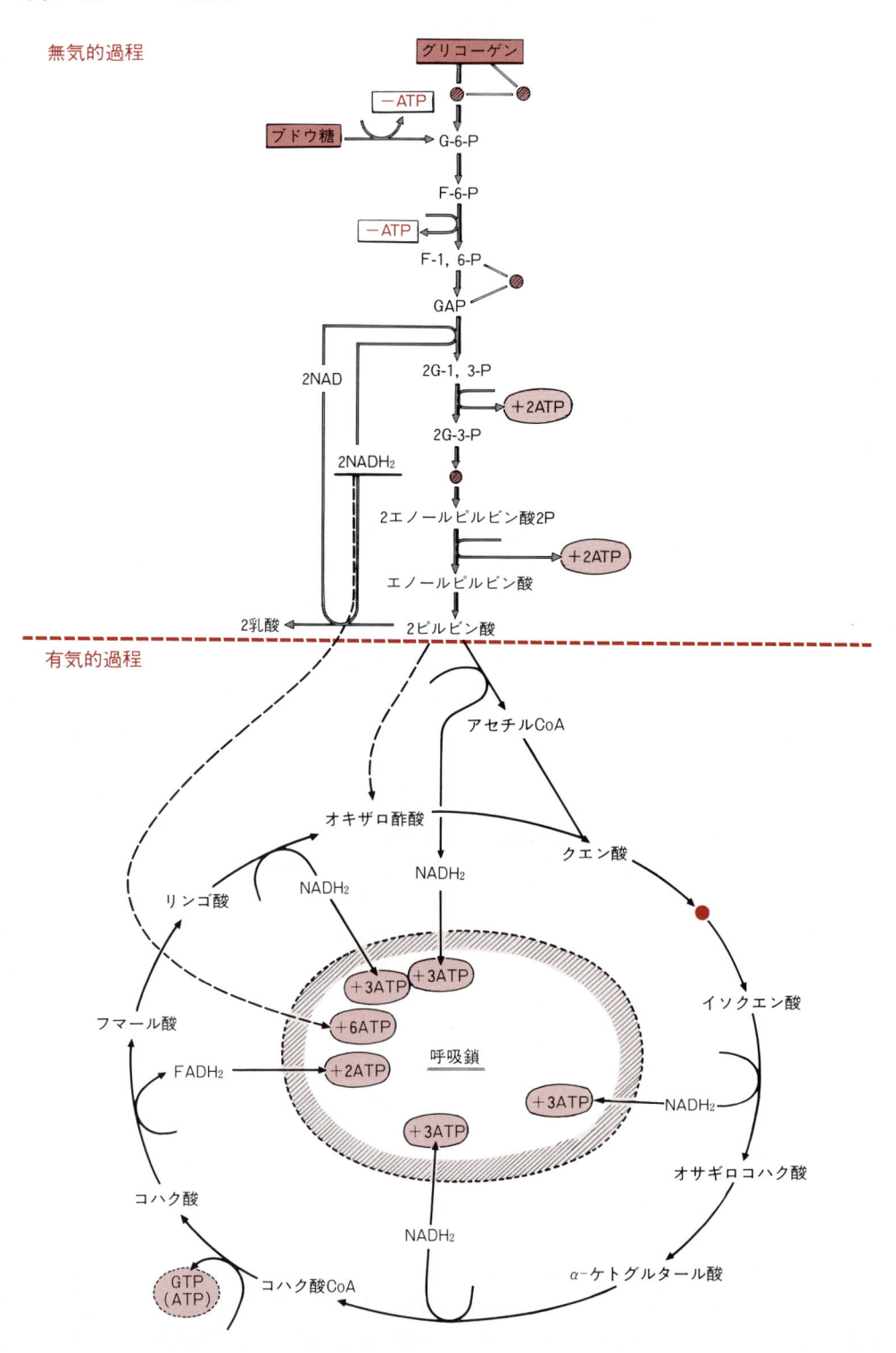

いるが（NAD → NADH$_2$），無気的な場合は，ピルビン酸→乳酸の過程で還元が行われるためにH$_2$が渡されて相殺され，結果的にO$_2$の供給がなくても，この過程によってエネルギーが供給されることになる．グリコーゲンが分解する場合には，ブドウ糖がリン酸化する過程でのATP消費が節約されるために3分子のATPを生じる．

2）有気的過程によるATPの産生
　　　　　　　　　　　　　　（図I-17, I-18）

　有気的過程でも，ブドウ糖，グリコーゲンの酸化は，はじめ解糖系を通るが，この場合，O$_2$の供給が十分に行われるため，2グリセルアルデヒド-3-リン酸の分解で生じたNADH$_2$が，後述の呼吸鎖に送られてリン酸化され6ATPが生成される．ブドウ糖の場合，都合8ATP, グリコーゲンでは9ATPの発生をみることになる．さらにアセチルCoAを経て酸化過程（クレブス回路）に入れば，ピルビン酸→アセチルCoAの過程，オキザロコハク酸→α-ケトグルタール酸→コハク酸CoAおよびリンゴ酸→オキザロ酢酸の4つの過程で生成されたNADH$_2$が呼吸鎖に送られ，それぞれ3ATPを生じ，コハク酸→フマール酸の過程で生成された還元型フラビンアデニンジヌクレオチド（FADH$_2$）によって，2分子のATPを生じる．

　また，コハク酸CoA→コハク酸の過程では1分子のGTP(ATP)を生ずるため，呼吸鎖で14ATP, 基質準位で1ATP, 合計15ATPがこれらの過程で産生されることになる．なお，1分子のブドウ糖の分解によって2分子のピルビン酸を生じるから，クレブス回路では30ATPが生成され，解糖過程での8ATPと合わせると計38ATPが生成されることになる．グリコーゲンの分解では，さらに1ATPが加算される．

3）酸化的リン酸化
　　　　　　　　　　　　　　　　（図I-18）

　生体内で行われる代謝過程では，酸化還元反応に共役して，無機リン酸のエステル化反応が起こり，有機リン酸エステル結合が生成される．すなわち，この高エネルギーリン酸結合によりATPが生成されるわけである．

（1）基質準位リン酸化

　基質準位リン酸化とは，生体内で種々の中間代謝産物が酸化還元されるときに，Hあるいは電子を，直接，他の代謝産物や酵素に渡して生じる高エネルギーリン酸結合で，これによって1分子のATPが産生される．たとえば，グリセルアルデヒド-3-リン酸→グリセリン酸-1,3-二リン酸，α-ケトグルタール酸→コハク酸CoAおよびピルビン酸→アセチルCoAなどの過程でみられる．

（2）呼吸鎖リン酸化

　呼吸鎖リン酸化とは，生体内中間代謝産物の酸化還元反応によって生じたHや電子が，つぎつぎに電子伝達系の間をあたかも鎖のごとく酸化還元を繰り返しながら移動して，最終的にはO$_2$を還元し，H$_2$Oになる過程の途中で行われるリン酸化をいい，ADPからATPを産生する反応である．

　このATPの産生は，酸化還元電位が十分に差のあるときに限って行われるものと考えられており，NAD → FAD, チトクロームb→チトクロームcおよびa, あるいはチトクロームa$_3$→O$_2$の過程で起こると考えられている．したがって，NADH$_2$による場合には3分子の，FADH$_2$による場合には，2分子のATPを発生する．この反応は，主としてミトコンドリアで行われ，NADを補酵素とする場合は，グリセルアルデヒド-3-リン酸→グリセリン酸-1,3-二リン酸，ピルビン酸→アセチルCoA, イソクエン酸→α-ケトグルタール酸→コハク酸CoA, リンゴ酸→オキザロ酢酸，β-ヒドロキシアシルCoA → β-ケトアシルCoAなどの過程，FADを補酵素とする場合は，コハク酸→フマール酸，アシルCoA → 2,3デヒドロアシルCoA, ブチリールCoA→クロトニールCoAなどの過程で行われる．

3．エネルギー代謝 energy metabolism

1）エネルギーの流れ
　　　　　　　　　　　　　　（図I-19・1）

　私たちは，食物から種々の栄養素をとり，これを呼吸によって取り入れたO$_2$によって酸化し，発生するエネルギーを生活に利用している．試験

図Ⅰ-19 エネルギー代謝

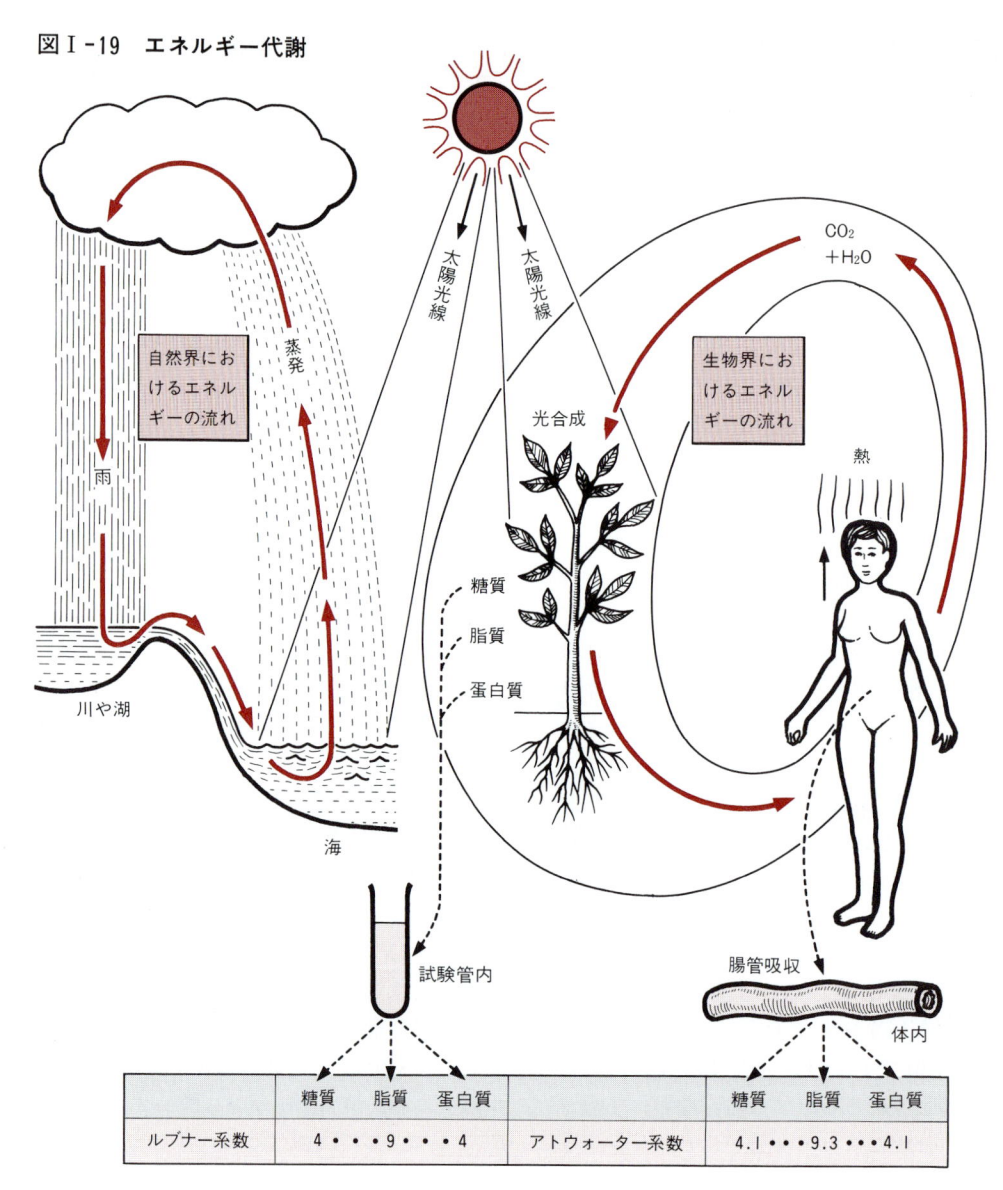

1. エネルギーの流れ　　　　　　　　　　　　　　　　（Start, Lehninger 改変）

		糖質	脂質	蛋白質
ルブナー系数		4	9	4

		糖質	脂質	蛋白質
アトウォーター系数		4.1	9.3	4.1

2. 摂取食物と体内で発生しうるエネルギー

食物	エネルギーの %	摂取量 g	ルブナー系数	kcal	吸収量 g	アトウォーター系数	kcal	特異動的作用 %	kcal
蛋白質	15	74	4.1	304	68	4	272	30	82
脂肪	25	54	9.3	506	51	9	459	4	18
糖質	60	297	4.1	1220	291	4	1164	6	70
				2030			1895		170
							170		
							1725		

管内で三大栄養素が燃焼した場合に，1g当り糖質は平均4.1 kcal，脂質は平均9.3 kcal，蛋白質はNの分を除いて平均4.1 kcalのエネルギーを発生する．これをルブナーRubnerの係数というが，体内では，栄養素の消化吸収率がそれぞれ異なっているために，糖質，脂質，蛋白質の1g当りkcalを4：9：4としたアトウォーター Atwaterの係数が，一般に，ヒトのエネルギー計算に用いられている．

三大栄養素から得られるエネルギーと酸素消費量

		糖質	脂肪	蛋白質
1gを酸化するのに必要なO_2量	(l)	0.75	2.03	0.95
1gを酸化した場合に発生するCO_2量	(l)	0.75	1.43	0.76
呼吸商(RQ)		1.00	0.71	0.80
1gを酸化した場合に産生されるエネルギー	(kcal)	4.10	9.30	4.10
1lのO_2を消費して得られる熱エネルギー	(kcal)	5.47	4.58	4.31

2）食物のエネルギー計算　　　（図I-19・2）

食物のもっている全エネルギーは，ボンブカロリメーター bombcalorimeter で燃焼し，直接エネルギーとして測定することができる．しかし，生体内での生理的燃焼の状態とは異なっているので，実際には食物中の三大栄養素の量を測定し，それぞれにアトウォーターの係数を乗じて算出しているのが現状である．

3）人体の代謝量測定　　（図I-19・3，I-20・1）

（1）直接法 direct method

被験者を断熱した密室に入れ，その部屋を循環する水温の変化から一定時間に発生するエネルギーを測定するアトウォーター・ベネジクト呼吸熱量計などがあるが，特殊で操作も難しく一般にはあまり用いられない．

（2）間接法 indirect method

生体内で栄養素が酸化して生じるエネルギー量は，それに要したO_2と発生するCO_2および蛋白質の分解によるN量を測定すれば理論的に計算できる．すなわち，一定時間内に消費されるO_2と，発生するCO_2および尿中N量を測定し，体内で燃焼した栄養素の分量比を計算して，発生したエネルギーを知ろうとする方法である．体内で三大栄養素が燃焼した場合に，それに消費されるO_2量と，発生するCO_2量の比(CO_2/O_2)，いわゆる呼吸商 respiratory quotient RQ が右上の表のように決まっているために，このRQからエネルギー消費を算出しようとするものである．

もし，体内で糖質と脂質のみが燃焼したと仮定すれば，そのRQは0.71～1.0の間にあり，測定したRQから体内で代謝された両成分の割合を知ることができる．しかし，実際には蛋白質も燃焼しているので，その分を算出するためには蛋白質が分解した場合に生ずる尿中排出N量を測定し，これにN係数(100/16≒6.25)を乗じて蛋白質の燃焼量を算出して，上の表にみられる蛋白質1gの燃焼に必要なO_2量0.95 l，CO_2産生量0.76 lを乗じて，O_2およびCO_2量を算出する．ついで全O_2消費量およびCO_2産生量から，この蛋白質の燃焼に要したO_2，CO_2量を差し引けば非蛋白呼吸商 nonprotein RQ が算出でき，これを按分比例して糖質と脂質の量を求めることができる．すなわち，これらによって一定時間内に体内で消費された三大栄養素の量がわかり，それぞれに前述のアトウォーターの係数を乗じれば，全代謝量(kcal)を知ることができるわけである．

日本人の混合食による平均RQは0.82～0.84とされている．なお実際の代謝量測定には，これらを簡略化して一定時間内では糖質および脂質のみが燃焼したと仮定し，しかもO_2消費量のみを測定して，特殊な計算尺や表から代謝量を推定しているのが現状である．

4．基礎代謝 basal metabolism, BM
　　　　　　　　　　　　　　　（図I-20）

基礎代謝とは，目ざめている状態で生命を維持するために必要な最少限のエネルギー消費量をいう．心臓，呼吸，腎臓の働き，体温や筋緊張の維持などに必要な最少限の代謝量で，60 kgのヒトで1日約1,300～1,600 kcalである．このうち約1/3が心臓など諸臓器の活動，2/3が筋肉その他の組織の生活および体温の維持などに使われている．なお，睡眠時には6～10％低下し最低となる

図Ⅰ-20　基礎代謝と基礎代謝率

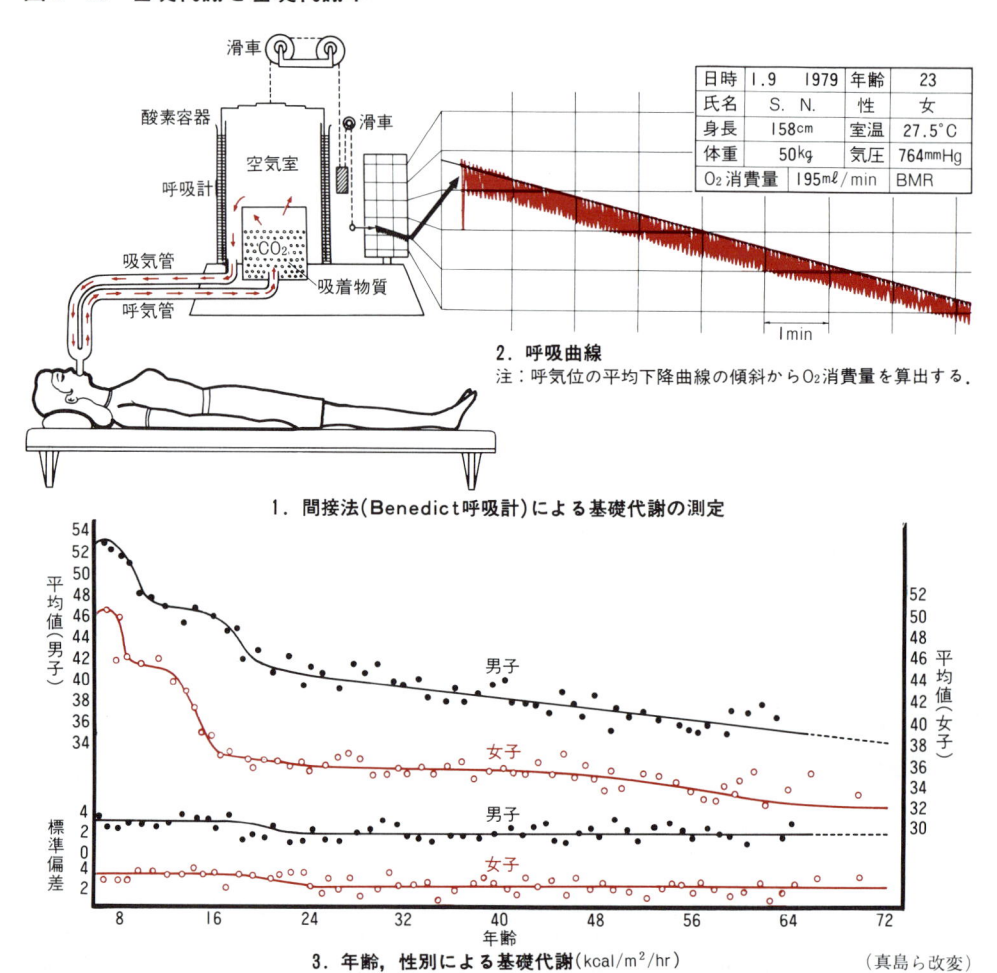

日時	1.9 1979	年齢	23
氏名	S. N.	性	女
身長	158cm	室温	27.5°C
体重	50kg	気圧	764mmHg
O_2消費量	195mℓ/min	BMR	

1. 間接法（Benedict呼吸計）による基礎代謝の測定

2. 呼吸曲線
注：呼気位の平均下降曲線の傾斜からO_2消費量を算出する．

3. 年齢，性別による基礎代謝（kcal/m²/hr）
（真島ら改変）

4. 成長期および生活活動強度Ⅱ（中等度）における基礎代謝基準値，基礎代謝量ならびにエネルギー所要量

$$基礎代謝率 BMR = \frac{X-Y}{Y} \times 100 = x\% \quad X=測定値，Y=標準値，正常＝±10\%$$

年齢（歳）	男				女			
	基礎代謝量（kcal/日）	エネルギー所要量（kcal/日）	基礎代謝基準値（kcal/kg/日）	体重当たりエネルギー所要量（kcal/kg/日）	基礎代謝量（kcal/日）	エネルギー所要量（kcal/日）	基礎代謝基準値（kcal/kg/日）	体重当たりエネルギー所要量（kcal/kg/日）
1～	662	960	60.5	88	631	910	61.0	88
5～	965	1,600	50.7	84	898	1,500	47.8	80
10～	1,229	2,050	37.0	62	1,183	1,950	35.3	58
15～	1,614	2,700	27.8	47	1,344	2,250	25.9	43
20～29	1,533	2,550	24.0	40	1,209	2,000	23.3	39
30～39	1,499	2,500	22.9	38	1,188	2,000	22.0	37
40～49	1,447	2,400	22.2	37	1,162	1,950	21.1	35
50～59	1,364	2,250	22.0	36	1,122	1,850	20.7	34
60～64	1,297	2,100	21.8	35	1,083	1,750	20.6	33
65～69	1,247	2,000	21.6	35	1,055	1,700	20.7	33
70～74	1,198	1,850	21.5	33	1,022	1,600	20.7	33
75～79	1,133	1,750	21.0	32	989	1,550	20.9	33
80～	1,087	1,650	20.8	32	924	1,400	20.8	31

（平成元年度公衆衛生審議会答申）

が，これを睡眠代謝といって，BM とは区別している．

1) 体表面積 body surface area

BM は，風土，人種，性別，年齢，体格などによって異なり，食事や運動などの日常生活の状態によっても異なっている．しかし，多くの実験によって同性，同年齢ならば，その体表面積に比例することが知られている．体表面積(A)を直接測定することはなかなか難しく，一般に身長(H)と体重(W)から算出される方法が考えられている．

　　＜藤本らの式＞
　　0歳　　　　　$A = W^{0.473} \times H^{0.655} \times 95.68$
　　1～5歳　　　$A = W^{0.423} \times H^{0.362} \times 381.89$
　　　　　　　　$A = W^{0.444} \times H^{0.663} \times 88.83$

2) 基礎代謝基準値　　（図 I-20, I-21）

多くの実験によって，日本人の基礎代謝基準値が年齢別，性別に算出されている（図 I-20・4）．ふつう体表面積当りで示されるが，利用者の便宜を考え，栄養審議会ではこれを1日体重当りに換算している．ふつう，2～3歳で最高，年齢が加わるにしたがって低くなる．

3) 基礎代謝を左右する因子

① **からだの大きさ，形**：からだの小さいヒトのほうが体重に比較して基礎代謝が高く，同じ体重のヒトでは，細く背の高いヒトのほうが体表面積が大きいために，肥った背の低いヒトより高い．

② **からだの組成**：男子は女子より約6～10％ぐらい高い．また，同年齢同体重のヒトでも細胞の活性度が異なるために，運動家は非運動家よりも高く，筋骨型のヒトは脂肪肥りのヒトより高い．

③ **年齢**：2～3歳で最高，成人するにしたがい順次減少する．

④ **ホルモンの影響**：甲状腺ホルモン（サイロキシン，トリヨードサイロニン），下垂体前葉ホルモン，副腎皮質ホルモン（コルチゾールなど），副腎髄質ホルモン（アドレナリン，ノルアドレナリン）などの分泌過剰は基礎代謝を亢進させ，サイロキシンの過剰によるバセドウ病（グレイブス病）は，全身の細胞の酸化が促進されて著明な増加をみることが多い．また，サイロキシンの分泌低下（粘液水腫，クレチン病）では基礎代謝が減少する．

女子では，性ホルモン（ことにプロゲステロン）の影響により，排卵後体温が上昇し，月経前5日ぐらいが最高となり，月経後低くなり8日目ぐらいが最低で，約6％ぐらいの増減がみられる．また，精神的な緊張や感情の変化などによって，交感神経緊張状態やアドレナリンの分泌が起これば当然，代謝が亢進する．

⑤ **体温の上昇，発熱**：体温の上昇は，体内の代謝を促進させ，基礎代謝も増加する．体温1℃の上昇によって約14％の増加がみられるという．

⑥ **栄養状態**：栄養失調，低栄養では低下し，動物性食品，ことに蛋白質を多食するヒトは，しないヒトに比べて高くなる．

⑦ **妊娠**：妊娠の後半，胎児の成長，体重の増加にしたがって10～25％の増加をきたす．

⑧ **気候**：寒冷地に住むヒトは一般に高く熱帯に住むヒトは低い．季節的には冬高く，夏に低い．また，紫外線の照射は基礎代謝を高める．

5. 基礎代謝率 basal metabolic rate, BMR
（図 I-20・4, I-21）

実際に測定した BM 量が，そのヒトと同年齢，同性のヒトの基準値と比較して，どのくらいの相異があるかを比較する場合に用いられる．すなわち，実測値(X)と基準値(Y)との差を求め，それが基準値の何％に当るかを計算するもので，

$$\mathrm{BMR} = \frac{X - Y}{Y} \times 100 = x \%$$

で表され，±10％を正常範囲としている．

6. 食物の特異動的(力学)作用
specific dynamic action SDA

食事，ことに動物性の食品を多く食べると食後安静にしていても代謝量が増加する．この作用を食物の特異動的作用といい，蛋白質がもっとも多く＋20～40％，糖質で＋6～9％，脂質で＋4～14％といわれている．その本態はまだ不明の点が多く，血中アミノ酸増加による細胞内代謝亢進，脂肪，糖代謝の亢進による熱発生などが考えられており，日本人の平均は約10％である．この SDA

図Ⅰ-21 BM, BMR, RMR の関係

基礎代謝率（BMR）
同性・同年齢の基礎代謝基準値に比較して何％の増減があるか

労作・運動などによる代謝
安静代謝
基礎代謝（BM）
睡眠代謝
1日消費エネルギー

エネルギー代謝率（RMR）
労作・運動などによる代謝が，そのヒトの基礎代謝の何倍に相当するか

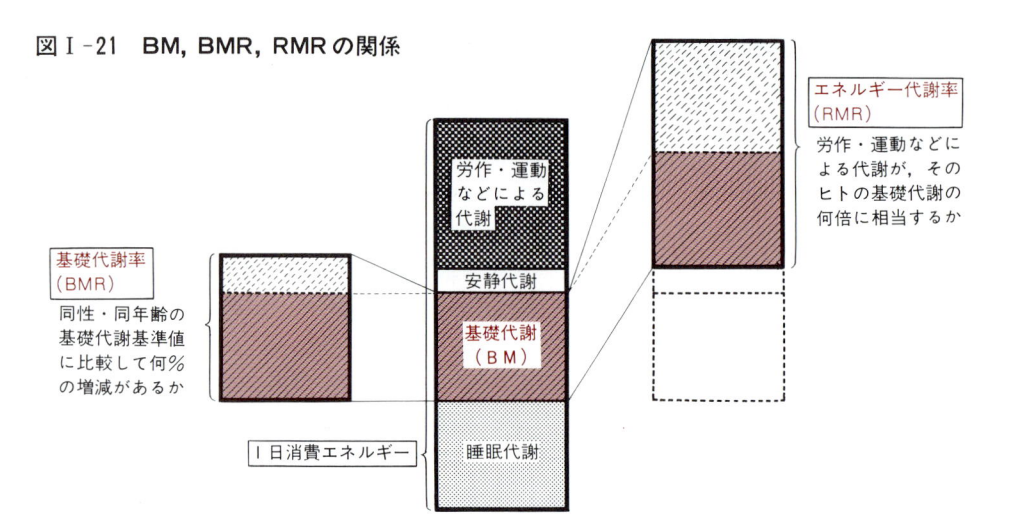

表Ⅰ-3 日常生活活動の運動の強度の目安

日常生活活動と運動の種類	生活活動と運動の強度 エネルギー代謝率（RMR）	エネルギー消費量 (kcal/kg/分) (E_n) 男	女	日常生活活動の運動の種類	生活活動と運動の強度 エネルギー代謝率（RMR）	エネルギー消費量 (kcal/kg/分) (E_n) 男	女
睡眠	基礎代謝の90%	0.017	0.016	ゴルフ（平地）	3.0(2.0〜4.0)	0.073	0.068
教養(読む，書く，見る)	0.2	0.023	0.022	ダンス（活発な）	5.0(4.0〜6.0)	0.108	0.100
食事	0.4	0.027	0.025	サイクリング（時速10km）	3.4	0.080	0.074
身の回り(身支度,洗面,便所)	0.5	0.029	0.027	エアロビックダンス	4.0(3.0〜5.0)	0.091	0.084
裁縫(繕い，ミシンかけ)	0.5	0.029	0.027	ハイキング（平地）	3.0(2.5〜4.0)	0.073	0.068
自動車の運転	0.5	0.029	0.027	ピンポン	5.0(4.0〜7.0)	0.108	0.100
机上事務(記帳,算盤,ワープロ,OA機器の使用)	0.6	0.030	0.029	ゴルフ（丘陵）	5.0(3.5〜6.5)	0.108	0.100
				テニス	6.0(4.0〜7.0)	0.126	0.117
乗物(電車，バス，立位)	1.0	0.038	0.035	雪上スキー(クロスカントリー)	9.0(6.0〜13.0)	0.179	0.165
ゆっくりした歩行(買物,散歩)	1.5	0.046	0.043	水上スキー	6.0(5.0〜7.0)	0.126	0.117
洗濯 電気洗濯機	1.2	0.041	0.038	バレーボール	6.0(4.0〜7.0)	0.126	0.117
手洗い	2.2	0.059	0.055	バドミントン	6.0(6.0〜9.0)	0.126	0.117
炊事(準備，片づけ)	1.6	0.048	0.045	ジョギング(120m/分)	6.0(5.0〜7.0)	0.126	0.117
掃除 電気掃除機	1.7	0.050	0.046	登山（平均）	6.0	0.126	0.117
掃く	2.2	0.059	0.055	柔道，剣道	6.0(3.0〜9.0)	0.126	0.117
普通歩行(通勤，買物)	2.1	0.057	0.053	サッカー，ラグビー，バスケットボールなど	7.0(5.0〜9.0)	0.144	0.133
入浴	2.3	0.061	0.056				
育児(背負って歩く)	2.3	0.061	0.056	スケート(アイス,ローラー)	7.0(6.0〜8.0)	0.144	0.133
自転車(普通の速さ)	2.6	0.066	0.061	水泳 平泳 流す	10.0	0.197	0.182
掃除 雑巾かけ	3.5	0.082	0.076	水泳 クロール	20.0	0.374	0.345
急ぎ足(通勤，買物)	3.5	0.082	0.076	縄とび(60〜70回/分)	8.0(7.0〜9.0)	0.161	0.149
階段昇降	4.6	0.101	0.094	ジョギング(160m/分)	8.5(7.0〜10.0)	0.170	0.157
野球（平均）	2.7(2.5〜4.0)	0.068	0.063	筋力トレーニング（平均）	9.6	0.190	0.175
キャッチボール	3.0(2.0〜4.0)	0.073	0.068	ランニング(200m/分)	12.0(11.0〜13.0)	0.232	0.214

（平成元年公衆衛生審議会答申）

7. 身体活動強度の指標

1) エネルギー代謝率 relative metabolic rate, RMR （図 I-21, 表 I-3）

ある仕事が基礎代謝の何倍の代謝亢進をきたしているかを知ろうとするもので,

$$\text{RMR} = \frac{\begin{bmatrix}活動時\\総代謝量\end{bmatrix} - \begin{bmatrix}安静時\\代謝量\end{bmatrix}}{基礎代謝} = \frac{活動代謝量}{基礎代謝量}$$

で表される. RMR は体格, 季節の変化などに関係なく作業の強度を示すもので, 仕事の種類に対して一定の値をとるが, 静的な筋労作には当てはまらない. 日本独特の指標で, 国際的に RMR というと, 安静代謝 resting metabolic rate のことを指すことが多い.

2) 活動代謝 Ea

Ea は, 体重 1 kg 当り, 1 分間の消費エネルギー〔全エネルギー消費量(kcal)/体重(kg)/活動時間(分)〕で, RMR より簡便に算出でき, しかも RMR とも高い相関がある.

3) METS

運動中の消費エネルギーが安静代謝の何倍に相当するかをみるもので,

$$\text{METS} = \frac{活動時総代謝量}{安静時代謝量}$$

で表され, $<\text{RMR}=1.2\times(\text{METS}-1)>$, $<\text{METS}\fallingdotseq 0.83\times\text{RMR}+1>$ の関係が成立する. なお, 1 MET (1 MET のときのみ S をつけない) は酸素需要量 3.5 ml/kg/分, エネルギー消費量 1.0 kcal/分に相当する.

8. エネルギー所要量

エネルギー所要量は, <生命維持に必要な基礎代謝+生活活動に必要な活動代謝+SDA> の総和と考えられる. 一般にはエネルギー消費量をもってその所要量とし, 昭和50年以来栄養審議会答申では安全率を考慮していない. 算出式は,

$$A = B + Bx + \frac{1}{10}A$$

A: 1日のエネルギー所要量, B: 1日の基礎代謝量, x: 生活活動指数, Bx: 1日の生活活動に使われるエネルギー. ただし発育期の Bx 中には体重の1日増加量に相当するエネルギーも含む. $\frac{1}{10}$A: 1日の SDA に使われるエネルギー

しかし, 昭和44年の栄養審議会答申では身体活動を分単位の総和として算出し, SDA を削除した次式が用いられていた.

1日の消費エネルギー（必要量）
 $= 0.9\,\text{Bm}ts + 1.2\,\text{Bm}tr + \text{Bm}\Sigma\text{RMR}tw$

Bm: 1分当り基礎代謝量(kcal/分), tr: 1日の覚せい時間(分), ts: 1日の睡眠時間(分), tw: 各種生活活動の時間(分)

なお, 昭和50年の答申では RMR を算出するのに計算が複雑であること, 前述の活動代謝 Ea が RMR と相関が高いので各種の Ea が測定された.

Ea は, 性, 年齢により異なるので, 実際には RMR から換算される. 一方, 生活時間調査 time study を行い, 次式によって Ea を用いた1日エネルギー消費量(所要量)が算出される.

1日のエネルギー消費量（所要量）
 $A = \text{Bm}T_bW + \Sigma E_aT_wW$

Bm: 基礎代謝基準値(体重当り1分間 kcal), Tb: 就床中の時間(分), W: 体重(kg), Ea: 各種活動時のエネルギー消費量(体重当り1分間当り kcal で実測による), Tw: 各種の活動時間(分)

9. 生活活動強度の指標

生活活動強度の指数として, エネルギー所要量の算定基本式から生活活動指数 x が算出される.

$$x = \left(\frac{9}{10}\right)\times\left(\frac{A}{B}\right) - 1 \quad \begin{array}{l}A: エネルギー所要量\\ B: 基礎代謝量\end{array}$$

なお, この生活活動指数から一般的な生活活動強度の範囲の概略が定められている.

「軽い」 ………… 生活活動指数で 0.42 以下
「中等度」 ……… 生活活動指数で 0.43〜0.62
「やや重い」 …… 生活活動指数で 0.63〜0.87
「重い」 ………… 生活活動指数で 0.88 以上

図Ⅰ-22 神経系の分類

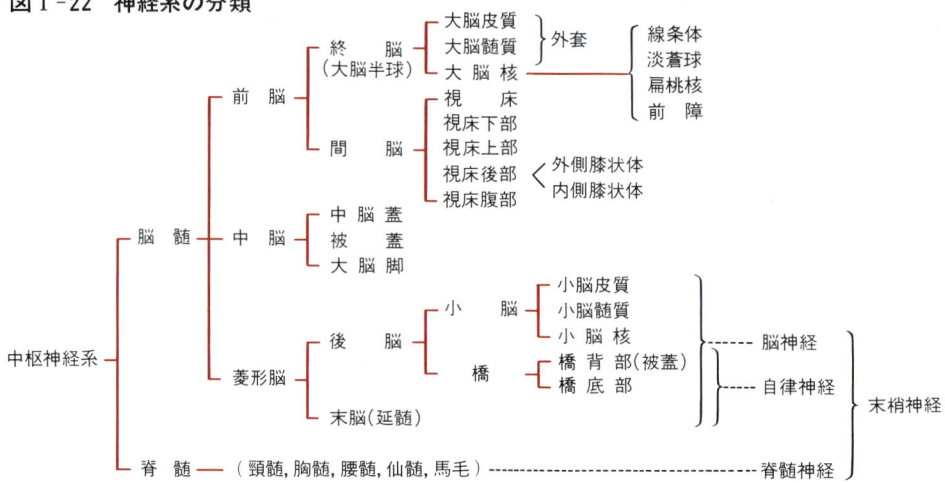

```
                        ┌ 大脳皮質 ┐
                ┌ 終 脳  │ 大脳髄質 │外套  ┌ 線条体
                │(大脳半球)│ 大脳核  ┘     │ 淡蒼球
          ┌ 前 脳┤                         │ 扁桃核
          │     │        ┌ 視 床            └ 前 障
          │     │        │ 視床下部
          │     └ 間 脳 ┤ 視床上部   ┌ 外側膝状体
          │              │ 視床後部 <
          │              └ 視床腹部   └ 内側膝状体
          │
          │        ┌ 中脳蓋
中枢神経系┤脳髄┤中 脳┤ 被 蓋
          │        └ 大脳脚
          │
          │              ┌       ┌ 小脳皮質 ┐
          │       ┌ 後 脳┤小 脳 │ 小脳髄質 │
          │       │      │       └ 小脳核  │---脳神経 ┐
          │菱形脳┤      │       ┌ 橋背部(被蓋)┘         │
          │       │      └ 橋   ┤             ---自律神経├末梢神経
          │       │              └ 橋底部                │
          │       └ 末脳(延髄)                            │
          │                                               │
          └ 脊 髄 (頸髄,胸髄,腰髄,仙髄,馬毛)-----------脊髄神経┘
```

図Ⅰ-23 大脳機能の局在

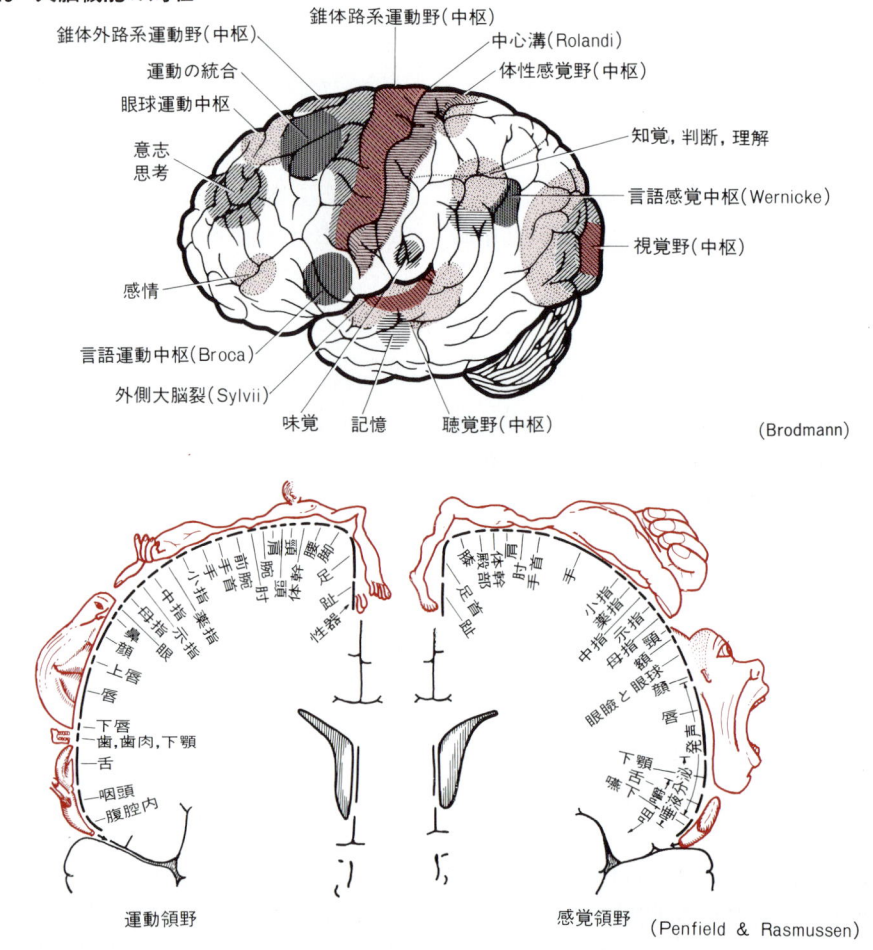

錐体外路系運動野(中枢)
錐体路系運動野(中枢)
中心溝(Rolandi)
運動の統合
体性感覚野(中枢)
眼球運動中枢
意志 思考
知覚,判断,理解
言語感覚中枢(Wernicke)
視覚野(中枢)
感情
言語運動中枢(Broca)
外側大脳裂(Sylvii)
味覚
記憶
聴覚野(中枢)
(Brodmann)

運動領野　　感覚領野
(Penfield & Rasmussen)

4章　からだの働きとその調節

1．脳と神経

1）神経系 nervous system の分類　（図 I-22）

神経系は中枢神経系と末梢神経系からなり，図 I-22 に示したように分類される．

2）中枢神経系と末梢神経系の関係　（図 I-22）

末梢からの刺激を受け入れ，これに対応して興奮する中心的な役割を演ずる部を中枢神経系といい，刺激および興奮を種々の器官に伝える部を末梢神経系という．中枢神経系は脳と脊髄であり，末梢神経系には脳神経，脊髄神経などの体性神経系と，交感神経および体性神経の一部からできている副交感神経の両者で構成される自律神経系などがある．

体性神経系は，自分の意志，意識によって作動し，主として骨格筋や感覚器などに分布し，自律神経は意識とは無関係に，主に内臓，分泌腺，血管などに分布して自動的にこれらの調節を行っている．なお，末梢神経には，その実際の作用の上から求心性神経と遠心性神経とがあり，前者は末梢からの刺激を中枢に伝え，後者は中枢の興奮をその末梢に伝える．筋を刺激して収縮させるものを運動神経，腺の分泌を促すものを分泌神経といっている．

3）ニューロン neuron(神経元)とシナプス synapse

神経系は，多数のニューロンが互いにシナプスを形成して連絡し合い，興奮の伝導を行っている．

(1) ニューロン

ニューロンとは，1個の神経細胞と，そこから伸びている神経線維(軸索 axon)とからできており，神経組織の基本的単位である．また，1つのニューロンが他のニューロンに接着している部位をシナプスといい，これによって興奮の伝達が行われる．

神経線維には，その周囲に髄鞘を有する有髄神経線維と髄鞘をもたない無髄神経線維とがある．前者には 1.5～3.0 mm の間隔でランヴィエの絞輪といわれるくびれができている．神経線維の長さはさまざまで，数 10μ から 1 m 以上に及ぶものまである．また，太さも種々で，神経の一端を刺激し他端でその活動電位をとった場合，その峰が早く現れるものから A，B_1，B_2，C 線維に分類され，その順で太さも細くなる．A，B_1，B_2 線維は有髄で，C は無髄線維である．なお，A 線維はさらに α，β，γ，δ の 4 種に細別される．

(2) シナプス

シナプスでは，神経線維の末端が分岐して 1～5 μm ぐらいのシナプス小頭(ボタン)をつくり，他の神経細胞に接続している．この間には 100～300 Å の間隙があり，主としてアセチルコリンなどを含む多数の小胞があって，化学的な興奮の伝達が行われる．また，一部のものは局所電流のみによって電気的に興奮が伝えられる．なお，シナプスには興奮性のものと抑制性のものとがあり，これらのシナプスが種々の組合せの結合を行って回路をつくり，興奮がさまざまな方向へ促進，抑制，増強，減弱して伝えられる．

4）神経の興奮と伝導

(1) 活動電位と静止電位

活動していない神経細胞に微小電極を刺入すると，約 -90 mV の電位が得られる．これを静止膜電位といい，細胞内外の K^+ 濃度差によって決められる．さて，外液の K^+ 濃度が増加すると膜電位が漸次 0 mV に近づいていく．これを脱分極といい，逆に -90 mV より $(-)$ の方向に増加することを過分極という．神経細胞に十分な電流を流すと，膜は脱分極して，発火レベル(閾膜電位)に達する

図 I-24 中枢神経系

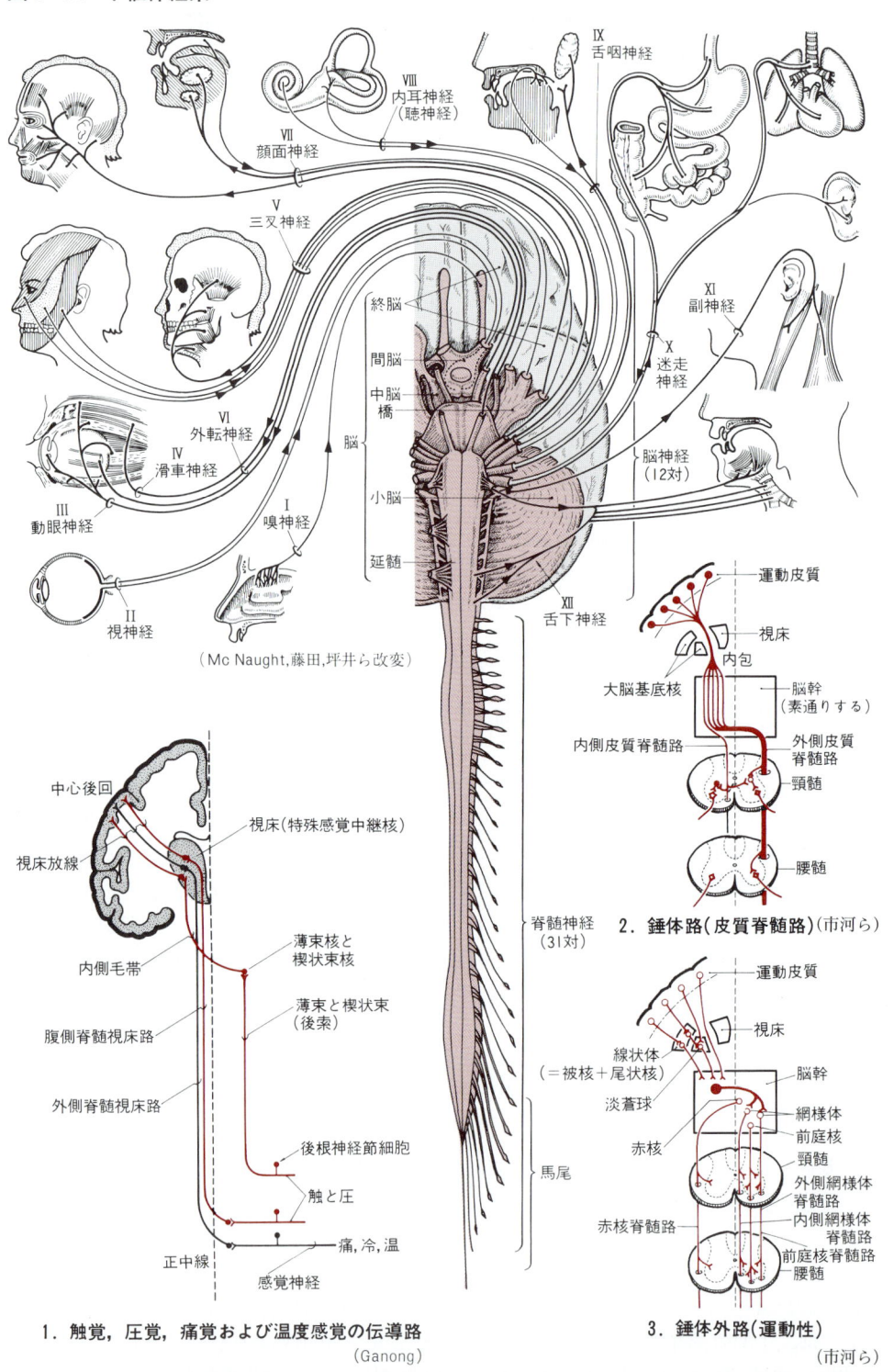

IX 舌咽神経
VIII 内耳神経（聴神経）
VII 顔面神経
V 三叉神経
XI 副神経
X 迷走神経
終脳
間脳
中脳
橋
小脳
延髄
VI 外転神経
IV 滑車神経
III 動眼神経
I 嗅神経
II 視神経
脳神経（12対）
XII 舌下神経
脳
脊髄神経（31対）
馬尾

（Mc Naught, 藤田, 坪井ら改変）

1. 触覚，圧覚，痛覚および温度感覚の伝導路

中心後回
視床（特殊感覚中継核）
視床放線
内側毛帯
薄束核と楔状束核
腹側脊髄視床路
薄束と楔状束（後索）
外側脊髄視床路
後根神経節細胞
触と圧
正中線
痛, 冷, 温
感覚神経

(Ganong)

2. 錐体路（皮質脊髄路）（市河ら）

運動皮質
視床
内包
大脳基底核
脳幹（素通りする）
内側皮質脊髄路
外側皮質脊髄路
頸髄
腰髄

3. 錐体外路（運動性）

運動皮質
視床
線状体（＝被核＋尾状核）
淡蒼球
赤核
脳幹
網様体
前庭核
頸髄
外側網様体脊髄路
内側網様体脊髄路
赤核脊髄路
前庭核脊髄路
腰髄

(市河ら)

と活動電位を生じる．ふつう，活動電位は＋20〜30 mVに達してから速やかに静止電位に復帰する．0 mVを超えた部分を逆転電位といい，活動電位がその頂点からふたたび静止電位に戻る部分を再分極相という．活動電位の脱分極相は，Na^+の膜透過性が高まったものであり，再分極相はNa^+に対する透過性の低下と，K^+の透過性増大によるものと考えられている．

(2) 興奮伝導の3原則

活動電位を起こさせるのに必要な最小電流量を閾値といい，この閾値に対して全か無かの法則が成立する．神経線維は活動電位の発生によって興奮すると，非興奮部から電流が流れ込んで局所回路をつくり，それが閾値を超えると次々に興奮して，あたかも電気が電線を伝わるように興奮が伝えられる．この興奮伝導には次の3原則がある．

① **両側性伝導**：神経線維の1点を刺激すると興奮が両方向に伝導される．

② **絶縁性伝導**：ある線維が興奮しても他の線維を興奮させない．

③ **不減衰伝導**：線維の直径が一定なら，伝導中の伝導速度は変わらない．

5) 中枢神経系の働き

中枢神経系は脳と脊髄から構成され，高度な精神機能，本能的行動あるいはさまざまな生命現象に関する生理機能の統合を行うとともに，種々の反射機能によって生理機能を維持している．

(1) 大脳 cerebrum（終脳 telencephalon）

(図Ⅰ-23)

① **大脳の構造**：終脳は，脊髄の上部，中脳，間脳に続く半球状の柔軟な膨大部で，頭蓋腔を満たし，間脳と中脳を脊面から覆っている．

成人男子で1,350〜1,400 g，女子で1,200〜1,250 g，表面の皮質（灰白質）と内部の髄質（白質）に分けられ，髄質内には特有の神経細胞が集まった大脳核が存在する．大脳皮質には多くの隆起（大脳回）と溝（大脳溝）があって，その表面はおよそ2,200 cm²にも及び，神経細胞の数は140億個にも達するといわれている．また，皮質は発生学的に高等な精神，運動，感覚などの機能を営む新皮質と，本能的行動，基本的な生命維持の機能などを営む旧皮質，古皮質などに分けられる．

② **大脳機能の局在と運動（領）野・感覚（領）野**：新皮質は前頭，頭頂，側頭，後頭の4葉と，島とに区別され，その機能は各部位によって異なり，特定の役割を演じている．これを機能の局在といい，図Ⅰ-23にその大要と，運動野および感覚野における身体各部の機能との対応を示した．運動野は，中心前回，中心溝のすぐ前の前頭葉にあって，図のように微妙な運動を要求する部位ほど運動野の広い面積を占めている．

なお，この中枢は，一般にからだの反対側の筋肉系を支配している．そのほかに，中心後回に知覚領，鳥距溝付近に視覚領，上側頭回付近に聴覚領，海馬回付近に味覚領，嗅覚領，その他の皮質部に連合領，運動性および感覚性言語中枢などが存在し，おのおの異なった独自の機能を統括しているが，その詳細については割愛する．

また，旧皮質，古皮質，中間皮質およびそれらの皮質下核を総称して大脳辺縁系といい，視床下部とも連絡して自律機能，内分泌機能あるいは情動などの機能を統合している．

(2) 小 脳 cerebellum

小脳は，延髄と橋の背面，第4脳室の上部にある手拳大の膨隆部で左右の半球と虫部に区分される．主として運動および平衡感覚を司っている．また，内耳の平衡器官，大脳皮質の運動領野とも密接に連絡している．ここが障害されると，企図振せん，測定失調，小脳性運動失調，歩行障害などをきたす．

(3) 脳 幹 brain stem

間脳 diencephalon，中脳 mesencephalon，橋 pons，延髄 medulla oblongata などを含めて脳幹という．

① **間 脳**：終脳と中脳の間にあり，視床脳と視床下部に分けられる．視床脳は，聴覚をはじめからだの各部から集まる知覚伝導路が中継される部位で，視床下部には自律神経の総合中枢，体温調節，下垂体ホルモン分泌，水分代謝の調節，食

図 I-25 神経系

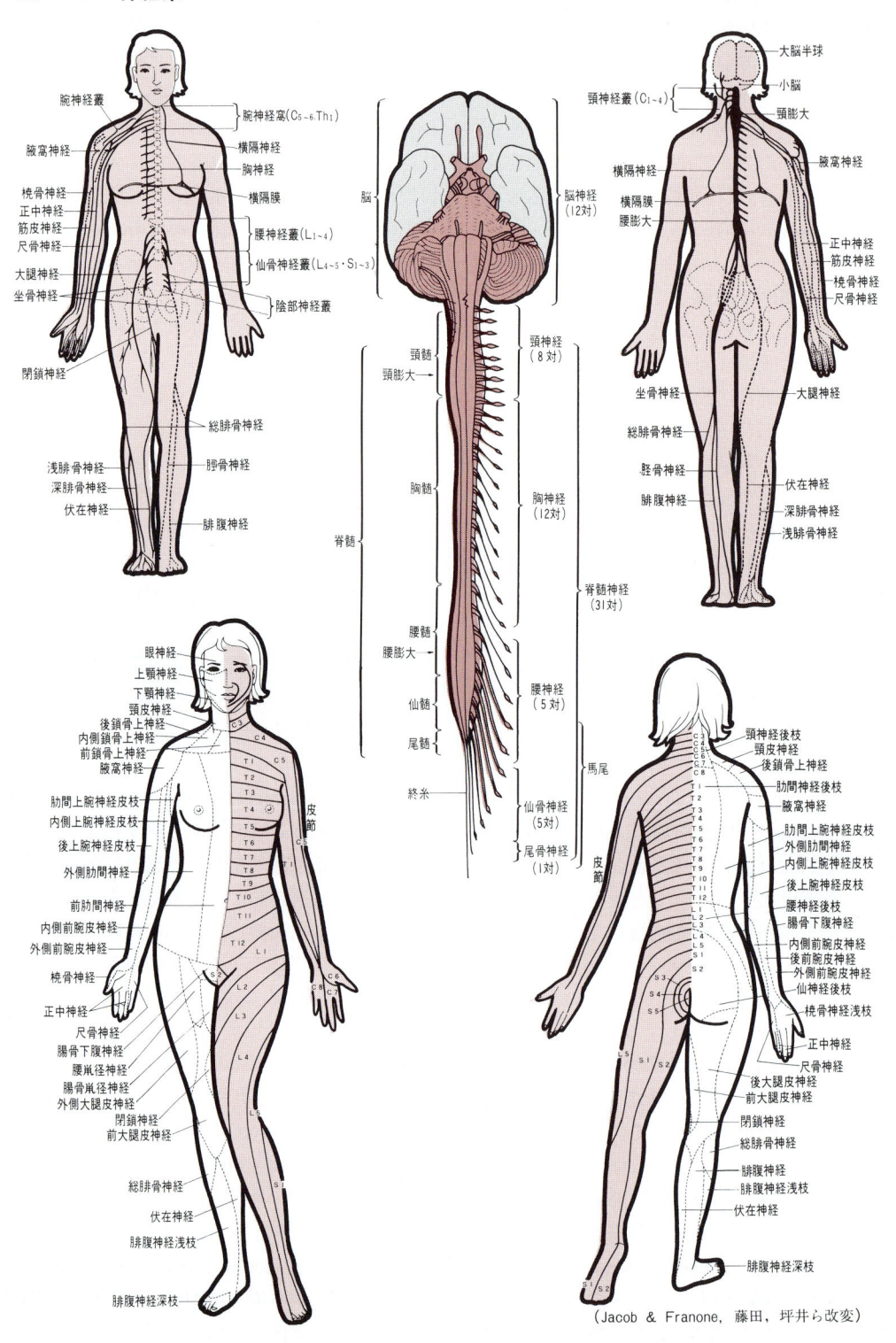

(Jacob & Franone，藤田，坪井ら改変)

欲など重要な機能を司る中枢が存在する．視床下部は生命現象に直接関係する機能にとって最小限必要な中枢のあるところで，ここが障害されると生きていくことができない．

② 中　脳：終脳と脊髄，小脳を結ぶ多数の伝導路およびその中継所であり，そのほか眼球運動，瞳孔の対光反射の中枢および姿勢反射の中枢などがある．

③ 脳神経核・脳幹網様体：脳幹には脳神経核が存在するほかに，神経線維が網目状になった脳幹網様体があり，筋の緊張や運動の協調，意識の保持，注意集中，睡眠，条件反射形成などに関係している．

④ 延　髄：脳の最下部に当たり，上は橋，下は脊髄に連なる．脳神経核のほか，呼吸運動，血管運動，心臓など直接生命維持に関係する中枢，嚥下，咀嚼，嘔吐，唾液分泌，発汗，涙液分泌などの生命維持に欠くことのできない中枢が存在する．

（4） 脊　髄 medulla spinalis

（図 I-24, I-25）

延髄の下部に続く部分で，脊柱の中にあり，その高さによって頸髄，胸髄，腰髄，仙髄，尾髄に区分される．

中央に H 型の灰白質があり，その周囲を白質が囲んでいる．前角(柱)には運動神経細胞があって筋肉へ運動神経を出し，後角(柱)には知覚神経細胞があって知覚神経が入ってくる．なお，側角(柱)には自律神経系の細胞，一部に知覚性，運動性あるいは自律性の細胞との連絡をする介在神経細胞があって脊髄反射路の形成にあずかっている．白質は前・側・後索に区分され，図 I-24 のように上行性の知覚路と，下行性の錐体路，錐体外路などの運動路，自律神経路などが縦の方向に規則正しく走り，興奮の伝導，種々の運動および自律神経による反射などの機能を行っている．

6) 反　射 reflex

① 反射とは：反射とは，末梢からの刺激が求心性神経を伝わり中枢に達し，大脳皮質と関係なく，その反応が遠心性神経を介して効果器に及ぶことをいう．これを反射弓といい，これに要する時間を反射時間という．1 つの反射弓をつくるニューロンは最少 2 個であるが，複雑な反射になると複数のニューロンが介在し，しかも多くの効果器に分布し，たとえば多数の筋群の協調による整然とした合目的的な反射運動を起こさせている．

② 反射運動：反射運動は，大脳皮質が関与せず無意識に行われることが多く，歩行，危害からの防御，睡眠中の運動など，日常生活や生命の保持に役立っている．以下，その例をあげる．

(1) 軸索反射……単一ニューロン間で行われ，皮膚の刺激が血管を収縮させるときなどにみられる．(2) 伸展反射……筋が伸展されると収縮するときなどで，姿勢保持，膝蓋反射などにみられる．(3) 屈曲反射……苦痛によってからだを折り曲げる，熱いものに触れたとき直ちに手指を引っ込めるなどで，いわゆる逃避反射である．また，屈筋に屈曲反応が起こるときは，その拮抗筋の伸筋が弛緩する．これを相反性神経支配という．(4) その他……腹壁反射，挙睾反射，足蹠反射などの皮膚反射，血管運動神経の血管収縮拡張，排尿，排便，内臓の防御などの自律反射など．

7) 末梢神経系の働き　　（図 I-24, I-25）

脳や脊髄から出てからだに分布する神経を総称して末梢神経系といい，体性神経系と自律神経系に大別される．体性神経には，末梢から中枢に刺激を伝える知覚神経と，逆に中枢から興奮を末梢に伝える運動神経とがあり，脳から直接出る脳神経と，脊髄から出る脊髄神経に分けられる．

① 脳神経：12 対あり，その種類と分布領域を図 I-24 に示した．

② 脊髄神経：31 対あり，頸神経 8 対，胸神経 12 対，腰神経 5 対，仙骨神経 5 対，尾骨神経 1 対からなる．脊髄前根から遠心性の運動神経，後根から求心性の知覚神経(ベルマジャンディの法則)が出て，図 I-25 のように頭部を除く全身に分布している．また，脊髄神経の感覚神経と，それが支配している皮膚領域との間には図 I-25 の下図のような対応があり，これを皮節(皮膚分節)dermatome という．

図Ⅰ-26　自律神経系

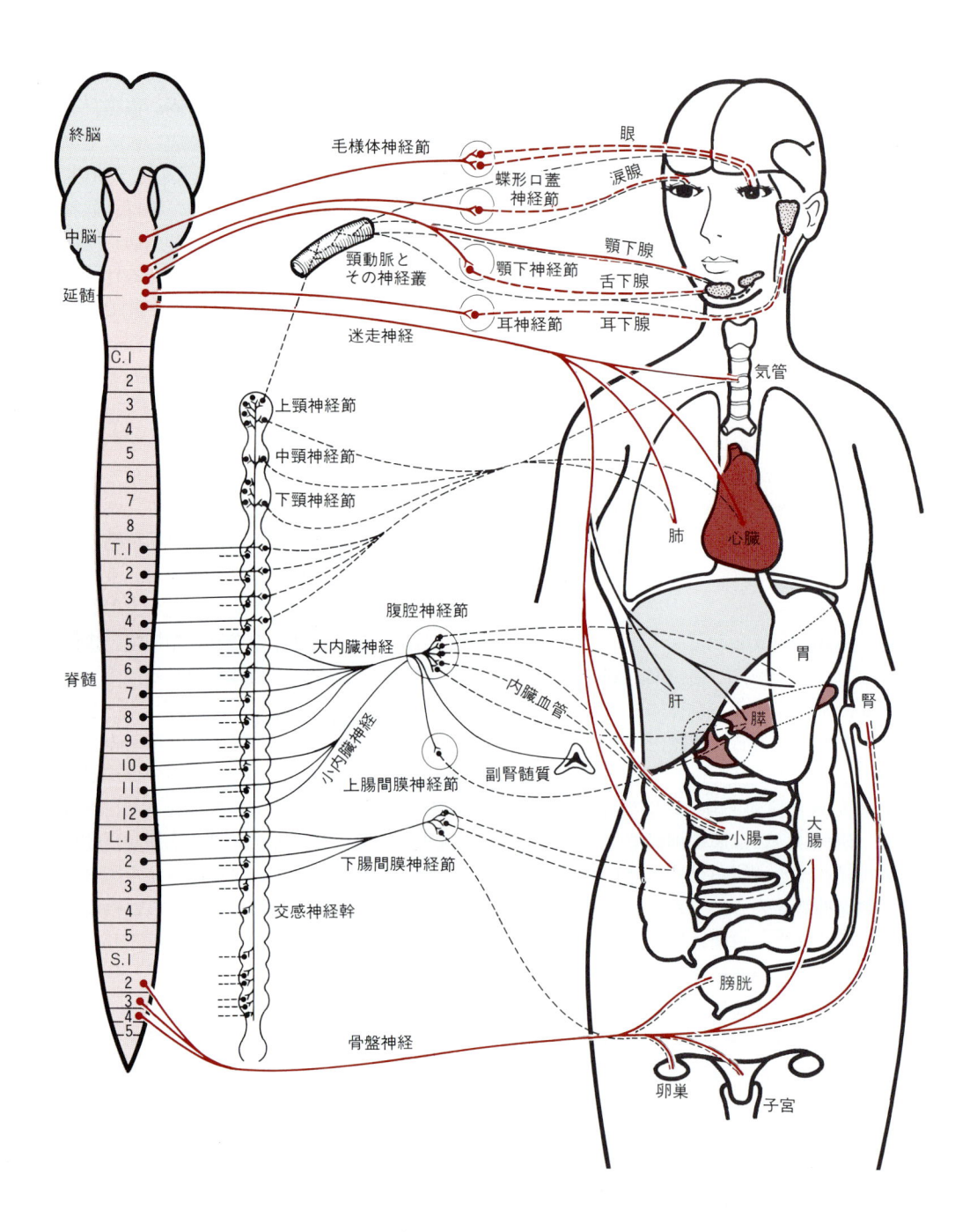

2．自律神経系による制御

1）自律神経 autonomic nervous system とは
（図 I-26）

自律神経は，内臓，血管，腺などに分布して，生命維持に必要な種々の機能を無意識のうちに調節するもので，呼吸，循環，消化吸収，排泄，内分泌，生殖などの機能を調節している．

自律神経にも，求心性の知覚路と遠心性の運動路とがあり，この両者を連絡する中枢が脳，脊髄中に存在する．自律とは，大脳からの意志の支配を受けず独立して働くという意味である．これによって睡眠中でも心臓が働き，呼吸が行え，食物を摂取すれば自然と消化吸収できるわけである．

2）交感神経 sympathicus と副交感神経 parasympathicus
（図 I-26）

自律神経系には，交感神経と副交感神経があって，それぞれ求心性神経，中枢，遠心性神経の反射弓をつくり各器官を支配している．また，多くの器官は，交感および副交感神経の二重支配を受けており，多くの場合，この両者の働きは拮抗的に作用している．すなわち，一方が促進的に働けば，他方が抑制的に働き，この平衡の上に立って各臓器組織の機能が調節されているわけである．

3）交感神経系の伝導路

交感神経の第1ニューロンの神経細胞は，第1胸髄から第2～5腰髄にわたる脊髄側角にあり，ここから前根を通って交感神経幹に入り交感神経節でシナプスをつくる．第2ニューロンの一部は直接内臓に，一部は脊髄神経と合流して分布する．また，一部は交感神経幹を上行下行したり，一部は交感神経節を出た後にシナプス結合をした後，腹腔内臓器などに分布している．

4）副交感神経系の伝導路
（図 I-26）

副交感神経は，動眼(Ⅲ)，顔面(Ⅶ)，舌咽(Ⅸ)，迷走(Ⅹ)の脳神経中に含まれるものと，第2～4仙髄から仙骨神経中に含まれるものがある．副交感神経の節前線維は長く，支配している効果器のすぐそばでシナプスをつくり，節後線維が効果器に分布している．なかでも迷走神経内の副交感神経線維は，延髄にある迷走神経背側核にはじまり，頸部，胸部，腹部内にあるすべての内臓に分布し，その運動と分泌を司っている．仙骨神経内の副交感神経線維は，仙髄の前柱と後柱の中間部から第1ニューロンが出て前根を通り陰部神経叢を経て骨盤神経（または勃起神経）となり，膀胱，腎臓，生殖器などに分布する．

5）自律神経支配の特徴

1) 無意識的な不随意の運動，腺の分泌などに関係し，自律的に働いている．
2) 支配する効果器官に対して，原則的には，交感・副交感神経の両者が二重支配をしている．
3) 交感および副交感神経の作用は，原則として拮抗性支配である．
4) この両者は常に一定のインパルスを出しており，常に緊張性支配を行っている．
5) 必ず1回はニューロンの交代を行い，節前と節後線維との間，節後線維と効果器との間では化学的伝達が行われている．

6）自律神経系の化学的伝達

（Ⅰ）アドレナリン作動性ニューロンとコリン作動性ニューロン

末梢における自律神経のシナプス伝達は，すべてアドレナリン，ノルアドレナリンおよびアセチルコリンなどの化学物質によって行われ，その差異によってアドレナリン作動性ニューロン，コリン作動性ニューロンに分けられる．p.39の図は簡単にその関係を示したものである．

すなわち，交感神経節後線維はアドレナリン作動性であり，その末梢からは主としてノルアドレナリンが分泌される．交感神経の節前線維，副交感神経の節前および節後線維はコリン作動性である．なお，副腎髄質に分布する交感神経節前線維は，ニューロンを変えることなく髄質中のクローム親和細胞に達し，そこからアドレナリン，ノルアドレナリンを分泌させる．また，汗腺を支配する交感神経系の節後線維は，例外的にコリン作動性といわれる．

表 I-4 自律神経系の機能

交感神経系		臓器	副交感神経系	
神経	機能		機能	神経
頸部交感神経	散　大 収縮（散瞳） 弛　緩 分　泌？ 分泌，粘液性 収　縮 収縮，顔面蒼白 分　泌 収　縮	瞳孔 瞳孔散大筋 瞳孔括約筋 毛様体筋 涙　腺 唾液腺 唾液腺血管 顔面血管 顔面汗腺 立毛筋	縮　小 収縮（縮瞳） 収　縮 分　泌 分泌，漿液性 拡張（血管拡張神経＋） 拡　張 ── ──	頭部副交感神経
胸部交感神経	弛　緩 抑　制？ 心拍数増加 収縮力と伝導速度の増加 伝導速度の増加 収縮力と伝導速度の増加 拡　張 弛　緩	気管支平滑筋 気管支の分泌腺 洞房結節 心　房 洞房結節と伝導系 心　室 冠状動脈 食道筋	収　縮 刺　激 心拍数減少 収縮力と伝導速度の減少 伝導速度の減少 ── 収　縮 収　縮	迷走神経
大内臓神経	弛　緩 収　縮 抑　制 収　縮 グリコーゲンの分解 　（グリコーゲンの新生） 弛　緩 抑　制 促　進	胃・小腸の平滑筋 胃・小腸の括約筋 胃・小腸・膵臓の分泌腺 脾　臓 肝臓　グリコーゲン 胆嚢と輸胆管 腎臓の分泌 副腎髄質の分泌	収　縮 弛　緩 促　進 ── グリコーゲンの合成？ 収　縮 促　進 ──	
小内臓神経	弛　緩 収　縮	大　腸 回盲括約筋	収　縮 弛　緩	
下腹神経叢	弛　緩 収　縮？ 収　縮 射　精 収　縮 収　縮	膀胱排尿筋 内膀胱括約筋 内肛門括約筋 男性生殖器 子　宮 外陰部血管	収　縮 弛　緩 弛　緩 勃　起 弛　緩 拡張（血管拡張神経＋）	骨盤神経
脊髄神経	収　縮 分　泌 収　縮	体幹，四肢の血管 体幹，四肢の汗腺 体幹，四肢の立毛筋	── ── ──	

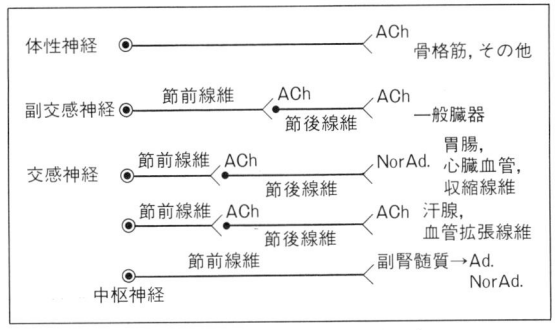

```
体性神経 ●━━━━━━━━━ACh
                    骨格筋, その他
副交感神経 ●─節前線維─●─ACh─ACh
                節後線維      一般臓器
交感神経  ●─節前線維─●─ACh    NorAd. 胃腸,
                節後線維           心臓血管,
                                収縮線維
       ●─節前線維─●─ACh    ACh   汗腺,
                節後線維           血管拡張線維
       ●─節前線維─────      副腎髄質→Ad.
中枢神経                        NorAd.
```

自律神経系における伝達物質と，その標的器官　　（真島改変）

（2） シナプスの接続様式と化学伝達物質の放出様式

自律神経のシナプス接続については，内薗によって，形態的に，交感神経節前線維の末端がシナプス後部膜の小窩に陥入し，シナプス部の細胞膜に部分的な肥厚のみられること，副交感神経では逆にシナプス後部膜の一部が突出していることが報告されている。

また，自律神経末端における化学伝達物質の放出様式は次のとおりである。すなわち，副交感神経が刺激されると，その神経線維末端に貯えられていたアセチルコリンがCa^{++}の存在下でシナプス間隙に放出され，効果器のアセチルコリン受容器と結合し作用を発揮する。作用後は速やかにその部にあるコリンエステラーゼの作用によって分解され，作用が停止する。

一方，交感神経が刺激されると，その末端からCa^{++}の存在下でノルアドレナリンが放出され，その効果器の受容器と反応して作用を発揮する。作用後は，神経線維終末に再吸収されて蓄積されるか，モノアミノオキシダーゼの作用によって分解される。また，シナプス間隙にあるカテコール-O-メチルトランスフェラーゼによってメチル化され，肝臓に運ばれて分解される。

7）自律神経機能　　　　　　（表Ⅰ-4）

自律神経機能の大要を表Ⅰ-4に示した。

8）自律神経と薬物

副交感神経の節後線維によって反応する効果器の受容体は，アセチルコリンで刺激され，アトロピンにより抑制される。しかし，自律神経節におけるシナプス伝達のアセチルコリンによる促進作用は抑制されない。また，アドレナリン受容器は，その伝達物質であるノルアドレナリン，アドレナリンなどのカテコールアミンに対する反応の差異によってα-受容器とβ-受容器に分けられ，それぞれ異なった薬物の影響を受ける。交感神経の心臓機能促進，消化管運動の抑制などの作用はβ-受容器，血管収縮，散瞳，消化管括約筋および膀胱括約筋の収縮などの作用はα-受容器によるものと考えられている。

なお，自律神経系の交感および副交感神経は，常に緊張し，その平衡状態の上に立って種々の生理機能を発揮している。したがって，注意しなければならないのは，仮に交感神経緊張状態となり，交感神経機能が強く出てきた場合と，程度の差はあるが副交感神経の緊張が低下し，相対的に交感神経優位になった場合とで，同じ症候を呈することがありうるということである。これは，副交感神経緊張状態と交感神経緊張低下の状態との間でもいえることで，ことにこれらの関係する薬物を使用する場合には，留意しなければならない点である。

3．内分泌とホルモンによる調節

1）内分泌 internal secretion とは

生物の体内には，微量で特異な作用を有する物質を生成する特別な器官があり，これらの器官は生成した物質を分泌する導管をもたないため，そ

図 I-27　内分泌腺とホルモン

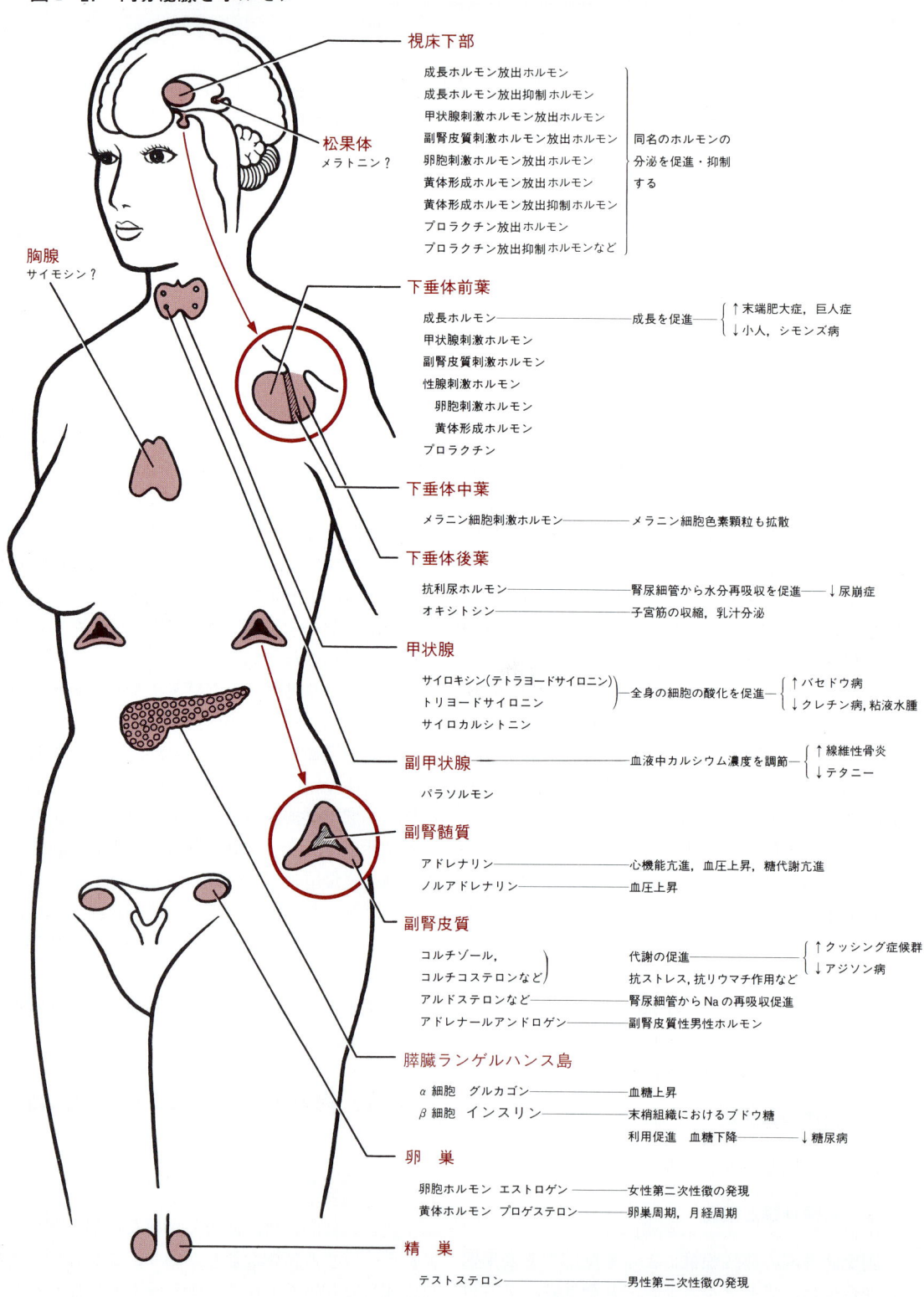

視床下部
- 成長ホルモン放出ホルモン
- 成長ホルモン放出抑制ホルモン
- 甲状腺刺激ホルモン放出ホルモン
- 副腎皮質刺激ホルモン放出ホルモン
- 卵胞刺激ホルモン放出ホルモン
- 黄体形成ホルモン放出ホルモン
- 黄体形成ホルモン放出抑制ホルモン
- プロラクチン放出ホルモン
- プロラクチン放出抑制ホルモンなど

　　同名のホルモンの分泌を促進・抑制する

松果体　メラトニン？

胸腺　サイモシン？

下垂体前葉
- 成長ホルモン ── 成長を促進 ── ↑末端肥大症, 巨人症 / ↓小人, シモンズ病
- 甲状腺刺激ホルモン
- 副腎皮質刺激ホルモン
- 性腺刺激ホルモン
  - 卵胞刺激ホルモン
  - 黄体形成ホルモン
- プロラクチン

下垂体中葉
- メラニン細胞刺激ホルモン ── メラニン細胞色素顆粒も拡散

下垂体後葉
- 抗利尿ホルモン ── 腎尿細管から水分再吸収を促進 ── ↓尿崩症
- オキシトシン ── 子宮筋の収縮, 乳汁分泌

甲状腺
- サイロキシン(テトラヨードサイロニン)
- トリヨードサイロニン
- サイロカルシトニン

　全身の細胞の酸化を促進 ── ↑バセドウ病 / ↓クレチン病, 粘液水腫

副甲状腺
- パラソルモン ── 血液中カルシウム濃度を調節 ── ↑線維性骨炎 / ↓テタニー

副腎髄質
- アドレナリン ── 心機能亢進, 血圧上昇, 糖代謝亢進
- ノルアドレナリン ── 血圧上昇

副腎皮質
- コルチゾール, コルチコステロンなど ── 代謝の促進 ── ↑クッシング症候群 / ↓アジソン病
  抗ストレス, 抗リウマチ作用など
- アルドステロンなど ── 腎尿細管からNaの再吸収促進
- アドレナールアンドロゲン ── 副腎皮質性男性ホルモン

膵臓ランゲルハンス島
- α細胞　グルカゴン ── 血糖上昇
- β細胞　インスリン ── 末梢組織におけるブドウ糖利用促進　血糖下降 ── ↓糖尿病

卵巣
- 卵胞ホルモン　エストロゲン ── 女性第二次性徴の発現
- 黄体ホルモン　プロゲステロン ── 卵巣周期, 月経周期

精巣
- テストステロン ── 男性第二次性徴の発現

の分泌物を直接，血液，リンパ液中に放出する．このような腺を内分泌腺といい，その分泌物をホルモン，その分泌の形態を内分泌という．ヒトの機能を調節する主役の１つを演ずるもので，体液を介して行われるためにこれを液性協関 humoral co-ordination (体液性調節) とよんでいる．

2) ホルモン hormone の一般的作用

ホルモンの一般的な作用は，ふつう，臓器組織の代謝を調節する働きをもっているが，代謝そのものには直接関係せず，その速度を調整しているものと考えればよいであろう．たとえば，次のようなものがあげられる．

1) 発育，成長の調整および生殖器，副性器，骨格などの発達に関与するものとして……下垂体，甲状腺，性腺，副腎皮質，胸腺，唾液腺などから分泌されるホルモン．

2) 自律機能および，いわゆる本能的行動の調整，たとえば母性行動，性行動，交感神経緊張状態などに関与するものとして……下垂体，性腺，副腎皮質および髄質などのホルモン．

3) 内部環境の維持調節，たとえば電解質，栄養素のバランス，蓄積，処理などに関与するものとして……下垂体，副甲状腺，副腎皮質および髄質，膵臓，腎臓，消化管などのホルモン．

なお，これらの各種のホルモンは，その化学的構造のうえから，次の２つに大別される．

1) 蛋白質，ポリペプチッドおよびアミノ酸の誘導体……下垂体ホルモン，インスリン，グルカゴン，パラソルモン，甲状腺ホルモン，副腎髄質ホルモンなど．

2) ステロイド体……副腎皮質ホルモン，性ホルモンなど．

3) 内分泌臓器・組織とホルモン （図 I-27）

(I) ホルモンの種類

内分泌機能を営む臓器，組織の主なものは，大脳視床下部(松果体)，下垂体前葉，中葉，後葉，甲状腺，副甲状腺(胸腺)，副腎髄質，皮質，膵臓ラ島，性腺(卵巣，精巣)，一部の消化管などである．

(2) ホルモンの作用機序 （表 I-5）

個々のホルモンについては，紙面の都合もあって，次頁の表 I-6 にその大要を示した．

これらのホルモンの分泌は必ずしも個々の内分泌腺が独自に行っているものではなく，その内分泌腺を支配する上位ホルモンによって分泌の調節が行われているものも多い．しかも多くの場合，この上位ホルモンの分泌は下位ホルモンの血中濃度によって調節されるというフィードバック機構が成立している．そこで，内分泌をその分泌調節の面から分類したのが表 I-6 である．たとえば，I の下垂体前葉系は次のようなものがある．

1) 視床下部から成長ホルモン放出あるいは抑制ホルモンなどが分泌され，下垂体前葉に作用して成長ホルモンを分泌させる成長ホルモン系．

2) 視床下部から甲状腺刺激ホルモン放出ホルモンが分泌され，下垂体前葉の甲状腺刺激ホルモンの分泌を促し，それが甲状腺ホルモンを分泌させる甲状腺系．ここでは，血中の甲状腺ホルモンの濃度が視床下部あるいは下垂体前葉に作用して，それらの分泌を調節する明らかなフィードバック機構が成立している．

3) ＜視床下部の副腎皮質刺激ホルモン放出ホルモン→下垂体前葉の副腎皮質刺激ホルモン→副腎皮質から糖質コルチコイド分泌＞という副腎皮質系．

4) 性腺系

そのほか，ホルモンの分泌は，種々の血中成分によって調節されたり，自律神経系による調節を受けたり，消化管ホルモンでは摂取した食物の種類によって分泌されるなど，種々の機序が存在する．また，これらのホルモンは，必ずしも単独で作用するものとはかぎらず，２ないし数種のホルモンが協調的あるいは拮抗的に作用して，ヒトの生理機能全体の調和を整えている場合もあり，自律神経系とも密接な関連を有している．

4．ホルモンや自律神経による総合的調節機能

ヒトの機能は，必ずしも１つのホルモン，一方の自律神経のみによって調節されているものでは

表 I-5 ホルモンの種類および内分泌腺とその主たる作用

	分泌系	腺	ホルモン	化学	作用部位	主要作用・効果・その他
I	下垂体前葉系 成長ホルモン系	視床下部	成長ホルモン放出因子 GH Releasing Factor（GHRF） 成長ホルモン放出抑制因子 GH Release Inhibiting Factor（GRIF） （ソマトスタチン Somatostatin）	蛋白質	下垂体前葉	成長ホルモン分泌刺激
		下垂体前葉	成長ホルモン Growth Hormone（GH） (Somatotrophic Hormone（STH）)	蛋白質	骨・筋・一般体組織	成長促進，同化作用促進，血糖上昇
	甲状腺系	視床下部	甲状腺刺激ホルモン放出因子 Thyrotropin Releasing Factor（TRF）	蛋白質	下垂体前葉	甲状腺刺激ホルモン分泌刺激
		下垂体前葉	甲状腺刺激ホルモン Thyroid Stimulating Hormone（TSH）	蛋白質	甲状腺	甲状腺ホルモン分泌刺激
		甲状腺	サイロキシン Thyroxine(T_4) (Tetraiodothyronine) トリヨードチロニン Triiodothyronine(T_3)	ヨード・アミノ酸	一般体組織	熱量産生，異化促進，血糖上昇，成長（分化）促進，TSH分泌抑制
	副腎皮質系(1)（糖質コルチコイド）	視床下部	副腎皮質刺激ホルモン放出因子 Corticotropin Releasing Factor（CRF）	蛋白質	下垂体前葉	副腎皮質刺激ホルモン分泌刺激
		下垂体前葉	副腎皮質刺激ホルモン Adrenocorticotrophic Hormone（ACTH）	ポリペプチド	副腎皮質	糖質コルチコイド分泌刺激
		副腎皮質	コルチゾール Cortisol	ステロイド	一般体組織	ストレスに対する抵抗性の維持，血糖上昇，カテコールアミンに対する許容作用
			コルチコステロン Corticosterone			
			コルチゾン Cortisoneなど			
	性腺系	視床下部	卵胞刺激ホルモン放出因子 Follicle-Stimulating Hormone Releasing Factor（FSHRF）	蛋白質	下垂体前葉	卵胞刺激ホルモン分泌刺激
			黄体化(形成)ホルモン放出因子 Luteinizing Hormone Releasing Factor（LRF）	蛋白質	下垂体前葉	黄体形成ホルモン分泌刺激
			プロラクチン抑制因子 Prolactin Inhibiting Factor（PIF）	蛋白質	下垂体前葉	プロラクチン分泌抑制
		下垂体前葉	卵胞刺激ホルモン Follicle-Stimulating Hormone（FSH）	蛋白質	卵巣	卵胞の成熟，最終的な成熟にはLHも共働
					精巣	精子形成を刺激
			黄体形成ホルモン Luteinizing Hormone（LH） (間質細胞刺激ホルモン Interstitialcell Stimulating Hormone（ICSH）)	蛋白質	卵巣	排卵誘起，黄体の形成と分泌刺激
					精巣	テストステロン分泌刺激
			プロラクチン Prolactin（黄体刺激ホルモン Luteotrophic Hormone）	蛋白質	乳腺	乳汁分泌刺激
					中枢神経	母性行動を刺激
		卵巣（卵胞）	卵胞ホルモン Estrogen	ステロイド	一般体組織	女性2次性徴の発現，発情
					子宮内膜	機能層の形成
		（黄体）	黄体ホルモン Progesterone	ステロイド	子宮内膜	妊娠前状態に変化させる
			リラキシン Relaxins(3種)？	蛋白質	子宮，恥骨結合	弛緩
		精巣（Leydig cell）	テストステロン Testosterone	ステロイド	一般体組織	男性2次性徴の発現，同化作用促進，筋発育，精子形成
II	下垂体中葉系	下垂体中葉	メラニン細胞刺激ホルモン Melanocyte-Stimulating Hormone（MSH）	ポリペプチド	皮膚	色素顆粒の拡散

	分泌系	腺	ホルモン	化学	作用部位	主要作用・効果・その他
III	下垂体後葉系	下垂体後葉	抗利尿ホルモン Antidiuretic Hormone (ADH) (バゾプレシン Vasopressin)	ポリペプチド	尿細管, 集合管	体液浸透圧調節, 体液量調節, 水分の再吸収促進, 血圧上昇
			オキシトシン Oxytocin	ポリペプチド	乳腺・子宮	射乳・分娩促進
IV	副甲状腺系	副甲状腺	パラソルモン Parathormone	ポリペプチド	骨, 腎臓	血漿 Ca 濃度増大, 血漿リン酸濃度低下, リン酸塩尿排出, 欠乏時に低カルシウム血症, テタニー
			カルシトニン Calcitonine?	ポリペプチド	骨	血漿 Ca 濃度低下
		甲状腺	サイロカルシトニン Thyrocalcitonine	ポリペプチド		
V	副腎髄質系	副腎髄質	アドレナリン Adrenaline (エピネフリン Epinephrine)	アミン	循環器系	交感神経類似作用
					肝臓, 筋	血糖上昇(A>NA), 遊離脂肪酸レベル増大, 熱量産生作用
			ノルアドレナリン Noradrenaline (ノルエピネフリン Norepinephrine)		中枢神経	Alertness 増大
VI	副腎皮質系(2) (電解質コルチコイド)	腎臓	レニン Renin	蛋白質	血漿α2-グロブリン	アンジオテンシン I の産生
		血漿蛋白	アンジオテンシン II Angiotensin II	蛋白質	副腎皮質球状帯	アルドステロン分泌刺激
		下垂体前葉	副腎皮質刺激ホルモン(ACTH)	ポリペプチド	副腎皮質球状帯	大量でアルドステロン分泌刺激
		副腎皮質球状帯	アルドステロン Aldosterone	ステロイド	尿細管	Na 再吸収の増大, 細胞外液量維持
VII	膵臓系	ランゲルハンス島 Langerhan's island β-細胞	インスリン Insulin	蛋白質	肝臓, 筋, 脂肪組織	筋の糖取込み増大, 肝グリコーゲン分解低下, 血糖低下, 成長促進, 脂質代謝の正常化
		α-細胞	グルカゴン Glucagon	蛋白質	肝臓, 脂肪組織	肝グリコーゲン分解促進, 血糖上昇, 脂肪分解促進, 絶食時の血糖維持
VIII	その他 造血系	腎臓	腎臓造血因子 Renal Erythropoietic Factor (REF)	?	血漿グロブリン	エリスロポイエチン生成
			エリスロポイエチン Erythropoietin	蛋白質	骨髄	赤血球生成を刺激
	消化器系	胃粘膜	ガストリン Gastrin	蛋白質	胃腺	胃液分泌刺激
		小腸粘膜	エンテロガストロン Enterogastrone (GIP, VIP)	?	胃	胃運動抑制, 胃腺分泌抑制
			セクレチン Secretin	蛋白質	膵臓	膵液(アルカリ性)分泌刺激
			コレチストキニン・パンクレオチミン Cholecystokinin-Pancreozymine	蛋白質	膵臓 胆嚢	膵臓の消化酵素分泌刺激, 胆嚢収縮, オディ括約筋弛緩
			ビリキニン Villikinin	?	小腸絨毛	運動刺激
			エンテロクリニン Enterocrinin	蛋白質	小腸	消化酵素の分泌刺激
		胃・小腸粘膜	腸性グルカゴン Enteroglucagon	蛋白質	膵臓β-細胞, 肝臓	血糖上昇, 絶食時の血糖維持, インシュリン分泌刺激?
	胎盤系	胎盤合胞体栄養膜細胞	ヒト絨毛ゴナドトロピン Human Chorionic Gonadotropin (HCG)	蛋白質	妊娠黄体	黄体ホルモンの分泌刺激
			プロゲステロン Progesterone	ステロイド	子宮	妊娠維持と乳腺の発達を促進
			エストロゲン Estrogen			
			絨毛性成長ホルモン-プロラクチン Chorionic Growth Hormone-Prolactin (CGP)	蛋白質	乳腺	妊娠時の乳腺の発達

図Ⅰ-28 血圧調節の仕組み

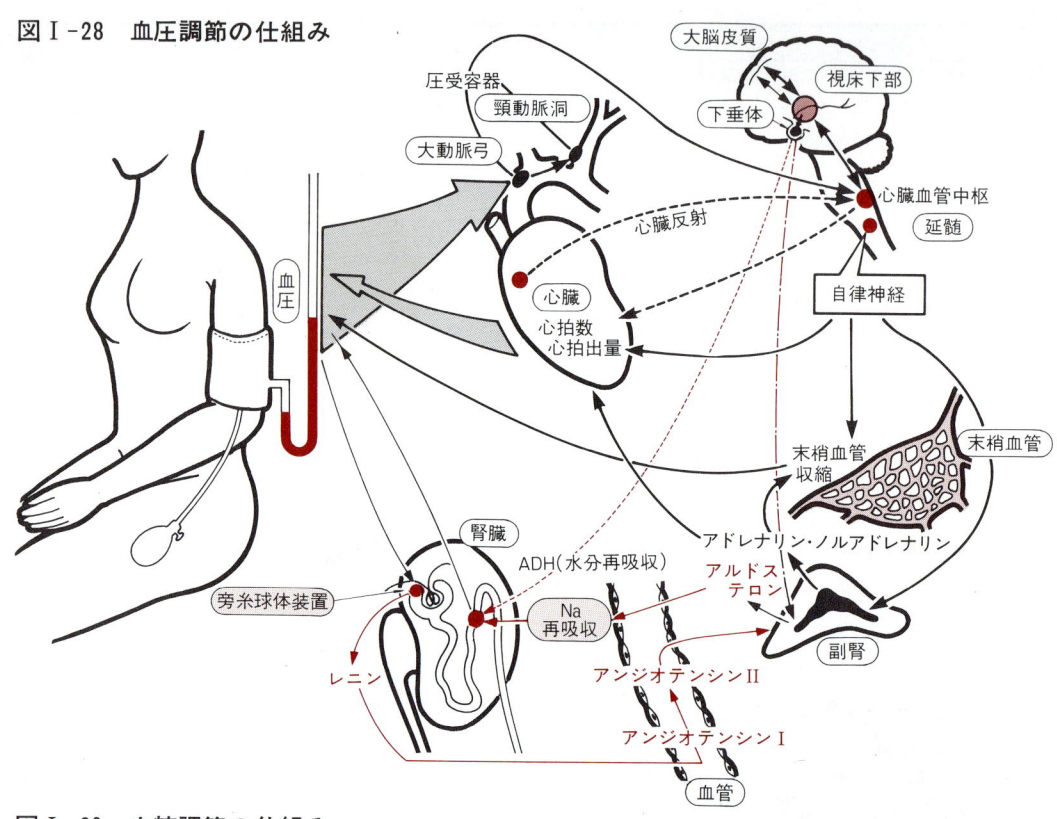

図Ⅰ-29 血糖調節の仕組み

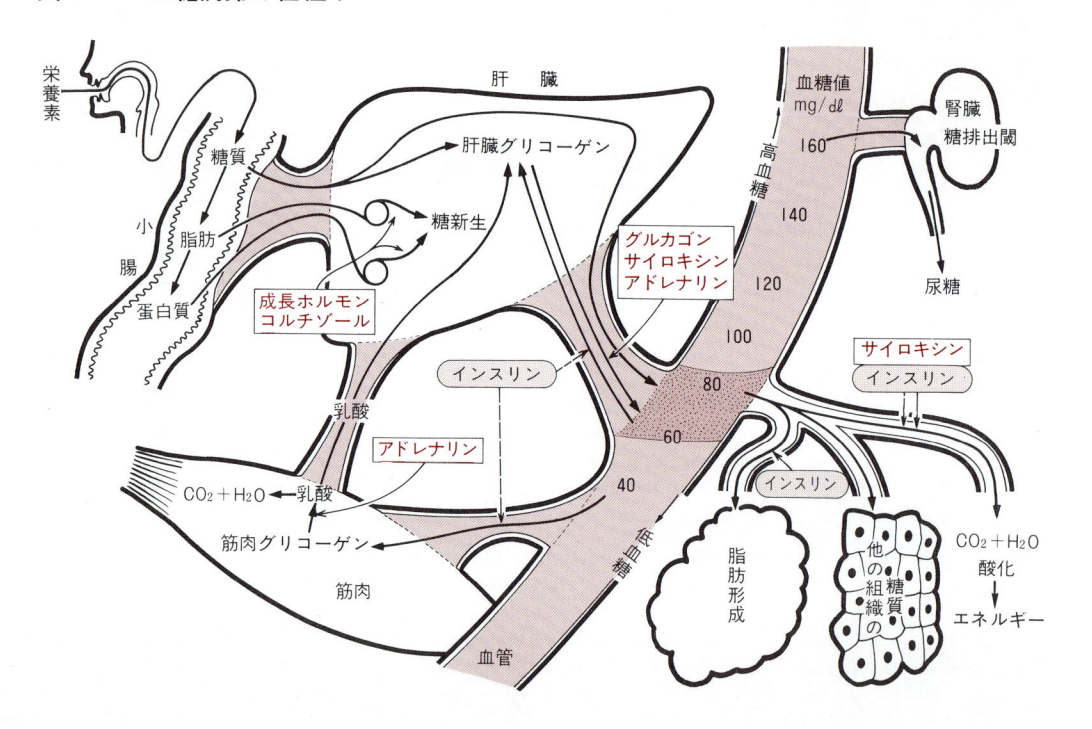

なく，いくつかのホルモンあるいは自律神経系の平衡の上に立って総合的に調節されていることが多い．ここでは，その中から血圧と血糖の調節について述べてみたい．

1）血圧調節の仕組み　　　　　　　（図Ⅰ-28）

血圧については，血管と血圧の項で詳述するが血圧調節の仕組みとして大別すると，神経性と体液性の調節があげられる．

（1）神経性の調節

神経性の調節では自律神経系の支配を受け，交感神経の緊張は心機能を亢進させるとともに，末梢血管を収縮させて血圧を上昇させる．副交感神経は拮抗的に作用してむしろ血圧を低下させる．また，延髄にある心臓血管中枢が関与する心房，あるいは大動脈および頸動脈洞などの圧受容による心臓反射により，心拍出量や心拍数が調整され血圧が調節されている．また，激怒や悲哀など大脳皮質からの刺激も，当然，血圧を変動させる．

（2）体液性の調節

一方，体液性の調節としては，第一に交感神経の亢奮により副腎髄質からアドレナリンおよびノルアドレナリンが分泌され，前者は心機能を促進させるとともに一部の末梢血管を収縮させ，ノルアドレナリンは全身の末梢血管を収縮させて血圧を上昇させる．また，血圧の下降があると，腎糸球体の輸入動脈付近にある旁糸球体装置からレニンが分泌され，これが血中の α_2 グロブリンからアンジオテンシンⅠを遊離させ，アンジオテンシンⅡに変化して副腎皮質に作用する．これがアルドステロンの分泌を促して尿細管における Na の再吸収を促進させ，それに伴う水分再吸収量の増大によって血液量が増加し，血圧を上昇させるように働いている．なお，下垂体後葉の抗利尿ホルモン（ADH）も関与している．

このように，血圧の調節という1つの生理機能には多くのホルモンあるいは自律神経による総合的な調節が行われているのである．

2）血糖調節の仕組み　　　　　　　（図Ⅰ-29）

（1）血糖とは

内分泌調節の行われている代表的な生理機能に血糖の調節がある．私たちが毎日摂取している糖質の大部分は，消化管から吸収されると肝臓に送られる．これが肝臓グリコーゲンとなって，一部はブドウ糖として血液中に入り，筋その他の組織でグリコーゲンとなる．この血中ブドウ糖を血糖 blood glucose といい，正常の場合，常に 60〜80 mg/dl の一定値に保たれている．著しい高血糖では糖尿病性昏睡，著しい低血糖でも昏睡に陥り生命の危険がある．

（2）血糖を上昇下降させるホルモンとその分泌調節

血糖を常に一定値に保つ調節の仕組みには，多くのホルモンが関与している．しかし，血糖を筋肉などの末梢組織に取り込ませ，血糖を下げようとしているホルモンは，膵臓ランゲルハンス島 β 細胞から分泌されるインスリンというホルモンのみである．これが不足すると血糖値が上昇し，尿中にブドウ糖の排出をみる真性糖尿病になる．

一方，血糖を上昇させるように働いているものには，全身の細胞内代謝を高める甲状腺ホルモン（サイロキシンなど），下垂体前葉の成長ホルモン，副腎髄質のアドレナリン，皮質の糖質コルチコイド，膵臓ランゲルハンス島 α 細胞から分泌されるグルカゴンなど多くのホルモンがある．

これらの血糖上昇性ホルモンと，前述のインスリンの分泌とがはかりの両端に吊り下がって，ちょうど両者のバランスがとられているのである．もちろん，これら数多くのホルモンには，それぞれその分泌を促す機構があって個々の分泌が調節されているわけで，血糖の調節に関する限りこの分泌機構が幾つか合わさって，さらに複雑な総合的分泌調節が行われていることになる．したがって，あるホルモンの分泌を論ずる場合，常に他のホルモンとの協調的または拮抗的な作用，自律神経系の関与などを考慮しなければならない．

図Ⅰ-30 からだの水と酸・塩基平衡

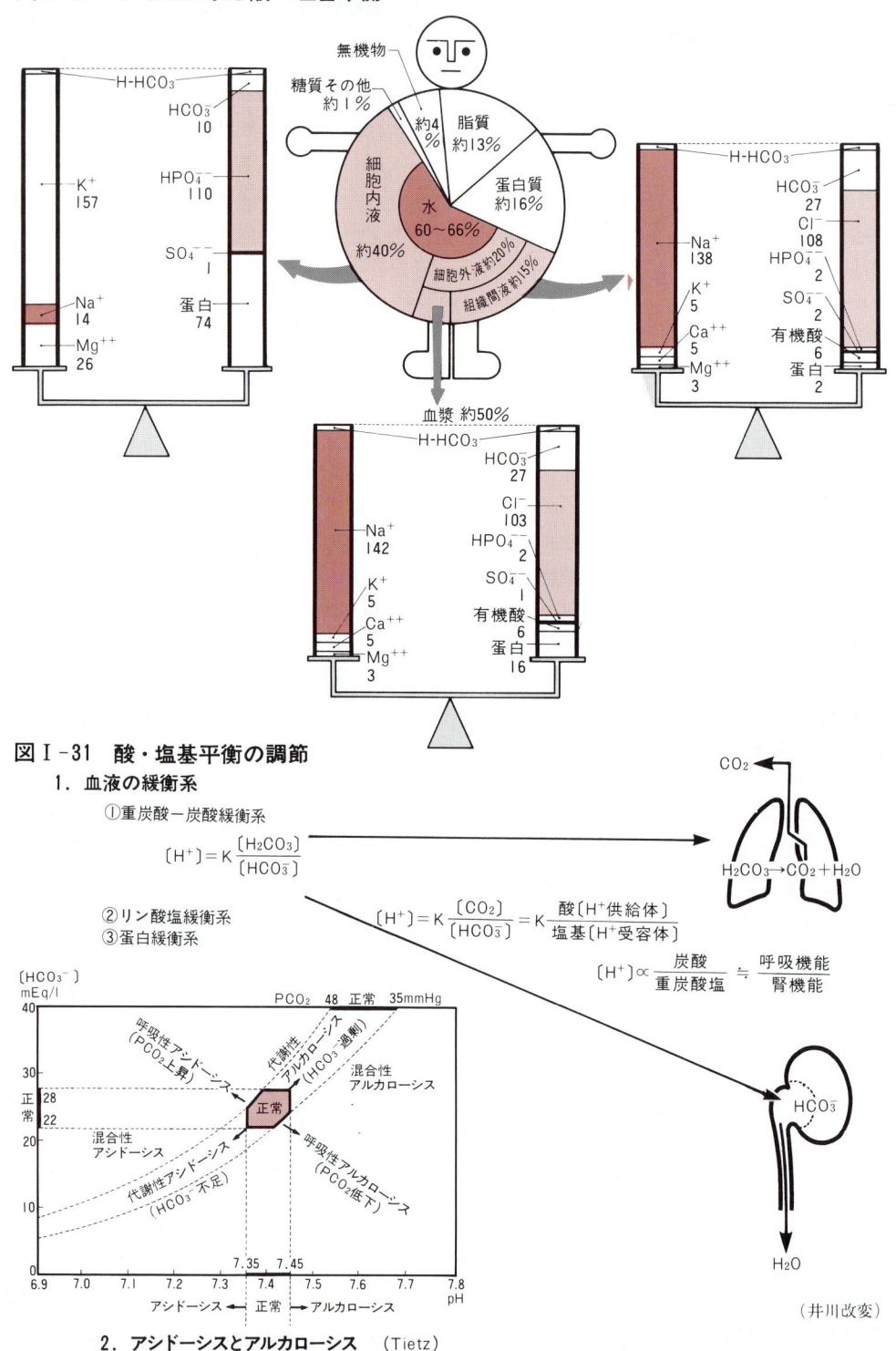

図Ⅰ-31 酸・塩基平衡の調節

1. 血液の緩衡系

① 重炭酸-炭酸緩衝系

$$[H^+] = K \frac{[H_2CO_3]}{[HCO_3^-]}$$

② リン酸塩緩衝系
③ 蛋白緩衝系

$$[H^+] = K \frac{[CO_2]}{[HCO_3^-]} = K \frac{酸 [H^+供給体]}{塩基 [H^+受容体]}$$

$$[H^+] \propto \frac{炭酸}{重炭酸塩} \fallingdotseq \frac{呼吸機能}{腎機能}$$

2. アシドーシスとアルカローシス (Tietz)

(井川改変)

3）体液とその酸・塩基平衡の調節
（図 I-30, I-31）

（1）からだを構成する物質

からだを構成する物質を化合物としてみると，図 I-30 のように蛋白質約16％，脂質約13％，無機物質約4％，糖質，その他が1％以下で，体重の約60〜66％が水分によって占められている．仮りに50 kgの人で60％の水をもっているとすれば，約30 l の水分があるわけである．このうち約20 l が細胞内にある．細胞内液は±10％以上の移動があると細胞の機能が障害される．したがって，この水はほとんど変わらないと考えればよい．実際に変動を示すのは約10 l の細胞外液で，このうち約7.5 l は組織間にあり，残りの2.5 l が血液中の水分である．

（2）体液中に含まれる物質と酸・塩基平衡
（図 I-30）

これら体内の水分，いわゆる体液には多くの物質が溶解している．ブドウ糖，蛋白質，脂質など栄養的なものを除くと，電離した物質，すなわち電解質の動向がいちばん問題となる．

体液あるいは血液の塩類組成は常に一定に保たれ，酸と塩基の比率も一定で，pHも常に7.4付近に保たれている．もし，この平衡が乱れれば，細胞の生活機能である代謝，ことに酵素系に対して大きな影響を与えることになる．

図 I-30 には，細胞内液と外液，および血液中の陽イオンと陰イオンの関係を示してあるが，そのおのおのはいずれも両者のバランスが保たれている．しかし，その内容の組成はそれぞれ異なっており，たとえば細胞内液には荷電状態の蛋白質がもっとも多く，主たる陽イオンとして K^+ が存在する．細胞外液の主な陽イオンは Na^+ で，主たる陰イオンは Cl^- である．このような状態でpHが維持され，酵素反応が行われ代謝が進行し，あるいは物質が移動するなど，私たちの日常生活が行われていると考えればよいであろう．

（3）体液のpHが一定に保たれるわけ

しかし，日常生活を営んでいれば，次のような理由で，からだは常に酸性側に傾く傾向にある．

① 全身の細胞組織で代謝の行われた結果として CO_2 が産生される．この CO_2 は血中で，$<CO_2+H_2O \rightleftharpoons H^+ + HCO_3^->$ の反応によって弱酸として作用する．

② 筋肉運動を行うと CO_2 以外に有機酸，たとえば乳酸，ピルビン酸が増量し酸性度を高める．

③ ある種の病態ではアセチルCoAからケトン体を産生し，さらに酸性度を増加させる．そこで，生体には生成されるこのような酸を中和するとともに，過剰の酸を排泄して体液のpHを一定に保つ種々の機構が備わっている．

酸・塩基平衡の調節とは，体液の〔H^+〕濃度を調節し，pHを一定に保つことを意味している．すなわち，血中〔H^+〕が高くなれば酸性となり，低くなればアルカリ性に傾くことになる．

（4）酸・塩基平衡を司る機構と機能
（図 I-31）

この酸・塩基平衡を司る機構としては，(1) 血液の緩衝作用(図 I-31・1)，(2) 肺からの CO_2 排出，(3) 腎臓からの酸および塩基の排泄，(4) 胃からの HCl 分泌，(5) 消化管へのリン酸の排泄，などがあげられる．また，その機能の面からみると，(1) 重炭酸-炭酸緩衝系，(2) リン酸緩衝系，(3) 蛋白緩衝系，に分けることができ，蛋白緩衝系には赤血球中のヘモグロビンによるものと，血漿蛋白質によるものとがある．

その詳細は割愛するが，もし，これらの緩衝系が十分その機能を発揮していれば，血液のpHは常に7.35〜7.45の正常範囲内に維持され，快適な日常生活を送ることができるわけである．

しかし，体内の代謝に異常をきたしたり，呼吸機能が障害されたりすると，ケトン体の生成や，CO_2 あるいは〔H^+〕，〔HCO_3^-〕などの産生異常，また呼吸機能の障害などによって，体液，ことに血中の酸・塩基平衡の乱れを生じることになる．したがって，代謝性あるいは呼吸性のアシドーシス(酸性症)，アルカローシスをきたし，体内の中間代謝は円滑に行われなくなり，生活能力に支障をきたすことになる．これらの関係を血中pHと〔HCO_3^-〕の関連で示したのが図 I-31・2 である．

図Ⅰ-32 筋肉の構造とその収縮

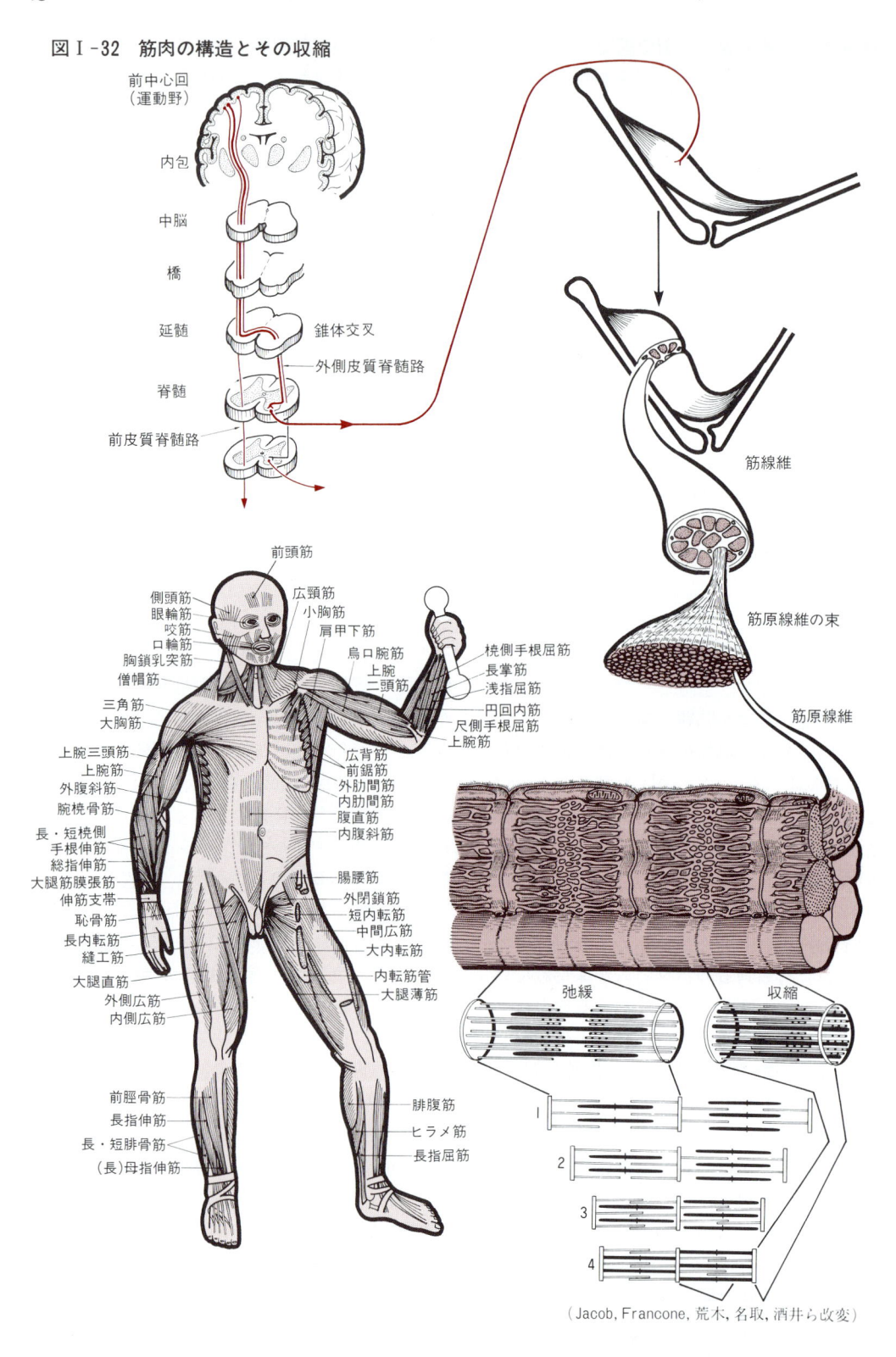

(Jacob, Francone, 荒木, 名取, 酒井ら改変)

5. 運動機能とその調節

1) 運動と筋肉系　　　　　　　(図I-32)

(1) 随意筋と不随意筋の関係

私たちの行う運動は、すべて筋肉の収縮弛緩によっている。しかし、この筋肉にも意志によって収縮する随意筋(骨格筋、横紋筋)と、意志とは無関係に働いている心筋、消化管や尿管などの運動を司る不随意筋(平滑筋)などがある。その関係を示すと次のようになる。

```
       ┌ 骨格筋―横紋あり――体性神経支配―
       │                              随意運動
筋肉　─┤ 心　筋―横紋あり ┐
       │                 ├―自律神経支配―
       └ 平滑筋―横紋なし ┘  不随意運動
```

さて、身体運動は図I-32の右上に示すように、骨格筋が関節を越えて骨に付着しているため、大脳皮質運動領野からの命令によって錐体路、錐体外路などを下行してきた刺激が骨格筋を収縮させて骨を移動させ、運動を起こすことになる。

(2) 骨格筋 sekeletal muscle の構造
　　　　　　　　　　　　　　(図I-32)

骨格筋は、両端に腱のある細長型をなし、図I-32の右のように、多数の筋原線維が集まってできた筋線維が形質膜に包まれ、これがさらに多数集まってできたものである。なお、筋線維にはいくつかの運動神経の終末が分布し神経筋接合部を形成している。筋原線維は蛋白質で構成される筋フィラメントの集まりで、電子顕微鏡でみると図I-32の右下のように直径約15nmぐらいの太いミオシンフィラメントと、直径約7nmの細いアクチンフィラメントとの2種が規則正しい配列をしている。光学顕微鏡でみると、ミオシンフィラメントの部分が暗く、縞状にみえるために横紋構造を呈することになる。ミオシンは約100nmの棒状分子で、分子量約50万の収縮蛋白であり、その部にATPase活性部がある。この部がアクチンと結合する作動点と考えられており、これによって両フィラメントが滑走し筋原線維の収縮が起こると考えられている。なおアクチンも分子量約5万、直径5.5nmの蛋白質で、通常トロポミオシンとトロポニンとが結合した形で存在している。

(3) 筋の特性

筋は、その生理機能のうえから次の4つの特性をもっている。

① 収縮性：筋線維は、刺激されると、筋原線維の長軸に沿って収縮する。

② 弾　性：筋は引き伸ばすことができ、放すと元に戻る。

③ 興奮性：刺激に反応して興奮し、いろいろの変化を起こす。

④ 伝導性：筋線維のある1点を刺激すると、これによる興奮が筋線維全体に伝わる。

(4) 筋の収縮　　　　　　　　(図I-32)

骨格筋は、前述のように、筋原線維を構成するミオシンとアクチンのフィラメントが滑走し合って、筋線維の短縮が起きると考えられている。

① 興奮-収縮連関 excitation-contraction coupling：筋収縮の仕組みについては、筋が刺激され、興奮して筋の細胞膜に活動電位が発生し、脱分極すると、筋小胞体からCa^{++}が放出され、Mg^{++}とともにATPaseの作用によってATPの分解を促し、エネルギーが産生されて収縮反応が起こるといわれる。この一連の過程を興奮-収縮連関とよんでいる。

② 等張性収縮 isotonic contraction と等尺性収縮 isometric contraction：筋の一端を固定し、他端に負荷をかけて収縮させると収縮した筋肉の張力は一定になる。これを等張性収縮といい、筋の短縮量と負荷量の積から筋の仕事量を算出できる。一方、筋の両端を固定して収縮させた場合を等尺性収縮といい、この場合筋の長さが変わらないので、その両端にかかる張力を測定できる。筋の張力-長さ曲線を測定すると、生体長のときに最大筋力を発揮していることがわかる。最大筋力は筋の横断面積に比例して、骨格筋でおよそ6～10 kg/cm^2といわれる。

③ 単縮性 twitch と強縮 tetanus：筋は単一の活動電位に対して1回収縮弛緩する。また、適当な間隔で繰り返して刺激すると、筋は収縮状態を

図 I-33　直立時の筋緊張の維持

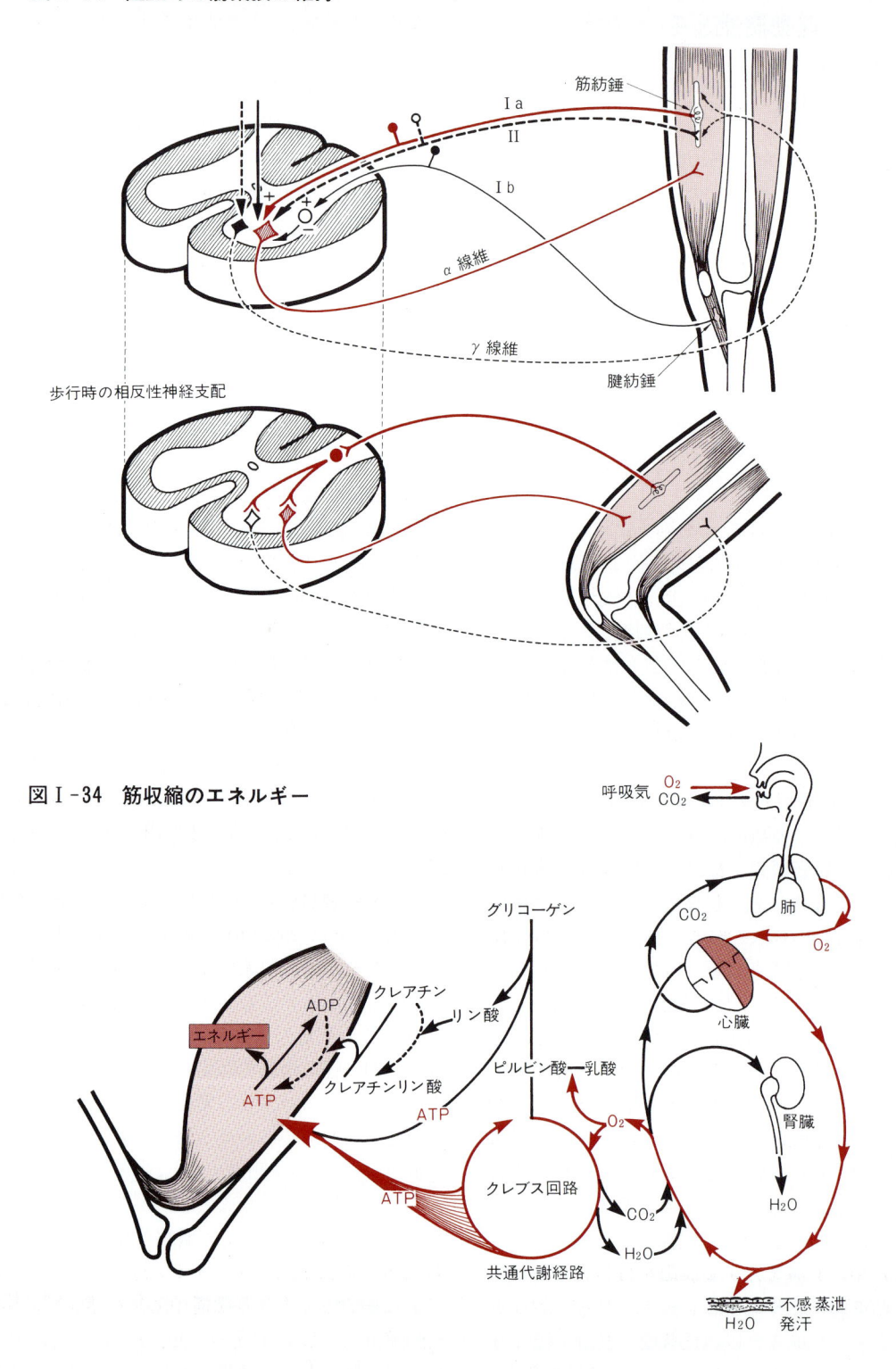

歩行時の相反性神経支配

図 I-34　筋収縮のエネルギー

持続する．これを強縮といい，単収縮より大きくなる．生体の運動はこの強縮の形で行われる．なお，筋実質の崩壊を伴う非可逆的変化を起こして筋が固くなり死滅した状態を硬直といい，熱硬直や水硬直，酸やアルカリによる硬直などがある．また，筋線維をK^+が多量に含まれている溶液に入れると，持続性の脱分極による収縮を起こす．これをカリウム拘縮という．

(5) 筋電図 electromyogram, EMG

骨格筋や平滑筋の活動電流の変化を，継時的に記録したものを筋電図という．筋線維群とそれを支配する神経線維，およびその神経が出てくる1個の脊髄前柱細胞からなる神経単位の活動状況を知ることができ，運動時の筋活動を推測することができる．

(6) 筋緊張の維持とガンマ(γ)環　(図I-33)

大脳皮質運動領野から出た遠心性神経は，錐体路（主として第4野から），錐体外路（主として第6野から）を下行して脊髄前角の細胞に達するが，前角には脊髄前柱細胞（α運動細胞）とγ運動細胞とがあり，α細胞に連絡する神経系をα運動系，γ運動細胞に接続するものをγ運動系という．α運動系は直接骨格筋を収縮させるのに反し，γ運動系は直接運動を起こさせるような筋収縮を行わない．しかし，γ運動細胞からのγ運動線維は，図I-33の上のように，筋紡錘→Group Ia線維→α運動細胞というγ環を経て，α運動線維が筋の収縮を起こさせる．

すなわち，筋肉内には筋紡錘および腱器官という特殊な受容器があって，これが伸展されると興奮しIa線維（腱器官の場合にはIb線維）に刺激を送っているのである．これによって常に筋の緊張状態が脊髄に伝えられ，筋の緊張が維持されているのである．たとえば，楽な姿勢で立っているとき，緊張状態を保っているとき，運動姿勢をとっているときなどで，筋紡錘，腱器官の活動状態が異なるため，γ環を介する調節が行われるとともに，脊髄を上行した刺激によって，現在，筋がどのような状態にあるかを大脳皮質で把握することができるわけである．

(7) 相反性神経支配　(図I-33)

脊髄動物では，一般に屈筋反射が起こると，その拮抗筋である伸筋が抑制されて弛緩する．伸展の行われているときは屈筋が抑制されている．このような神経系の働きを相反性神経支配といい，脊髄後根から入った求心性刺激が，図I-33下の場合，同側の伸筋には促進的に，反対側のそれらには抑制的に働いている．これらの働きによって四肢の屈曲，伸展が円滑に行われることになる．

(8) 筋収縮時の化学的変化　(図I-34)

筋収縮の直接のエネルギーは，ATPの分解によって供給される．すなわち，高エネルギーリン酸結合を行っているリン酸が遊離して，そのエネルギーを筋収縮に用いていると考えられている．しかし，1つの筋線維内に含まれるATPには限度があり，図I-34のように，生成されるADPはクレアチンリン酸からリン酸を受け取り，ATPに再合成される（ローマン反応）．それでも足りないときは，筋グリコーゲンの分解が起こり，解糖過程によってATPを供給する．この場合には，とくにO_2の供給を必要としないが，筋肉中に乳酸の蓄積をきたすことになる．

これでもエネルギーの不足をきたすような運動の行われる場合には，ピルビン酸がクレブス回路に入って酸化され，大量のATPの産生が行われる（「3章　生体とエネルギー」p.21参照）．しかし，この場合には，血液からのO_2供給が必要であり，当然，肺からのO_2の摂取が行われなければならない．すなわち，瞬発筋力だけで行われるような運動ならば，筋肉内に貯えられているエネルギーのみで事足りるが，持久筋力を要求される運動では，呼吸循環系の機能の十分な働きが必要となる．したがって，肺，心臓，血管系の鍛錬が要求されることになる．

2）運動時における生理機能の変化　(図I-35)

図I-35は，成人の運動家が安静仰臥している状態と，最大限に達するまでの運動を行わせた場合とにおける主な生理機能の変化を機能別に模式的にまとめたものである．

図 I-35　運 動

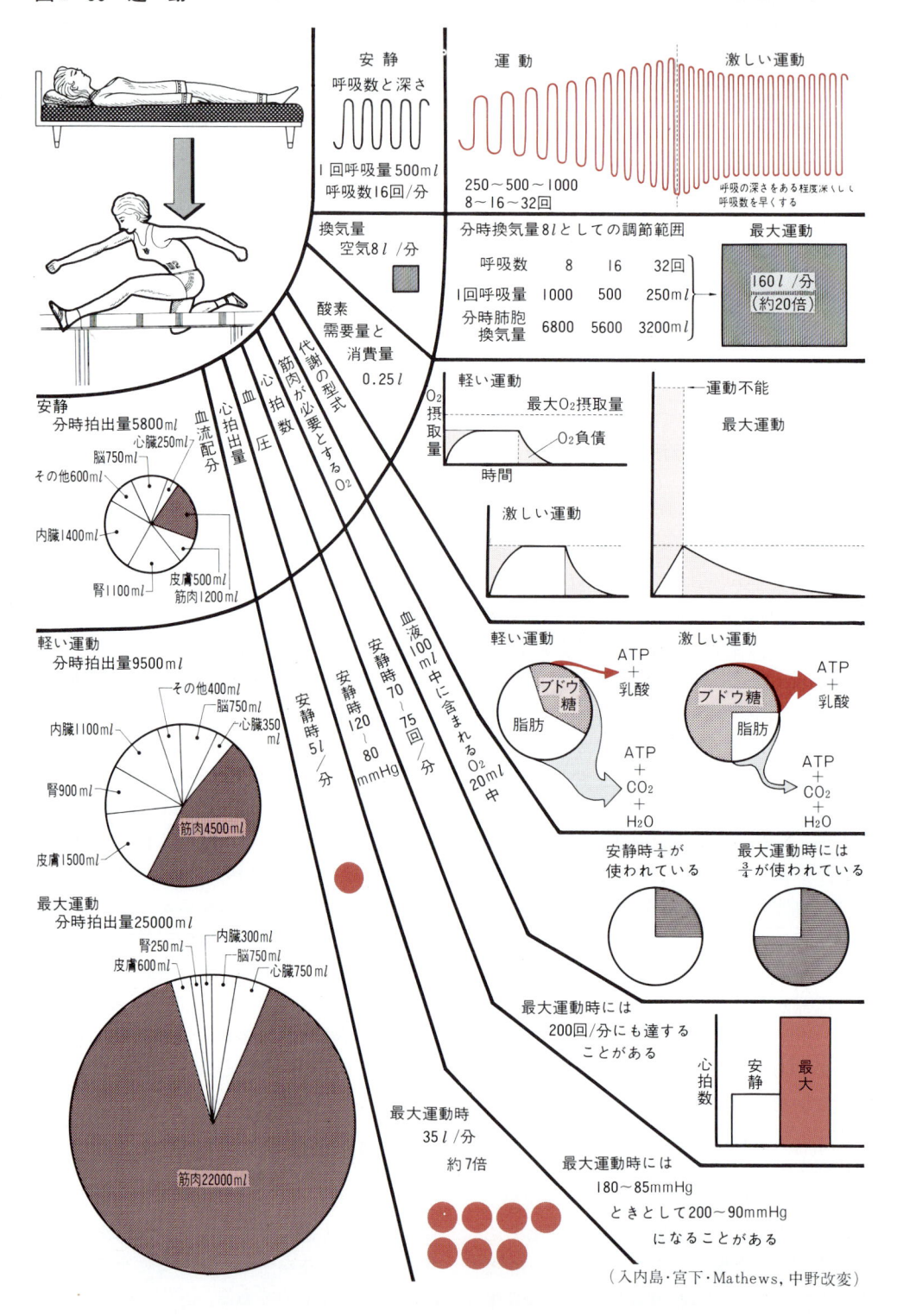

(入内島・宮下・Mathews, 中野改変)

（1） 呼吸数とその深さと換気量　　（図Ⅰ-35）

安静時でも，1分間に200〜300 mlのO_2が供給されなければ体内の代謝を維持することができない．運動時には筋活動の増大によって，当然，O_2摂取の増加が要求され，肺胞における換気が問題となる．いま仮りに，分時換気量を安静時約8 l/分と一定にして，呼吸数とその深さをおのおのその2倍まで可能として考えれば，考えられる範囲で分時肺胞換気量に3,200から6,800 mlの差が出てくる．実際の運動時には，1回呼吸量が2〜3 l以上，呼吸数も30から最大60回にも及ぶことがあり，分時換気量は最大限160 l/分にも達し，安静時の20倍にもなることがある．したがって，運動時には分時換気量100 l/分を上限として，各自が自分のペースで呼吸数とその深さを調節し，肺からのO_2摂取増大をはかっていることになる．

（2）　O_2需要量とO_2消費量　　（図Ⅰ-35）

安静時O_2の需要量は200〜300 mlであるが，前述したように，運動時には著明に増加する．しかし，私たちの呼吸の機能としては，運動開始と同時に必要なO_2消費量を取り入れられるわけではなく，その機能が漸次亢進してその必要量を満たすことになる．したがって，運動開始時には常にO_2負債が行われる．また，呼吸機能に制約があるため，そのヒトによって必ず最大O_2摂取量の限界がある．したがって，その限界以下のO_2を必要とする運動ならば，定常状態に入り運動を持続することができる．しかし，それ以上の激しい運動になると，O_2供給が間に合わず，その時点で運動不能の状態に陥ることになる．血液100 ml中に含まれるO_2量を20 mlとするならば，安静時にはその1/4を，激しい運動ではその3/4を消費しているといわれる．

（3）　運動時の代謝形式　　（図Ⅰ-35）

エネルギーの供給をATPの産生によるとするならば，軽い運動では，十分なO_2が供給され，体内ではクレブス回路による有酸素的な代謝過程によって，糖質さらには脂肪からのエネルギー産生が可能であり，乳酸の蓄積も少ない．いわゆる有気的な運動を長時間行えることになる．一方，激しい運動では，呼吸によるO_2摂取が筋のO_2消費量をまかないきれず，体内では無酸素的な代謝過程が亢進し，エネルギーの供給源として糖質の解糖過程に頼らざるをえないことになる．したがって，乳酸の蓄積も多くなる無気的運動ということになり，運動の継続が難しくなる．

（4）　運動と循環機能　　（図Ⅰ-35）

安静時心拍数は，およそ70〜75回/分，1回心拍出量60〜70 mlであるが，運動時には心拍数が200回/分，分時拍出量は5〜6 lにも達することがある．しかし，心臓の機能は血液を末梢に送るポンプ作用であり，心室が血液で満たされていなければいくら回数を多くしても問題にならない．仮りに安静時の分時心拍出量を5 l/分とすると，激しい運動時にはその7倍の35 l/分にも及ぶといわれている．したがって，この範囲で1回拍出量と心拍数の両者が相互に調節されていると考えられる．心機能に直接関係する血圧も，同様に，安静時120〜80 mmHg，最大時180〜85 mmHg，ときとして200 mmHgを超えることがあるが，これを上限として心拍出量あるいは自律神経，ホルモンなどの調節系との関連で上下していることになろう．

なお，心臓から拍出される血液の各組織への血流配分からみると，図Ⅰ-35に示したように，安静時分時拍出量5,800 mlとすると，そのうち1,200 mlが筋肉へ配分されているにすぎない．しかし，軽い運動によって分時拍出量が9,500 mlになると，そのうち4,500 mlが筋肉へ配分され，最大運動時には，分時拍出量25,000 mlのうち22,000 ml，約80〜90％が筋肉へ配分されることになる．運動によって筋肉内代謝がいかに亢進し，より多くのO_2を血液から取り入れ，また，CO_2や筋肉内代謝産物を血液に渡す必要があるかを如実に物語っているといえよう．ちなみに，この場合でも常に脳への血流配分はほとんど変化しない．

3）からだの位置と運動　　（図Ⅰ-36）

私たちは，あまり意識していなくても，常にからだの姿勢や形，からだの各部の相互的な位置関係などを知っている．このような感覚を，深部感

図 I-36　運動機能と平衡感覚

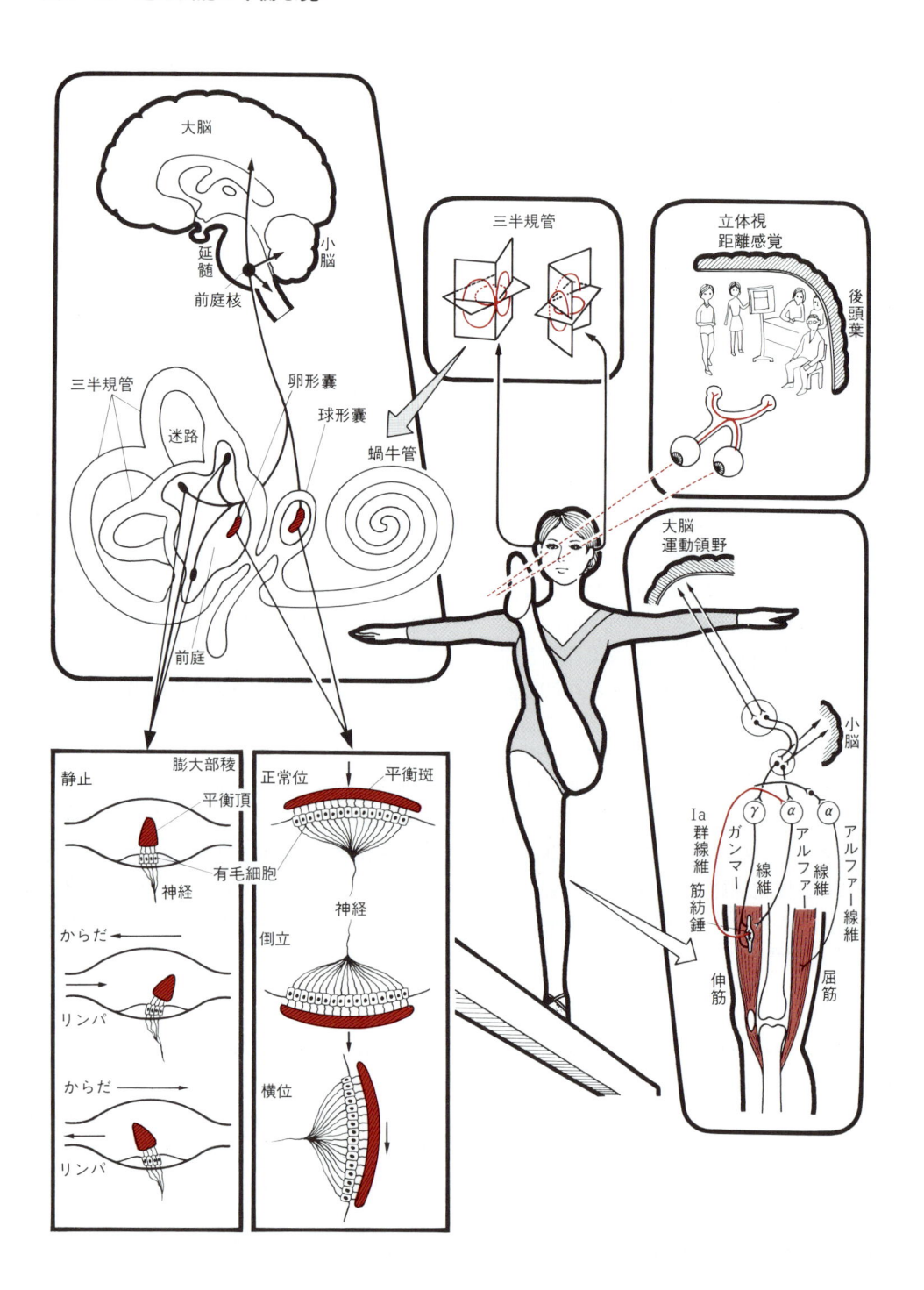

覚,あるいは自己受容感覚といい,体内の筋肉や腱,関節などにある種々の受容器からの情報による感覚である.一方,からだの動きに際しても,私たちは常に平衡をとり,動きの速さや,立体的な位置の変化を感受している.これは主として内耳にある平衡感覚器の機能によっているが,両眼視による距離感覚あるいは聴覚なども重要な因子となる.私たちはこれら多くの感覚を総合して,よく調和のとれた動きをしているといえよう.ここではからだの平衡と位置,動きなどを知る働きについて考えてみたい.

(1) 運動感覚　　　　　　　　(図Ⅰ-36)

からだの位置や形,動きなどを知るための機能で,物の重さや抵抗などの感覚もこれらの仕組によっている.

① **筋紡錘**:前述のように,筋肉中にはふつうの筋とは異なった筋線維があり,これにIa線維とよばれる運動神経が巻きついていて,筋肉が引き伸ばされると求心性インパルスを発生する.これが筋紡錘といわれる伸展受容器で,前述のようにこの神経線維はγ環をつくって常に筋の緊張を保持している.

② **腱器官(ゴルジ器官,腱紡錘)**:腱にある伸展受容器で,筋紡錘と同様に,腱が引き伸ばされるとIb線維によってインパルスを脊髄に送る.

③ **パチニ小体**:皮膚にも存在するが,関節周囲の結合組織中に存在する圧受容器で,関節などが動くとその動き方によってインパルスを発生する.

このように筋肉,腱,関節などには多くの知覚受容器があり,もし,からだの位置が動けば,筋や腱の緊張の程度や,関節の角度などが変化し,これを感受することによって私たちは常にその動きの程度を知ることができるのである.

(2) 平衡感覚　　　　　　　　(図Ⅰ-36)

私たちは常にバランスを保った姿勢で日常生活を営んでいる.これはからだの中に平衡を感ずる装置があり,常に重心を失うことのないように働いているためである.その中心をなしているものは内耳にある迷路である.

① **卵形嚢と球形嚢**:迷路の入口に当たる前庭の上方に卵形嚢,下方に球形嚢という袋状の器官がある.この中にそれぞれ1つずつ平衡斑という感覚装置があり,平衡毛という毛をもった細胞と,その毛の先に平衡砂(耳小石)といわれる炭酸石灰からできた耳石膜が存在する.卵形嚢の耳石膜は水平に,球形嚢のそれは垂直に付着しており,図Ⅰ-36左下のように,からだの動きによって耳石膜が動き平衡毛が移動すると,それが刺激となって神経に伝えられ,からだの位置の変化と,水平,垂直の直線加速度を知ることができる.

② **半規官**:前庭の上部に,図Ⅰ-36左上のごとく,それぞれ直角の面で相対するリンパ液で満たされた3つの(膜)半規官が存在する.それぞれその末端には膨大部というふくらみがあり,その中に烏帽子状のコロイドの塊と,その下に有毛細胞のある平衡頂という感覚装置がある.もし,からだが傾斜すると半規官内のリンパが動き,平衡頂を押して,その下の有毛細胞に刺激を伝えることになる.3つの半規官は3方向に位置しているため,回転の強さとからだの傾く方向およびその速さを立体的に知ることができるわけである.

これらの平衡感覚器から出た刺激は,前庭神経や内耳神経を経て,延髄前庭核に入り,一部は小脳,動眼神経核,大脳皮質,さらには脊髄へも伝えられる.このため,そのどこかに障害があっても,めまい,運動失調,眼振,自律神経失調などを伴ってくる.

③ **視覚による調節**:私たちは,両眼視によってものを見,焦点を合わせ,それとの距離を測っている.これは中心視によるものであるが,注視していないものでも視野に入っているものは見えているわけで,これらの辺縁視によっても自分の周囲のものをみきわめ,ある程度の距離を意識し,自分の頭の位置がどこにあるかを認識しているのである.

図 I-37 食欲と肥満

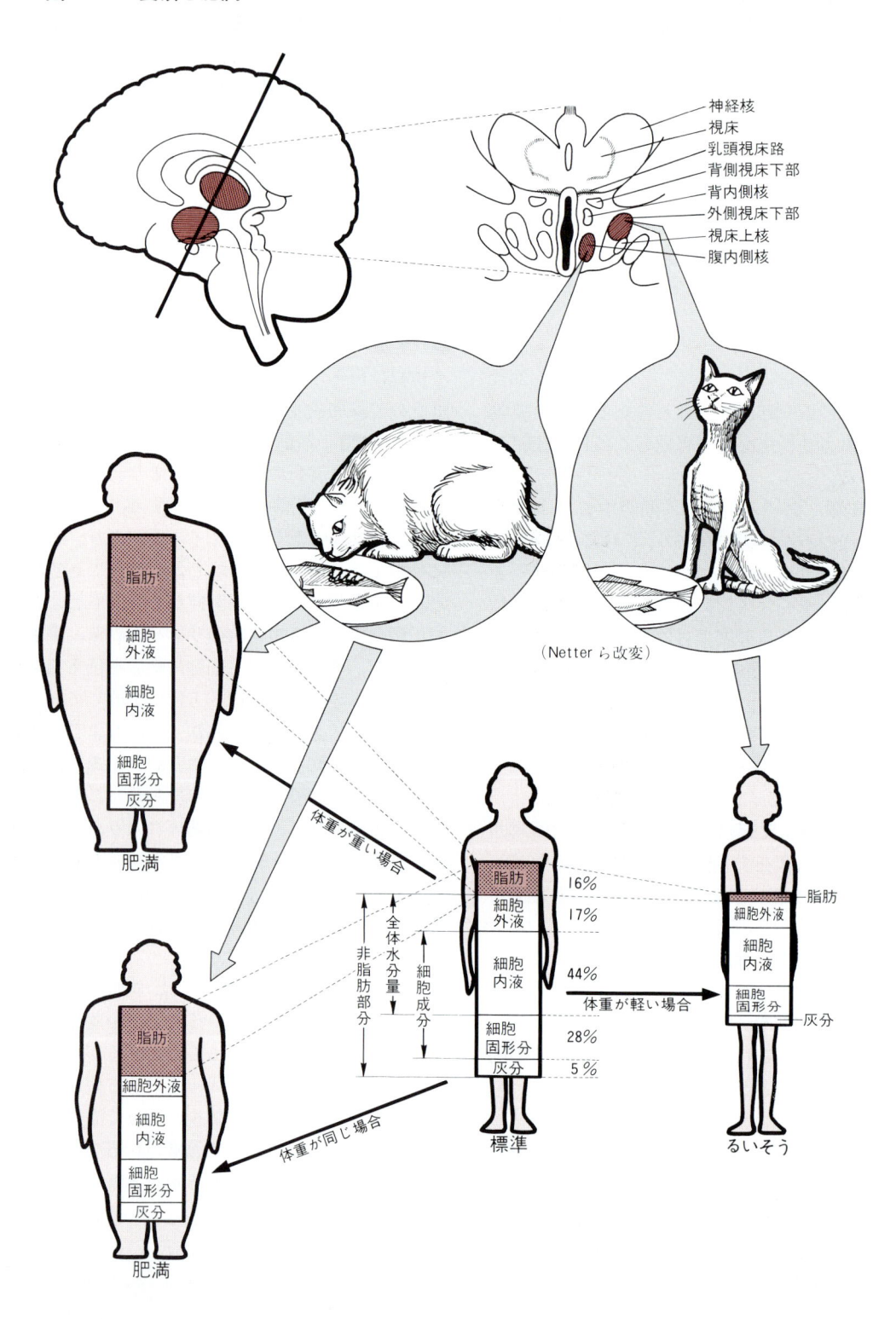

5章 食欲と食物摂取

生物が生きているためには，常に体内に蓄えられている成分を燃焼して生活のエネルギーを得ている．したがって，絶えず外部から適当な物質を取り入れ，代謝によってこれを利用し，からだの成分を補うとともに，新たにこれをつくりあげていかなければならない．この外部から取り入れる物質が栄養素 nutrient であり，それによって生活が営まれることを栄養という．

1. 食欲 appetite

食欲とは，自分の好みによって食物を食べたいという意欲の起こることをいう．きわめて選択的な欲求で，精神的には快感の部類に入り，しかも，その食物を食べることによって満足感が得られるものといえよう．実際にいくら空腹でも食欲の起こらないこともあり，満腹のときでも食欲の起こることもある．したがって，空腹感 hunger sence あるいは飢餓感とは本質的に異なっていると考えなければならない．

1) 食欲に関係する中枢　　　　　(図I-37)
（I）摂食中枢と満腹中枢
現在，食欲に関しては，図I-37の上に示したとおり，間脳視床下部の正中前脳束が淡蒼球に連絡するところの外側に摂食中枢 feeding center（空腹中枢，食欲中枢ともいわれる）があり，一方，腹内側核中に満腹中枢 satiety center があって，この2つの中枢の平衡によって食欲が調節されていると考えられている．すなわち，ネコやネズミでは，この両中枢を各個に刺激することによって摂食行動の促進や抑制がみられている．しかし，その後，多くの実験によって，これらの中枢は必ずしも1点に限局したものではなく，ある範囲をもって散在し，しかも，摂食中枢が常に持続的に働いており，食物を食べると満腹中枢が作用して摂食中枢を抑制すると考えられている．

（2）摂食中枢と満腹中枢に影響を与える因子
さて，これらの中枢に影響を与えるものとしては，消化機能の働きに応ずる体温の変化（温度平衡説），脂肪量および血中化学物質の変化（脂肪調節説），末梢における糖利用の変動による動静脈血糖差の変動などがあげられている．ことに視床下部にはブドウ糖利用細胞 glucostat（糖受容器）があって，この細胞のブドウ糖活性度，すなわち糖利用が少ないときは満腹中枢が作用せず，摂食中枢の作用が強くなる．また，その活性度が高まると満腹中枢が作用して，摂食中枢の働きを抑制し，満腹感を感じるものと考えられている．

2) 食欲に関係する因子

食欲には，大脳の辺縁系というところも関係しており，ここを破壊すると異常な食欲亢進をきたしたり，ここにアドレナリンを注入しても食欲亢進状態となるところから，アドレナリン作動因子による神経性の調節も考えられている．また，視覚，嗅覚，味覚，温覚，触覚，聴覚などの諸感覚や，精神状態とも密接な関係があり，過去の経験や嗜好，気候の変化などにも影響される．

このように食欲は非常に複雑繊細な関連のうえに成り立っているもので，一概にこれが原因であるとはいえない．食欲の作用は，食物の量と質を調節し，栄養を一定レベルに維持するとともに，小児では成長発育まで調節しているといえよう．

2. 肥満 obesity

1) 肥満とは　　　　　(図I-37)

肥満とは「からだの脂肪組織および種々の臓器に異常に脂肪が沈着した状態」と定義されている．体脂肪量は非常に個人差がある．正常でも2～25％に及ぶ幅があり，年齢，性別によっても異なっている．しかし，正常成人男子で，ふつう，体重の13～16％を占める脂肪が30％以上になった場

肥満の判定
1. 体脂肪の測定
   1) 体重と体重比から計算する法
      ① 体重比 = $\dfrac{空気中の体重 - 水中の体重}{そのときの水中における水の密度}$

      ② 体脂肪量 = $\dfrac{\dfrac{非脂肪部分の比重}{体重比} - 1}{\dfrac{非脂肪部分の比重}{脂肪部分の比重} - 1}$ （脂肪の比重は0.9, 非脂肪部分の比重は1.1）

   2) 体重比と全体液量から計算する法
      $\dfrac{体脂肪量}{体重}\% = \dfrac{2.118}{体重比} - 1.354 - 0.78 \times \dfrac{全体液量}{体重}$ （脂肪部分0.900, 体液0.9933, 固形成分1.60）

   3) 全体液量のみから計算する法
      ① 非脂肪部分 = $\dfrac{全体液量}{0.73}$

      ② $\dfrac{体脂肪量}{体重}\% = 100 - \dfrac{全体液量}{0.73}$ （体液障害のある場合は不適当）

   4) 全カリウム量から計算する法
      体脂肪量 = 体重 $- \dfrac{全カリウム量(mEq)}{68.1}$ （非脂肪部分のカリウム濃度を68.1mEq の一定と仮定, 脂肪中のカリウム量は無視）

2. 標準体重と比較する法
   被検者の体重を，性別あるいは身長別の標準体重と比較して，肥満や"やせ"の判定の基準としようとする方法．

   肥満度(%) = $\dfrac{測定体重 - 標準体重}{標準体重} \times 100$

肥 満	20%以上の超過
体重増加	10～20%の増加
正 常	±10%
体重減少	10～20%の減少
や せ	20%以上の減少

3. 皮下脂肪の厚さを測定する法
   皮脂厚計により簡単に測定することができるためによく用いられ，一般に，上腕の中央部，腹壁，背部などで測定される．

4. 簡易，肥満，"やせ"判定法
   身長，体重，胸囲，腹囲その他の計測を行い，計算式に入れて簡単に肥満の指数や，やせの程度を判定する方法．

   ① Davenport 指数 = $\dfrac{体重}{身長^2} \times 10^4$

   ② Rohrer 指数 = $\dfrac{体重}{身長^3} \times 10^7$ （一般に110～115までを正常，150以上を肥満傾向，200以上を肥満とする．）

5. 簡易計算法
   ① Broca 法：身長(cm) $-$ 100 = 体重(kg) （ただし，日本人では身長165cmまでは105を，165cm以上では110をひくか，あるいは100をひいた値の90%が妥当とされている．）

   ② Oeder 法：2 × 頭頂から恥骨までの距離(cm) $-$ 100 = 体重(kg)

   ③ 桂法：身長(cm)の下2桁 × 0.9 = 体重(kg)

   ④ Von Noorden 法：身長(cm) × 0.455 = 体重(kg)

   ⑤ Born Kard 法：$\dfrac{身長(cm) \times 胸囲(cm)}{240}$ = 体重(kg)

合，完全な肥満状態となる．したがって図 I-37 の下に示したとおり，体重が多いからといって必ずしも肥満ではなく，また標準体重と同じ体重であっても肥満という現象がみられるわけである．

2）肥満の判定

肥満の定義が，体重に占める体脂肪の増加とするならば，からだに蓄積した脂肪の量を測定しなければならない．しかし，左頁の肥満の判定に示したように，日常，実際に体脂肪を正確に測ることはなかなか困難で，一般には標準体重と比較する方法がとられている．

3）肥満の成因

肥満の原因は，摂取エネルギーが消費エネルギーを上回り，結果的に体脂肪の蓄積を起こすものといえよう．したがって，この成因に関しては多くの因子が考えられる．

① 体質的因子：両親が肥満の場合約 70％，片親の場合でも 40〜50％の子供が肥満になるといわれているが，体質的な遺伝因子についてはむしろ否定的で，素質，食習慣，社会的環境因子などの相加現象が考えられている．

② 食事性因子：食事の質，量およびそのとり方が問題で，過食，ことに夜間多食の形をとる．

③ 精神性因子：精神的ストレス，心理的な葛藤があると，食欲に転換されて肥満に結びつくことがある．

④ 中枢性因子：視床下部の摂食中枢のバランスが崩れ，過食に陥る場合で，視床下部付近の腫瘍や，その他の障害による．

⑤ 代謝性因子：酵素系の障害，内分泌の不均衡，脂肪代謝異常などが考えられる．

⑥ 社会的環境因子：個人の社会的地位，環境によって摂取エネルギーの過剰，消費エネルギーの不足をきたすことも少なくない．

⑦ 運動の不足：消費エネルギーの低下から肥満傾向となり，さらに運動量が減少する悪循環をきたしやすい．

4）肥満による障害

ヒトのからだは，程度の差こそあれ，およそ25歳前後でそのときの体重に見合って諸臓器組織が完成する．したがって，それ以後，体重が増加することは，その分だけ酸素や血液を要求する生きた脂肪の荷物を背負って生活することになる．

① 心　臓：心臓からの送血量は，体重に比例して増加する．したがって，体重が増加すればその分だけ心臓に負担をかけることになる．また，心臓自体にも脂肪が沈着し，冠動脈の硬化，心筋梗塞，狭心症などを誘発する危険がある．

② 血管系：血中コレステロール，β-リポ-蛋白の増加，血管壁への沈着などによって動脈硬化になりやすく，血圧の上昇をきたしやすい．この場合，心臓と末梢血管の双方にその原因があるために，最大・最小血圧がともに増加する．一般に体重が 4 kg 増加すると約 15 mmHg の血圧上昇がみられるといわれる．

③ 肝　臓：ほとんどの例で脂肪肝がみられ，肝機能障害，脂肪，コレステロール代謝の障害から胆石，胆嚢炎などを起こしやすい．

④ 中間代謝：脂肪沈着によるインシュリン必要量の増大から結果的に糖代謝に対するインシュリン不足状態を招来し，耐糖能の低下，高血糖，尿糖の出現，さらには糖尿病を誘発することにもなる．脂質代謝も血中遊離脂肪酸の増加，高脂血症などから，動脈硬化の誘発原因となりやすい．

⑤ 脂肪沈着：縦隔内，腹腔内，腹壁などに脂肪が沈着し，呼吸の圧迫，肺循環障害などから慢性気管支炎，肺炎などを起こしやすい．また，体重の増加から運動不足となり，脂肪の沈着を助長する結果となる．

⑥ 性腺機能：月経不順，不妊，性欲減退，性器短小なども肥満の 1 つの徴候である．

⑦ その他：比較的感染に対する抵抗が減弱し，種々の化膿性疾患にかかりやすくなる．

3．消化吸収を司る臓器とその仕組み

1）消化器系 digestive system （図 I-38）

私たちは摂取した食物中の栄養素を消化，分解して体内に吸収し，生活に要するエネルギーを得ている．単細胞動物では直接，その接する環境か

図I-38 消化器系

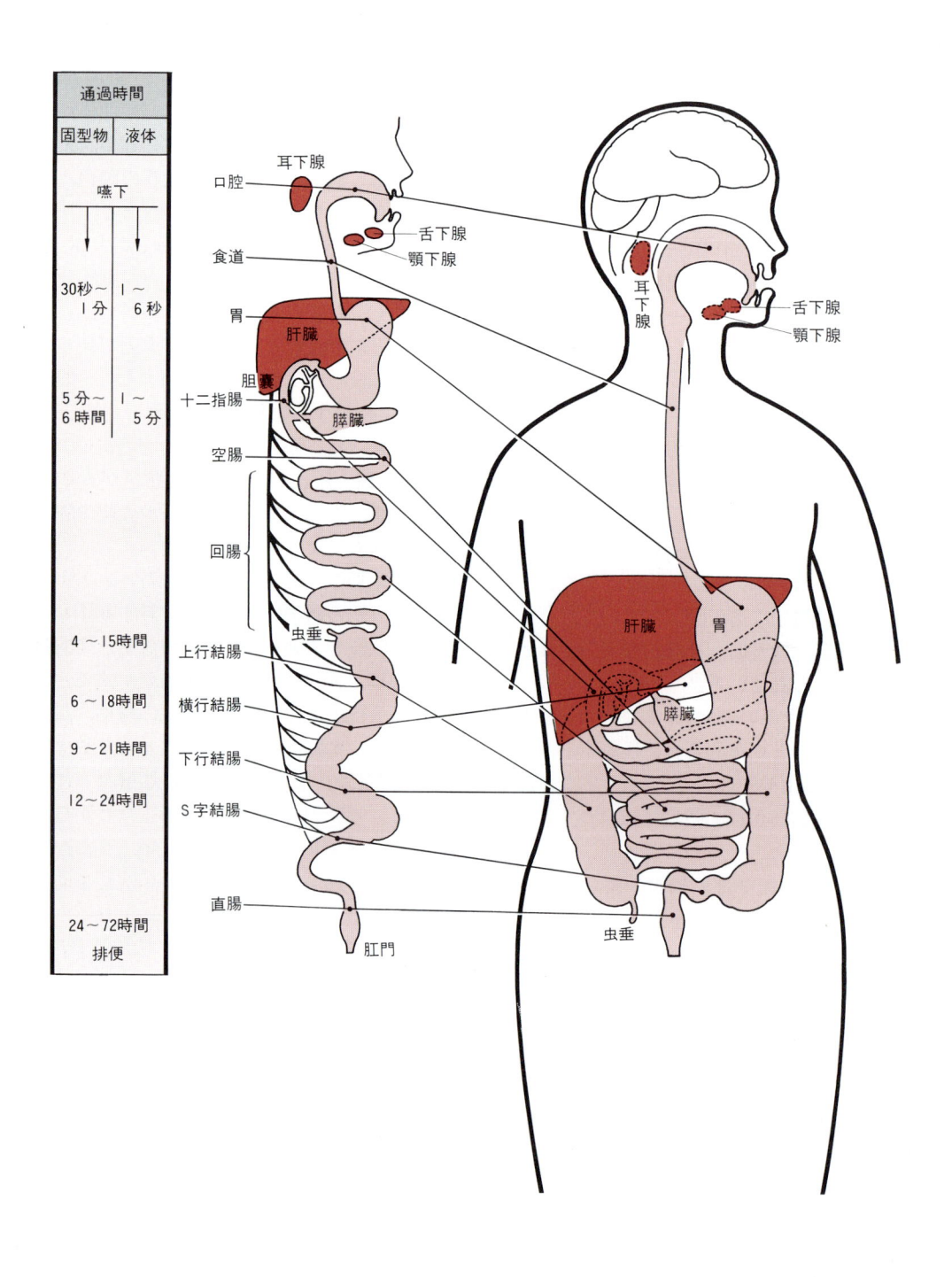

ら栄養をとって利用しているが，高等な多細胞動物になると，食物を分解して，体内に取り入れるための一連の臓器組織がある．哺乳動物では，口腔，食道，胃，小腸（十二指腸，空腸，回腸），大腸（盲腸，虫垂，上行結腸，横行結腸，下行結腸，S字結腸），直腸の管腔臓器組織と，消化吸収に関連する耳下腺，顎下腺，舌下腺，膵臓，肝臓，胆嚢を含めて消化器系とよんでいる．

（I）　消化器系の構造　　　　　（図I-38）

① 口　腔 oral cavity：口腔は消化器系の最上部で，前方は上下の口唇，側方には口頬粘膜および上下の歯列，歯槽部があり，上壁は前部が骨性の硬口蓋，後部が筋性の軟口蓋からなり，軟口蓋の後部は遊離して口蓋帆を形成し，その中央に口蓋垂が垂れ下がっている．下壁はいわゆる口底で，舌がその大部分を占め，後方は口峡によって咽頭に通じている．口腔は口を閉じた状態では狭い円蓋状の間隙で，口腔壁はすべて重層扁平上皮の粘膜に覆われ，多数の口腔腺がある．

② 舌 tongue：舌は粘膜に覆われた横紋筋性の器官で，舌分界溝によって舌体と舌根に区分され，舌背および側縁には多くの糸状，茸状，葉状，有郭乳頭などが存在する．糸状乳頭以外には味覚器としての味蕾が分布している．

③ 歯 teeth：歯は食物の咀嚼を行う硬器官で，上下顎骨の歯槽部は，馬蹄型の歯列をつくっている．成長の時期によって各顎各側5本，計20本の乳歯（脱落歯）と，各顎各側8本，計32本の永久歯に区分され，その位置によって切歯，犬歯，小臼歯，大臼歯に分けられる．

④ 消化管 digestive canal の一般構造：中空性の器官を構成する食道から直腸までの消化管の壁は，粘膜，筋層，漿膜の3層からできている．すなわち，(1) いちばん内側は粘膜層で，消化液，粘液を分泌する腺が存在し，その外側に粘膜筋板および粘膜下組織がある．(2) 中層の筋層には，平滑筋からできている輪状筋と縦走筋があり，消化管の運動を司っている．(3) 外側は，胃腸管では漿膜，食道では外膜で覆われている．(4) 粘膜下組織と輪状筋の間に，いわゆるマイスナー神経叢，輪状筋と縦走筋の間にアウエルバッハ神経叢

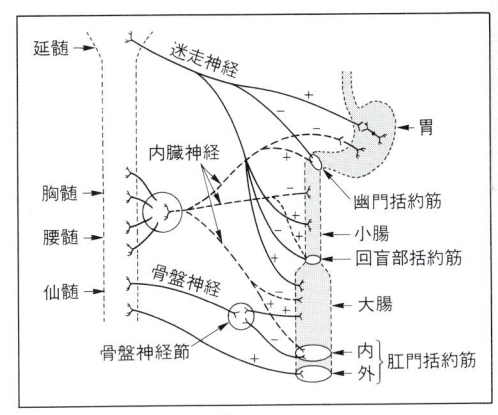

消化管の神経支配

があり，自律神経の支配を受けている．

2）消　化 digestion

消化管の中へ取り入れた栄養素を，消化管の壁を通りうる状態にまで変化させることを消化という．すなわち，その栄養素を最小構成単位またはそれに近い状態にまで分解することといえる．これにより栄養素は消化管の上皮細胞膜を通過し，血液やリンパ液中に取り込まれ，吸収される．吸収された物質は，体内でふたたび糖質，蛋白質，脂質などに再合成されて利用されるわけである．したがって，牛肉を食べても，ヒトの筋肉ができ上がることになる．消化作用の多くは，消化液中に含まれる消化酵素の加水分解によっている．

（I）　消化の生理

消化の目的は，栄養素の吸収にある．このため消化器系では，3つの消化作用が行われている．

① **機械的消化**（理学的因子）：(1) 磨砕作用，溶解作用……食物を歯によって砕き，消化液とよく混ぜ合わせて微細な泥状，液状にする作用．(2) 移動作用……食物を消化の状態に応じて，次の場所に送り込む作用．

② **化学的消化**（化学的因子，酵素的消化）：消化液中に含まれる消化酵素の化学的作用により分解する作用，酸，アルカリ，胆汁などによる中和，溶解，結合などが行われる．

③ **細菌学的消化**（生物学的因子）：腸内細菌の発酵，腐敗などにより分解する作用．

これら3つの因子が巧みに作用して食物中の栄

表 I-6 消化液の一般性状と生理作用

(膵消化は消化液によるものではないが、便宜上、この表を示す)

部位	消化液	性状	酵素以外の作用	消化酵素 糖質	消化酵素 脂質	消化酵素 蛋白質	その他	非酵素成分
口腔 (oral cavity)	唾液 (saliva)	無色・弱酸性 pH 6.3～6.8 1日分泌量 1.0～1.5 l	1. 食物を飲みこみやすくする。 2. 粘膜保護	1. プチアリン (α-アミラーゼ) でん.ぷん→デキストリン→麦芽糖 2. マルターゼ (α-グルコシダーゼ) 麦芽糖→ブドウ糖 (唾液アミラーゼ (至適pH 6.8) が不活性となる。)	—	—	—	ムチン (粘素) Cl⁻,HCO₃⁻ PO₄³⁻ SCN⁻
胃 (stomach)	胃液 (gastric juice)	無色・酸性 pH 1.5～2.0 1日分泌量 1.5～2.5 l	HClの作用 1. ペプシンの至適pH。 2. 蛋白質の変性・膨化 3. ペプシノーゲン→ペプシン	—	リパーゼ (至適 4.5～5.0) ・胃内ではほとんど働かない。	ペプシノーゲン ↓←HCl ペプシン (至適 pH 2) 蛋白質→ペプトン (ポリペプチド)	レンニン (凝乳酵素) カゼイン→パラカゼイン (不溶) にし、ペプシンの作用を受けやすくする、自身にも消化作用あり。	HCl NaCl 電解質
小腸 (small intestine)	膵液 (pancreatic juice)	無色・アルカリ性 pH 8.5 1日分泌量 0.7～1.0 l	NaHCO₃の作用 HClを中和して、pHを弱アルカリ性に変える。	1. アミロプシン (α-アミラーゼ) でん.ぷん→デキストリン→麦芽糖 2. マルターゼ (α-グルコシダーゼ) 麦芽糖→ブドウ糖	ステアプシン (リパーゼ) 脂肪→脂肪酸＋グリセロール	1. トリプシノーゲン→トリプシン ↓←エンテロキナーゼ トリプシン (至適 pH 8) →ペプチド キモトリプシノーゲン→キモトリプシン 2. 蛋白質→ペプチド ↓←キモトリプシン,トリプシン キモトリプシン 3. カルボキシペプチダーゼ C末端アミノ酸遊離	リボヌクレアーゼ デオキシリボヌクレアーゼ RNA, DNA	NaHCO₃ 電解質
小腸	胆汁 (bile)	肝胆汁…黄褐色 pH 8.3 胆嚢胆汁…赤褐色 pH 6.9 1日分泌量 0.5～0.8 l	1. リパーゼ活性化作用 2. 界面活性化 脂肪乳化 3. 脂肪酸、コレステロール、脂溶性ビタミンの可溶化	—	—	—	—	粘素 胆汁色素 胆汁酸塩 コレステロール NaHCO₃
小腸	腸液 (intestinal juice)	無色 アルカリ性 pH 8.3 1日分泌量 1.5～3.0 l	1. 十二指腸、空腸、回腸から分泌される 2. pHの調整 3. 粘膜の保護	—	—	エンテロキナーゼがトリプシノーゲンをトリプシンに変える	—	NaHCO₃
小腸	膜消化 (membrane digestion)	—	—	1. マルターゼ (α-グルコシダーゼ) 麦芽糖→ブドウ糖 2. スクラーゼ (インベルターゼ, β-フラクトフラノシダーゼ) ショ糖→ブドウ糖＋果糖 3. ラクターゼ (β-ガラクトシダーゼ) 乳糖→ガラクトース＋ブドウ糖	リパーゼ 脂肪→脂肪酸＋グリセロール	エレプシン (ポリペプチダーゼ) 1. アミノペプチダーゼ N末端アミノ酸遊離 2. ジペプチダーゼ ジペプチド→アミノ酸 3. トリペプチダーゼ	ヌクレオチダーゼ ヌクレオチド→H₃PO₄＋ヌクレオシド ヌクレオシダーゼ ヌクレオシド→糖＋塩基	—

養素が分解され，吸収されうる状態にまで変化するわけである．

(2) 消化液の一般性状と，その生理作用
(表I-6)

消化器系における消化液の分泌部位，分泌量，消化酵素の種類，主な生理作用などを一括して表I-6に示した．

3）消化液の分泌とその仕組み
(図I-39, 表I-7)

(1) 消化液の分泌機序

消化腺からの消化液の分泌は，必要に応じて行われる能動的 active なものであり，単なる受動的 passive な濾過ではない．消化腺には漿液腺 serous gland, 粘液腺 mucous gland, 混合腺 mixed gland の3種があり，これらの消化液分泌は次の3つの機序によって行われる．

① 神経性の機序：中枢性と局所性の反射によるもので，中枢神経系による調節は，一般に消化管の上部で行われ，下部にいくに従い局所性反射および液性，すなわち消化管ホルモンによる調節が行われている．

② 化学的な機序：主として消化管ホルモンによる調節機構で，一般に食物の種類，性質によって，ある一定部位の消化管壁内に特有なホルモンが産生され，血液中に入って体内を循環した後，特有な消化腺にのみ作用するというものである．

③ 機械的な機序：消化管の粘膜面を，摩擦，圧迫，伸展など物理的に刺激することによって，消化液の分泌を起こさせるもので，おそらく局所性の反射によると考えられている．

(2) 唾液の分泌機序

唾液の分泌は，主に神経性に調節され，延髄および橋に，上および下唾腺核という分泌中枢がある．分泌の仕組みはもっぱら反射的に行われ，その仕組みとしては2つの機構が考えられている．

① 無条件反射 unconditioned reflex による分泌：食物を口に入れると，2～3秒の後に唾液の分泌がみられる．舌（味覚器）や口腔粘膜などが直接刺激されて起こる固有反射である．

② 条件反射 conditioned reflex による分泌：食物を連想したり，見たり，嗅いだり，調理の音を聞くことなどによって唾液の分泌をみるもので，過去にそれらの食物を食べ，経験して条件づけがされていた場合にのみみられるものである．視覚，嗅覚，聴覚などの中枢と大脳の連合線維，味覚などとの間に強い連絡のできたことが考えられる．

③ 唾液分泌の経過：次の3相に大別される．

(1) 脳相（精神相）cephalic (psychic) phase…食事を連想したり，食物を見る，嗅ぐなどの刺激によって，唾液分泌がみられるもので，条件反射による分泌相である．

(2) 味覚相 gustatory phase……食物が口腔内に入り口腔粘膜，舌などを刺激した場合に起こる無条件反射による分泌相で，食物が胃に送られた後も継続していることが多い．

(3) 胃腸相 gastrointestinal phase……からし，強酸など刺激の強い食物をとると，食物が胃腸へ送られても唾液の分泌がみられる．刺激物の中和的な役割があると考えられており，迷走神経を介する反射である．

(3) 胃液の分泌機序

胃液の分泌は，自律神経による神経性調節と，体液性のホルモンによる調節が行われている．ことに迷走神経刺激によって消化酵素に富む胃液が分泌され，交感神経の刺激で幽門腺の働きが活発となり，必ずしも交感・副交感神経の作用が拮抗的ではない．また，幽門壁に蛋白質などの消化産物が触れると，壁内に産生されるガストリン gastrin が血行を介して胃壁細胞を刺激し HCl に富む胃液を分泌させる，など刺激の違いによって性状の異なった胃液が分泌され，その仕組みも複雑である．

消化時の胃液分泌は次の3相に大別される．

① 第1相・脳相（精神相）cephalic (psychic) phase：この相の胃液分泌は迷走神経を介する反射性のもので，食物を考えたり，見たりしたことによる条件反射性の精神相と，食物が口腔内に入った場合の無条件反射による中枢神経分泌相ともいうべき2つがある．

② 第2相・胃相 gastric phase：食物が胃内に

図 I-39 消化液の分泌機序

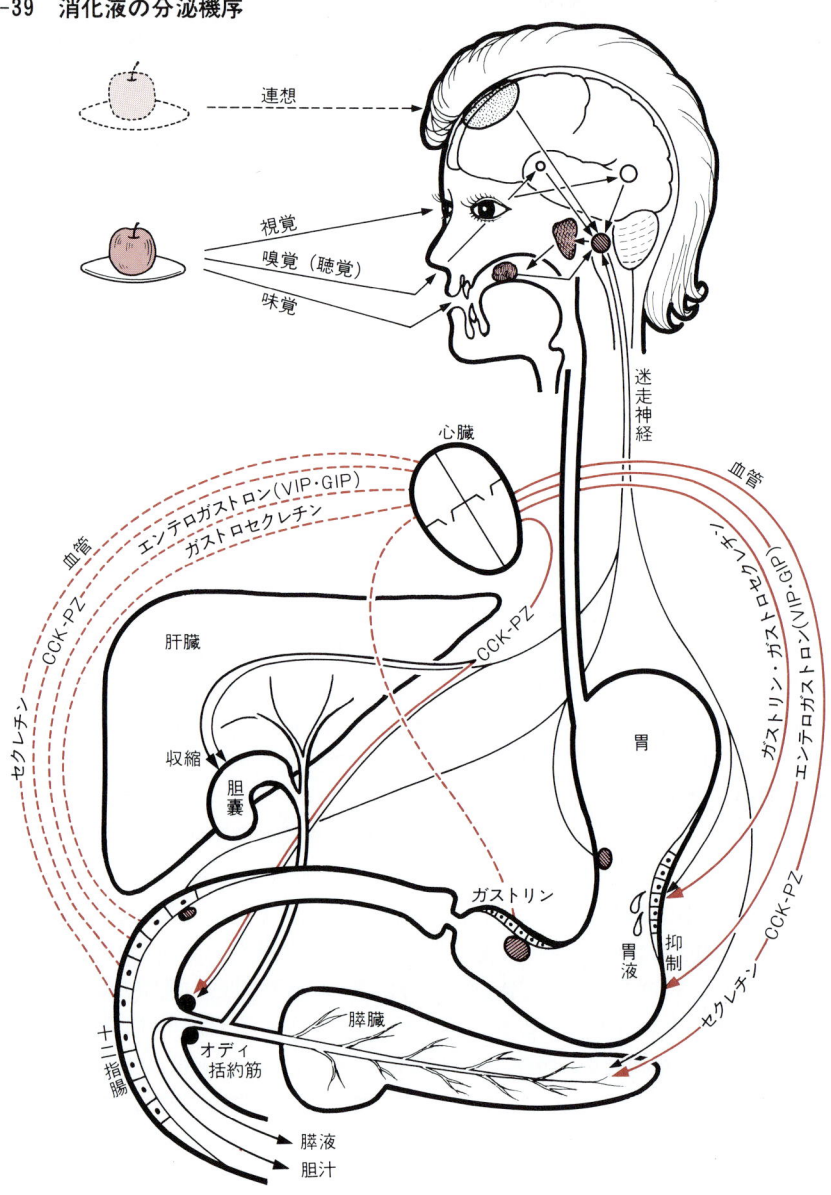

表 I-7 消化管ホルモンの種類とその作用

分泌細胞	消化管ホルモン名	構成アミノ酸数	分子量	胃液分泌 酸	胃液分泌 ペプシン	胃運動	膵液分泌 HCO_3^-	膵液分泌 酵素	胆嚢収縮	腸液分泌	腸運動
胃G細胞	ガストリン	17	2100	↑↑	↑	↑	↑	↑	0・↑	↑	↑
腸S細胞	セクレチン	27	3250	↓	↑	↓	↑↑	↑	↑	?	0・↓
腸I細胞	CCK-PZ	33	3900	↑	↑	↑	↑	↑↑	↑↑	?	↑
腸K細胞	G I P	43	5105	↓	↓	↓	?	?	?	?	?
腸H細胞	V I P	28	3325	↓	↓	?	?	?	?	↑	?
腸E,C細胞	モチリン	22	2700			↑					↑
膵腸D細胞	ソマトスタチン	14	1900	↓		↓					
胃腸E,C細胞	Substance P	11									↑
腸E,C細胞(L)	エンテログルカゴン(グルカゴン)	(29)	(3485)	(↓)	(↓)	(↓)	↓(↓)	(↓)	(0)	(↑)	↓(↓)

(松尾,大原,石森ら改変)

入ると大量の胃液が分泌される．食物の機械的刺激による神経的なものと，食物，ことに蛋白性の消化産物が幽門部粘膜に触れると，粘膜内にあるガストリン産生細胞でガストリン gastrin というホルモンがつくられ血管内に入り，全身を循環して胃壁の胃底腺に達し，ことに HCl に富む大量の胃液を分泌させる．なお，幽門粘膜内にガストロチミン gastrozymin というホルモンがあり，ことに蛋白分解酵素であるペプシン pepsin の分泌を促進するというが，まだ明らかではない．

③ 第3相・腸相 intestinal phase：食塊が十二指腸あるいは空腸に送られても，胃液の分泌がみられる．この分泌は主としてホルモンによるもので，蛋白性分解産物によって十二指腸粘膜内にガストロセクレチン gastrosecretin というホルモン様物質がつくられ，血行を経て胃液の分泌を促進するというものがあり，また，脂肪が十二指腸粘膜に触れるとエンテロガストロン enterogastrone，近年では GIP, gastric inhibitory polypeptide および VIP, vasoactive intestinal peptide として単離されたホルモンが血行を介して胃の運動および胃液分泌を抑制する．

これらのことを簡単に下表に示した．

して2～3時間持続する．その経過から分けると次のとおりである．

① 脳　相：この相も胃液と同様に条件反射による精神相と，無条件反射による中枢神経分泌相とがある．迷走神経を介して消化酵素に富んだ膵液が分泌される．

② 腸　相：十二指腸粘膜に主として酸性の糜粥 chyme が触れるとセクレチン secretin というホルモンが粘膜内につくられ，血行を介して膵臓に至り，アルカリに富む大量の膵液を分泌させる．一方，主として糖質の分解産物が粘膜に触れるパンクレオチミン pancreozymin というホルモンがつくられ，血行を介して膵臓に至り，消化酵素に富む膵液を分泌させる．近年，パンクレオチミンは後述のコレチストキニンと同一物質とわかり，CCK-PZ と表現される．

（5）胆汁の分泌機序

胆汁には体内の排泄物という意味もあるので，肝臓で絶えず生成されている．消化吸収に関する胆汁の分泌，排泄の仕組みは次のとおりである．

① 神経性調節：他の消化液と同様に，精神相と中枢神経分泌相が考えられる．

② 体液性調節：とくに脂肪の消化産物が十二指腸壁に触れると，その粘膜細胞内にコレチストキニン cholecystokinin（CCK-PZ）というホルモンが産生され，門脈より大循環系に入り，胆嚢を収縮させ胆汁の排出をはかるとともに，総胆管の出口にあるオディ括約筋を弛緩させて胆汁を十二指腸に排出させる．

（6）腸液の分泌機序

他の消化液と同様に，機械的・化学的刺激による神経性と体液性の機序が考えられている．しかし，体液性のものについては，まだ不明の点が多い．

胃液分泌の経過とその機序

		相	刺激	求心路	遠心路	効果
神経性調節	条件反射	脳 精神相	食物の連想，視る，嗅ぐ	大脳の連合線維	迷走神経	消化酵素に富む胃液
	無条件反射	相 中枢神経分泌相	食物の味，物理化学的刺激	味覚神経		
体液性の調節		胃　相	食物の機械的刺激	迷走神経	大胃の循環脈	HClに富む胃液
			蛋白質の消化産物→幽門部の粘膜→ガストリン→血液へ			
		腸　相	蛋白質の消化産物→十二指腸粘膜→ガストロセクレチン（インテスティナルガストリン）→血流へ			胃液分泌
			乳糜（脂肪）→粘膜→エンテロガストロン→へ			胃液分泌抑制

（4）膵液の分泌機序

膵液の分泌も神経性によるものと，体液性のものとに大別される．一般に食事をはじめようとすると1～2分で膵液の分泌がはじまり，漸次増加

図Ⅰ-40 糖質の消化

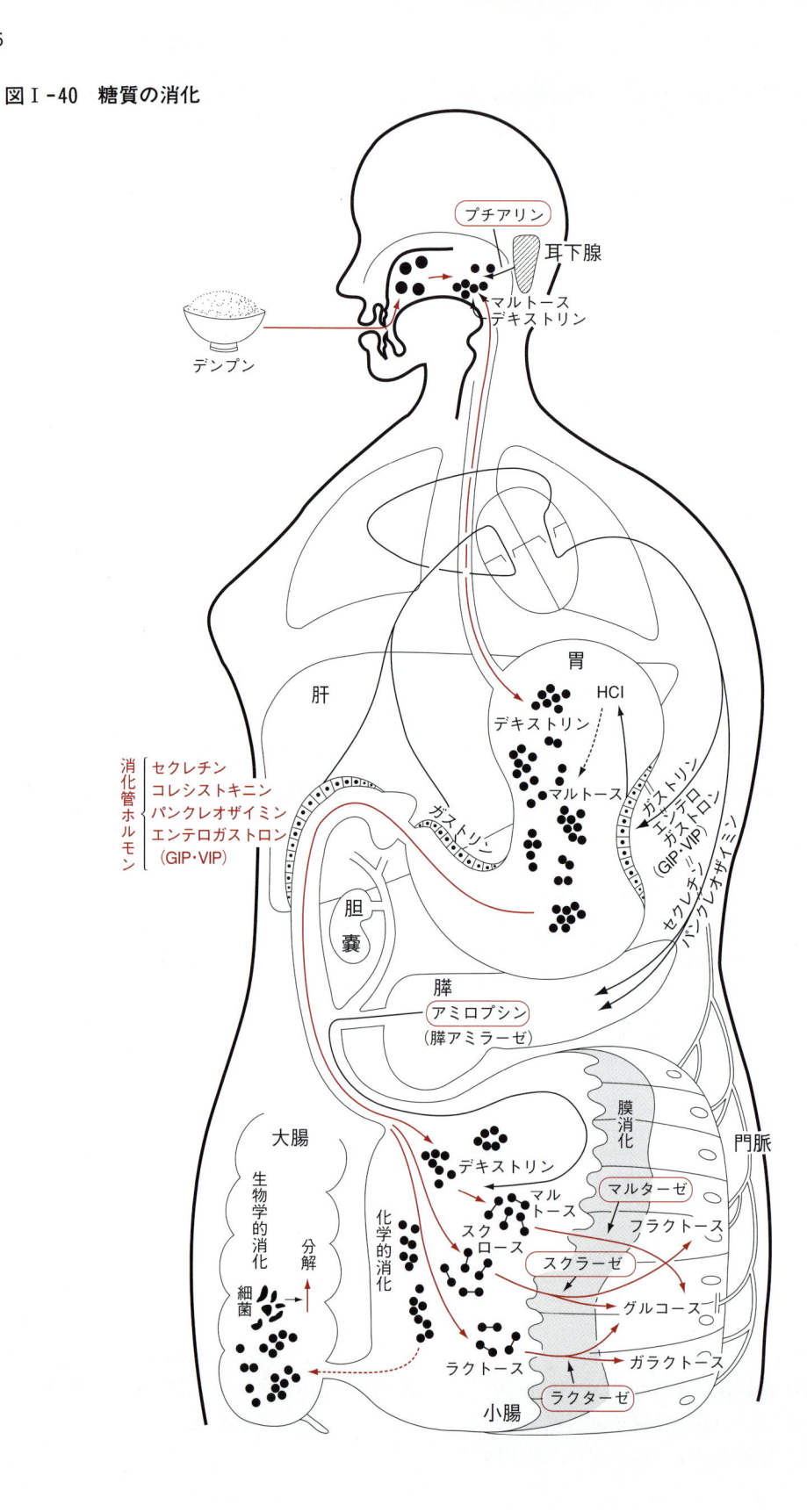

膵液分泌の経過とその分泌機序

		相	刺激	求心路	遠心路	効果
神経性調節	条件反射	脳相 精神相	食物の連想,視る,嗅ぐ	大脳の連合線維	迷走神経	消化酵素に富む膵液
	無条件反射	中枢神経分泌相	食物の味物理化学的刺激	味覚神経		
体液性調節		腸相	酸性の乳糜→十二指腸粘膜→セクレチン→血流 糖質の消化産物→パンクレオチミン→		大膵循臓環の→動脈	アルカリに富む大量の膵液 消化酵素に富む膵液

胆汁分泌の経過とその分泌機序

		相	刺激	求心路	遠心路	効果
神経性調節	条件反射	脳相 精神相	食物の連想,視る,嗅ぐ	大脳の連合線維	迷走神経	胆囊の収縮 オディ括約筋の弛緩 ↓ 胆汁の十二指腸への流出
	無条件反射	中枢神経分泌相	食物の味物理化学的刺激	味覚神経		
体液性調節		腸相	脂肪の消化産物→十二指腸の粘膜→コレチストキニン→血流へ		大循環→胆囊の動脈へ	

腸液分泌の経過とその分泌機序

		刺激	求心路	遠心路	効果
神経性調節	局所反射	食物の機械的,化学的刺激	小腸壁内のマイスナー神経叢を介する反射		腸液の分泌
体液性調節		酸性の十二指腸粘膜糜粥→エンテロクリニンビリキニン→血流へ →セクレチン→		大循環→小腸腺の動脈刺激	

4) 管腔内消化と膜消化

従来,食物として摂取された栄養素は,口腔から消化管内を移動する間に種々の消化液の作用を受け,最終的に小腸液に含まれる消化酵素によって,栄養素の最小構成単位まで分解され,小腸粘膜から吸収されうる状態にまで変化されると考えられていた.

しかし,近年,小腸液中に各栄養素の最終段階に作用する消化酵素がほとんど含まれていないこと,小腸内のこれらの酵素は小腸粘膜細胞膜の微絨毛の膜表面に存在することなどがわかってきた.また,小腸絨毛表面を覆うグリコカリックス glycocalyx (mucoplysacharide layer)の作用が明らかにされてきて,従来いわれている消化管内で行われる消化は,蛋白質ならば主としてオリゴあるいはポリペプチドまで,糖質は二糖類,脂肪も主にトリー,ジー,モノーグリセリドまでぐらいであることがわかってきたのである.

したがって,これらの物質が吸収されるための最終段階の消化は,主として前述のグリコカリックスに吸着され,その中を移送されて粘膜細胞の微絨毛の膜表面に存在する最終段階まで分解する酵素,たとえば,種々のペプチターゼ,二糖類分解酵素,リパーゼなどの作用によって最小構成単位に分解されながら吸収されるという機構によって行われるとされるようになってきたのである.

したがって,私たちの摂取する栄養素の消化については,前者の管腔内消化 intracaral digestion と,後者の膜消化 membrane digestion との2つに分けて考えなければならず,また栄養素の吸収過程も膜消化を除外して考えることはできなくなってきている.

5) 三大栄養素の消化

従来,食物中の栄養素の消化については,消化器系の各部位における消化として論じられているものが多い.本項では紙面の都合もあって,各栄養素別の消化過程として述べることにする.

図 I-41 蛋白質の消化

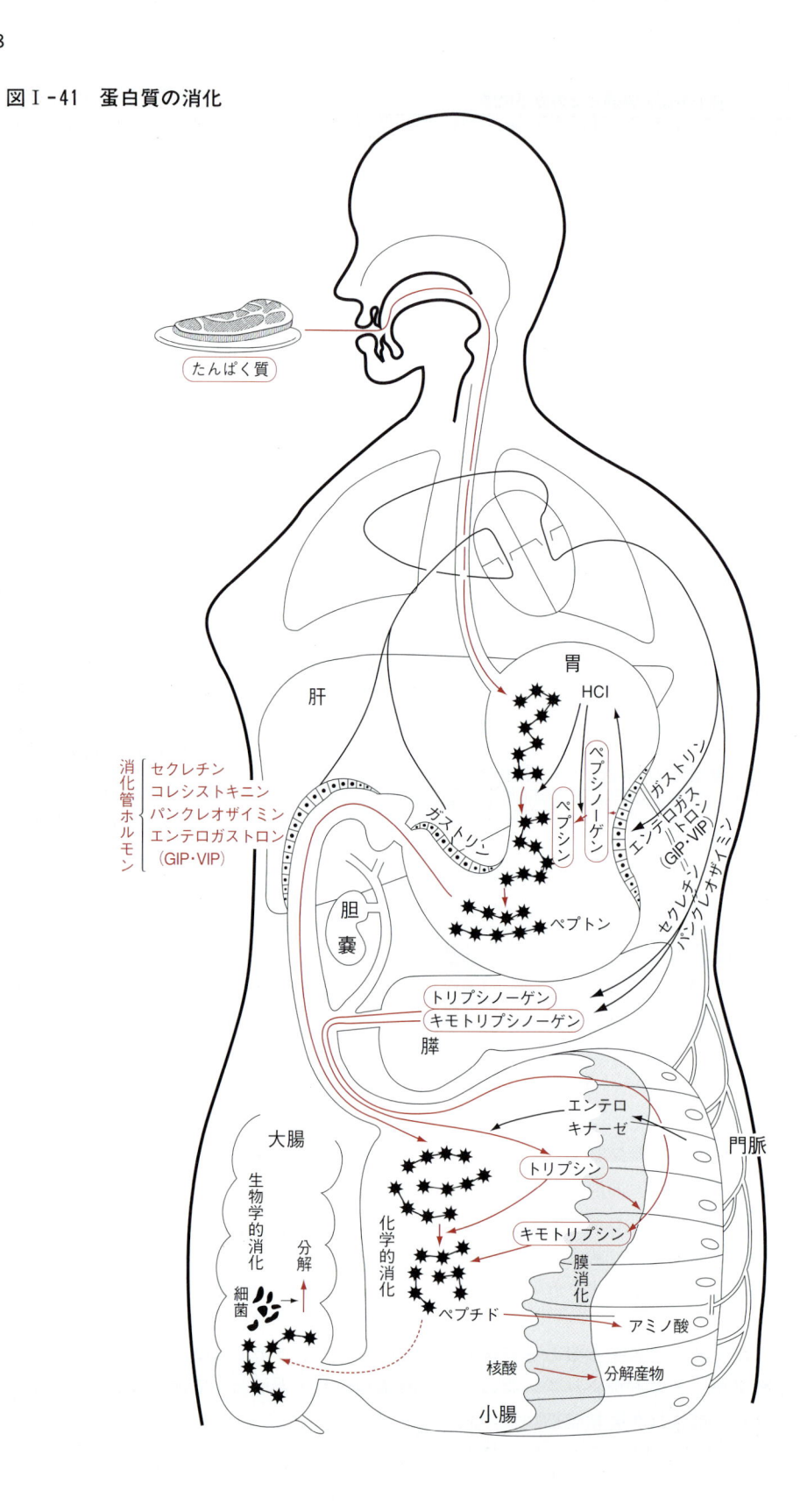

(1) 糖質 carbohydrate の消化

(図 I-40，I-49)

　私たちの食べる糖質は，主として米，麦，じゃがいもなどに含まれるでんぷんで，その他，しょ糖，乳糖などの2糖類である．

　① 口腔内の消化：食物は，まず口腔内でよく噛み砕かれ，唾液とよく混合されてから適当な大きさと固さの食塊 bolus に捏ね固められる．このとき食物中の糖質は，唾液中のでんぷん分解酵素 amylase であるプチアリン ptyalin の作用を受け，グルコース glucose（ブドウ糖）の分子のつながりが切れ，分子の数が少なくなったデキストリン dextrin や，グルコース2分子のマルトース maltose（麦芽糖）にまで分解される．

```
         粘液        プチアリン
          ↓    溶解性   ↓ デキス  ↓
でんぷん→でんぷん→トリン→マルトース
```

　プチアリンの至適 pH は 6.8 前後である．至適温度は約40℃といわれ，0.0003％の HCl，0℃でその作用が停止し，60〜70℃で破壊されるといわれる．なお，植物性細胞の膜を形成しているセルローズ cellulose にはほとんど作用しないので，膜を破っておかないと効力がなく，また，生のでんぷん（β-でんぷん）に対しても作用が弱く，α化したでんぷんにはよく作用する．したがって，水を加えて煮たでんぷんのほうが消化しやすいことになる．

　② 胃腸内の消化：これらの分解産物は，嚥下され，食道を経て胃に移送されるが，胃液中には糖質分解酵素はほとんど含まれておらず，ただ塩酸による水解が考えられるにすぎない．ついで十二指腸に送られると，膵液中のアミラーゼであるアミロプシン amylopsin によって，食べたでんぷんのほとんどがマルトースにまで分解され，さらに小腸粘膜表面に存在するマルターゼ maltase によって，その最小構成単位であるグルコース2分子に分解されるわけである．

　一方，ラクトース lactose（乳糖），シュクロース sucrose（しょ糖）など，乳汁や砂糖として2糖類の形で摂取された糖質は，膵液や小腸粘膜表面に存在するラクターゼ lactase，シュクラーゼ sucrase の作用によって，その構成単位であるグルコースと，フラクトース fructose（果糖）あるいはガラクトース galactose にまで分解されることになる．

　近年，これら2種類の分解酵素は，前述のように腸管壁を構成する粘膜の細胞膜表面に存在していることが確認され，マルトース，ラクトース，シュクロースなどの2種類が，その粘膜表面に触れると，それらを分解しながら細胞内に取り入れる膜消化によって，消化が完了するとともに同時に吸収もされることになる．

　さて，ふつうこれらの機構によって糖質の消化が行われているわけであるが，もし，糖質が完全に消化されず，未消化のまま大腸に移送されると，腸内の常在細菌により主として発酵が行われ，乳酸，酢酸，酪酸などが生成され，一方，二酸化炭素，水素あるいはメタンなどのガスを発生する．

(2) 蛋白質 protein の消化 （図 I-41，I-49）

　私たちが摂取する食物中の蛋白質は，動物性および植物性を問わず，すべて多くのアミノ酸がペプチド結合した高分子の化合物であり，基本的にはその最小構成単位であるアミノ酸にまで消化分解されて吸収されると考えればよい．

　① 胃内での消化：口腔内でよく噛み砕かれ，唾液と混合されて食塊となった食物中の蛋白質は，唾液中に蛋白分解酵素が存在しないために，そのままの形で食道を経て胃に移送される．胃では胃壁の壁細胞から分泌される HCl および主細胞からペプシノーゲン pepsinogen として分泌され，HCl によって活性化されるペプシン pepsin という蛋白分解酵素の作用を受ける．すなわち，蛋白質を構成しているアミノ酸がとれて，順次その数が少なくなったアルブモーゼ albumose，ペプトン peptone にまで分解する．なお，小児では，凝乳酵素であるレンニン rennin が乳汁中のカゼイン casein に作用して凝固性のパラカゼイン paracasein に変化させる．これに Ca のついたパラカゼイン Ca は，ペプシンの作用を受けやすくなる．しかし，至適 pH が 6.0〜6.5 と高いために成人の胃液 pH 1.5〜2.5 ではその作用がほとんどみられない．

　② 小腸内での消化：ついで，小腸に移送される

図Ⅰ-42　脂質の消化

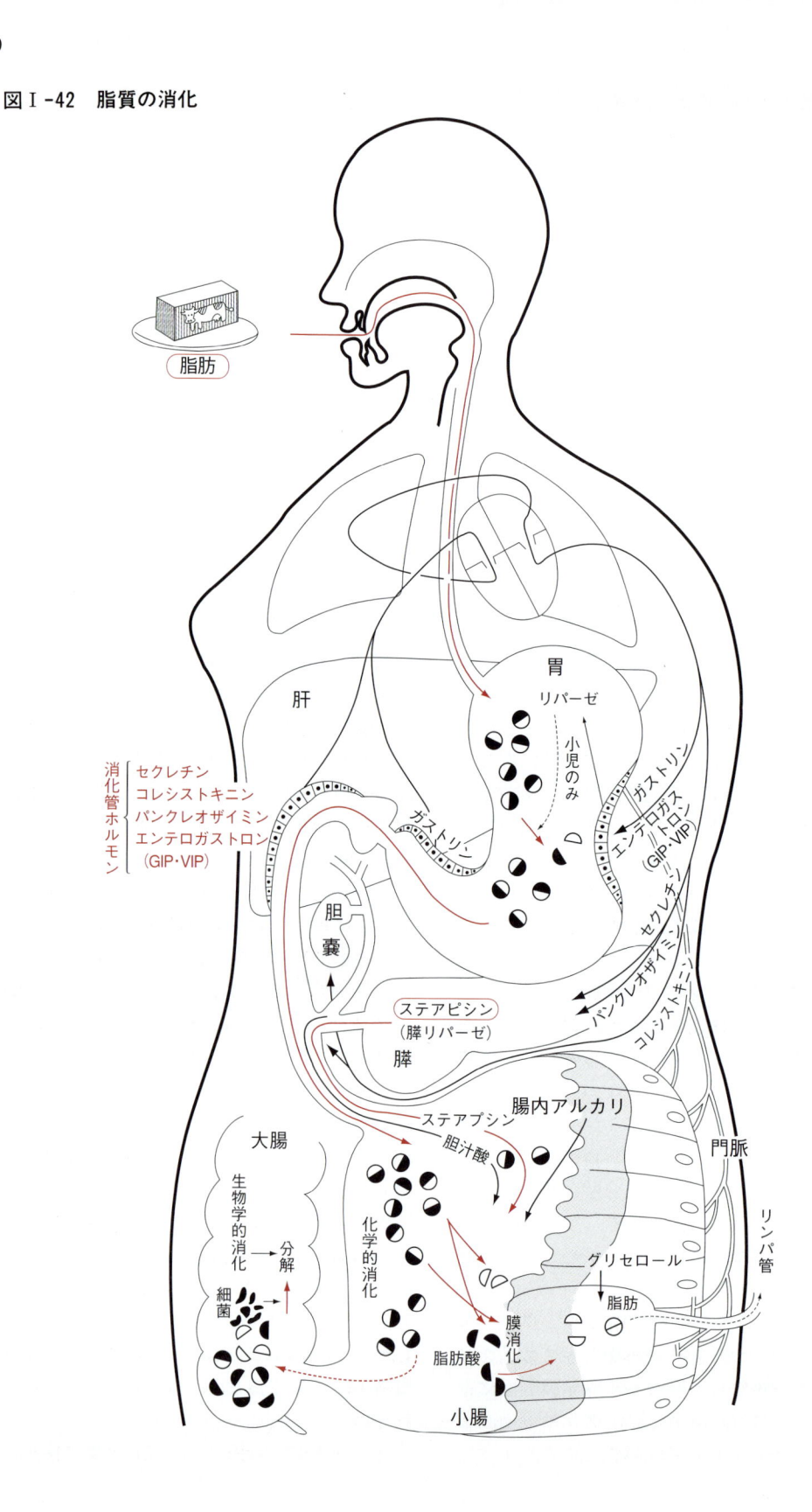

と，まず，膵臓から分泌されるトリプシノーゲン trypsinogen が，腸管壁に存在するエンテロキナーゼ enterokinase の作用によって強力な蛋白分解酵素である活性のトリプシン trypsin となって作用し，また，同様に膵臓から分泌されるキモトリプシノーゲン chymotrypsinogen が活性のトリプシンによって活性化され，キモトリプシン chymotrypsin となって蛋白質を分解する．この両者は蛋白質およびペプトンなどの蛋白性物質を，さらにアミノ酸数の少ないポリペプチド polypeptide, トリペプチド tri-, ジペプチド di-まで分解する能力がある．

さて，ペプチドにまで分解された蛋白質は，さらに小腸粘膜表面に存在する種々のペプチダーゼ peptidase の作用によって，その最小構成単位である個々のアミノ酸にまで分解されながら吸収されることになるわけである．これらの各消化液は，その蛋白質の量，性状などによって，前述のように，神経性および体液性(消化管ホルモン)の機序による分泌が調節され，きわめて合目的的に蛋白質の消化が行われている．アミノ酸は小腸の粘膜細胞膜を通過して吸収され，門脈を経て肝臓に移送される．しかし，近年，蛋白質は必ずしもアミノ酸にまで分解されなくてもある程度の大きさのペプチド，ことに体内において必要性の大きいものは，そのままの形でも吸収されうることが報告されている．

③ **大腸内での消化**：小腸内で消化しきれず大腸に移送された蛋白質は，大腸内の細菌によって，いわゆる腐敗を起こし，大便に特有な臭いをつけるインドール，スカトールなどを発生し，ときには，アミノ酸がヒスチジン，カタベリンなどの有毒アミンに変化して吸収され，種々の障害を起こす原因となることもある．

（3）脂質の消化　　（図 I-42, I-49）
① **ステアプシンと胆汁**：摂取された脂質は，他の栄養素と同様に口腔内で噛み砕かれ，唾液と混じて食塊となり，食道を経て胃に送られるが，唾液中には脂肪分解酵素（リパーゼ lipase）がなく，胃液中には少量のリパーゼを含んでいても，成人では至適 pH が異なりほとんど作用しない．小児では胃内 pH が約 6.0 と高いために，ある程度の作用を発揮する．したがって，私たちが脂質ことに脂肪を摂取した場合，小腸に移送されて，はじめて化学的な消化を受けることになる．

これにはまず，腸内のアルカリによってケン化されたり，胆汁中に含まれる胆汁酸の作用によって乳化される必要がある．これらによって脂肪が細かい粒子となり，そこに膵液中に含まれるステアプシン steapsin というリパーゼが作用し，脂肪酸とグリセリンに分解されるわけである．ふつう，私たちが食べる脂肪は，グリセリン 1 分子に 3 分子の脂肪酸が結合したトリグリセリド triglyceride(TG) である．したがって脂肪は，ジグリセリド di-, モノグリセリド monoglycerid の過程を経て分解するわけで，後述のごとく，必ずしも脂肪酸とグリセリンに分解されなくても，モノグリセリドとしても吸収可能である．なお，小腸粘膜表面にもリパーゼが存在し，脂肪の消化をより確実なものとしている．要するに私たちが食べた脂肪を化学的に消化する主たるものはステアプシンであり，胆汁の助けが必要なわけである．

② **脂肪便になる場合**：ここで問題となるのは，日本人の 75％が膵管および総胆管が一緒になって十二指腸のファーテル乳頭に開いていることで，ここが何らかの原因，たとえば胆石，膵臓や胆嚢の腫瘍などによって機械的に閉塞されると，脂肪の消化がほとんど行われなくなることである．この場合，胆汁の排出もみられないために，便は白色に近くなり，しかも，脂肪が消化されないためにギラギラと脂肪の浮いた便が排出されることになる．

6) 消化器系の運動

前述のごとく，摂取された食物が消化器系の各部で種々の化学的消化を受けるためには，その消化の段階に応じて，順序よく消化管内を移動する必要がある．すなわち，消化管の運動が遅滞なく行われることが，食物の消化と吸収にとって第 1 条件といえよう．

図Ⅰ-43 顔面の筋肉

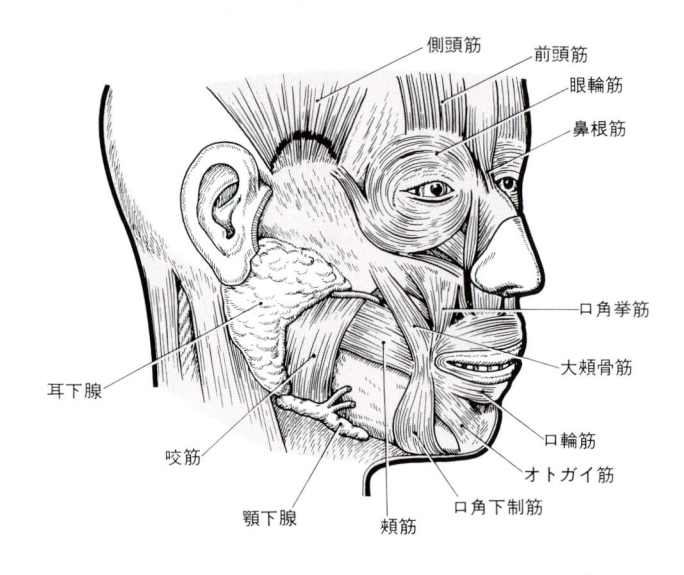

（藤田ら改変）

図Ⅰ-44 咀嚼運動における筋の活動

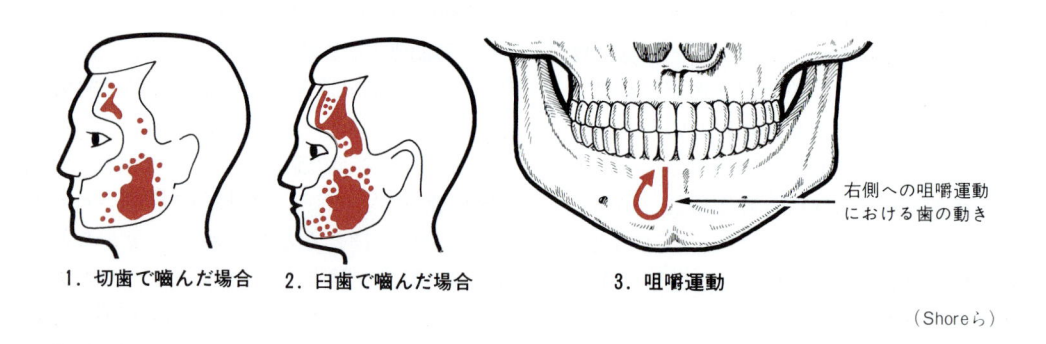

1. 切歯で嚙んだ場合
2. 臼歯で嚙んだ場合
3. 咀嚼運動

右側への咀嚼運動における歯の動き

（Shoreら）

図Ⅰ-45 嚥下運動

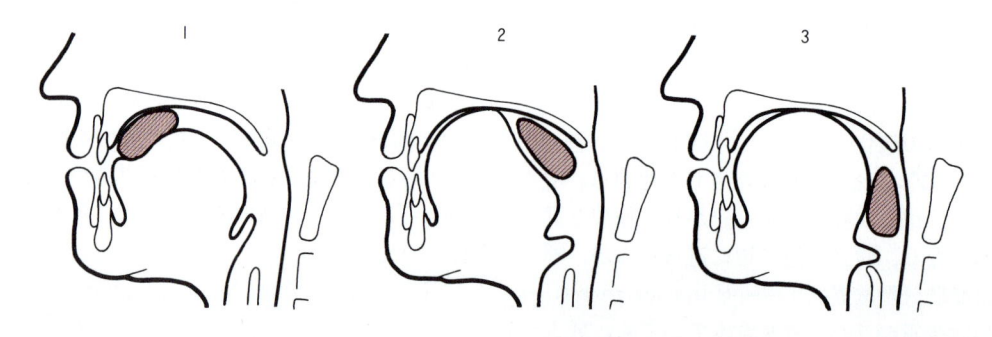

(1) 咀嚼 mastication と吸引 sucking
　　　　　　　　　　　（図 I-43, I-44）
　食物は，まず口腔で咀嚼され，細かく嚙み砕かれ，唾液とよく混合される．咀嚼運動は下顎を上顎に対して上下，左右に動かし，歯によって食物を破砕することで，舌，口唇，口頬の運動が補助的に作用している．これによって，食物は適当な大きさに捏ね固められ嚥下に適した食塊 bolus となる．三叉神経第3枝により支配された運動で，一般に随意運動と考えられているが，ほとんど無意識のうちに反射的に行われる．吸引運動は，口腔を閉じ舌を後方に引くことによって口腔内を陰圧にすることにより行われ，液体などを摂取する．新生児では 4〜14 cmH₂O，生後 2〜3 カ月では 10〜30 cmH₂O，成人では 70 cmH₂O にも及ぶ．

(2) 嚥下運動 swallowing　　　　（図 I-45）
　口腔内の食塊および液体を飲み込んで胃に送り込む運動を嚥下という．
　① 第1期・口腔期 buccal stage：口腔より咽頭まで食塊を送り込む運動で，主として舌の働きによって行われる随意運動である．
　② 第2期・咽頭期 pharyngeal stage：咽頭より食道入口までの時期で，食塊が咽頭粘膜に触れると，順序よく反射的に行われる不随意運動である．すなわち，舌の後退，口蓋弓の収縮によって口腔と咽頭が遮断され，さらに軟口蓋と口蓋垂が上がって鼻腔との連絡が断たれる．同時に舌根が上がり，喉頭蓋が閉じ，声門も閉鎖して，呼吸も一時的に嚥下性無呼吸となる．ついで反射的に食道上端の輪状筋が弛緩し，咽頭筋が収縮して，食塊が食道入口に押し込まれる．
　③ 第3期・食道期 esophagus stage（図 I-46）
　食塊が食道の入口から胃の噴門まで達する時期で，食道入口にある食塊上部の輪状筋が収縮して下方に移動する蠕動運動 peristalsis が起こる．これは食塊を食道下端まで移送する不随意運動である．1回の蠕動波は 4〜6 秒を要し，食塊は食道下端に達すると，噴門括約筋が弛緩して胃に入る．嚥下の第2期以降は反射的に行われるので，嚥下反射といい，延髄にある嚥下中枢によって統御されている．

(3) 胃の運動　　　　　　　　　（図 I-47）
　① 胃内容の充実：胃が空虚なときは，胃壁の緊張によって，幽門および胃体部の一部では前後壁が互いに接触して内腔がほとんど認められない．食道より食塊が送られてくると，胃の上部から小彎側に沿って下降し，順次重積して大彎側に拡がっていく．もし，胃に緊張がないと食塊は重力によって下方に溜まるが，緊張があれば食塊が抑えられ，一定の形を保つようになる．
　② 胃の運動：胃の運動は蠕動運動が主体で，飢餓時に胃全体の緊張性収縮 tonic contraction のみられることがある．
　蠕動運動は，胃体部の中央付近より輪状筋の収縮が起こり，この収縮輪が幽門部に移動する．はじめの蠕動波は弱く，漸次強くなり，胃体部と幽門部の境い付近では深い"くびれ"を生ずる．これを角切痕 gastric angle という．ふつう，蠕動波が 15〜20 秒に1回の割で起こり，10〜30 秒かかって幽門に達する．胃内圧は 120 cmH₂O ぐらいとなり，食塊が胃液とよく混ぜられ半流動性の糜粥 chyme となる．正常な胃では，いわゆる逆蠕動 antiperistalsis がみられない．
　一定時間を経過し，内容がある程度消化されると，胃全体が緊張性の収縮を起こし，胃内圧が高まって胃内容を十二指腸に移行させようとする運動が起こる．
　③ 胃内容の移送と運動の調節：一般的に，食後約10分ぐらいから軟らかい消化のよい物の移送が間歇的にはじまり，3〜6時間でそのほとんどが移送される．これには胃内圧のほかに，内容の硬度，浸透圧，化学的性状などが関係する．水はほとんどそのまま十二指腸に移行し，高張溶液は等張に希釈されてから移送される．なお，胃の運動は迷走神経刺激により亢進し，交感神経刺激によって低下する．反射としては，腸胃反射 enterogastric reflex があり，十二指腸または空腸壁が伸展されると胃運動が低下する．体液性には，脂肪や酸性液などが十二指腸粘膜に触れると，その壁内にエンテロガストロン enterogastrone（近年，GIP；gastric inhibitory polypeptide, VIP；vasoactive intestinal peptide などが単離された）と総称されるホルモン様物質が産生され，血行を

図 I-46 食道の運動

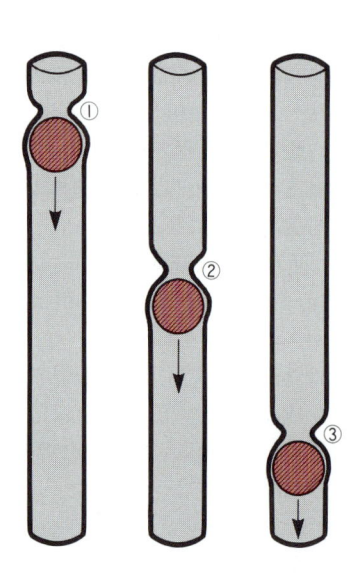

図 I-47 胃の運動

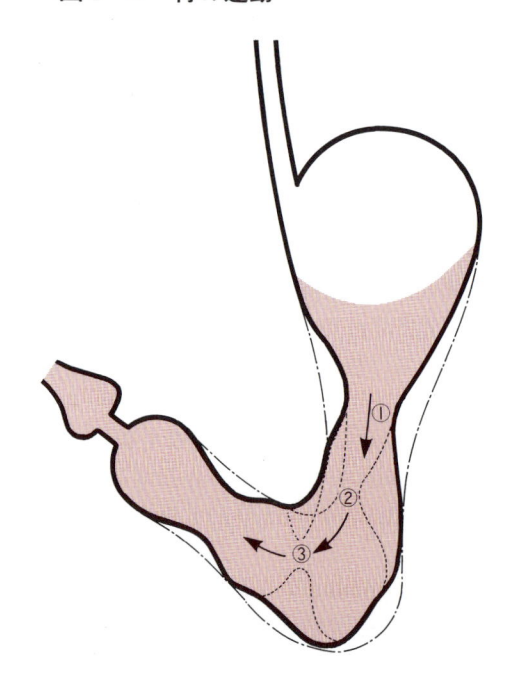

図 I-48 小腸の運動

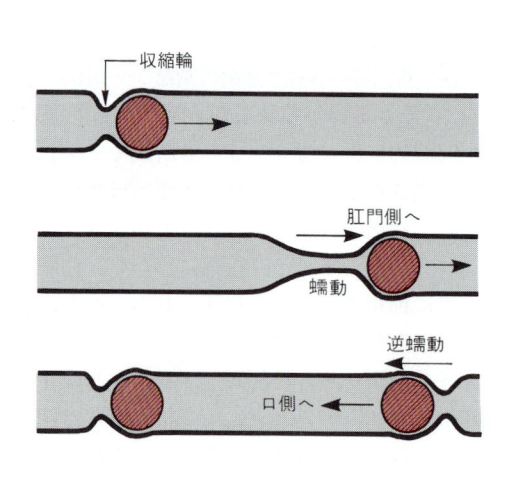

収縮輪

肛門側へ
蠕動

逆蠕動
口側へ

1. 蠕動運動

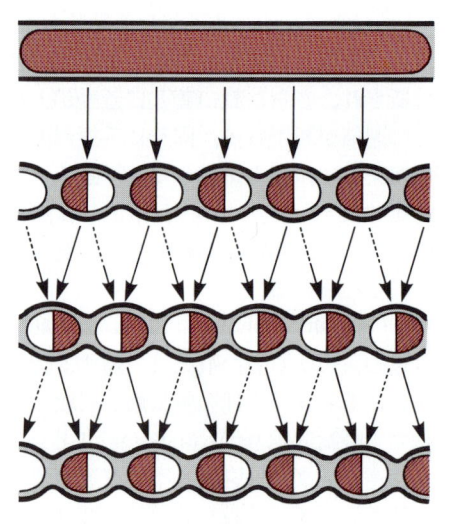

2. 分節運動

介して胃に至り，胃液分泌を抑制するとともに胃の運動も抑制する．

いずれにしても，十二指腸粘膜に加わる種々の刺激によって運動が調節され，胃内容の移送が行われているわけである．

(4) 小腸の運動　　　　　　　（図I-48）

小腸の運動には，律動性収縮 rhythmical contraction と，蠕動運動があり，律動性収縮には，分節運動 segmentation と振子運動 pendular movement とがある．

① 分節運動：腸管壁の輪状筋がある間隔をおいて収縮し，いくつかのくびれを生じ，次にこの収縮輪の間が収縮する．この運動が律動的に繰り返されて，腸の内容が消化液などとよく混和され，腸管壁にもよく接触されるために栄養素の消化と吸収が促進される．また，腸管壁の血流，リンパ流を促進する効果もある．この運動は小腸上部でよく行われ，毎分20〜30回，下部に行くに従い少なくなり，約30分ぐらい同じ場所で繰り返される．

② 振子運動：比較的狭い範囲の縦走筋が一定の周期で収縮弛緩を繰り返す運動で，分節運動ほど著明ではなく，生理的意義も少ないと考えられている．

③ **蠕動運動**：腸管の輪状筋が収縮してくびれをつくり，その収縮輪が口側から肛門側へ移動する運動で，収縮輪より肛門側の輪状筋は反射的に弛緩する（ベイリス・スターリングの腸の法則）．その移動速度によって2つに分けられる．(1) 第I型……小腸の短い区域を，毎分1〜2 cmの速度で緩徐に進行する収縮波で，小腸のどの部にもみられる．(2) 第II型……毎秒2〜25 cm，平均約10 cm/秒の速度で進行する急速な収縮波で，小腸の長い部分を掃引する．ときに全長にわたって行われることがあり，これを直行蠕動 peristaltic rush という．また，十二指腸，回盲部付近では逆方向の蠕動運動がみられ，これを逆蠕動といっている．

④ 運動の成因とその調節：小腸は，腸壁自身に自動能をもっていて，従来，アウエルバッハの神経叢によって神経原性に蠕動運動が行われ，分節運動はむしろ筋原性のものと考えられていたが，現在，必ずしも明確に分けることはできないとされている．腸管自体の自動性のほかに，腸管は自律神経系の支配を受けている．すなわち，迷走神経が刺激されると運動の亢進が，内臓神経を刺激されると運動の抑制がみられると考えればよい．運動を起こさせる刺激としては腸内容の機械的・化学的刺激，胃内容の移送度，大腸の充実度などが考えられている．

小腸内容は，十分消化吸収されると，ふつう，食後4〜15時間かかって回腸下部に達し，ときどき起こる強い蠕動波により回盲部弁を通って盲腸に移送される．回腸下部では，内容の停滞によって起こる局所反射と，胃に食物が入ったときにみられる胃回腸反射によって，その運動が調節されている．

(5) 大腸の運動

大腸の運動は，本質的に小腸の運動と変わらず，律動性収縮と蠕動運動がある．横行結腸の中間部付近より口側では，分節，蠕動，および逆蠕動が盛んに行われ，細菌による生物学的消化，水分の吸収が行われる．肛門側では，水分の吸収によって漸次内容の固型化が行われ，横行結腸以下では24時間に1〜2回の蠕動運動が行われるにすぎない．胃に食塊が入ると，横行結腸からS状結腸にかけて急激に強い蠕動運動が起こることがある．これは胃結腸反射によるもので，これによって結腸内容が直腸に移送される．これをとくに総蠕動 mass peristalsis とよんでいる．

(6) 排　便 defecation

ふつう，糞便はS字結腸との間の輪状筋が収縮しているために直腸には存在しない．前述の総蠕動あるいは量が多くなると，自重によって直腸に移動する．直腸壁が糞便によって拡張され，直腸内圧が30〜50 mmHgぐらいに高まると，そこに分布している骨盤神経を経て興奮が脊髄，大脳へと伝えられ，便意 desire to defecate が起こる．便意が起こると，反射的に直腸の蠕動，内外肛門括約筋の弛緩が起こって糞便が体外に排泄される．これを排便反射といい，脊髄のS_2〜S_4にある

図 I-49 吸 収

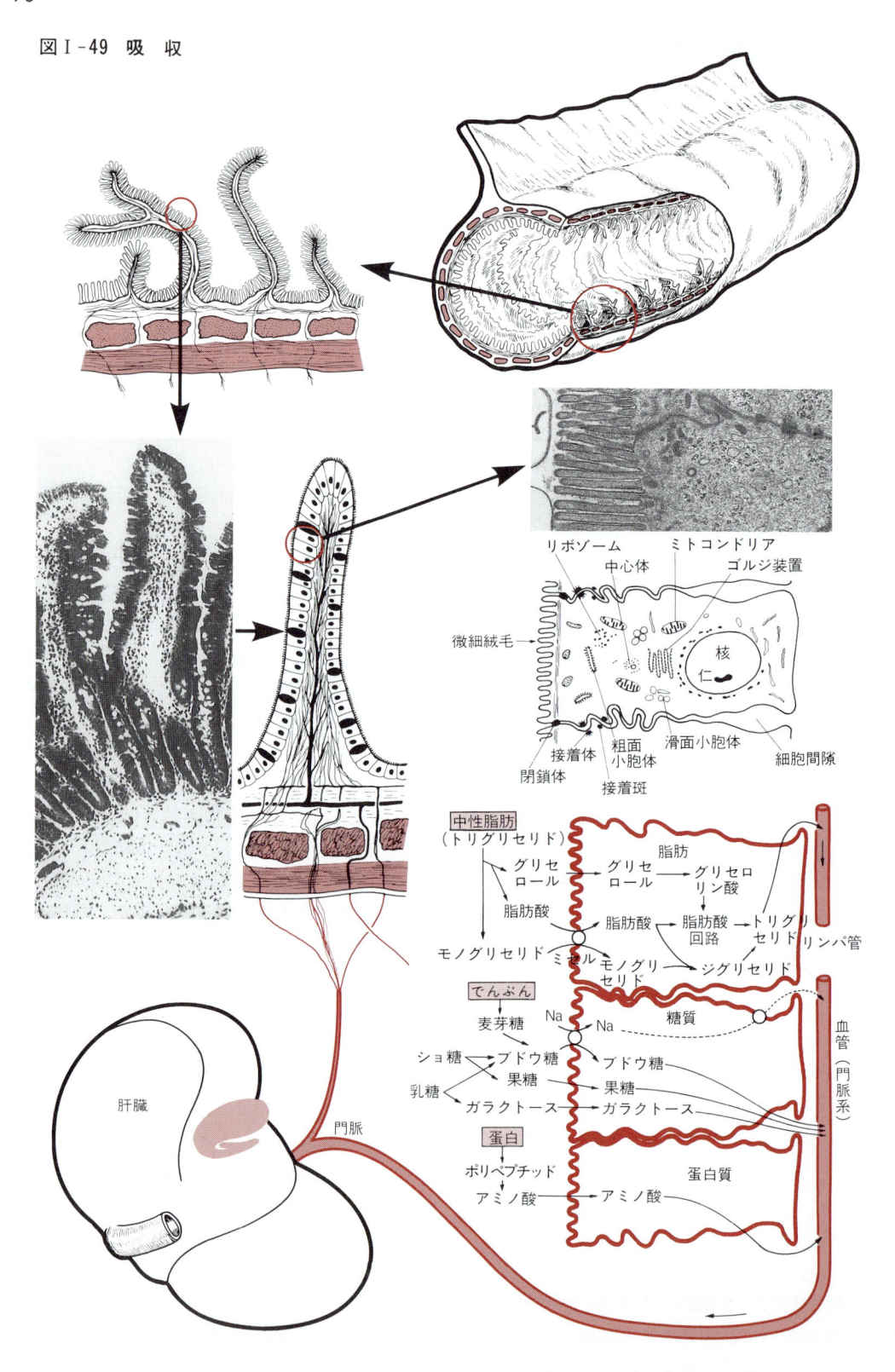

リボソーム　ミトコンドリア
中心体　ゴルジ装置
微細絨毛
核
仁
接着体　粗面小胞体　滑面小胞体　細胞間隙
閉鎖体　接着斑

中性脂肪
(トリグリセリド)
グリセロール　脂肪　グリセロール　グリセリン酸
脂肪酸　脂肪酸　脂肪酸回路　トリグリセリド　リンパ管
モノグリセリド　ミセル　モノグリセリド　ジグリセリド

でんぷん
麦芽糖　Na　Na　糖質
ショ糖　ブドウ糖　ブドウ糖
乳糖　果糖　果糖
ガラクトース　ガラクトース

血管（門脈系）

蛋白
ポリペプチド
アミノ酸　アミノ酸　蛋白質

肝臓
門脈

肛門脊髄中枢と，延髄，前視床下部，大脳皮質などにある上位中枢によって調節されている．なお，排便に際しては，随伴症状として，随意的な腹圧の亢進，声門を閉じて息をつめるなどの現象が加わってくる．

7）栄養素の吸収

（1）吸収 absorption とは

私たちが食べた食物は，消化管を通る間に，順次，その構成単位である分子量の小さい溶解性の物質まで消化される．このように，消化された物質を消化管を構成する円柱上皮細胞の膜を通して取り入れ，血液またはリンパ液中に移行させることを吸収という．栄養素の吸収は，口腔と食道では行われず，胃でもわずかに行われるのみで，そのほとんどが小腸で行われると考えればよい．大腸では主として水分の吸収が行われる．

（2）小腸粘膜細胞の構成　　　（図I-49）

主として吸収を行う小腸は，生体で約3〜4m，死体で5〜6mの中腔の管で，図I-49の上に示したとおり，その内面には無数の皺壁（輪状ひだ）がある．その表面にはビロード状の絨毛 villi があり，さらにその絨毛を構成する粘膜細胞の表面には微小絨毛 microvilli が存在している．

この微小絨毛の表面積まで入れると，小腸の表面は，計算上約 200 m² にも達する広大な面積となり，栄養素の消化・吸収にはきわめて合目的である．なお，この微小絨毛を有する粘膜細胞は，いわゆる単位膜で，基本的には蛋白―脂質―蛋白の3層からなり，必ずしも膜内外の構成が対称的でなく，ところどころに種々の消化酵素を含んだ蛋白性物質が存在するとも考えられている．また，この粘膜細胞には，図I-49の右中に示したとおり，いわゆる細胞内小器官のほとんどすべてが存在している．また，隣接する細胞との結合は，細胞表面近くにある閉鎖帯，付着帯，接着斑などによって強固に接着されている．また，細胞相互の接触面は一般の細胞とは異なり，雑雑な嵌合があり，細胞内に吸収された物質を粘膜下に放出する部位と考えられている．

（3）絨毛 villi　　　（図I-49）

小腸粘膜の輪状ひだ上にある長さ約1mmの指状の突起で，1層の円柱状の粘膜細胞によって覆われ，中央部には中心乳糜管があり，その周囲に1〜2本の動静脈が入って毛細血管網を形成している．なお，絨毛には粘膜下筋層から平滑筋線維が入り込んで，律動的な摺動，伸縮，鞭打などの運動を行っている．一般に糖質，アミノ酸など，脂肪以外のものは，粘膜上皮細胞から吸収された後，絨毛中の毛細血管網から門脈系を経て肝臓に移送される．脂肪および脂溶性物質の大部分は中心乳糜管よりリンパ系に入り，肝臓を通らず直接大循環系に移行する．

（4）門脈系 portal vein system　　（図I-50）

胃，腸，膵臓，脾臓など腹腔内の諸臓器からの血流を肝臓に送り込んでいる血管系で，小腸で吸収された栄養素，大腸で吸収される大量の水分などを肝臓に運んでいる．

（5）吸収の機序　　　（図I-50）

栄養素や，その他の物質が細胞の膜を透過して細胞内に取り込まれる場合，物質の種類や粘膜細胞の状態によってその透過が異なっている．これは，その膜内の酵素の局在や配列，膜の電気的・化学的ポテンシャルの勾配などによるものと考えられている．なお，小腸における物質の吸収を論じる場合には，これら一般的な膜透過機構のほかに，小腸粘膜細胞膜の外表面に存在する粘液多糖質の層 mucopolysacchride layer が吸収の良否に関係してくる．すなわち，この層の量および質が吸収される物質を引きつけ，選択的な吸収に関係しているものと考えられている．また，粘膜細胞膜に付随して存在する2糖類分解酵素などのいわゆる膜内消化による吸収機構も，吸収の良否を大きく左右すると考えなければならない．

小腸における物質吸収の機序としては，次の4つの機構があげられている．

① **受動輸送 passive transport**：受動輸送とは，膜の電気的・化学的ポテンシャルの勾配に従って物質が移動する現象で，拡散，浸透，濾過，電気泳動現象などがあり，一般に物理化学的法則

図Ⅰ-50 吸収の機序と門脈系

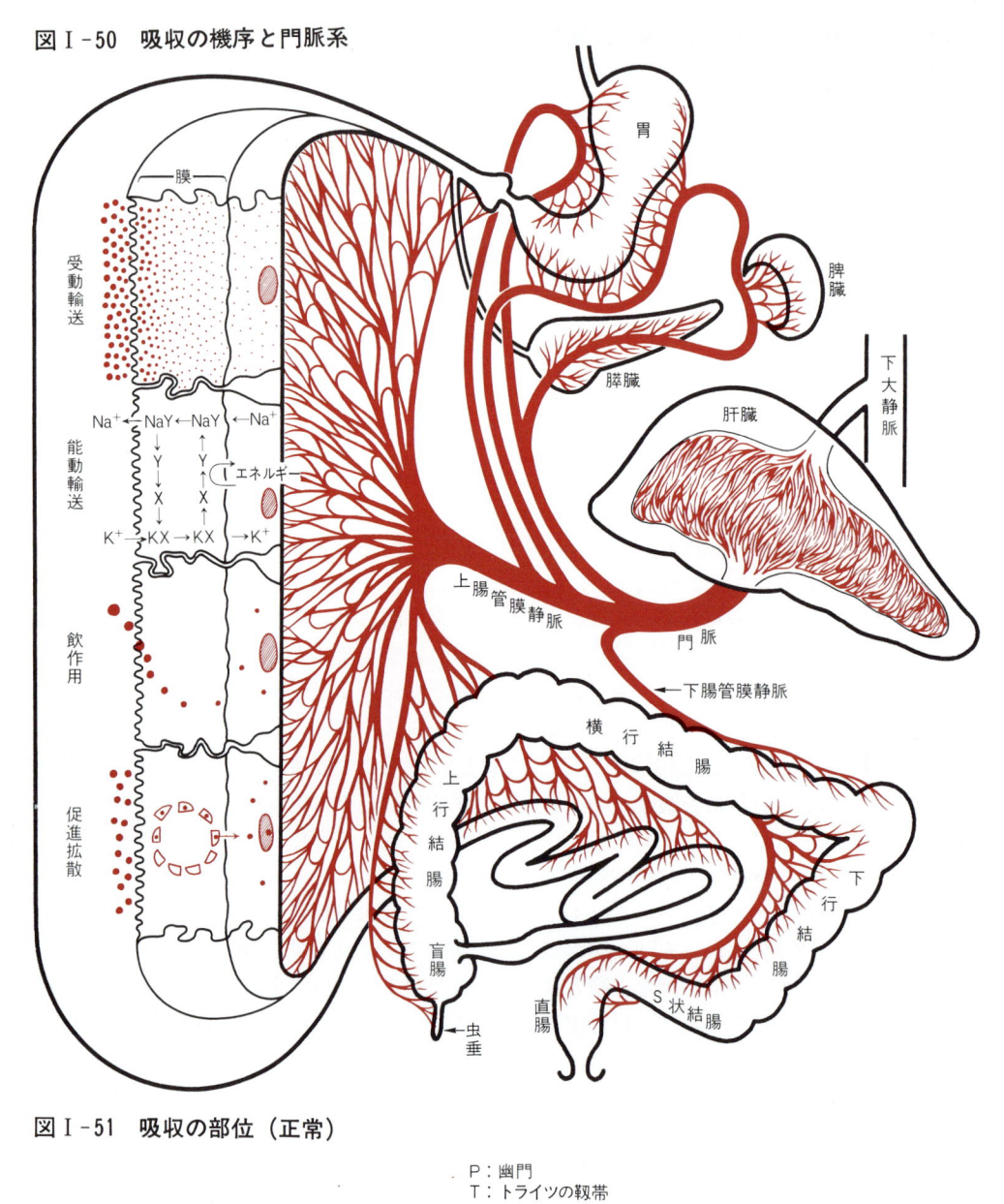

図Ⅰ-51 吸収の部位（正常）

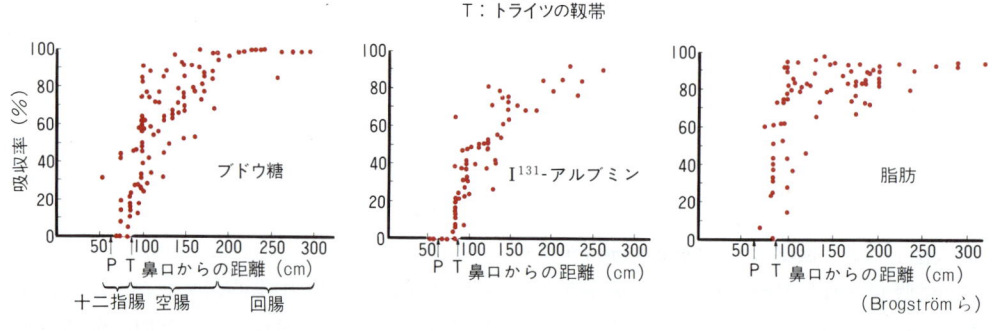

P：幽門
T：トライツの靱帯

ブドウ糖

I^{131}-アルブミン

脂肪

鼻口からの距離（cm）

十二指腸　空腸　回腸

（Brogströmら）

に従い,とくにエネルギーを必要としない.当然,膜内外の濃度差が大きいほど輸送が促進される.基本的にはこれによる吸収が重要な働きをしており,細胞形態の維持,水溶性ビタミン,無機物質,脂溶性物質などの吸収がこれに依存している.

② 促進拡散 facilitated diffusion:促進拡散とは,受動輸送の1つであるが,膜内にその物質の担体 carrier が存在する carriermediate diffusion と考えられるものである.すなわち,膜内に一定の分子のみを移送する一定量の担体があって,常に一定の方向にのみ回っていることを想定し,物質をその濃度勾配のみに従って移送する.エネルギーを必要としないが,担体の数が決まっているためある一定量以上になると飽和現象を呈し,しかも類似構造物があると競い合い現象 competition がみられるというものである.

③ 能動輸送 active transport:能動輸送とは,物質が電気的・化学的ポテンシャルの勾配に逆らって移動する機構で,担体による輸送が考えられ,次のような特徴がある.(1) 電気的・化学的勾配に逆らって輸送される.(2) 細胞内代謝に関係し,輸送にエネルギーを要する.(3) 代謝阻害剤の影響を受ける.(4) 類似構造物があると競い合い現象がみられる.(5) 低温になると能力が低下する.(6) 吸収物質の濃度が高くなってもある程度以上では飽和現象がある,などである.ブドウ糖,一部のアミノ酸,NaClなどにみられる現象で,ブドウ糖と Na^+, K^+ などとの共役輸送などが考えられている.

④ 飲作用 pinocytosis:飲作用とは,比較的大きな分子の物質を細胞がその表面から機械的に包み込んで細胞内に取り入れる方法で,偽足を出して積極的に取り入れる食作用 phagocytosis よりはむしろ受動的に行われる.

(6) 吸収の部位　　　　　(図 I-51)

栄養素の吸収は,口腔,食道,胃ではほとんど行われず,特別の場合を除いて大腸でも行われない.その大部分は,小腸,ことにその上部で行われ,三大栄養素のすべてが鼻口から150～200 cmの距離,すなわち空腸から回腸上部で行われている.もちろん,小腸下部ともその能力はあり,も し小腸上部に障害があれば,これを代行しうることはいうまでもない.

(7) 糖質の吸収

糖質は,消化酵素あるいは膜内消化によって大部分単糖類まで分解されて吸収される.しかし,同じ単糖類でもその種類によって相対的な吸収の度が異なっている.ブドウ糖を100とすると,

galactose＞glucose＞ribose＞fructose
　110　　　100　　　74　　　43
＞mannose＞xylose＞arabinose
　19　　　15　　　9

といわれる.ブドウ糖の約65％は能動輸送に依存するといわれ,主として果糖は受動輸送,促進拡散によると考えられている.また,構造的に能動輸送される条件としては D-pyranose 環をつくり,C_2 の位置の OH 基が必要とされている.

(8) 蛋白質,アミノ酸の吸収

蛋白質は,原則としてアミノ酸にまで分解されて吸収される.L型-アミノ酸は主として能動輸送,D型-アミノ酸は受動輸送によるといわれる.輸送系としては,中性アミノ酸,塩基性アミノ酸,ベタイン,グリシン,バリンおよびロイシンなどの輸送系が知られている.なお,ある種の蛋白体,ポリペプチドはアミノ酸にまで分解されなくても,そのままの形で吸収されることもあり,飲作用や特殊な輸送系が考えられている.

(9) 脂肪の吸収

脂肪は小腸内で分解され,グリセロールはそのままの形で,脂肪酸とモノグリセリドは胆汁酸塩の作用を受けて,直径40～60 nmのミセルを形成し,微小絨毛の膜から吸収される.吸収されたグリセロールと脂肪酸は,ただちにその細胞内でトリグリセリドなどに再合成され,リポ蛋白など蛋白質の膜に覆われたカイロミクロン chylomicron として中心乳糜管に移行する.

(10) その他

水および無機塩類は,主として受動輸送によるが,Na^+ はブドウ糖との共役による能動輸送によ

図Ⅰ-52 肝臓とその機能

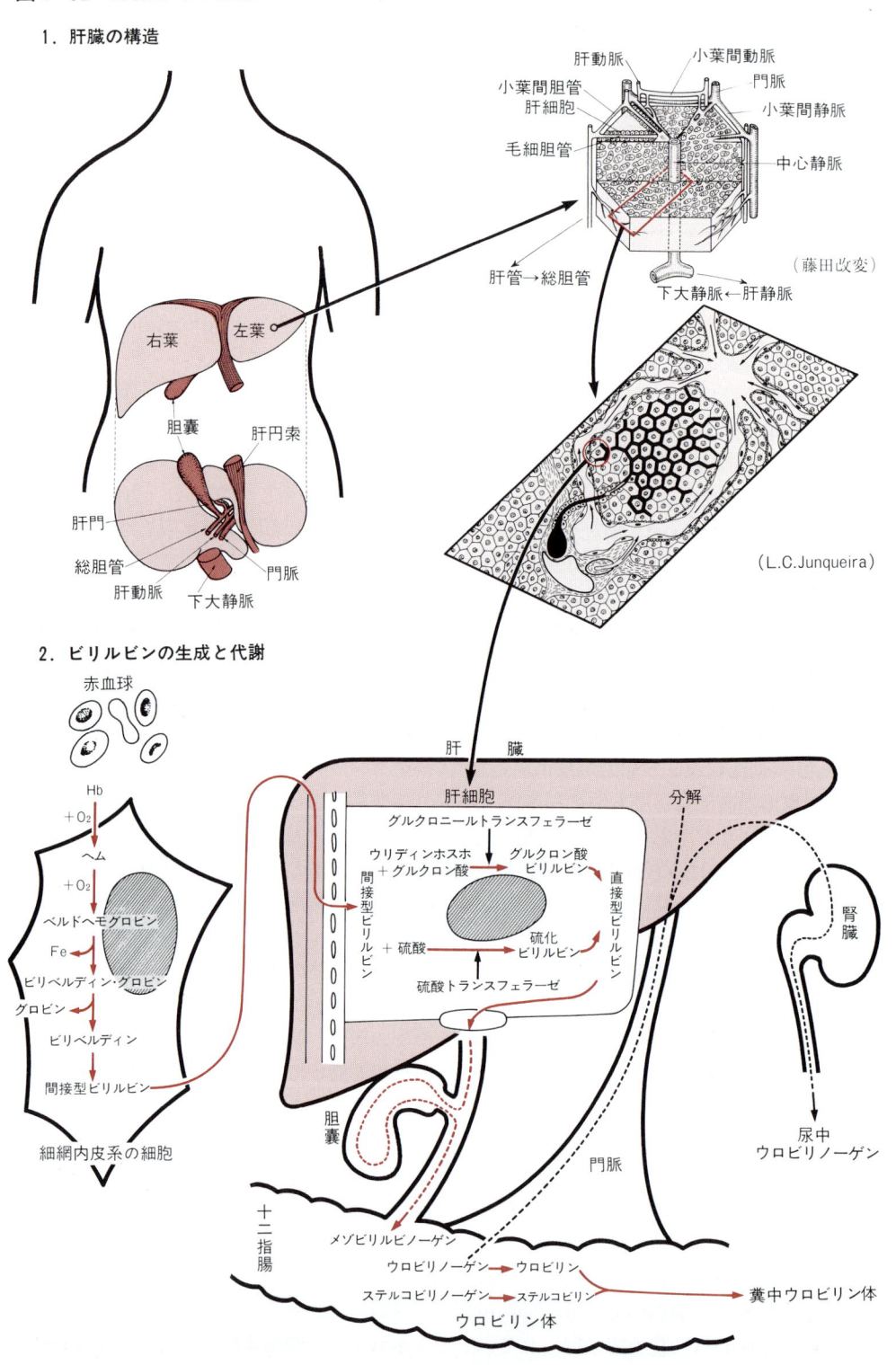

1. 肝臓の構造

右葉 左葉
胆嚢 肝円索
肝門
総胆管 門脈
肝動脈 下大静脈

肝動脈 小葉間動脈
小葉間胆管 門脈
肝細胞 小葉間静脈
毛細胆管 中心静脈
肝管→総胆管
下大静脈←肝静脈
(藤田改変)

(L.C.Junqueira)

2. ビリルビンの生成と代謝

赤血球
Hb
+O₂
ヘム
+O₂
ベルドヘモグロビン
Fe
ビリベルディン・グロビン
グロビン
ビリベルディン
間接型ビリルビン
細網内皮系の細胞

肝臓
肝細胞　　　　　　　　分解
　　　グルクロニールトランスフェラーゼ
　　ウリディンホスホ　グルクロン酸
間　　+グルクロン酸　　ビリルビン　　直接型ビリルビン
接
型
ビ　　　　　　　　硫化
リ　　　+硫酸　　　ビリルビン
ル
ビ　　　硫酸トランスフェラーゼ
ン

胆嚢
十二指腸
メゾビリルビノーゲン
ウロビリノーゲン→ウロビリン
ステルコビリノーゲン→ステルコビリン → 糞中ウロビリン体
ウロビリン体

門脈

腎臓
尿中ウロビリノーゲン

るところが大きい．

8）肝臓 liver とその機能

（1）肝臓の構造　　　　　　（図Ⅰ-52・1）

肝臓は体内最大の暗赤色の臓器で，成人の重さ約 1,000～1,400 g，横隔膜の下，左右上腹部に存在する．組織学的には，肝小葉が無数に集まったもので，肝小葉は，肝細胞索と毛細胆管，毛細血管が，中心静脈を中心として放射線状に集まった特異な構造をしている．血管系は，門脈および肝動脈の血液を受けて，肝細胞索の外側にある毛細血管網を経て，中心静脈から肝静脈，下大静脈に注いでいる．一方，肝細胞でつくられた胆汁は，毛細胆管，小葉間胆管，総胆管を経て胆嚢に集まって，用に応じて十二指腸に排出される．なお，毛細血管網には，細網内皮系に属する星細胞があり，ビリルビンの生成や生体防衛機能を営んでいる．

（2）肝臓の機能

肝臓は，栄養素の処理，貯蔵，解毒，分解，排泄など，きわめて多岐にわたる重要な機能を兼ね備えており，なかでも生体内中間代謝の中心的役割を果たしている．なお，肝臓の機能は非常に代償性に富み，その 3/4～4/5 を摘出してもよく生命を維持しうるといわれ，また，再生能力も強い．しかも，肝血流は常時必ずしも平等に流れているものではなく，常に一定の予備力をもっており，貯蔵血液の貯留部位でもある．

① **体内中間代謝の中心**：

(1) 糖代謝……グリコーゲンの合成，分解，貯蔵を行い，必要に応じてブドウ糖を血流に供給し血糖の調節をはかる．また，アミノ酸，脂肪からの糖新生も行われている．

(2) 蛋白代謝……血漿アルブミン，フィブリノーゲンの生成，脱アミノ基作用，尿素の生成，アミノ基転移反応，アミノ酸および蛋白質の合成，貯蔵，放出などを行っている．

(3) 脂質代謝……脂肪酸の分解，ケトン体の産生，リポイドの合成，分解作用などがある．

(4) ビタミン，ホルモンの代謝……各種ビタミンの活性化，貯蔵，女性ホルモン，抗利尿ホルモンなどの破壊が行われている．

② **胆汁の生成**：肝細胞で胆汁酸を生成し，胆汁の合成を行っている．

③ **解毒作用**：有毒物などをグルクロン酸，硫酸などと抱合させ，それを無毒化し，胆汁中に排泄している．

④ **血液凝固作用**：プロトロンビン，フィブリノーゲンを生成して，ヘパリンの産生に関与している．

⑤ **血液量の調節**：血液を貯蔵し，用に応じて放出し，血液量の調節を行う．胎生期には造血機能があり，成人では抗貧血因子，鉄の貯蔵も行っている．

⑥ **身体防衛作用**：星細胞など細網内皮系の働きにより赤血球の破壊，ビリルビンの生成，その他身体防衛的に働いている．

（3）ビリルビン（胆汁色素）の生成とその排泄
（図Ⅰ-52・2）

ビリルビンは，赤血球が体内の細網内皮系に属する細胞で破壊されると，その中に含まれていたヘモグロビン（Hb）から，図Ⅰ-52・2 のような過程を経て生成される．このビリルビンは間接型ビリルビンといわれ，水に不溶性で，腎臓の糸球体を通過できないため尿中には排泄されない．これが血行を介して肝臓にくると，肝細胞内のグルクロニールまたは硫酸トランスフェラーゼの作用を受けてグルクロン酸あるいは硫酸抱合され，親水性の直接型ビリルビンとなる．この直接型ビリルビンは，腎臓糸球体を通り尿中に排泄される．

一方，胆嚢から総胆管を経て十二指腸に排泄されるビリルビンの大部分は，腸内細菌の作用によって還元されウロビリノーゲンとなり，糞便に色をつけているウロビリン体となって大便中に排泄される．また，その一部は小腸から再吸収されて門脈を通り肝臓に戻る．いわゆる腸肝循環を行うものと考えられていたが，近年，肝臓に戻ったウロビリノーゲンは，ふたたびビリルビンに酸化されることなく低ピロール酸に分解されるものと考えられている．さらに，一部のウロビリノーゲンは肝臓から血行を介して腎臓にいき，正常の場合でもある一定量が尿中に排泄されている．

図 I-53　血液の働き

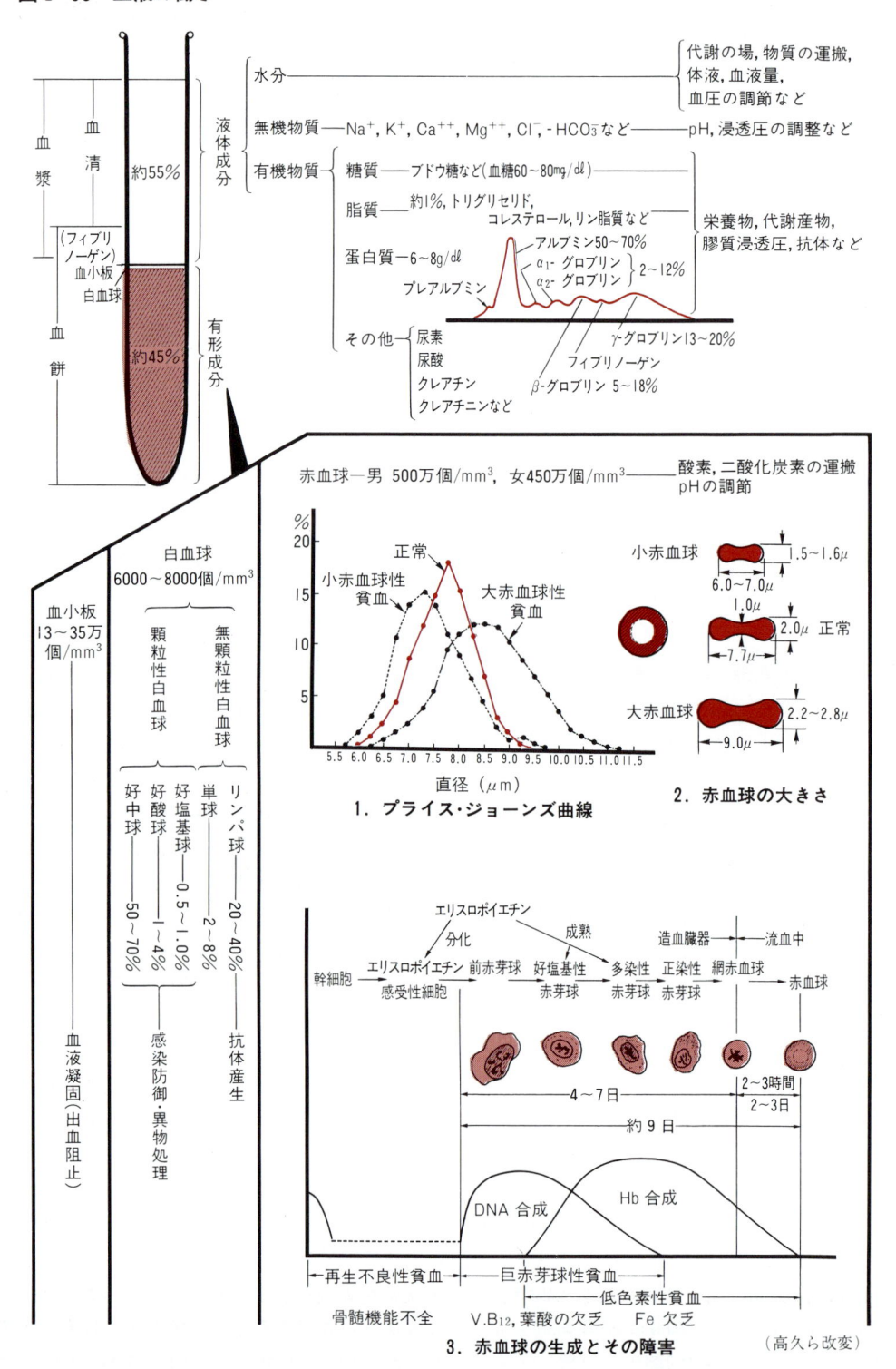

液体成分
- 水分 ── 代謝の場, 物質の運搬, 体液, 血液量, 血圧の調節など
- 無機物質 ── Na^+, K^+, Ca^{++}, Mg^{++}, Cl^-, $-HCO_3^-$ など ── pH, 浸透圧の調整など
- 有機物質
  - 糖質 ── ブドウ糖など(血糖60〜80mg/dℓ)
  - 脂質 ── 約1%, トリグリセリド, コレステロール, リン脂質など
  - 蛋白質 ── 6〜8g/dℓ
    - プレアルブミン
    - アルブミン 50〜70%
    - $α_1$-グロブリン
    - $α_2$-グロブリン　2〜12%
    - γ-グロブリン 13〜20%
    - フィブリノーゲン
    - β-グロブリン 5〜18%
  - その他
    - 尿素
    - 尿酸
    - クレアチン
    - クレアチニンなど

栄養物, 代謝産物, 膠質浸透圧, 抗体など

血漿　血清　(フィブリノーゲン)　血小板　白血球　血餅
約55%　約45%
有形成分

赤血球 ── 男 500万個/mm³, 女 450万個/mm³ ── 酸素, 二酸化炭素の運搬　pHの調節

白血球　6000〜8000個/mm³
- 顆粒性白血球
  - 好中球　50〜70%　感染防御・異物処理
  - 好酸球　1〜4%
  - 好塩基球　0.5〜1.0%
- 無顆粒性白血球
  - 単球　2〜8%
  - リンパ球　20〜40%　抗体産生

血小板　13〜35万個/mm³　血液凝固(出血阻止)

1. プライス・ジョーンズ曲線
   正常, 小赤血球性貧血, 大赤血球性貧血
   直径（μm）5.5〜11.5

2. 赤血球の大きさ
   - 小赤血球　6.0〜7.0μ, 1.5〜1.6μ
   - 正常　7.7μ, 2.0μ, 1.0μ
   - 大赤血球　9.0μ, 2.2〜2.8μ

3. 赤血球の生成とその障害
   幹細胞 → エリスロポイエチン感受性細胞 →(エリスロポイエチン 分化)→ 前赤芽球 → 好塩基性赤芽球 → 多染性赤芽球 →(成熟)→ 正染性赤芽球 → 網赤血球 → 赤血球
   造血臓器 ── 流血中
   4〜7日, 2〜3時間, 2〜3日, 約9日
   DNA合成, Hb合成
   再生不良性貧血 ── 骨髄機能不全
   巨赤芽球性貧血 ── V.B₁₂, 葉酸の欠乏
   低色素性貧血 ── Fe欠乏

（高久ら改変）

6章　血液と循環

1．血液とその働き

1）血液 blood の組成と特性
（図Ⅰ-53）

血液は約55％の液体成分と，約45％の有形成分からなり，その組成は図Ⅰ-53のとおりである．成人血液の比重は，全血で男子平均1.059，女子で平均1.056，血漿平均1.027である．

血液の浸透圧は，そのほとんどが血漿中の電解質によって生ずるもので，約285～298 mOsm/kg, H_2O で0.85％ NaCl 溶液の浸透圧と等しい．したがって，この濃度の食塩水を生理的食塩水という．一方，血漿中のコロイドが有する浸透圧を膠質浸透圧といい，約25～30 mmHg である．これは主として血漿蛋白質によるもので，水分を保留するように働き，末梢組織で毛細血管との水の出入りに大きな役割を果たしている．

なお，全血液量は，循環血液量と貯蔵血液量とに分けられるが，これを明確に区分することはできない．全血液量は体重の1/12～1/13，約6～9％に相当し，70～100 ml/kg である．

2）血液の働き

血液の働きを要約すると次のごとくである．
① 運搬の機能：
(1) 栄養素の運搬……消化管から吸収された栄養素，代謝産物などを血行により全身に運ぶ．
(2) ガスの運搬……血液は肺で O_2 を取り入れ，末梢組織で CO_2 を受け取り，その運搬を行う．
(3) 排出の機能……末梢組織の代謝産物，CO_2，尿素，尿酸，クレアチニンなどを肺や腎臓に運ぶ．
(4) 体温の調節……血液は体内の熱産生臓器から熱を受け取り，全身を回って熱を平等に分布させるとともに，体表面の血管から熱放散を行う．
(5) ホルモンの運搬……種々の内分泌臓器で産生されるホルモンを，各標的器官に運搬する．
② 酸・塩基平衡の維持：血液循環によって肺から CO_2 を，腎臓から酸-アルカリを排出するとともに，血液の有する緩衝作用によって，体液のpHを7.3～7.4の一定に保っている．
③ 体液量の維持：末梢組織における血液と組織間液との水の出入りによって，体液量を一定に保持している．
④ 身体防衛作用：血漿中には，種々の免疫物質が含まれ，白血球は食作用によって常に細菌の感染から防御している．
⑤ 止血作用：血液は種々の血液凝固因子を含んでおり，出血に際しては，血液それ自身最大の止血作用を発揮する．

3）赤血球 red blood corpuscle, RBC, erythrocyte
（図Ⅰ-53・1, 2）

赤血球は，血液の有形成分の大部分を占め，図Ⅰ-53・2のような中央が凹んだ円板状の細胞で，ヒトの細胞の中で唯一の核のない生きている細胞である．直径は6.0～9.5 μm，平均7.7 μm，厚さは周辺で2 μm，表面積は120 μm^2，容積平均87 μm^3 である．赤血球直径の度数分布曲線をプライス・ジョーンズ曲線といい，正常時に比較して種々の貧血などではその直径に変化がみられるため，その峰が移動する．

赤血球数は，正常男子で約500万/mm^3，女子で約450万/mm^3 といわれるが，近年やや減少する傾向にあり，おのおのの平均472万/mm^3, 430万/mm^3 といわれる．血液の総容積に対する赤血球の相対的容積をヘマトクリット(hematocrit, Ht)といい，平均は男子で45％，女子で40％である．

(Ⅰ) 血色素(血球素) hemoglobin, Hb

Hb は，赤血球の34～36％を占める主成分で，コロイド状の結晶しやすい分子量66,000～68,000の複合色素蛋白質である．約96％のグロビンと約4％のヘムが結合したもので，ヘムは赤い色素蛋白であるプロトポルフィリンと Fe からできている．この1原子の Fe が1分子の O_2 と結合する能

図 I-54 血液型

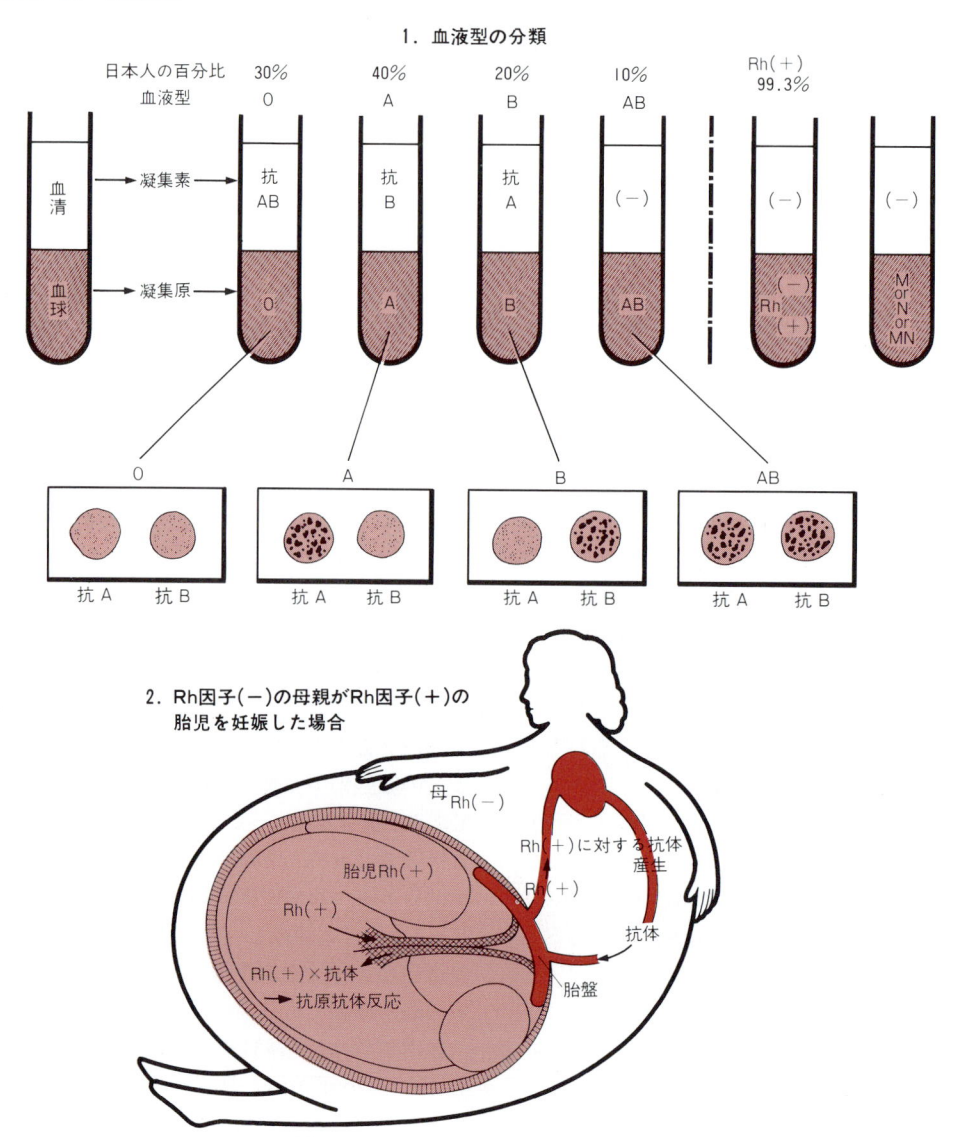

1. 血液型の分類

日本人の百分比	30%	40%	20%	10%	Rh(+) 99.3%	
血液型	O	A	B	AB		
血清 → 凝集素	抗AB	抗B	抗A	(−)	(−)	(−)
血球 → 凝集原	O	A	B	AB	(−)Rh(+)	M or N or MN

O / A / B / AB （抗A・抗B 凝集反応のスライド）

2. Rh因子(−)の母親がRh因子(+)の胎児を妊娠した場合

母 Rh(−)
胎児 Rh(+)
Rh(+)
Rh(+) × 抗体 → 抗原抗体反応
Rh(+)に対する抗体産生
Rh(+)
抗体
胎盤

3. ABO式血液型にみられる遺伝

両親の血液型	その子供にみられる血液型
O × O	O
O × A	O, A
O × B	O, B
O × AB	A, B
A × A	O, A
A × B	O, A, B, AB
A × AB	A, B, AB
B × B	O, B
B × AB	O, A, B, AB
AB × AB	A, B, AB

4. ABO式血液型における子供に血液型不適合の起こる可能性のある組合せ

子供の血液型
○ 適合の場合
△ 不適合の起こる場合
× あり得ない血液型

両親の血液型の組合せ			子供の血液型			
適合 / 不適合の起こり得る組合せ			O	A	B	AB
父	母					
AB	A	O	○	△	×	×
AB	B	O	○	×	△	×
AB	AB	O	×	△	△	×
B	B	A	○	○	△	△
AB	AB	A	×	○	△	△
A	A	B	○	△	○	△
AB	AB	B	×	△	○	△
A,B,AB,O	O	A,B,AB,O	○	○	○	×

力があり，これによりO_2の運搬が行われる．

このO_2運搬能力は，O_2分圧，CO_2分圧，pH，温度によって変化し，縦軸にO_2飽和度をとって作図するとS字状の特異なO_2解離曲線を示す．

さて，Hb 1 g は 1 気圧 0°C で，最大 1.34 ml のO_2と結合できる．正常成人男子の Hb は約 16 g/dl，女子約 14 g/dl であるから，男子 100 ml の血液は O_2 20.84 ml を有し，血漿 100 ml 中には物理的にO_2が約 0.32 ml 溶解できるので，都合，100 ml の血液は 21.16 ml ものO_2をもつことができる．

（2） 赤血球の生成と崩壊　　　（図 I-53・3）

赤血球は，胎生期と出生後とでは生成部位が異なり，胎生期には卵黄嚢，肝臓，脾臓，赤色骨髄などでつくられるが，出生後はすべて赤色骨髄のみでつくられるようになる．その後の過程を示したのが図 I-53・3 で，骨髄の幹細胞から分化した赤血球は種々の段階を経て 4〜7 日で成熟し，脱核後流血中に出現する．なお，赤血球は核を有していないにもかかわらず，約 100〜120 日の寿命があり，1 日 1 mm^3 当り 4〜5 万個の赤血球が更新されるといわれる．

赤血球は，その構造を維持するためにわずかな代謝を営んでいるが，細胞膜が脆弱なために流血中でも物理的に破壊されて溶血し，また，寿命をまっとうした赤血球は，主として脾臓，肝臓，骨髄などにある細網内皮系の細胞によって捕捉され分解される．

4）白血球 white blood corpuscle, WBC, leucocyte

（図 I-53）

白血球には，赤色骨髄の幹細胞で生成され骨髄で分化成熟する白血球，単球などと，骨髄から体内のリンパ系組織，ことに胸腺に移行して成熟分化する一部のリンパ球などがある．分類上では，白血球の細胞内に顆粒を有するものと有しないもの，その顆粒の染色性により，好中球，好酸球，好塩基球などに分けられる．

白血球数は，正常成人で 6,000〜8,000/mm^3，その寿命は約 3〜21 日といわれる．

白血球の主な働きは，体内に侵入してきた細菌や異物を貪食し，消化分解して無毒化することにある．このため細菌などが体内に侵入すると，(1) 組織損傷部位に白血球を誘導する化学物質（ロイコタキシン）が産生され，拡散して，その部の毛細血管の透過性が増大する．(2) 流血中白血球がその部に集まり，毛細血管細胞間隙から遊出してアメーバー様運動によって損傷部位に到達し，貪食する．この作用は好中球がもっとも強く，単球，好酸球，リンパ球，好塩基球の順で弱くなる．

なお，リンパ球は胸腺で分化したT細胞と骨髄で分化したB細胞に分けられ，前者は主に細胞性免疫，後者は体液性免疫に関係するといわれる．

5）血小板 platelet　　　　　　　（図 I-53）

骨髄の巨核芽細胞から分化したもので，直径約 2〜5 μm，不正形の小体で，流血中に 20〜50 万/mm^3 存在し，寿命は 3〜5 日である．その主たる機能は，血液凝固と止血に関係する．

6）血　漿 plasma　　　　　　　（図 I-53）

血液の約 55% を占める液体成分で，図 I-53 の右上に示したように，無機物質のほかにブドウ糖（0.06〜0.08%），脂質（0.6〜0.9%），蛋白質（7〜8%）などを含んでいる．pH，浸透圧の調整，栄養，抗体などの運搬に関与している．

7）血液型 blood type　　　　　　（図 I-54）

赤血球の中には抗原に相当する凝集原（A，B，AB，あるいは M, N, MN, Rh 因子など）が存在し，血漿中に抗体に相当する凝集素（抗 A, 抗 B, 抗 AB）が存在する．この両者が存在すると血液の凝集反応が起こる．凝集原は遺伝的なもので，一生を通じて変化しない．なお，ABO 式以外の血液型では凝集原のみが確認され，凝集素が存在しない．図 I-54・1 に ABO 式の反応と，図 I-54・3, 4 にその遺伝型式および血液型不適合の起こりうる場合などを示した．また，父親が Rh(+)で，Rh(−)の母親が妊娠した場合，その胎児は Rh(+)になるが，このときには凝集反応とは異なり，母体内に Rh(+)に対する抗体が産生され，これが胎児に移行して抗原抗体反応を起こし，種々の障害を起こしてくる（図 I-54・2）．

図Ⅰ-55　心臓の構造

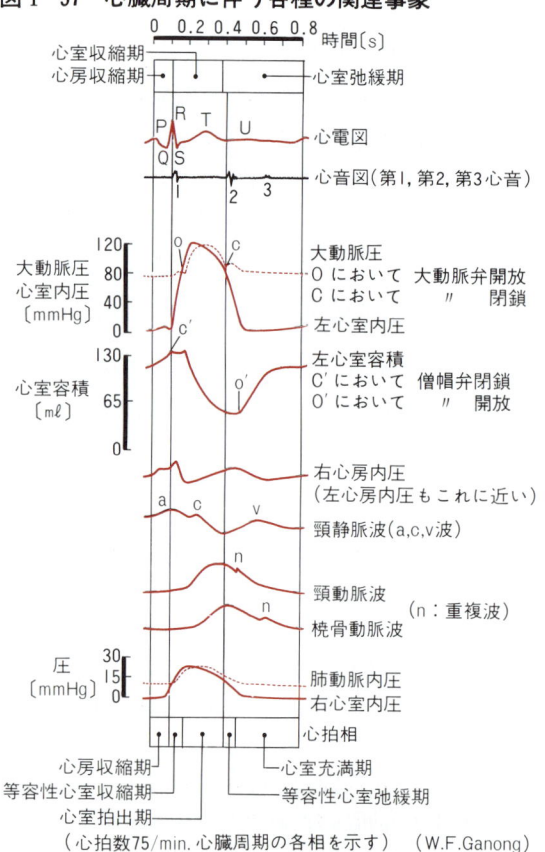

右肺へ
右肺より
右肺動脈
右肺静脈（動脈血）
主として頭頸部から
上大静脈
大動脈→全身の組織へ
左肺動脈→左肺へ（静脈血）
左肺静脈（動脈血）
左肺より
僧帽弁（二尖弁）
半月弁
下大静脈
三尖弁
主として体幹および下肢から

図Ⅰ-56　心臓周期

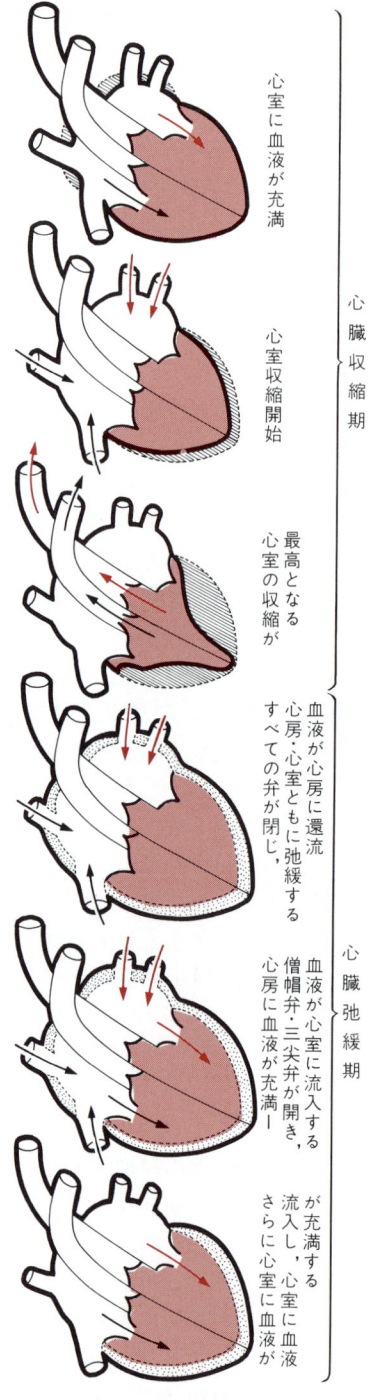

心室に血液が充満
心室収縮開始
最高となる心室の収縮が
血液が心房に還流　心房・心室ともに弛緩するすべての弁が閉じ，
血液が心室に流入する　僧帽弁・三尖弁が開き，心房に血液が充満し
が充満する　流入し，心室に血液がさらに心室に血液が

心臓収縮期

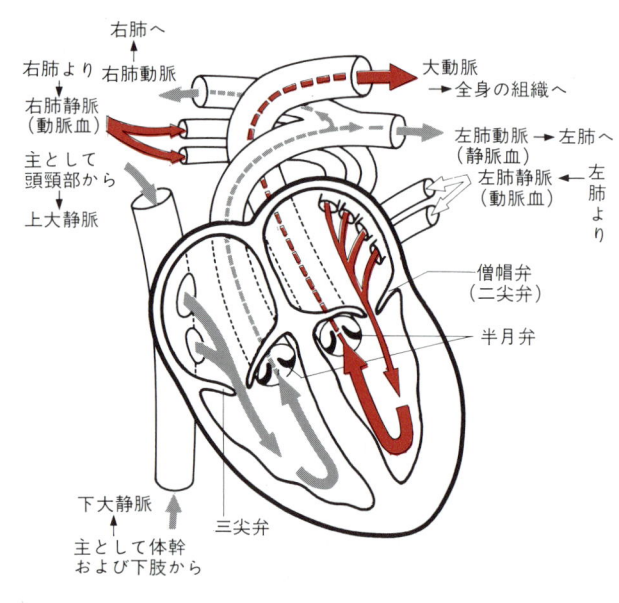

心臓弛緩期

図Ⅰ-57　心臓周期に伴う各種の関連事象

時間〔s〕　0　0.2　0.4　0.6　0.8
心室収縮期
心房収縮期　心室弛緩期

心電図　P Q R S T U
心音図（第1,第2,第3心音）　1　2　3

大動脈圧
心室内圧〔mmHg〕　120　80　40　0
大動脈圧
Oにおいて　大動脈弁開放
Cにおいて　〃　閉鎖
左心室内圧

心室容積〔mℓ〕　130　65　0
左心室容積
C'において　僧帽弁閉鎖
O'において　〃　開放

右心房内圧（左心房内圧もこれに近い）
頸静脈波（a,c,v波）　a c v
頸動脈波　n
橈骨動脈波　n
（n：重複波）

圧〔mmHg〕　30　15　0
肺動脈内圧
右心室内圧

心拍相
心房収縮期　心室充満期
等容性心室収縮期　等容性心室弛緩期
心室拍出期

（心拍数75/min．心臓周期の各相を示す）　（W.F.Ganong）

2．心臓とその働き

1）心臓 heart の構造と心臓周期

心臓は周期的に収縮，拡張を繰り返し，間欠的に血液を送り出して，全身を循環させる機能を果たしている．

（1）心臓の構造　　　　　　　　（図Ⅰ-55）

心臓の大きさはほぼヒトの手拳大，成人では約200～300gぐらいの器官で，胸部の中央やや左側の横隔膜上の左右の肺にはさまれた位置にある．外側は心嚢に包まれ，内腔は中隔によって4室に分けられ，上部を心房，下部を心室という．心房と心室，心室と動脈の間には弁があり，血液が心房→心室→動脈の方向にのみ流れ，逆流しない．

（2）心臓の周期　　　　　（図Ⅰ-56，Ⅰ-57）

心臓が1回収縮し弛緩する間を心周期という．図Ⅰ-56のように心臓収縮期にはまず左右の心房が収縮し，血液を心室に送り，心室が充満すると心室が収縮し，血液を動脈に送り出す．ついで弛緩期に入ると，心房心室がともに弛緩して全身から血液が還流され，漸次充満状態になる．この繰り返しによって心臓のポンプ作用が行われているわけである．この心臓の拍動は，成人で1分間に60～80回行われ，1回の拍動で60～70mlの血液が左右の心室から送り出される．心臓周期に伴う種々の関連現象を示したのが図Ⅰ-57である．

2）心臓拍動の仕組み
　　　　　　　　　　　　　　　（図Ⅰ-58・1）

このように心臓の拍動は，一定の調子で規則的，律動的に繰り返される．この仕組みは，心筋のある部分が自動的に興奮し，その刺激を心臓全体に伝える機構があるためで，これを心臓の刺激伝導系といい，グリコーゲンを多量に含み，興奮伝導速度の速い特殊な心筋線維からできている．これにはまず，右心房静脈洞部に洞（房）結節があって，他の部よりも速く自動的に興奮し，ここが全体の歩調とり（ペースメーカー）として心収縮のリズムを決めている．ついでこの興奮が心房壁を通って心房と心室の間にある房室結節に伝わり，ここから出るヒス房室束を通って左右の脚に伝導される．脚の末端はさらに分かれてプルキンエ線維となり，左右心室の内面全域に順次刺激を伝えることになる．この刺激の伝導によって，心房，心室筋が順次収縮して心臓が拍動することになる．

3）心筋の特性

心臓収縮の基本となる心筋は，組織学的に骨格筋と同様に横紋を有するが，平滑筋と同様に各筋線維が間板によって相互に連絡し，いわゆる合胞体を形成し不随意筋に属している．このため，どこかに興奮が起これば心筋全体が収縮して，その収縮は，刺激がある程度以上の強さをもっていると，その大きさには関係なく全力をもって行われる．すなわち，全か無かの法則に従っている．

なお，血液の流入量が多く，心臓拡張期に心筋が強く引き伸ばされると，それに応じて心筋が強い収縮力で収縮する．これをスターリングの法則という．また，心筋の刺激伝導速度は，約0.5m/秒で，骨格筋と平滑筋の中間ぐらいにあるが，前述の刺激伝導系では，刺激が1方向のみに伝導され，いわゆる不逆伝導性をもっており，その速度も2～3m/秒と速い．しかも，神経線維と同様に，刺激の速さを減じることなく伝導される．

一方，心筋は刺激に対する不応期が長く，このため強直を起こすこともない．なお，刺激に対する相対不応期に外来刺激を与えると，心拍動のリズムとは違った収縮を起こす．これを期外収縮という．この期外収縮中に心房から正常な刺激がきても収縮が起こらず，結局，正常な心拍動は1回休止することになる．これを代償性休止という．

4）心臓の電気現象——心電図 electrocardiogram, ECG

（1）ペースメーカー電位とは　　（図Ⅰ-58）

心筋が静止しているときの膜電位は約－90mVで，分極状態にあるが，興奮すると膜電位が急激に減少し，脱分極して一時的に＋の電位となる．心筋の場合，骨格筋とは異なり，このとき0mVより＋の方向へオーバーシュートした電位が長く続き，やがて静止電位に再分極する．この変化は心筋の各部位によって少し異なっており，ことに洞

図Ⅰ-58 心電図

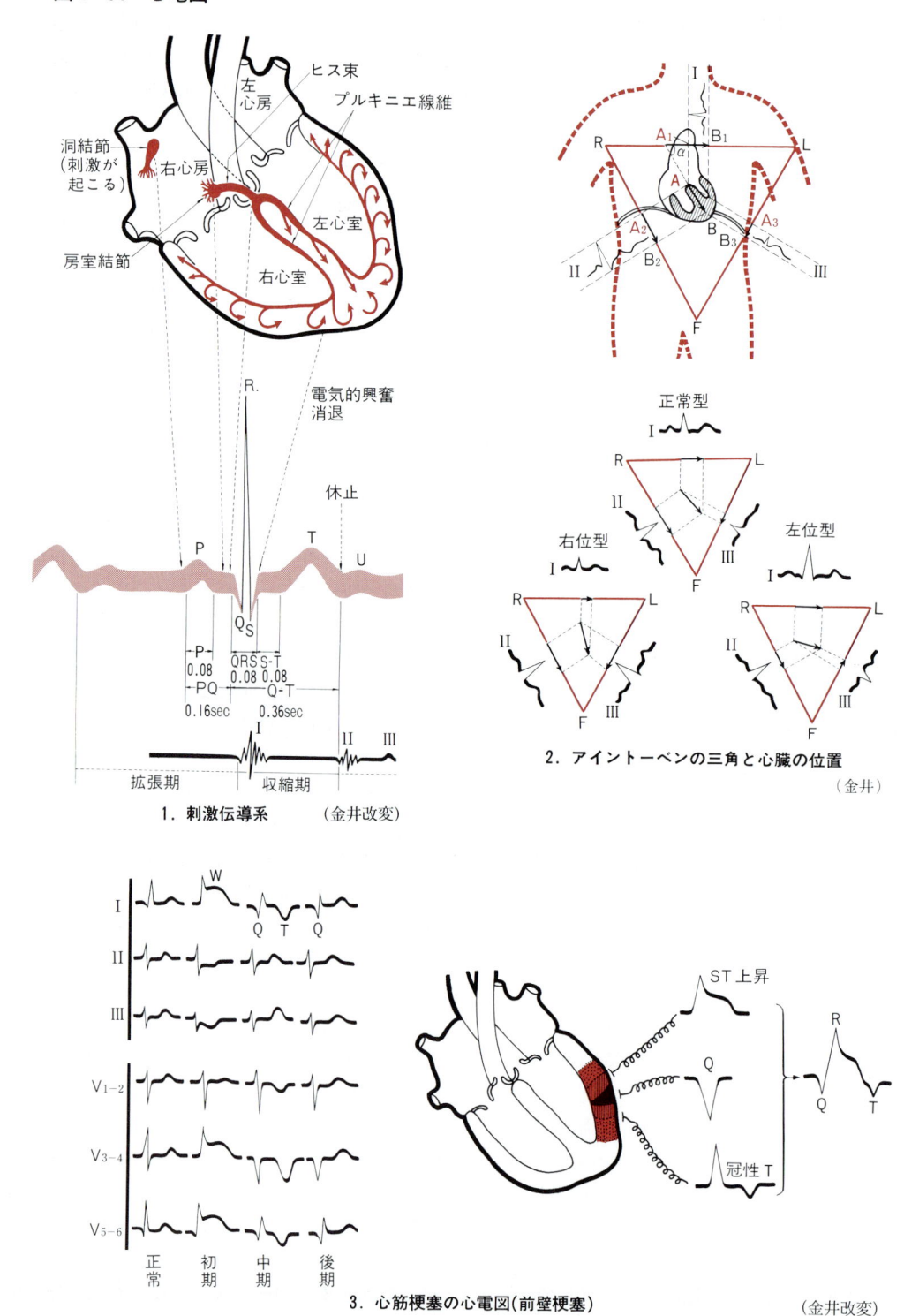

1. 刺激伝導系　（金井改変）

2. アイントーベンの三角と心臓の位置
（金井）

3. 心筋梗塞の心電図（前壁梗塞）
（金井改変）

結節では特異な形をとる．これをとくにペースメーカー電位といっている．

（2） 心臓の電気的変化と心電図　（図I-58）

洞結節に自発的に生ずる脱分極が発火レベルに達すると興奮が起こり，この興奮が心房壁を伝わって房室結節から刺激伝導系に伝達されると，心臓全体に一定の電気的変化が起こることになる．この興奮が伝達される方向は1方向でなく，心臓を包むように立体的で，その持続時間も場所によって異なっている．したがって，からだの外部，たとえば手足や胸壁上などからこの電位変化を記録すると，部位により異なった電気曲線を記録することができる．これを心臓電気曲線といい，この記録が心電図である．

図I-58・1は刺激伝導系の興奮と，心臓の縦軸（第2誘導）における心電図とを対応して画いたもので，その平均時間的経過を示してある．すなわち，P波は心房の脱分極によるもので，QRS波は心室の脱分極，T波は心室の再分極によるものと考えられている．なお，図I-58・2は第1誘導（右手－左手），第2誘導（右手－左足），第3誘導（左手－左足）から誘導した心電図によって，心臓の電気軸を算出したもので，アイントーベンの三角とよばれ，心臓の電気軸を知ることができる．この3つの双極導出による誘導法を標準四肢誘導といい，このほかに左右の手，左足の電極に同じ高抵抗を入れて1点に結んだ点を無関電極（ウイルソンの中心電極）とし，これと両手，左足との電位差を測定する単極四肢誘導，および胸壁各部からとの電位差を算出する単極胸部誘導などが一般に用いられる．これらすべてを測定することによって，心房および心室の拍動数，リズムの変化，不整脈の種類，刺激伝導系の障害，さらには心筋細胞の障害部位およびその程度などを推察することができる（図I-58・3）．

5） 心音 cardiac sound　（図I-57）

心臓のある前胸壁に聴診器や耳を当てると，心臓の拍動に従って心音を聞くことができる．これは心臓の収縮，拡張に伴い，房室弁（二尖弁：僧帽弁，三尖弁）や半月弁（大動脈弁，肺動脈弁）の閉鎖，心筋の収縮などによるものである．

第1心音は，低く鈍い音で，心臓の収縮に際し，筋の緊張が増加して振動することと，大動脈への血液流出に伴う大動脈基根部壁の振動，および房室弁の閉鎖によるものと考えられている．第2心音は，高く鋭い音で，心室弛緩期のはじめに半月弁が閉じるために生ずる．したがって，動脈圧が高くなればこの音も大きくなる．さらに心音計によると，第2心音に引き続いて第3心音が記録される．これは血液が急速に心室に流入してくるための心室筋の振動によるものといわれる．また，第4心音を心室弛緩期の終り，心房の収縮に際して記録することがある．心房音ともいわれ，心房の収縮によって血液が心室内に流入し，心室筋を振動させるために起こると考えられている．心弁膜の障害，心房あるいは心室中隔の欠損，動脈管開存などで，心臓内血流が変化すると，心音の異常，雑音などが聴取される．

6） 脈　拍 pulse　（図I-57）

浅在性の動脈を手で触れると拍動を感じる．これを脈拍といい，心臓の収縮によって押し出された血液が血管壁を拡張し，その弾性によって振動する波が末梢に向かって伝播される．これを脈波といい，脈波計によって記録することができる．この伝播は血流とは無関係で，末梢にいくほど速くなる．脈拍数は心拍数に一致するが，正常より多いものを頻脈，少ないものを徐脈という．また，脈の硬く触れるものを硬脈，軟らかく触れるものを軟脈といい，血圧の高さ，動脈の弾性などに関係する．大きくしっかり触れるものを大脈，細く弱いものを小脈といい，脈拍の振幅，脈圧に関係する．また，速度によって速脈，遅脈，リズムが乱れたものを不整脈といい，規則的な脈がときどき欠除するものを脈の結代，1回隔に大小の脈の現れた場合を交互脈という．

3．血液の循環

1） 血液循環 blood circulation の仕組み
（図I-59）

血液循環の原動力となるものは，心臓のポンプ

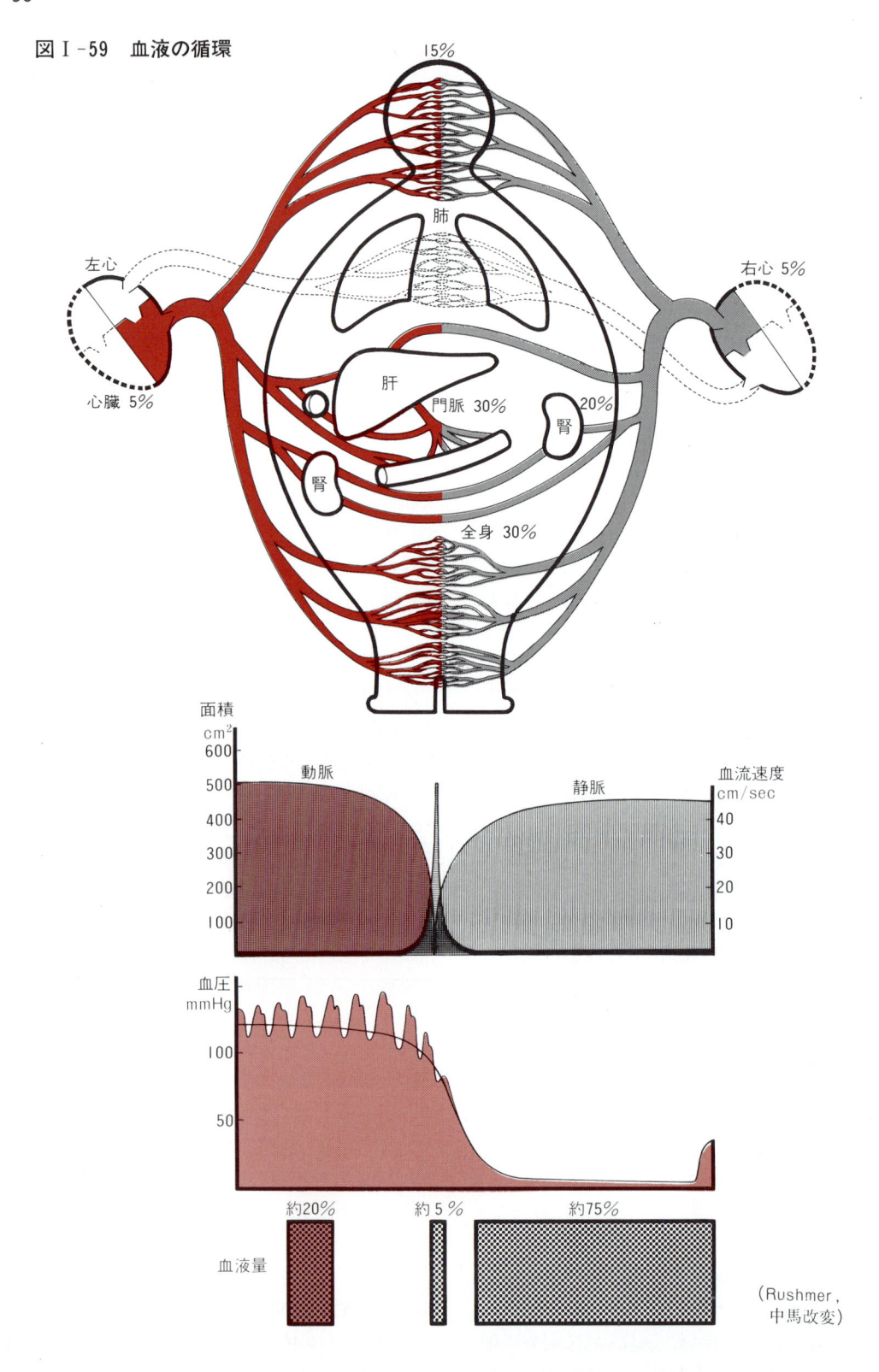

図Ⅰ-59 血液の循環

作用である．これによる血液の流れは，左心室から動脈系に押し出され，からだの各部の毛細血管網でO_2とCO_2とのガス交換，その他を行った後に，静脈系を経て右心房に戻り，さらに右心室から両肺にいき，ここでCO_2を放しO_2を取り入れて左心房に帰ってくる（図Ⅰ-59上）．

この血管系は，全体として閉鎖回路で，これを循環する血液の血行力学的条件としては，次のようなことが要因となる．
(1) 心臓の収縮力と心拍出量……心筋や心弁膜の状態などにより変化する．(2) 血管系内の循環血液量……末梢毛細血管壁の透過性などにより異なる．(3) 血管系の容積と循環抵抗……血管壁の弾性や末梢血管の拡張収縮状態により変わる．

この血行力学的条件によって，各部における血液量および流速が決まってくる．しかも，これらはからだの変化に対応して，常に全体としてのバランスがとれるように，血液中の種々の化学的成分などによって統御されているのである．

さて，血液循環は主としてその生理機能のうえから，左心室から出て全身を回る体循環系（大循環系）と，右心室から出て肺を回る肺循環系（小循環系）に大別される．なお，体循環と肺循環の規模の大小は，ただそれらの分布範囲によって決められているもので，中を流れる血液の総量にはこの両者の間にそれほどの差はみられない．

2）血管と血流速度

(1) 血管による血流速度の差

血液は，心臓から拍出されて動脈，小動脈，毛細血管，小静脈，静脈を経て心臓に帰る．動脈はこのうちもっとも壁が厚く，中層には平滑筋と弾力線維が多い．ことに大動脈は弾性に富み，中・小動脈では平滑筋が多く，必要に応じて収縮し，血流抵抗を増減させることができる．毛細血管の壁は薄く，1層の内皮細胞のみで物質交換に適している．静脈は平滑筋が少なく，壁も薄く，その容積を著しく変化させることができる．

さて，大動脈は数が少ないため，太くても全体としての容積はそれほど大きくはない．中・小動脈はしだいに枝分かれしてその容積が大きくなるが，末梢の毛細血管に比べれば問題にならない．

すなわち，毛細血管は，直径が小さくても数が非常に多いために，その横断面積の総和を計算すると，図Ⅰ-59の中に示したように，動脈の数100倍にも達している．これが静脈側に移ると，その断面積の和がふたたび小さくなる．それでも動脈の5倍ぐらいの大きさをもっている．したがって，身体の各部位を毎分5lの血液が通過するとすれば，血流の平均速度は大動脈でもっとも速く，毛細血管でもっとも遅い．

(2) 血流速度の調節

血液が大動脈に駆出されるのは，心臓の収縮期であるが，拡張期（弛緩期）でも拡大された大動脈壁の弾力性によって血流が保たれ，血圧も維持される．すなわち，大動脈壁が血流の滑らかな連続性を保つ役目を果たしていることになる．また中・小動脈では，血管壁の筋線維が能動的あるいは受動的に血管径を変化させて血流量の調節を行っている．当然，大動脈やそれに近い大きな動脈での血流は，心臓の働きが増せば速く，減れば遅くなる．また，末梢血管の抵抗の増減により血流速度が変わってくる．ヒトの安静時の大動脈中血流速度は約50 cm/秒，小動脈約10〜100 cm/秒，毛細血管で約0.05 cm/秒である．静脈側ではまた速くなって大静脈で約15 cm/秒といわれる．

(3) 循環時間

血液量を心臓の分時拍出量で除したものを循環時間といい，成人の全血液量を4〜5lとし，安静時分時拍出量を3〜5lとすれば，安静時には，平均約50〜60秒で，全身を一巡することになる．しかし，最短距離を通って回るものはおよそ27拍動，時間にして約23秒ぐらいで一巡するといわれる．なお，体循環にその4/5が，肺循環に1/5が使われるといわれ，その大部分の時間は毛細血管で費やされる．また，激しい運動時には分時拍出量は20〜40lにも及ぶから，その循環時間は10〜20秒ということになる．

(4) 高圧系と低圧系

動脈系は圧も高く拍動的で高圧系とよばれ，その平均動脈圧は主たる動脈を通っているときには

図Ⅰ-60 心臓の神経支配と心臓反射

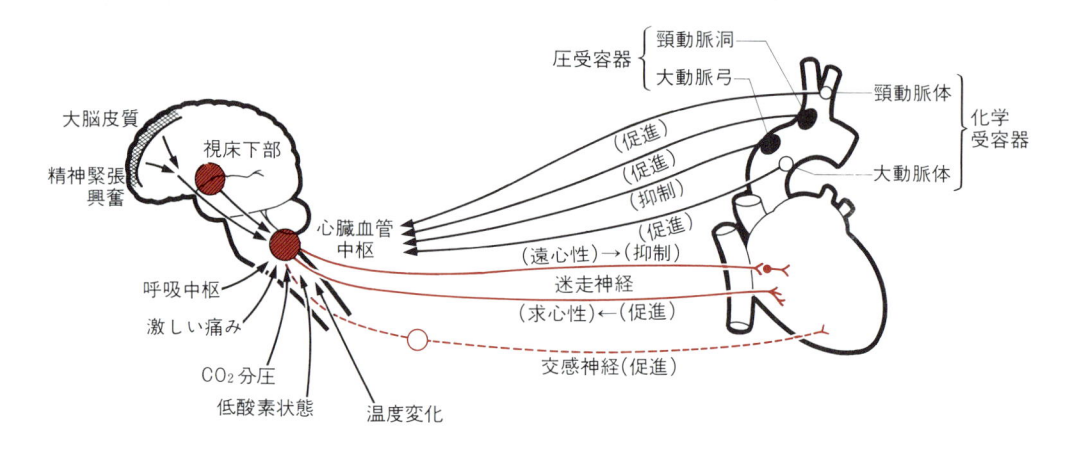

圧受容器 ｛頸動脈洞, 大動脈弓｝
化学受容器 ｛頸動脈体, 大動脈体｝

大脳皮質
視床下部
精神緊張・興奮
心臓血管中枢
呼吸中枢
激しい痛み
CO_2分圧
低酸素状態
温度変化

(促進)
(促進)
(抑制)
(促進)
(遠心性)→(抑制)
迷走神経
(求心性)←(促進)
交感神経(促進)

図Ⅰ-61 血管壁の弾性と血圧

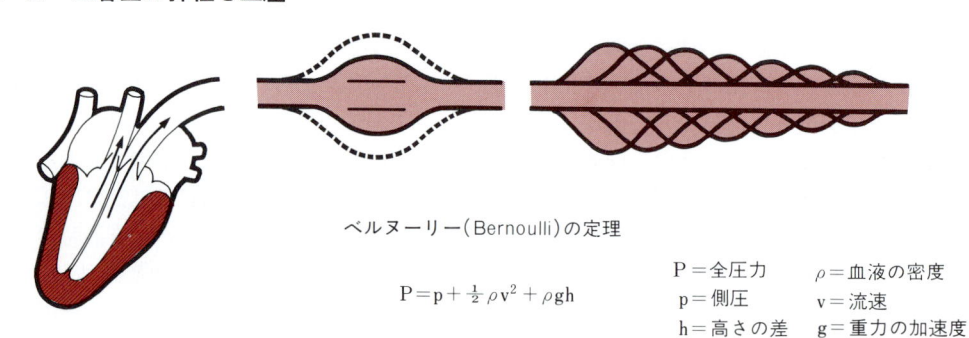

ベルヌーリー(Bernoulli)の定理

$$P = p + \frac{1}{2}\rho v^2 + \rho gh$$

P＝全圧力　　ρ＝血液の密度
p＝側圧　　　v＝流速
h＝高さの差　g＝重力の加速度

図Ⅰ-62 動静脈圧に対する重力の影響
(R.Rushmer)

平均動脈圧
立位における静水学的圧
静脈圧

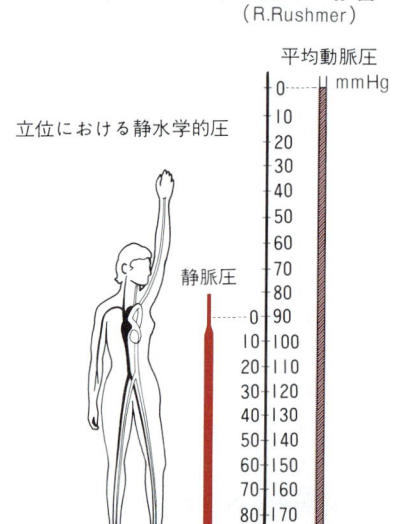

図Ⅰ-63 毛細管とその近傍の血管の血管構築の模式（微小循環路）
(Chambers & Zweifach)

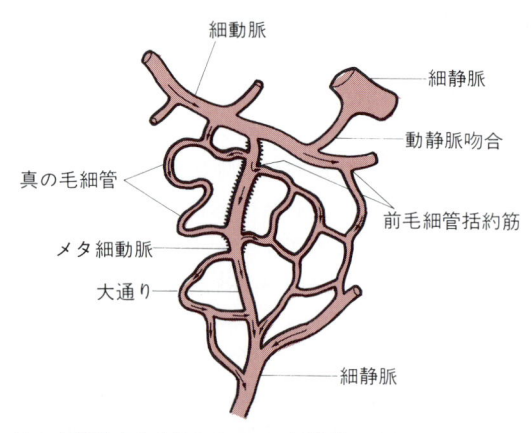

細動脈
細静脈
動静脈吻合
真の毛細管
前毛細管括約筋
メタ細動脈
大通り
細静脈

注：血管壁を太く示したのは，平滑筋の存在する部位

きわめて徐々に減少し，小血管になると急速に圧が下がる．一方，静脈系と肺循環とを低圧系といい，その圧の低下の勾配はきわめて緩慢である．この場合，心拡張期には大動脈弁が，収縮期には僧帽弁が，その圧差の境界となっている．したがって，左心室は収縮期に高圧系，拡張期には低圧系に属することになる．なお，高圧系は抵抗系ともよばれ，全血液量の約25％が入っている．また低圧系は一般に血液量が多く容量系ともいわれ，全血液量の約75％もの血液が存在する．

4．心拍動を調節する仕組み

心臓は自動性をもち，自発的に拍動している．しかし，他の内臓と同様に自律神経系の支配を受け，必要に応じて調節されている．

1）心臓の神経支配
(図 I-60)

心臓に分布している遠心性神経線維は，迷走神経（副交感神経）を通る抑制神経と，交感神経を通る促進神経との2種がある．この両者の作用は拮抗的で，その中枢は延髄にある．交感神経は脊髄を下がり，胸髄II～IVの高さで側角細胞から節前線維を出し，前根より出て交感神経幹の神経節でノイロンを変え，節後線維が心房に分布している．迷走神経は，神経幹を下行して心房内で神経叢をつくり，節後線維が洞結節あるいは房室結節に分布している．交感神経の緊張は，心拍動数の増加，興奮伝導速度の促進，収縮力増強と興奮性増加など心臓の機能を促進させる．一方，副交感神経の緊張は，心拍動数の減少，興奮伝導速度の低下，収縮力減弱，興奮性低下など心機能の抑制をもたらす．これらの中枢は常に一定の緊張を保ち，その平衡が保たれることによって心臓が一定の拍動を維持しているのである．

2）心臓中枢に対する刺激—心臓反射
(図 I-60)

延髄にある心臓中枢は，体内の各部からくる情報によって常にこれに適応しうるよう心臓の機能を調節している．これを心臓反射という．

その主なものをあげると次のごとくである．

① **心房反射**（ベインブリッジ反射 Bainbridge's reflex）：右心房に還流してくる血液が増加し，心房壁が伸展されると，大静脈の基部や右心房の入口にある圧受容器が刺激され，この興奮が迷走神経を介して心臓抑制中枢に伝えられ，その緊張を抑制して結果的に心拍数を増加させる．

② **大動脈（神経）反射および頸動脈洞（神経）反射**：大動脈，頸動脈などの圧が上昇したときに起こる反射で，大動脈弓部，頸動脈洞に伸展受容器があり，血管壁の伸展によって興奮し，心臓抑制中枢を緊張させて脈拍数を減少させる．いずれも心臓の負担を軽くするように働くので，負荷軽減反射ともいわれる．

③ **感覚刺激による反射**：激しい痛み，冷刺激，眼球の圧迫，鼻粘膜の刺激などの感覚刺激は，心臓の抑制中枢を興奮させ心拍数を減少させる．

④ **高位中枢の影響**：激しい情動の変化によっても心拍数が変動する．一般に心配，恐怖などで心拍動が増し，同時に交感神経緊張状態となる．

⑤ **頸動脈小体反射**：頸動脈洞の近くに血液の化学成分，とくにCO_2を感受する頸動脈小体（化学受容器）があり，血中CO_2の増加によって反射的に心拍数を増加させる．

5．血　　圧

1）血圧 blood pressure とは
(図 I-61, I-63, I-64)

血圧とは，文字通り血管内の血液の流圧を意味しているが，図 I-64 にみられるように，その圧力は部位によって異なっている．すなわち，この流圧は，そこを流れる血液の流量と血管の抵抗によって決められる．

　　血圧＝心臓拍動のエネルギー（心拍出量）×末
　　　　梢血管の抵抗（血管壁の弾性，血管の
　　　　収縮拡張状態および血液の粘性）

血管壁の弾性は，加齢，動脈硬化などによって変化するが，青少年では一般的にあまり変化がなく，血液の粘性も普通変化しない．したがって，末梢血管の収縮拡張状態がもっとも大きな要因となる．この調節を行っているのが自律神経系で，交感および副交感神経の平衡状態が大きく作用するわけである．一般に，流体が管内を流れるとき

図Ⅰ-64　動脈の各部における血圧と静脈還流

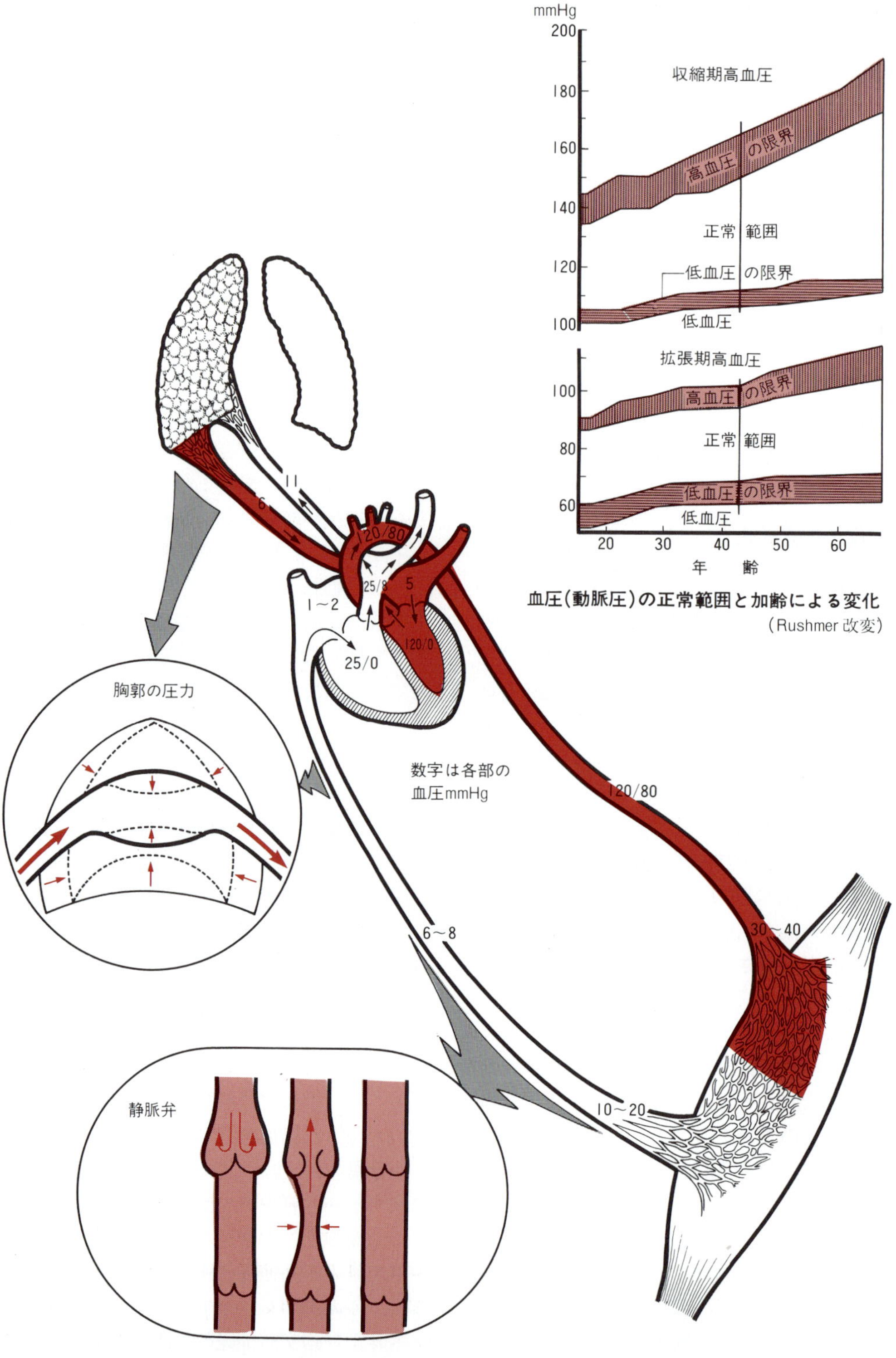
mmHg
200
180
160
140
120
100
収縮期高血圧
高血圧の限界
正常範囲
低血圧の限界
低血圧
拡張期高血圧
100
80
60
高血圧の限界
正常範囲
低血圧の限界
低血圧
20
30
40
50
60
年齢

血圧(動脈圧)の正常範囲と加齢による変化
(Rushmer改変)

11
6
120/80
25/8
5
1～2
25/0
120/0
胸郭の圧力
数字は各部の
血圧mmHg
120/80
6～8
30～40
10～20
静脈弁

の全圧力Pは，図I-61のBernoulliの定理が当てはまり，Pは側圧と速度成分の積となる．実際のPは心拍動のエネルギーに由来し，血管壁に側圧を与え血液に流れをつくっている．

さて，ふつう，血圧といった場合には動脈の内圧をいい，静脈の場合には静脈圧と分けている．

この動脈圧を測定するためには，直接，動脈に針を刺して測らなければならない．しかし，実際には皮膚の上から血管に圧力を加え，血流を止めるのに要する圧力，すなわち動脈の側圧と，血管壁および周囲組織の抵抗とを加えたものをもって血圧と称している．理論的には，速度成分が一定ならば，前述のBernoulliの定理に従って血管内圧と比例関係が成立する．

2）最大血圧，最小血圧および平均血圧
(図I-64)

心臓が収縮して血液が大動脈に押し出されたとき，その血液量は最大で，最高の血圧となる．このときの血圧を最大血圧(最高血圧，収縮期血圧)といい，これに対し，心臓の拡張期には動脈の血液量が最小となり，血圧も動脈壁の弾性のみで維持されることになる．このときの血圧が最小血圧(最低血圧，拡張期血圧)である．この最大と最小血圧の差を脈圧という．最大血圧はとくに心臓の収縮力と送血量に関係し，最小血圧は末梢血管の抵抗に関係する．最小血圧の上昇は末梢血管，なかでも心臓，腎臓，脳などの血管抵抗が増大していることを示唆する意味で重要視される．

平均血圧とは，最大・最小血圧の算術平均という意味ではなく，1回の心拍動期間における各瞬間の血圧の平均という意味で，

$$平均血圧 = \frac{最大血圧 - 最小血圧}{3} + 最小血圧$$
$$= \frac{脈圧}{3} + 最小血圧$$

として計算される．

3）血圧の正常値
(図I-64)

血圧は，性，年齢，個人差が大きく，真の正常値を求めることはなかなか難しい．

そのヒトにふさわしい血圧とは，青年時代の血圧と，自分の年齢層の血圧の平均との中間ぐらいを正常と考えるのが妥当である．一般的に最大血圧は新生児で60 mmHg，1歳前後で<80+2×年齢>，20歳で120 mmHg，20歳以後は<120+(年齢-20)/2>を標準とし，その±10 mmHgを正常範囲とする．最小血圧は成人で70～85 mmHg，脈圧は45～55 mmHg，最大，最小，脈圧の比がほぼ3:2:1の割合となる．平均血圧は，男子で90～110 mmHg，女子では80～100 mmHgぐらいである．普通，最大血圧150 mmHg，最小血圧100 mmHg以上を高血圧といい，最大血圧100 mmHg以下を低血圧とよんでいる．

〈正常時に血圧を調節する因子〉　　(図I-62)

(1)体位：血圧は重力による影響を受け，体位による変動がみられる．最大血圧は臥位，坐位，立位の順に低下して，最小血圧は逆に高くなる．(2)体格：ふつうの測定法では，腕の太い人は高く，細い人は低く測定される．(3)性：一般に女子は男子より5～10 mmHgほど低い．(4)日差：夜間睡眠中がもっとも低く午前は午後よりもやや高い．食事，活動状態によっても異なる．(5)気温：暖かいと下降し，寒いと上昇する．末梢血管の収縮拡張状態による．(6)入浴：適温ならば入浴中やや下降する．(7)食事：食後60分ぐらいの間，最大血圧が10 mmHgぐらい上昇する．(8)精神的興奮：激しい情動の変化によって上昇する．(9)運動：運動の量，強度，鍛練の度などで異なるが，一般に運動により最大血圧の増加がみられ，最小血圧は不変か，やや下降し脈圧の増加をみる．

4）静脈還流 venous return
(図I-64)

前述のように，静脈血圧は中・小静脈に至るとおよそ6～20 mmHg程度に低下し，右心房付近では2～5 mmHgあるいは0，ときには(-)になることもある．したがって，右心房への血液の還流は心臓のポンプ作用のみによっているのではなく，次のような機序によるところが大きい．

(1) 頭頸部の静脈は重力の影響を受ける．(2) 呼吸運動により吸気時には胸腔内陰圧がとくに下半身の血液を吸い上げ，呼息時にも腹圧の上昇により腹部静脈を圧迫し血流を促進する．(3) 筋肉の収縮によりその間を通る静脈を圧迫し血流を促進する．これを筋肉ポンプあるいはmilking actionという．併走する動脈の拍動による静脈の圧迫もこれを助けている．(4) 静脈の弁の作用，ことに上下肢の静脈には半月状の弁があり血流を一方向に向けて逆流を防いでいる．すなわち，血液の静脈還流は筋ポンプによる押上げと，呼吸ポンプによる引上げによって促進されている．

図Ⅰ-65 呼吸器系と呼吸運動

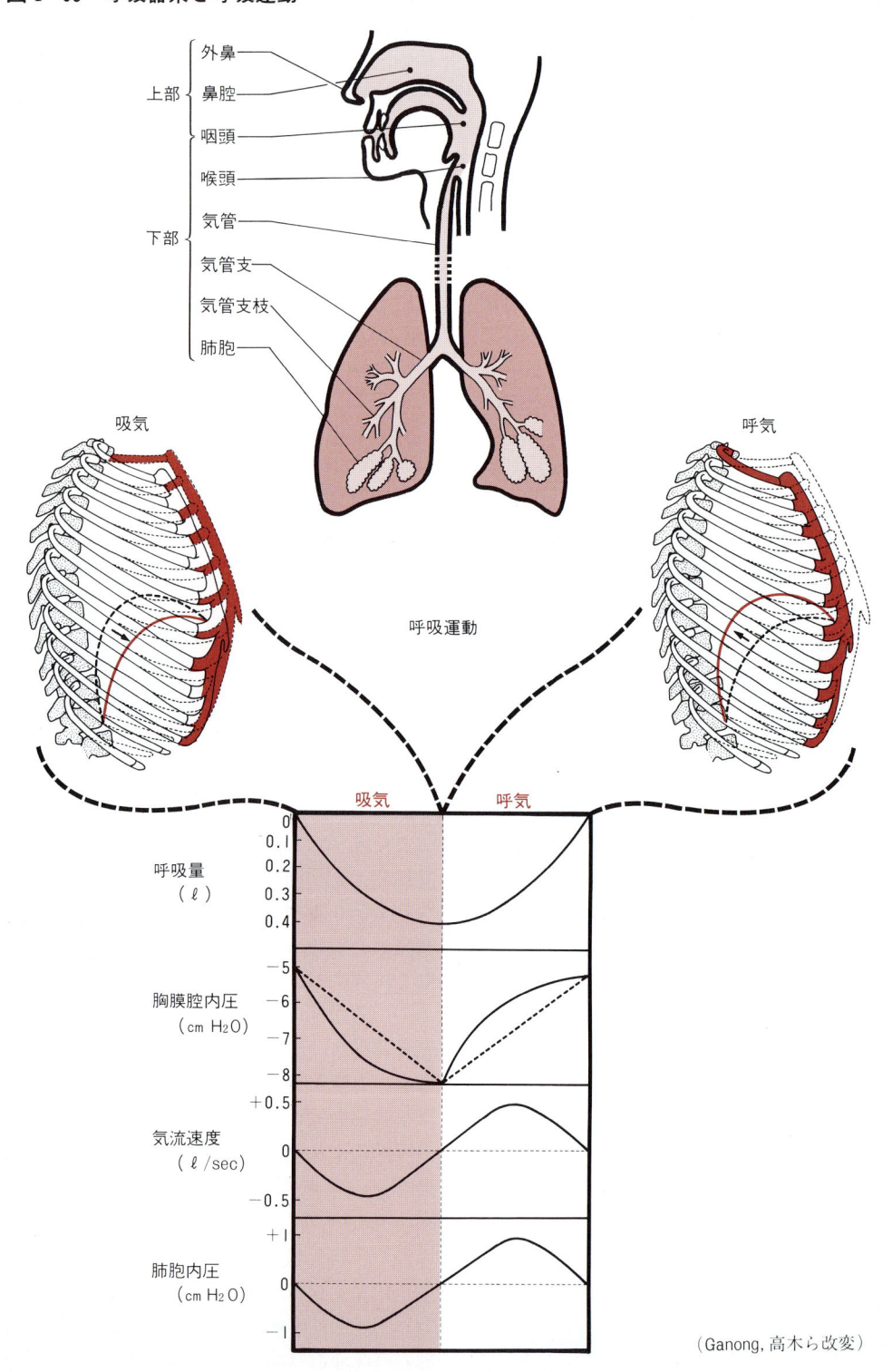

上部
- 外鼻
- 鼻腔
- 咽頭
- 喉頭

下部
- 気管
- 気管支
- 気管支枝
- 肺胞

吸気　　呼気

呼吸運動

吸気　呼気

呼吸量（ℓ）

胸膜腔内圧（cm H₂O）

気流速度（ℓ/sec）

肺胞内圧（cm H₂O）

(Ganong, 高木ら改変)

7章　呼吸と酸素の供給

1．呼吸系 respiratory system

1）呼吸器の構造
(図Ⅰ-65)

ヒトの呼吸器は外鼻口からはじまり，鼻腔，咽頭，喉頭，気管，気管支，細気管支，肺(終末気管支，肺胞管，肺胞囊，肺胞)と，胸郭から成り立っている(図Ⅰ-65・上)．肺の機能であるガス交換を行っているのは，肺胞 alveolus で，その他の器官は吸入された空気を肺に導入する道にすぎないので，一括して気道 air way といっている．一方，胸郭は，脊柱，肋骨，胸骨を骨組とし，それに付着する筋群が円錐形の外側をなし，底部は横隔膜によって腹部と隔てられている．

呼吸器の主体である肺は，左右1対あり，左肺は2葉，右肺は3葉に分かれ，上端が尖った円錐形をなし，下面は凹面をなして胸郭内にある．肺胞の総数は両肺で3～6億個と推定され，肺胞面積は呼気時 30～50 m²，深吸気時で 100 m² にも達するといわれる．肺の表面と胸郭の内面は胸膜によって覆われ，この両者の間には少量の漿液があり，陰圧になっている．この陰圧によって肺胞が拡張されているわけである．

肺の血管系は，右心室から出た混合静脈血を入れた肺動脈が分岐して肺に分布し，肺毛細血管網でガス交換を行い肺静脈を経て左心房に帰る，いわゆる肺循環(小循環)を行っている．肺循環系は体循環と異なり低圧系で，肺動脈の収縮期血圧は 18～30 mmHg，弛緩期 6～12 mmHg，平均血圧約 7 mmHg といわれている．なお，肺は自律神経および横隔神経の支配を受け，交感神経は気管支の収縮を抑制し，副交感神経は促進する．

2）呼吸とは

体内における栄養素の燃焼に必要な O_2 を取り入れ，代謝によって生じた CO_2 を排出する働きを呼吸という．したがって，呼吸には，肺胞内の空気とそこを流れる血液との間で行われるガス交換，すなわち外呼吸(肺呼吸)と，末梢組織でそこを流れる血液との間で行われるガス交換，すなわち内呼吸(組織呼吸)の2つがある．

3）呼吸運動
(図Ⅰ-65)

呼吸運動とは，肺を拡張，縮小させて肺内の空気を更新させる運動をいい，肺が自力で行うものではなく，肺を入れている胸郭と横隔膜の作用によってまったく他動的に行われる．したがって，この方法には，胸郭を内外肋間筋などいわゆる呼吸筋の働きによってその前後・左右径を拡大・縮小させる方法(胸式呼吸)と，横隔膜の収縮・弛緩によって，その上下径を増大・減少させる方法(腹式呼吸)とがある．

(1) 吸息運動

肺の吸息運動は，外肋間筋および軟骨間筋の収縮による胸郭の挙上と，横隔膜の収縮とによって胸腔内が拡大されるために，他動的に外気が肺内に流入することによって行われる．

(2) 呼息運動

呼息運動は，吸息運動とは異なり受動的に行われ，胸郭の自重による沈下肺胞などの弾力性による組織の復元力によるところが大きい．その他，内肋間筋や腹壁の筋の収縮，横隔膜の挙上などによって肺内の空気が排出される．

(3) 呼吸運動に伴う肺内の変化

呼吸運動に伴う呼吸量，胸膜腔内圧，気流速度および肺胞内圧の変化を図Ⅰ-65・下に示した．

一般に，気流量＝肺内圧/気道抵抗で示され，気流量は肺内圧に比例している．気道抵抗とは，呼吸に伴って気道を流れる気流の摩擦抵抗で，肺胞内の圧力と気道の出入口の圧力との差を，そのときの気流速度で割ったものである．また，胸膜腔内圧は常に大気圧より低く，呼吸運動により大気

図 I-66 呼吸中枢

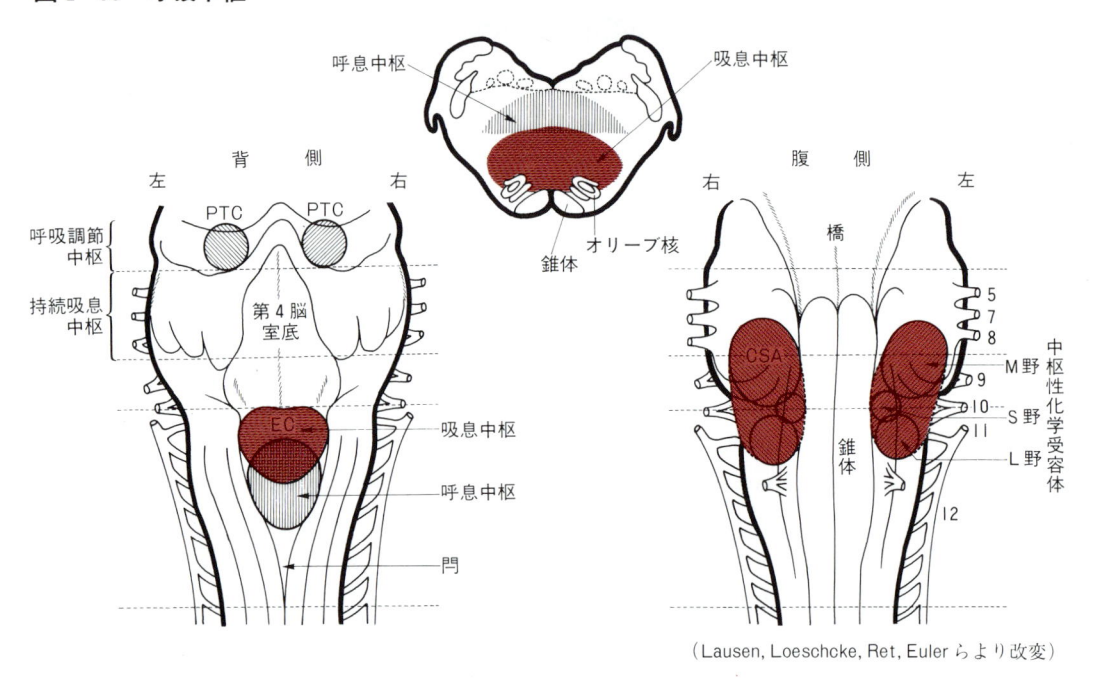

(Lausen, Loeschcke, Ret, Euler らより改変)

図 I-67 呼吸の調節

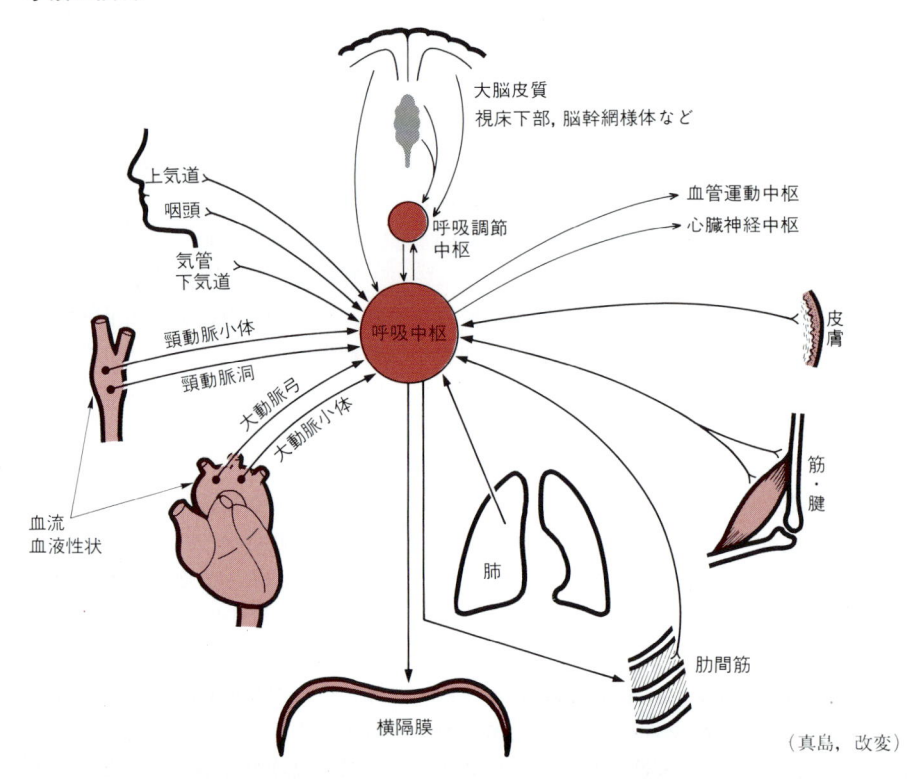

(真島，改変)

圧に対し－5～－8 cmH$_2$Oの変動があり，これに伴って肺内圧も±1 cmH$_2$Oぐらいの変動がみられることになる．これにより，1回の呼吸で肺内に約400～500 mlの空気が流入する．

2．呼吸運動の調節と呼吸数

呼吸運動は，呼吸に関係する多くの機能の協調した運動によって行われ，しかも，この呼吸の周期と大きさは，常に肺胞内の空気の組成を一定に保つために必要な換気が行われるように調整されている．この機能は，延髄にある呼吸中枢と呼吸運動を調節する種々の仕組みによって行われる．

1）呼吸中枢 respiratory center (図Ⅰ-66)

延髄の網様体付近の両側の，かなり広い範囲に呼吸を統御する中枢が存在する．

（I） 延髄の呼吸中枢

図Ⅰ-66のように吸息および呼息中枢が存在する．しかし，この両者を明確に分離することは難しく，吸息中枢の神経細胞は延髄網様体内腹側，下オリーブ核の上4/5に散在し，呼息中枢はそのやや外背側にある．この両中枢が交互に作用して呼吸が営まれていると考えられていたが，両中枢を同時に刺激すると吸息運動がみられ，また，吸息中枢を刺激している間は吸息状態が持続するのに反し，呼息中枢の刺激では数分間で吸息に移行するなどのことから，元来，吸息中枢優位で，これに種々の刺激が働いて吸息，呼息の交代が行われると考えられる．なお，吸息，呼息中枢の間には相互に神経のつながりがあり，この両者が同時に興奮することはない．

（2） 脳橋の呼吸中枢

脳橋の下2/3ぐらいのところに持続性吸息中枢があり，呼吸中枢に対するすべての刺激を遮断すると吸息ノイロンを活性化して，吸気位で呼吸が停止する．また，脳橋の上部背面の両側に呼吸調節中枢があり，これが興奮すると呼息が促進される．吸息中枢の刺激がこの中枢に伝えられ，ここから呼息中枢に刺激を送り呼息に移行させ，結果的に周期的な呼吸のリズムを生じさせている．

2）呼吸中枢の神経性（反射的）調節 (図Ⅰ-67)

（I） 肺迷走神経反射（Hering-Breuerの反射）

吸息によって肺胞が拡張すると，その壁にある伸展受容器が興奮し，迷走神経を介して刺激を吸息および持続性吸息中枢に送り，その中枢を抑制して反射的に呼息に移行させる（呼息性あるいは吸息抑制反射）．一方，呼息によって肺胞が収縮すると，その刺激が減少し，結果的に吸息に移行する（吸息性あるいは呼息抑制反射）．

（2） 頸動脈洞反射および大動脈反射

頸動脈，大動脈の血圧が上昇すると，反射的に動脈血圧を抑制するとともに，呼吸中枢に作用して呼吸運動を抑制する．

（3） その他の反射

大脳皮質の影響，すなわち自分の意志で呼吸運動を変化させることができる．また，精神的興奮や温熱刺激により呼吸が促進され，睡眠中には呼吸が減少する．せき，くさめ，冷水浴，激しい痛みなどでも呼吸運動が変化し，嗅ぐ，笑う，あくび，しゃっくりなども呼吸運動の変形である．

3）呼吸の化学的調節

（I） CO$_2$の影響

ごくわずかなCO$_2$濃度の上昇によって呼吸が著明に促進される．吸気中のCO$_2$濃度が2％に達すると，呼吸の深さが30％ぐらい増加し，肺胞の換気は50％も促進されるといわれるが，肺胞中CO$_2$濃度はわずかに上昇するにすぎない．

① **脳幹の化学受容器** chemosensitive area, CSA：延髄の腹側の両側に，細胞外液，髄液中のH$^+$を感受する化学受容器がある．従来，血中CO$_2$が直接呼吸中枢を刺激すると考えられていたが，CO$_2$→H$_2$CO$_3$となり，H$^+$とHCO$_3^-$に解離してこの受容器を刺激し，呼吸を促進するものと考えられている．

② **頸動脈小体(球)反射および大動脈小体(球)反射**：左右頸動脈分岐部および大動脈弓の付近に化

図Ⅰ-68　肺容量とガス交換(1)

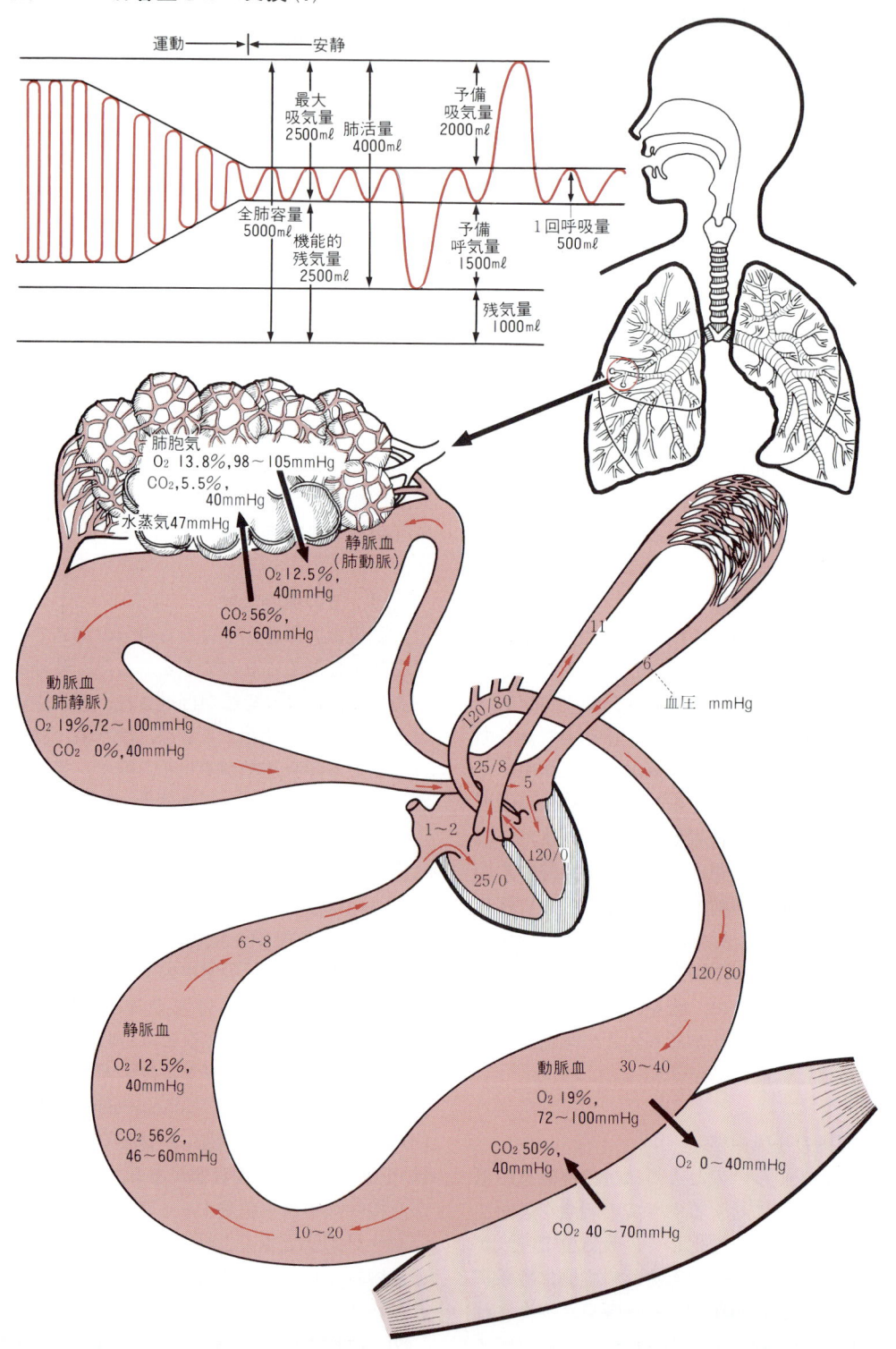

運動 ← → 安静

最大吸気量 2500mℓ
肺活量 4000mℓ
予備吸気量 2000mℓ
全肺容量 5000mℓ
機能的残気量 2500mℓ
予備呼気量 1500mℓ
1回呼吸量 500mℓ
残気量 1000mℓ

肺胞気
O_2 13.8%, 98〜105mmHg
CO_2 5.5%, 40mmHg
水蒸気 47mmHg

静脈血(肺動脈)
O_2 12.5%, 40mmHg
CO_2 56%, 46〜60mmHg

動脈血(肺静脈)
O_2 19%, 72〜100mmHg
CO_2 0%, 40mmHg

血圧 mmHg

11
6
120/80
25/8
5
1〜2
120/0
25/0
6〜8
120/80
10〜20

静脈血
O_2 12.5%, 40mmHg
CO_2 56%, 46〜60mmHg

動脈血
O_2 19%, 72〜100mmHg
CO_2 50%, 40mmHg

30〜40
O_2 0〜40mmHg
CO_2 40〜70mmHg

学受容器があり，血中 CO_2 分圧の増加，O_2 分圧の減少，pH の低下などによって，頸動脈洞神経，迷走神経などを介し反射的に吸息中枢を刺激し，呼吸運動を促進させる．

(2) O_2 の影響

血中 O_2 の変化による呼吸運動の調節はあまり著明ではない．吸気中の O_2 が 14％以下になると，前述の化学受容器による呼吸の調節がみられる．

4) 呼吸数

呼吸数は，年齢，外気温，体位，体温，筋肉運動，精神的興奮など多くの因子の影響によって変わり，また，意識的にも呼吸数を変えることができる．安静時の成人呼吸数は 16～20 回/分である．

3. 肺の働きとガス交換

1) 肺容量(全肺気量) total lung capacity

(図 I-68)

(1) 予備吸気量と予備呼気量

安静時に 1 回の呼吸によって肺に出入りする空気の量を，1 回呼吸気量(換気量) tidal volume, TV といい，400～500 ml ぐらいである．しかし，鼻から肺胞までの気道はガス交換にまったく関係がないので死腔(不用空間) dead space といい，約 150 ml ぐらいある．正常の吸息後さらに努力すれば 1,500～2,000 ml の空気を吸うことができ，これを予備吸気量 inspiratory reserve volume, IRV といい，正常呼息後に努力すれば約 1,500 ml の空気を呼出することができる．これを予備呼気量 expiratory reserve volume, ERV という．なお，安静呼気位を呼吸の基本位としている．

(2) 肺活量と残気量

上記の 3 者を合わせたのが肺活量 vital capacity, VC である．最大努力で空気を呼出しても肺の中にはなお 1,000～1,500 ml の空気が残っており，これを残気量 residual volume, RV という．

肺活量には，予備吸気および呼気量を別々に測定して加算する相加(2段)肺活量，あるいは最大限に吸ったところから最大の努力でできるだけ速く，多く呼出する場合の努力性(時間)肺活量 forced (timed) vital capacity, FVC (TVC) などがあり，呼吸機能の検査に用いられる．

ふつう，日本人成人男子の肺活量は 3,500～4,000 ml，女子 2,500～3,500 ml であるが，非常に個人差があり，体表面積当りに直すと男子約 2,500 ml/m²，女子約 1,800 ml/m² ぐらいである．20 歳前後でもっとも大きく，年をとるにしたがって減少する．なお，予備呼気量と残気量を合わせて機能的残気量 functional residual capacity, FRC といい，肺内で実際のガス交換に関係している空気である．

2) 換気量と換気率

安静時の 1 回換気量(平均 400～500 ml)と 1 分間の呼吸数(平均 16 回)の積のことを毎分(分時)換気量といい，約 6,400～8,000 ml/分である．また，仮りに 1 回換気量を 500 ml としても，死腔があるために肺胞内の空気の換気率は，

$$換気率 = \frac{1 回換気量 - 死腔}{肺胞気} \times 100$$
$$= \frac{1 回換気量 - 死腔}{予備呼気量 + 残気量} \times 100$$
$$= \frac{500 - 150}{1500 + 1000} \times 100 = 14\%$$

ぐらいしかない．また，呼吸機能としては一定時間内にどれだけ早く，しかも深く呼吸できるかが問題で，これを最大換気量 maximal voluntary ventilation, MVV といい，成人男子で 90～150 l/分，女子で 75～120 l/分ぐらいである．なお，時間肺活量を測定して最初の 1 秒間に呼出される量を 1 秒量といい，その量を肺活量で割ったものを 1 秒率という．1 秒量の正常値は滝島らにより，男：$\{27.3 - 0.339 \times (年齢 - 18)\} \times$ 身長(cm) ml ± 20 以内，女：$\{18.0 - 0.175 \times (年齢 - 18)\} \times$ 身長 (cm) ml ± 20 以内という予測式が立てられている．1 秒率は一般に 70％以下を異常としている．

3) 肺コンプライアンス pulmonary compliance

肺が一定の形を保っているのは，主として胸腔内と肺胞内の圧力の差と，肺の弾性，伸張の度が関係している．仮りに，その圧差 P が ΔP だけ増

図 I-69　ガス交換(2)

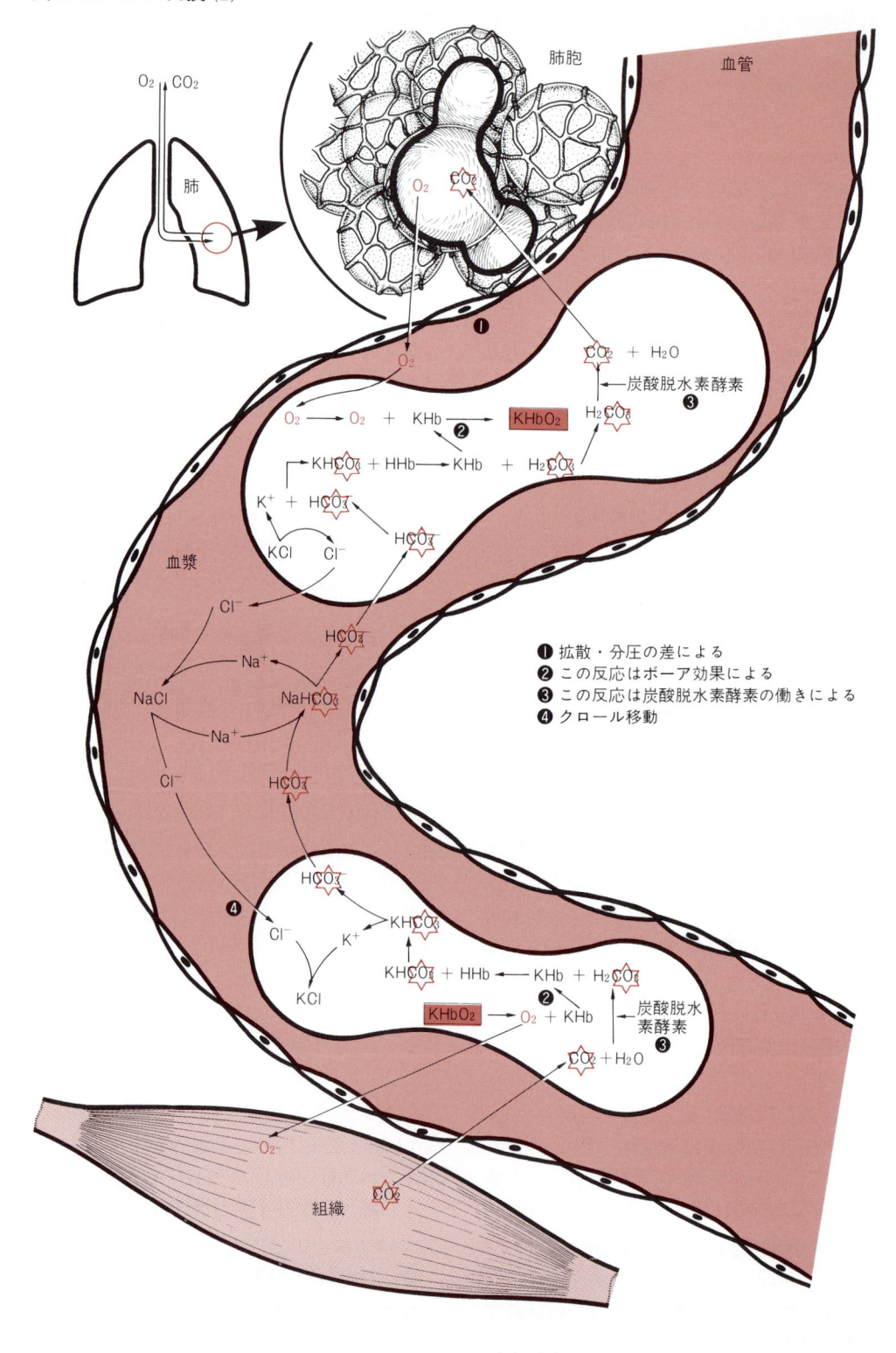

肺胞
血管
肺
O_2　CO_2

CO_2
O_2
$O_2 \rightarrow O_2 + KHb \rightarrow$ KHbO$_2$
$CO_2 + H_2O$
炭酸脱水素酵素
$KHCO_3 + HHb \rightarrow KHb + H_2CO_3$
$K^+ + HCO_3^-$
KCl　Cl^-　HCO_3^-

血漿
Cl^-
HCO_3^-
Na^+
$NaCl$　$NaHCO_3$
Na^+
Cl^-　HCO_3^-

❶ 拡散・分圧の差による
❷ この反応はボーア効果による
❸ この反応は炭酸脱水素酵素の働きによる
❹ クロール移動

HCO_3^-
Cl^-　$KHCO_3$
K^+
KCl　$KHCO_3 + HHb \leftarrow KHb + H_2CO_3$
KHbO$_2$ $\rightarrow O_2 + KHb$
炭酸脱水素酵素
$CO_2 + H_2O$

O_2
CO_2
組織

加したときの肺容積の変化が ΔV であったとすれば，肺の弾性を肺コンプライアンス（伸張率）と考えることができる．すなわち，

$$Clt = \frac{\Delta V}{\Delta P} = \frac{\text{肺の容積変化}}{\Delta 〔口腔内圧-胸腔内圧（食道内圧）〕}$$
l/cmH_2O

となって肺エラスタンス（弾性）の逆数に当たり，この値が大きいほど肺が膨みやすい性質をもっていると考えられる．安静時の静的肺コンプライアンスは，健康男子で $0.18±0.51\ l/cmH_2O$，女子で $0.139±0.27\ l/cmH_2O$ といわれている．

4) 肺胞および組織におけるガス交換

（図Ⅰ-68）

鼻腔や口腔から吸入された空気は，気管，気管支を経て肺胞に入り，O_2 が肺胞を取り巻く毛細血管の壁を通して血中に取り込まれ，血液中の CO_2 が肺胞内に放出される．これをガス交換といい，体内では肺および末梢の組織で行われている．

肺胞気と血液の間の O_2 拡散はまったく受動的なもので，1分間に肺胞や赤血球の膜を通って摂取される O_2 量は，肺胞気の平均 O_2 分圧と，血液平均 O_2 張力の差に比例している．O_2 分圧の圧差 $1\ mmHg$ につき1分間に摂取される O_2 量を拡散係数（拡散能力）といい，約 $15〜35\ ml/分$，平均 $25\ ml/分$ としても，実際に行われている $250〜350\ ml/分$ 程度の O_2 を摂取するためには圧差 $10\ mmHg$ あれば十分である．また CO_2 でも同様で，その拡散係数は O_2 の25倍も大きいので，実際に呼出される $230〜300\ ml/分$ 程度の CO_2 の排出には圧差が $0.3\ mmHg$ もあれば十分に行われる．なお，体内における実際の分圧関係を図Ⅰ-68に示した．

一般に成人男子の肺内では，平均毎分約 $310\ ml$ の O_2 が吸収され，CO_2 が平均毎分約 $260\ ml$ 排出されているといわれ，呼気量は吸気量に比べて毎分約 $40\ ml$ 少ないことになる．この CO_2 排出量／O_2 吸収量が呼吸商 respiratory quotient, RQ で，日本人の平均は $0.80〜0.85$ といわれている．

4．血液によるガスの運搬

1) 血液の O_2 の運搬能力

（図Ⅰ-69）

血液の O_2 含有量は，動脈血約 $19\ vol\%$，静脈血約 $13〜15\ vol\%$ で，肺を血液が流れるときに $100\ ml$ 中 $4〜6\ ml$ の O_2 が取り入れられ，組織で $4〜6\ ml$ の O_2 を渡していることになる．仮りに，1分間に $5,000\ ml$ の血液が循環するとすれば，約 $200〜300\ ml$ の O_2 が1分間に運搬されていることとなる．肺胞から血液中に取り込まれた O_2 は，赤血球中に $34〜36\%$ 含有されているヘモグロビン Hb と結合する．$1\ mol$ の Hb は $4\ mol$ の O_2 と結合する能力があり，Hb 分子は4個の単量体からなり，4個のヘム，すなわち4個の Fe を含んでいるので，Fe 1個当り1個の O_2 分子と結合することになる．なお，Hb の分子量は約 $68,000$，$1\ mol$ の O_2（$22.4\ l$，$32\ g$）は $<68,000×1/4=17,000>$ の Hb と結合していることになり，$1\ g$ の Hb は $<22,400\ ml÷17,000=1.32\ ml>$ の O_2 と結合することができる．血液 $100\ ml$ 中の Hb は約 $15〜16\ g/dl$ であるから，$<1.32×15〜16=19.8〜21.1\ ml>$ の O_2 を運搬する能力がある．なお，血漿には $100\ ml$ 当り約 $0.32\ ml$ の O_2 が物理的に溶解することができる．

2) 血液の CO_2 の運搬能力

一方，CO_2 は血液 $100\ ml$ に対して約 $55\ ml$ が溶解できる．末梢で産生された CO_2 の約 85% は赤血球内に入り，重炭酸塩として溶存している．これには，赤血球中に多量に存在する炭酸脱水酵素が重要な働きをしている．なお，残りの約 10% は血漿蛋白質とカルバミノ化合物をつくり，約 5% が遊離の CO_2 として血漿中に溶存している．

3) O_2，CO_2 の運搬におけるイオンの移動

さて，この血漿による O_2，および CO_2 の運搬には図Ⅰ-69に示すようなイオンの移動が行われている．肺で Hb が O_2 を受け取ると結果的に H^+ を放出し HCO_3^- と結合し $<H_2CO_3 \rightarrow H_2O+CO_2>$ となり，CO_2 を放出しやすくする．また，末梢組織では O_2 を放出するときに H^+ を取り入れ，より弱酸となるので酸を緩衝する働きをしている．一方では，赤血球が CO_2 という酸を受け取って，HCO_3^- という塩基を提供していることにもなる．

図Ⅰ-70　腎臓

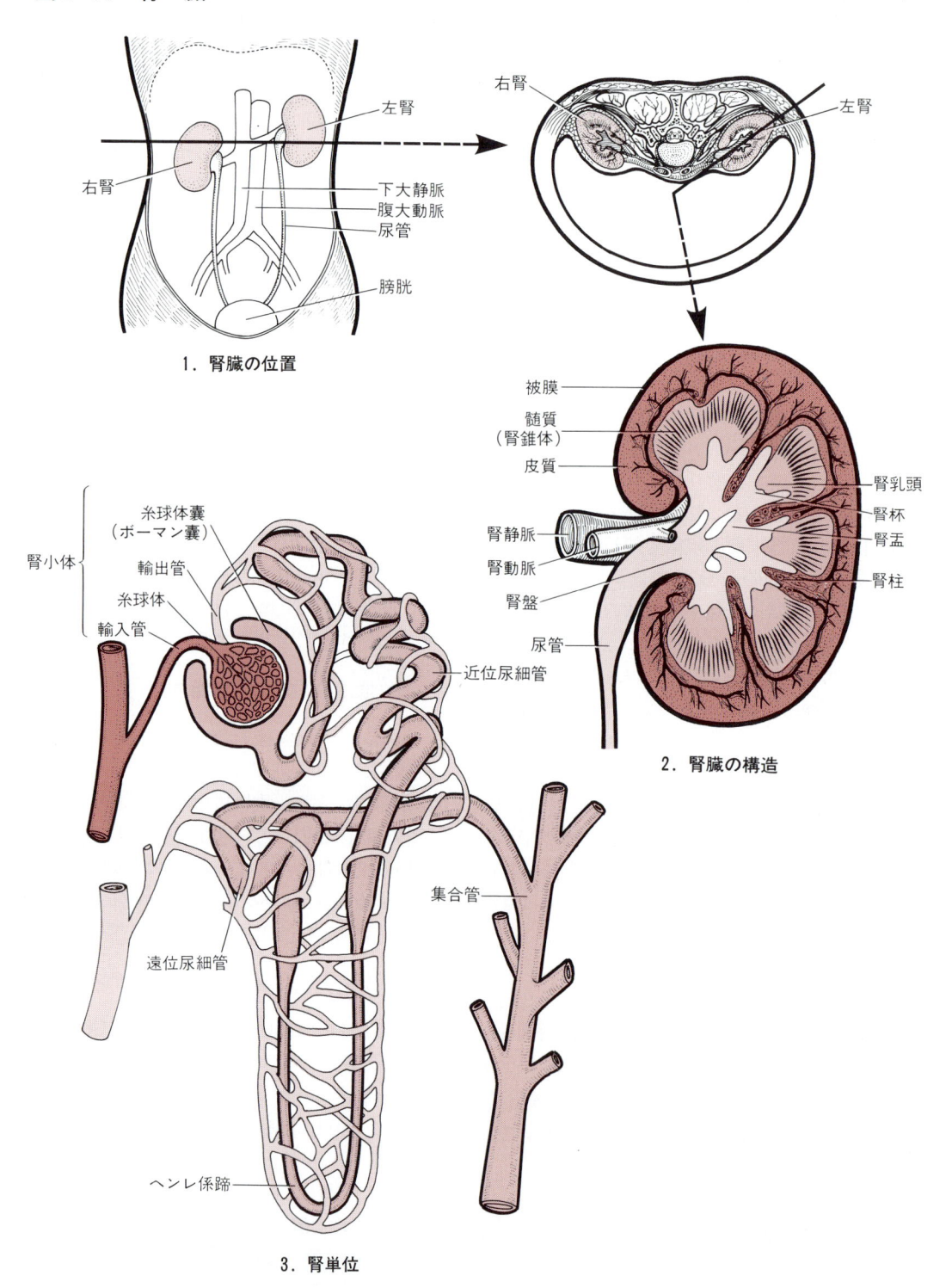

1. 腎臓の位置

2. 腎臓の構造

3. 腎単位

8章　尿の生成と排出

1．腎臓および尿路

　私たちが生活していくためには，食物として摂取した栄養素を代謝し，エネルギーを得ている．その結果，産生される老廃物や不要の分解産物は体外に排泄しなければならない．この経路としてもっとも重要な役割を果たしているのが腎臓と，これに続く尿管，膀胱，尿道からなる泌尿器系による尿の生成と排出である．

1）腎臓 kidney の構造　　　　　　（図I-70）

　腎臓とは，インゲン豆状の内側が凹んだ暗赤色の縦約9～17cm，幅約4.5～5.0cm，厚さ約2.6～3.0cmの臓器で，後腹膜，腹腔後壁上部，脊柱の左右両側に存在する．なお，右腎は前にある肝臓によって押し下げられ，左腎よりやや低い位置にある．その構造は，図I-70・1,2のように，扇状に拡がった腎乳頭があり，その先は十数個の腎杯に連なり，さらに尿管に移行している．

　被膜に被われた腎実質は，暗赤色の顆粒状の皮質と白色の髄質とに分けられ，髄質は錐体状に拡がり，尿細管の終末である集合管が線状に集まって腎乳頭に開口している．一方，皮質には腎小体が多数存在し，ネフロンを形成して集合管と連絡している．

2）ネフロン nephron　　　　　　（図I-70）

　尿の生成は，ネフロンによって行われ，1つの腎臓には約100万個のネフロンがある．この1つ1つのネフロンの機能の総合が腎機能と考えればよく，したがって，ネフロンのことを腎臓の機能単位(腎単位)といっている．

　1つのネフロンは，図I-70・3のように腎小体と尿細管からなり，腎小体(マルピギー小体)は薄い袋状の上皮からできたボーマン嚢と，その内側に糸球状に毛細血管が入り込んだ糸球体 glomerulus からできている．糸球体は1本の輸入動脈から血液を受け，輸出動脈に血液を出している．尿細管は，ボーマン嚢に続いて迂曲した近位尿細管となり皮質内に蛇行した後，髄質へ下行してU字形のヘンレ係蹄をつくり，ふたたび上行して皮質内に戻り遠位尿細管となる．これらが集まって集合管となり，髄質乳頭部に開口している．糸球体毛細血管内皮細胞には20～90nmの小孔が無数にあって，ここから基底膜を通して血液中の水分その他が濾過されるわけである．

　なお，近位および遠位尿細管には微細絨毛，あるいは線毛を有する細胞があって物質を再吸収する能力がある．

　また，尿細管では種々の物質の分泌も行われ，これらの機能の約80％は近位尿細管で，残り10～15％が遠位尿細管で行われるといわれる．なお，糸球体輸入動脈とボーマン嚢との接触部には，糸球体近接装置 juxtaglomerular apparatus があり，レニン顆粒を大量に含んでいる．

2．尿 urine の生成と調節機構
　　　　　　　　　　　　　　　　　　（図I-71）

　糸球体の毛細血管の壁を通して血液中の水分，塩分，尿素，尿酸，クレアチニン，アミノ酸，糖などがボーマン嚢の中に濾過される．これを原尿といい，1日に左右の腎臓から約150～200 l も生成されている．

1）糸球体における濾過作用

　糸球体では，毛細血管の血圧などによって，血漿中の水分などがボーマン嚢に押し出されている．この原動力となるものを有効濾過圧 effective filtration pressure といい，糸球体毛細血管血圧－(ボーマン嚢内圧＋血漿膠質浸透圧)＝有効濾過圧によって計算される．ボーマン嚢内圧は約5～15mmHg，血漿蛋白質は正常で約7～9g/dl であるから，約25～30mmHgの膠質浸透圧のあることが推定される．したがって，25～30＋(5～15)mmHg以上の血圧が作用すれば，原尿の生

図I-71 尿の生成

1. 腎小体における濾過と，尿細管における再吸収と分泌

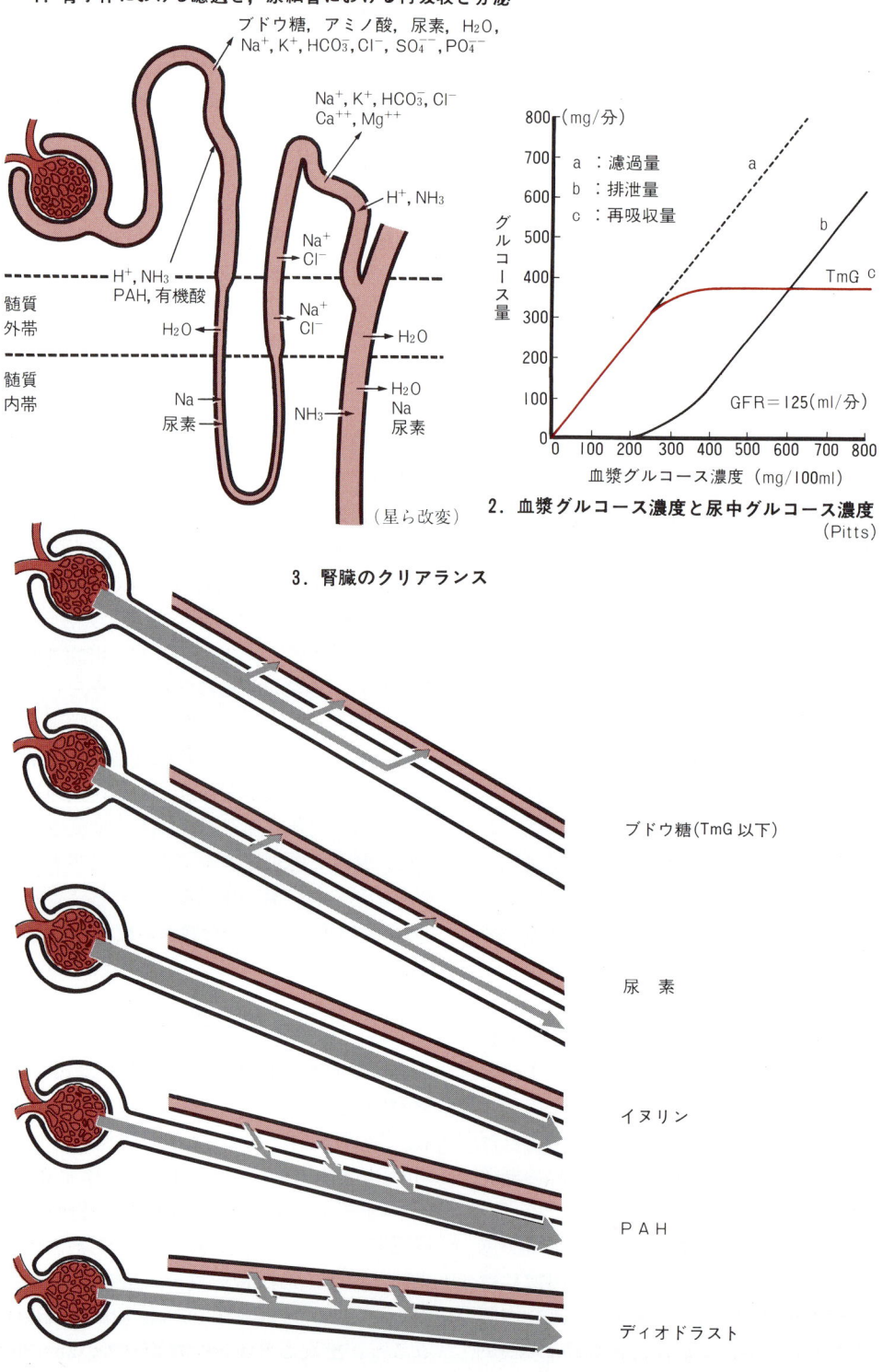

ブドウ糖, アミノ酸, 尿素, H₂O,
Na⁺, K⁺, HCO₃⁻, Cl⁻, SO₄⁻⁻, PO₄⁻⁻

Na⁺, K⁺, HCO₃⁻, Cl⁻
Ca⁺⁺, Mg⁺⁺

H⁺, NH₃

Na⁺
Cl⁻

H⁺, NH₃
PAH, 有機酸

髄質外帯

H₂O

Na⁺
Cl⁻

H₂O

髄質内帯

Na
尿素

NH₃

H₂O
Na
尿素

(星ら改変)

2. 血漿グルコース濃度と尿中グルコース濃度

a：濾過量
b：排泄量
c：再吸収量

TmG

GFR＝125 (ml/分)

血漿グルコース濃度 (mg/100ml)
グルコース量 (mg/分)

(Pitts)

3. 腎臓のクリアランス

ブドウ糖 (TmG以下)

尿　素

イヌリン

PAH

ディオドラスト

成が行われる．ふつう，糸球体輸入細動脈の血圧は60〜90 mmHgで，その結果，＜60〜90−(25〜30+5〜15)＝15〜60 mmHg＞の圧力が血管側からボーマン嚢内に作用していることになる．この圧によって，単位時間に濾過される血漿量を糸球体濾過量 glomerular filtration rate, GFR という．

GFRは次の式によって計算される．

GFR＝毛細血管壁の表面積×透過常数×有効濾過圧

糸球体毛細血管壁は，分子量 50,000〜70,000 以下の物質を通過させることができるといわれ，同じ蛋白質でも卵アルブミン，ゼラチン，血清アルブミンの一部など，低分子物質のみ通過させる．

糸球体血流は，腎血流量と直接関係し，正常時成人で約 1,000 ml/分，女子で 800 ml/分といわれ，毎分心拍出量の 25〜30 ％に相当する．したがって，そのヘマトクリット値から算出される腎血漿流量は，男子で 550 ml/分となる．その約 20 ％が濾過されるとすると GFR＝男子 110 ml/分，女子 100 ml/分ぐらいで，糸球体から濾過される1日の原尿は＜110×60×24＝160,000 ml＞という大量になる．しかし，この 99 ％以上が尿細管でふたたび吸収され，残り 1 ％弱の約 1.5 l が尿として排泄されているのである．

2）尿細管の機能　　　（図 I-71, I-72）

原尿中に含まれる物質のうち，からだで必要な物質は尿細管で再吸収される．また，尿細管はからだの中で不要になった物質を分泌する能力ももっている．

一般にヘンレ係蹄を境にして近位と遠位の尿細管に分けられ，図 I-71・1 のように，その部位によって，吸収，分泌が行われている．

再吸収の機序としては，ブドウ糖，アミノ酸，クレアチニン，リン酸塩，Na^+，K^+，HCO_3^- などの場合，能動輸送が行われ，水，Cl^-，尿素などは受動輸送によると考えられている．

（1）ブドウ糖の再吸収

ブドウ糖の再吸収は，近位尿細管のみで能動的に行われる．糸球体におけるブドウ糖の濾過は，血中ブドウ糖が増加すると比例的に増加するが，尿細管における再吸収能力には限度があって，その能力を超えると尿中にブドウ糖が出現し糖尿となる．この限度を糖排出閾といい，それをきたさせる血中ブドウ糖の臨界濃度を TmG(transport maximum of glucose) といって，正常の場合は 300〜350 mg/分，血中ブドウ糖濃度として 160〜180 mg/dl である（図 I-71・2）．

（2）水の再吸収

原尿の水分の 99 ％以上は尿細管より再吸収される．この水の再吸収は受動的に行われ，Na^+ の能動輸送に伴う浸透圧の変化などに依存しているところが大きい．したがって，副腎皮質のアルドステロン，あるいは遠位尿細管で水分の再吸収を促進させる下垂体後葉の抗利尿ホルモンなどの作用を受けている．

（3）尿細管の分泌作用

体内の酸・塩基平衡などに関連して，尿細管からは Na^+，K^+，H^+，NH_3 などの分泌が行われている．また，クレアチニン，ディオドラスト，PAH，PSP などは能動的輸送によって尿細管壁から分泌される．

3）クリアランス clearance（清掃率）
（図 I-71・3）

糸球体の血流中の血漿から，ある物質が一定時間内にどのくらい尿中に排泄されるか，すなわち血漿中のある物質が毎分何 ml 血漿から清掃されるかを，その物質についてのクリアランスという．

$$\text{クリアランス} = \frac{\text{尿中に排泄された物質の濃度}\times 1\text{分間の尿量}}{\text{血漿 1 m}l \text{ 中の物質の濃度}}$$

このクリアランスは物質によって異なり，糸球体で濾過され，尿細管で再吸収，分泌，分解などを受けない物質（イヌリン）は毎分の糸球体濾過量を表わし，約 120〜130 ml/分である．また，PAH，ディオドラストは濾過と分泌がともに行われ，ある一定濃度以下ならば一度腎臓を通過するだけでほとんど清掃されるので，腎血漿流量を示すことになり，それは平均 500 ml/分である．

腎血流の血漿量のうち，どれだけの液体が糸球

表 I-8 尿成分の濃縮率

物質	血中濃度 %	尿中濃度 %	濃縮率
Na	0.30	0.35	1
Cl	0.37	0.6	2
Ca	0.008	0.015	2
S	0.02	0.15	7
P	0.009	0.15	16
尿酸	0.004	0.01	12
尿素	0.03	2.0	70
硫酸	0.003	0.18	60
クレアチニン	0.001	0.075	75
氷点降下	0.56℃	1.0〜5℃	2〜9

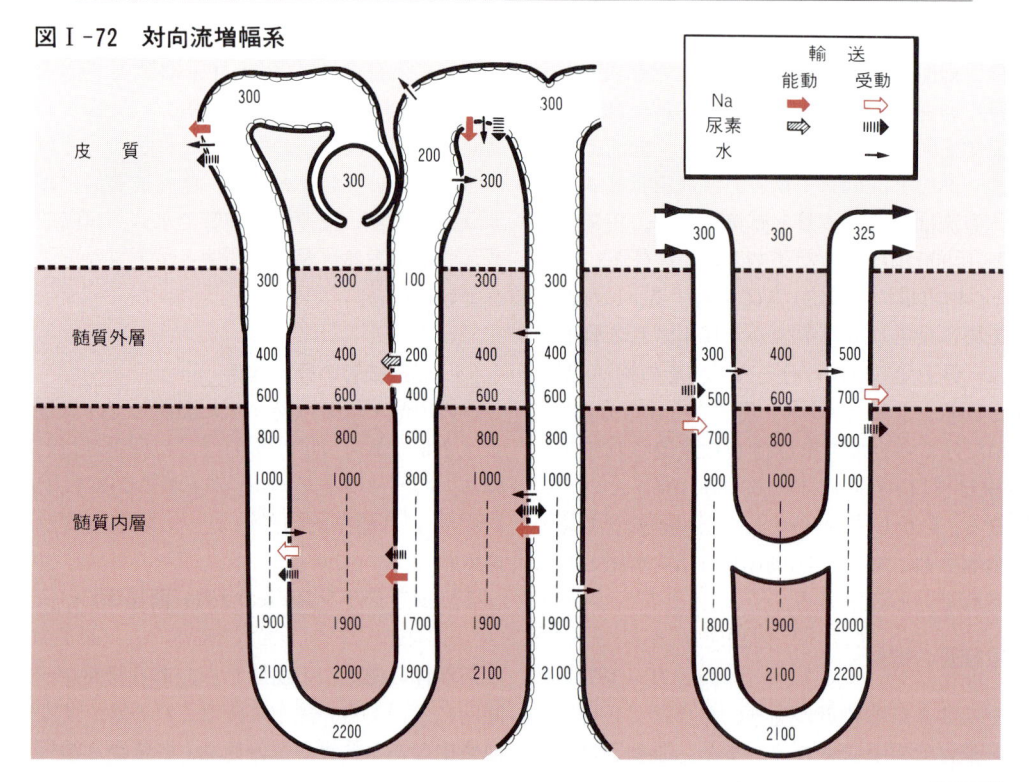

図 I-72 対向流増幅系

注：1) Henle係蹄(左)と直血管(右)の対向流機序
2) 数字は各部の浸透濃度を示す．矢印は物質の輸送方向

(Gottschalk & Mylle, 伊藤改変)

表 I-9 尿中固形成分の排泄量 (g/日)

有機成分 30〜45		無機成分 20〜25	
総窒素	6〜21	食塩	15〜20
尿素	14〜35	硫黄	0.8
尿酸	0.5〜0.8	亜硫酸 (SO_3)	1〜3
クレアチニン	1〜1.5	リン	0.5〜2.0
馬尿酸	0.1〜0.7	Na	4.8
インジカン	0.005〜0.02	K	2.5
高級脂酸	0.002〜0.003	NH_3	0.5〜0.7
ウロクローム	0.4〜0.7	Ca	0.09〜0.2
		Mg	0.03〜0.24
		Fe	0.005

(Gottschalk & Mylle, 伊藤)

体で濾過されたかを知るためには，GFR(イヌリンのクリアランス)の値を腎血漿流量(PAH，ディオドラストのクリアランス)で割ればよく，これを濾過率という．なお，尿素は糸球体で濾過され，尿細管で吸収される．したがって，これらのクリアランスを種々組み合わせて行えば，糸球体尿細管の機能を知ることができる．

4) 尿生成の調節機構 (図I-72, 表I-8)

(1) 対向流増幅系と対向流交換系

前述のように，尿の濃縮，尿量および尿の組成は，糸球体における濾過と尿細管の再吸収および分泌などのバランスによって決められる．ことに尿の濃縮，水分の再吸収には，腎実質細胞間隙，尿細管内およびこれを囲む血管内の浸透圧が大きな影響を与えている．すなわち，細胞間隙では皮質に近い部分が血漿と等張，腎盂に向かうにしたがって上昇し，その4倍にも達している．これを皮質髄質浸透圧勾配といっている．

さて，ヘンレ係蹄下行脚ではNa^+を管内に取り込みやすく上行脚では細胞外へNa^+の能動輸送が行われている．したがって上行脚から出たNa^+は腎実質を経て下行脚への拡散が行われる．しかも尿細管内を流れる原尿には，近位尿細管で再吸収されたNaClも加わり，漸次高濃度となってヘンレ係蹄では最高値に達する．しかし，上行脚ではNa^+の能動的再吸収が行われ，しかも水分の再吸収が悪いために，漸次低張の尿となり，遠位尿細管では100 mOsmぐらいとなる．ヘンレ係蹄がU字形であるため両脚の流れが対向流となり，結果的にその作用が漸次増幅されて著明な濃度勾配を形成するので，このような系を対向流増幅系counter current multipher systemとよんでいる．

一方，血漿中NaCl濃度は約300 mOsmで，ヘンレ係蹄と並行して走る直血管もU字形となっており，皮質髄質濃度勾配のため皮質から髄質にいくにしたがい血漿中にNaClが取り込まれて水が放出され，髄質から皮質に行く際にNaClが細胞間隙に取り込まれることになる．すなわち，血管系においても対向流交換系counter current exchanger systemが形成されている．

(2) 尿生成における4つの機序

これらの巧妙な機構によって，尿が漸次濃縮され，尿管を経て膀胱に送られるわけであるが，この尿生成の調節としては，次の4つの機序が考えられている．

① **糸球体濾過に影響する因子**：

(1) 有効濾過圧……糸球体毛細血管血圧がもっとも大きな影響を与える．これらの毛細血管は自律神経の支配を受けており，そのバランスが有効濾過圧に影響を与える．

(2) 腎血流量の変動……腎血流量の増減によって，濾過量も増減する．

(3) 濾過面積の変動……糸球体は，そのすべてが常に活動しているものではなく，必要に応じ活動，休息を行っている．

② **尿細管の再吸収に影響する因子**：

ボーマン嚢は有効濾過圧に抵抗し，尿細管へも物質を押し込む作用をしている．

③ **物理化学的調節**：

(1) 尿細管内濾液の流速……速度が速いほど再吸収能力が低下する．

(2) 濾液の浸透圧……流速が一定ならば，浸透圧が高いほど再吸収能力が悪くなる．

④ **内分泌的調節**：

(1) アドレナリンの作用……血管を収縮させ，血圧を上昇させる．一般に腎血流量や尿量を減少させて，排泄を低下させる傾向にはあるが，個人差があって必ずしも一定していない．

(2) アルドステロンの作用……尿細管におけるNa^+の再吸収を促進する．

(3) 抗利尿ホルモンの作用……尿細管における水の再吸収を促進する．

(4) 副甲状腺ホルモンの作用……尿中へP, Caの排泄を促す．

(5) 甲状腺ホルモンの作用……糸球体の濾過を促進し，水の再吸収を抑制，尿量を増加させる．

これらの機構すべてが相互に作用して尿の濃縮が行われているわけで，その成分による濃縮を表I-9に示してある．

図 I-73　排　尿

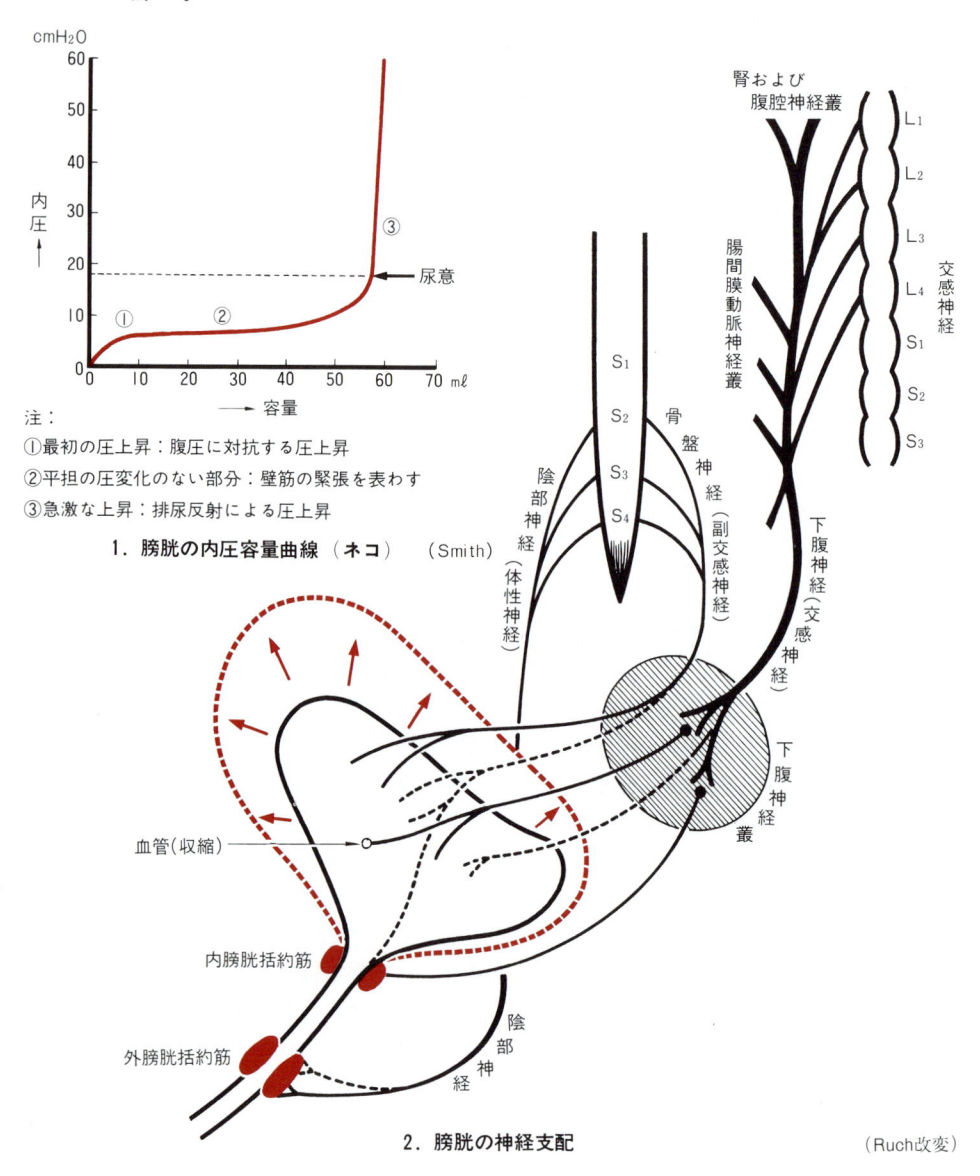

注：
① 最初の圧上昇：腹圧に対抗する圧上昇
② 平坦の圧変化のない部分：壁筋の緊張を表わす
③ 急激な上昇：排尿反射による圧上昇

1. 膀胱の内圧容量曲線（ネコ）　（Smith）

血管（収縮）
内膀胱括約筋
外膀胱括約筋

2. 膀胱の神経支配　　　　　　　　　　　　　　（Ruch改変）

3. ヒトの膀胱および尿道への神経分布とその作用

遠心性線維	脊髄神経根	末梢神経	分布部位	作　用
交感神経	上部腰髄　下部胸髄	腸間膜動脈叢を経て　下腹神経	膀胱全般　内括約筋	刺激により排尿筋弛緩　内膀胱括約筋収縮
副交感神経	S_2-S_4	骨盤神経	排尿筋，内括約筋	刺激により排尿筋収縮，内膀胱括約筋弛緩
体性神経	S_2-S_4	陰部神経	外括約筋	随意的に支配する

（Ganong改変）

3. 尿の性状と成分
(表 I-9)

尿の性状は，結果的に血液の恒常性を保つように変化していると考えればよい．また，尿の成分は，正常人の1日尿量1,000〜2,000 mlとして，その約4〜6％が固形成分であり，1日約50 gにも及ぶ物質が排泄されていることになる．その割合は表 I-9 に示すように，もっとも多いのは尿素，ついでNaClで，この両者がその50％以上を占めている．これらの成分の尿中濃度は，いずれも血漿中のそれよりは高いのがふつうで，その割合は血漿成分として必要なものほど小さい．

尿の比重は，1日尿で1.012〜1.028の間にあり，多飲後は下降し，飢渇に際して上昇するが，1日尿として変動がなければ腎機能が正常に働いていると考えられる．

尿の反応は，ふつうpH 5〜7で，大量の動物性食品をとると酸性に，植物性食品ではアルカリ性に傾く．尿の色は，含有されるウロクロームによって淡い麦わら黄色〜黄褐色を呈する．ウロクロームの1日産生量がほぼ一定しているために，着色度は尿量に逆比例する．なお，黄疸尿では暗黄色〜緑黒色を呈し，血液が混じると肉汁様紅色，血色素尿では暗赤褐色を呈する．

4. 排 尿 micturition

1）排尿の調節
(図 I-73)

腎臓で1分間に1〜2 ml生成される尿は，腎盂，尿管を経て膀胱に蓄積される．尿管は膀胱の筋層を斜めに貫いているので弁状となり，尿が逆流することはない．尿を貯える際には膀胱排尿筋が弛緩し，膀胱括約筋が収縮しており，排尿時には逆の現象が起こる．

膀胱は，交感および副交感神経の二重支配を受け，前者は排尿を抑制し，後者は促進する．なお図 I-73・2のように，脊髄神経である陰部神経が横紋筋性の外尿道括約筋に分布し，随意的に収縮して排尿を抑制することができる．

2）尿意と排尿の仕組み

膀胱壁には，ふつう，膀胱内圧を感受する伸展受容器がある．すなわち，尿が膀胱に貯留し，その内圧が増加してくると，排尿筋の緊張が反射的に低下し，尿量がある程度まで増加しても内圧が高まらないようになっている．しかし，それには限度があって，尿の貯留による膀胱内圧が15〜20 cmH_2O ぐらいになると，膀胱壁の伸展刺激が知覚神経を通って脊髄から大脳皮質に達し，排尿したいという尿意を起こさせる．尿意が起こると，その刺激は大脳皮質から下行し，脊髄の腰仙髄部にある脊髄膀胱中枢に伝わり，ここから遠心性神経が膀胱壁を刺激して排尿を起こすことになる．

なお，膀胱壁の伸展受容器が急速に伸展されても刺激されるので，この場合には尿量が少なくても反射的に排尿を起こすことがある．しかし，尿意は通常，膀胱内圧が15〜20 cmH_2O になると生じ，このときの内容量はおよそ250〜400 mlといわれ，400〜500 ml に達すると痛みの感覚に変わるといわれている．

排尿時には，膀胱中枢からの刺激によって排尿筋の緊張が高まり，膀胱内圧が急速に上昇する．20〜30 cmH_2O，著しい場合には100 cmH_2O にも達する．しかし，他方，膀胱括約筋の緊張が低下するために，尿が尿道へ押し流され外界へ排泄されることになる．この場合，横隔膜や腹筋も収縮して腹腔内圧を高め，膀胱を圧迫して排尿を助けている．

ところで，排尿には大脳皮質の関与もあるため意識的に抑制することも可能である．すなわち，尿意が起こっても，大脳皮質から交感神経を経て排尿筋を弛緩させ，膀胱括約筋の緊張を高め，さらに会陰筋，男子では外膀胱括約筋（女子ではこの一部が欠除している）を収縮させて排尿を抑制することができる．また，尿意がなくても随意に排尿することも可能であり，一方，精神的な緊張によって，膀胱内圧が15〜20 cmH_2O に達しなくとも尿意を生じることもある．

図 I-74　体熱の平衡と正常体温

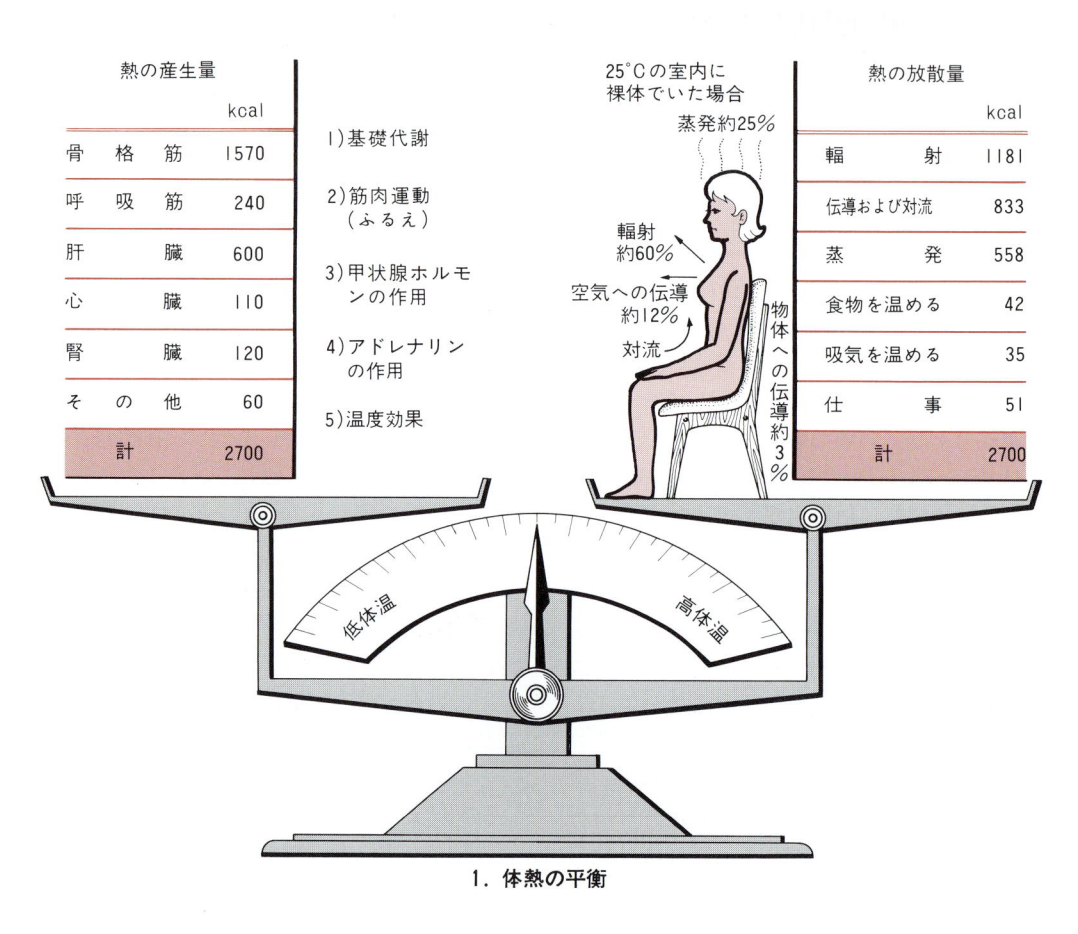

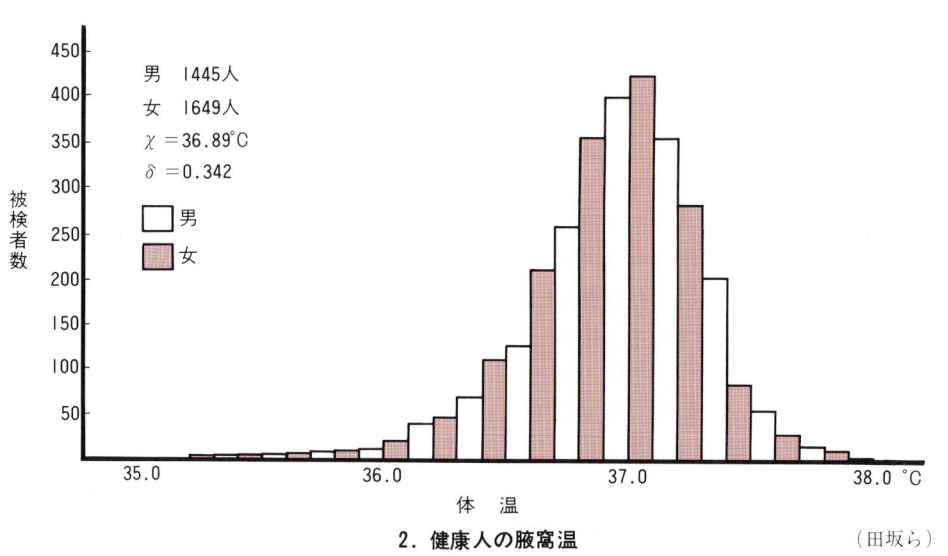

熱の産生量		kcal
骨 格 筋		1570
呼 吸 筋		240
肝　 臓		600
心　 臓		110
腎　 臓		120
そ の 他		60
計		2700

1)基礎代謝
2)筋肉運動（ふるえ）
3)甲状腺ホルモンの作用
4)アドレナリンの作用
5)温度効果

25℃の室内に裸体でいた場合
蒸発約25%
輻射約60%
空気への伝導約12%
対流
物体への伝導約3%

熱の放散量		kcal
輻　 射		1181
伝導および対流		833
蒸　 発		558
食物を温める		42
吸気を温める		35
仕　 事		51
計		2700

低体温　高体温

1. 体熱の平衡

男　1445人
女　1649人
$\chi = 36.89℃$
$\delta = 0.342$
□ 男
■ 女

被検者数

体温

2. 健康人の腋窩温

（田坂ら）

9章　体温とその調節

私たちのからだは，外気温の変化や，からだの中の熱産生の多少とは無関係に，ほぼ一定の温度に保たれている．

これは体内における熱産生と体内からの熱放散の程度とが，常にその環境条件に対応して適宜増減し，動的な平衡を保っているためである．これらの機能を維持していくことを体温調節という．

1. 体温 body temperature とは

1) 体温の役割　　　　　　　　　（図 I-74）

私たちが生活していくためには，常にエネルギーを必要とする．このエネルギーの産生は，生体とエネルギーの項で述べたように，ほとんどが栄養素の代謝によって賄われている．すなわち，これらの中間代謝は一種の化学反応であり，体内の化学反応は温度に敏感ないろいろの酵素によって行われている．したがって，体温を一定に保つことが非常に重要で，一定の体温を維持することがこれらの化学反応を円滑に行わせることになる．

さて，ヒトの体温とは，文字通りからだの温度を意味しているが，私たちのからだの中では，常に働いている器官と，あまり働いていない器官，熱を放散しやすい器官と，しにくい器官などがあって，恒温動物とよばれるヒトであっても，体熱の分布は必ずしも一定ではない．たとえば，脳，肝臓，腎臓，消化器などの器官は常に働いているため代謝が盛んで熱産生が多く，しかも解剖学的に熱放散の手段が乏しく，38℃に近い高温を示す．一方，筋肉や皮膚などは熱産生量も少なく，もし運動などで代謝が促進されても熱放散が容易に行われるため，比較的低温を示すことになる．

2) 体温の測定

そこで体温をどこで測定し，表現すればよいかということになる．理論的には，いろいろの組織臓器で行われる熱の産生と放散の集約された結果が血液に渡され，その血液が心臓に戻り，肺を通ってふたたび左心室から全身に送られるわけで，大動脈出口の血液の温度を基本と考えることができる．しかし，実際に日常これを測定することは不可能で，一般に測定しやすく，また，この温度に近いと思われる直腸(腟)温，舌下温，腋窩温などが測定されて，体温といわれているわけである．

図 I-74・2 は，田坂らが，日本人の青年男女 3094 名の 30 分間腋窩検温を行った成績で，その平均は 36.89℃±0.346，その分布は 35.2～37.9℃に及んでいる．男女差，人種差はほとんどみられない．幼少児では成人より概して高く，成人への移行は 10～16 歳までに行われ，高齢者では少し低温に移行する．

2. 体熱の平衡 heat balance

1) 体熱の産生 heat production　　　（図 I-74・1）

体熱の産生は，摂取された栄養素が体内で代謝され，種々の臓器組織のエネルギー発生に伴う熱発生によって行われる．ヒトの発生するエネルギーは，その 1/3～1/4 が機械的・化学的・電気的エネルギーとして利用されるのみで，後の 2/3～3/4 は，熱に変換されて体温の維持に使われている．すなわち，体熱の産生は，すべて生物学的な酸化による化学的過程によっているため，体熱産生の調節を化学的調節ともいっている．実際に，平常，熱産生に関与している因子は，(1) 基礎代謝，(2) 筋肉運動，(3) 甲状腺ホルモンの作用，(4) アドレナリンなどの作用，(5) 体温そのものの温度による代謝の調節作用，などである．

2) 体熱の放散 heat loss　　　　　（図 I-74・1）

体内の臓器組織は，前述のように，それぞれ異なった熱産生を行っている．したがって，熱放散の手段としては，まず，その部を流れる血液に熱が伝えられ，温められた血液が全身を循環して熱

図 I-75 体温調節の神経路

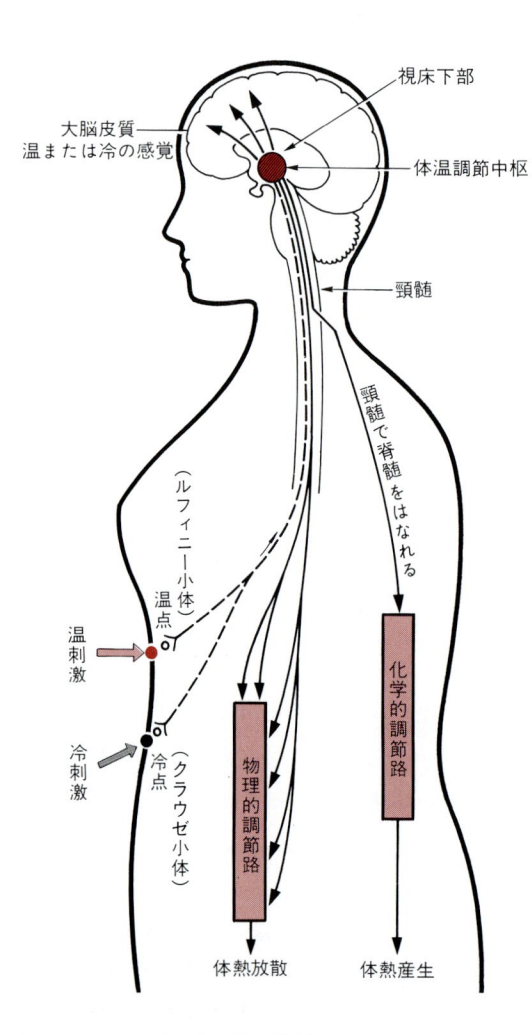

表 I-10 汗と尿の成分

物　質	汗　　　（％）	尿（％）
食　　塩	0.648 ～0.987	1.538
尿　　素	0.086 ～0.173	1.742
乳　　酸	0.034 ～0.107	—
硫　化　物	0.006 ～0.025	0.355
アンモニア	0.010 ～0.018	0.041
尿　　酸	0.0006～0.0015	0.129
クレアチニン	0.0005～0.002	0.156
アミノ酸	0.013 ～0.020	0.073

図 I-76 気温と体温の調節

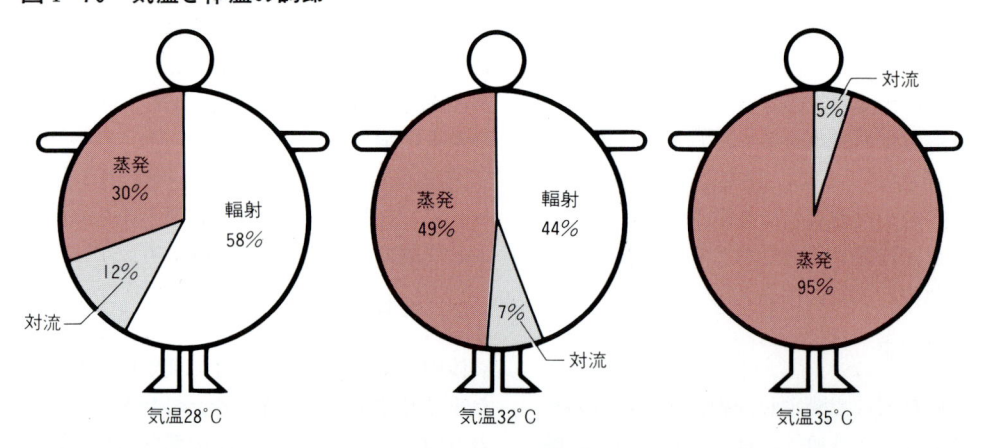

気温28°C　蒸発30%　輻射58%　対流12%

気温32°C　蒸発49%　輻射44%　対流7%

気温35°C　蒸発95%　対流5%

を平等に分配するとともに，主として皮膚表面を流れるときに冷たい外気の影響を受けて熱を放散している．その手段は輻射，伝導，対流および水分の蒸発など物理的機転によっているので，熱放散の調節を物理的調節ともよんでいる．

① 輻 射 radiation：熱が電磁波の形，主として赤外線として放散される．外界の温度が皮膚温より低い場合のみに起こり，両者の差が大きいほど放熱量も大となる．

② 伝 導 conduction：体熱は皮膚表面あるいは気道を通じてこれと接する空気に伝えられ放散される．伝導による熱放散は，皮膚，粘膜表面とそれに接する空気，物体などとの温度差に比例して行われる．

③ 対 流 convection：皮膚に接している空気が温められると空気の対流が起こり，空気が置き換えられて熱放散量が大きくなる．したがって，からだを動かしたり風があると，伝導，対流による放熱量が増大する．

④ 蒸 発 evaporation：皮膚や粘膜の表面からは常に水分の蒸発が行われ，水1gが蒸発すればからだから約0.585 kcalの気化潜熱が奪われることになる．これはその部位の温度と周囲の空気との比湿によって異なっている．体表からの水分蒸発の仕組みとしては，皮膚表面および水蒸気飽和された呼気とによる不感蒸泄 insensible perspiration（1日約800〜1,000 ml）と，発汗とがある．

⑤ 発 汗 sweating：以上の物理学的手段で体熱の放散が間に合わなくなると，発汗によって体熱の下降をはかることになる（図Ⅰ-76）．これを温熱性発汗といい，全身の皮膚に分布するエクリン腺から汗が分泌される．汗はその99％以上が水分で，有形成分としてはNaCl，尿素，乳酸などを含んでおり，尿の成分とよく似ている（表Ⅰ-11）．なお，汗腺には腺細胞自体が破壊されて分泌される形のアポクリン腺があり，乳頭や外陰部に限局して存在する．

発汗には，そのほか腋窩，手掌，足蹠などに汗をかく精神性発汗，酸・辛味などの強い味覚刺激によって顔面にみられる味覚性発汗などがある．

3．体温調節の仕組み

1）気温と体温の関係
（図Ⅰ-75，Ⅰ-76，Ⅰ-77）

ヒトは，常に37℃内外の体温を維持していなければ，体内の代謝が阻害されて生命の危険すらある．したがって，前述の体熱の産生と放散を変化させて，常に体温の動的平衡を保っている．

仮りに，気温の低い環境では，まず，化学的調節の手段として交感神経が緊張し，副腎髄質のアドレナリン，甲状腺ホルモンなどを分泌させ，体細胞の代謝を促進させる．一方，筋肉のふるえによる体熱の産生も行われる．なお，物理的調節の手段としては，皮膚毛細血管の収縮，立毛，発汗の抑制などがみられる．気温の高い環境では，副交感神経優位となり，アドレナリン分泌抑制，意識的な筋緊張の低下，皮膚血管の拡張，血流量増大，発汗の増大，呼吸促進，唾液分泌増量などによって熱放散の増大がはかられる．

2）体温調節中枢に刺激を送る仕組み
（図Ⅰ-75）

これらの体熱の平衡を保たせている機構は，主として大脳の視床下部に存在するといわれる体温調節中枢によって統括されている．その確実な局在についてはまだ論議のあるところであるが，少なくも前視床下部正中線付近に熱放散の中枢，後視床下部に熱産生の中枢があり，この両中枢の平衡によって体温が設定されていると考えればよい．

さて，これらの体温調節中枢に刺激を送る仕組みとしては，神経性の経路によるものと，体液性の経路によるものとがある．

（Ⅰ）神経性の経路

図Ⅰ-75にみられるように，神経性の経路によるものとしては，皮膚に加えられた温あるいは冷刺激によって，温点あるいは冷点が刺激されて，求心性の知覚神経を経て刺激が視床下部に伝えられ，ついで中枢から末梢に刺激が伝えられるわけである．この場合，体熱の放散を促進する物理的調節経路は，そのまま脊髄を下降してそれぞれの部位に分布するのに反し，体熱の産生を促す化学

図Ⅰ-77 体温調節と発熱

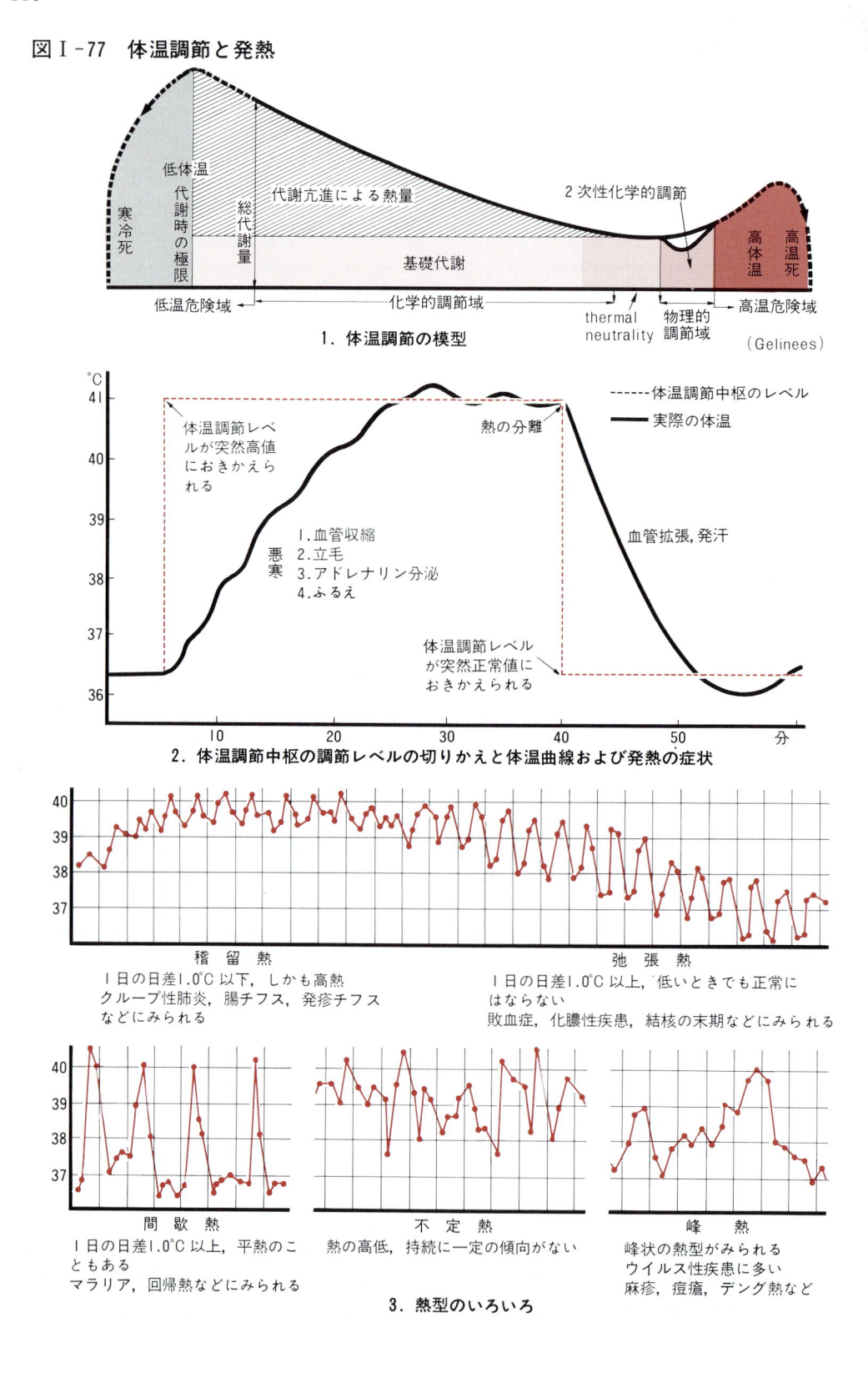

1. 体温調節の模型

寒冷死／低体温／代謝時の極限／総代謝量／代謝亢進による熱量／基礎代謝／2次性化学的調節／高体温／高温死

低温危険域 ← 化学的調節域 → thermal neutrality 物理的調節域 高温危険域

(Gelinees)

2. 体温調節中枢の調節レベルの切りかえと体温曲線および発熱の症状

- ------ 体温調節中枢のレベル
- —— 実際の体温

体温調節レベルが突然高値におきかえられる

悪寒
1. 血管収縮
2. 立毛
3. アドレナリン分泌
4. ふるえ

熱の分離

血管拡張, 発汗

体温調節レベルが突然正常値におきかえられる

3. 熱型のいろいろ

稽留熱
1日の日差1.0℃以下, しかも高熱
クループ性肺炎, 腸チフス, 発疹チフスなどにみられる

弛張熱
1日の日差1.0℃以上, 低いときでも正常にはならない
敗血症, 化膿性疾患, 結核の末期などにみられる

間歇熱
1日の日差1.0℃以上, 平熱のこともある
マラリア, 回帰熱などにみられる

不定熱
熱の高低, 持続に一定の傾向がない

峰熱
峰状の熱型がみられる
ウイルス性疾患に多い
麻疹, 痘瘡, デング熱など

的調節経路は，頸髄の下端で脊髄を離れ別個に分布することが脊髄の切断実験でわかっている．

(2) 体液性の経路

一方，体液性の経路としては，体温調節中枢部を流れる血液の温度が直接中枢を刺激して，いちばん大きな影響を与えている．そのほか，アドレナリン，サイロキシン，黄体ホルモンなども血行性に移動して代謝を変動させている．

3) 体温が一定に保たれるわけ　　　(図I-77・1)

体温調節の仕組みは，2つの体温調節中枢が環境温度とは関係なく，そのヒトの正常体温のレベルに設定されていて，いわゆるセットポイントが存在している．仮りに外気温が変動して，それが皮膚から伝えられるか，あるいは血液の温度が変化して体温調節中枢に伝えられると，そのセットポイントとの差を感受し，正常の設定レベルに戻そうとする機構が働くことになる．この仕組みにより，体温は常に一定に保たれているのである．

4. 発　熱 fever

1) 体温が異常に上昇する場合
　　　　　　　　　　　　　　　(図I-77・2, 3)

体温が異常に上昇する状態には，2つの機序が考えられる．その1つは種々の原因によって発熱した場合であり，2つめは環境温度や湿度の上昇によって体熱の放散が妨げられたり，あるいは激しい運動などによって体熱産生がその放散の限界を超えたために，体内に異常な熱の蓄積が起こったうつ熱という状態である．

うつ熱とは，体内における正常の体温調節機構の限界を超えた場合と考えればよい．発熱とは，体温調節中枢のセットポイントが，何らかの原因によって正常より高い位置にセットされ，そのレベルで体温調節が行われている状態といえる．

たとえば，図I-77・2のように，体温調節レベルが何らかの原因によって突然41℃にセットされたとすると，血液の温度は急に上昇するわけにはいかず，体温調節中枢はセットレベルよりも低い温度の血液にさらされることになる．このため中枢はただちに反応し熱産生を高め，放散を抑制させるための機構を発動させ，筋肉のふるえ，皮膚血管の収縮，立毛，アドレナリンの分泌などを起こさせることになる．このとき感じる一種特有の不快感が悪寒である．これらの現象によって血温が上がり，41℃に見合った熱の産生と放散が行われるようになると，そのヒトはただ暑いと感じるだけとなる．

次に，体温調節レベルを上げていた原因がなくなると，そのセットポイントはただちに正常のレベルに戻るが，血温は早急に戻れないため中枢は高い温度の血液にさらされることとなり，発汗，皮膚血管の拡張など熱放散の手段を最大限に働かせて体温の下降をはかることになる．

2) 発熱の原因と熱型

発熱の原因としては，脳腫瘍，脳出血などによって直接体温調節中枢を機械的に刺激する場合，各種細菌の代謝産物，毒素，蛋白分解産物など，いわゆる発熱物質(パイロジェン)による化学的刺激およびヒステリー，神経症などによる精神的刺激などが考えられている．また，小児などでは脱水状態によって中枢の環境が変わり発熱する．

なお，発熱の状態は，種々の疾患によって異なっており，図I-77・3のように，その熱型によって，その原因を推定しうることもできる．

3) 発熱時の体内変化

(1) 基礎代謝の亢進，(2) 体温上昇による代謝の促進，(3) 体内蛋白質の分解促進，(4) 水分の欠乏による脱水状態，(5) 電解質濃縮による細胞内浸透圧の上昇，(6) 食欲不振，(7) 消化能力の低下，(8) アドレナリン，甲状腺ホルモン，副腎糖質コルチコイド，アルドステロン，抗利尿ホルモンなどの分泌に大きな影響を与える．(9) その他，心拍数増加，心悸亢進，呼吸促進，頭重，頭痛，嘔気，嘔吐，精神作業能力の低下，などがある．直腸温が41℃以上になると脳細胞の機能障害がみられ，43℃を超すとうわ言，嗜眠，昏睡などの意識障害を起こし，42〜44℃の高体温が数時間持続すると死に至るといわれる．

II. 生化学編

1章　からだと酵素/121
2章　からだと糖質/131
3章　からだと蛋白質/151
4章　遺伝子の仕組みと働き/165
5章　からだと脂質/171
6章　からだとビタミン/185
7章　からだと無機質/197

図II-1 酵素の構造

- 酵素蛋白
- 活性中心
- 基質
- 基質ではない（影響なし）
- 補助因子（金属，補酵素）
- 生成物
- 阻害剤（基質ではないが構造が似ているので阻害する）

ホロ酵素 ⎰ 酵素蛋白＝アポ酵素
　　　　 ⎱ 補助因子 ⎰ 金属
　　　　　　　　　　 ⎱ 補酵素

図II-2 触媒反応

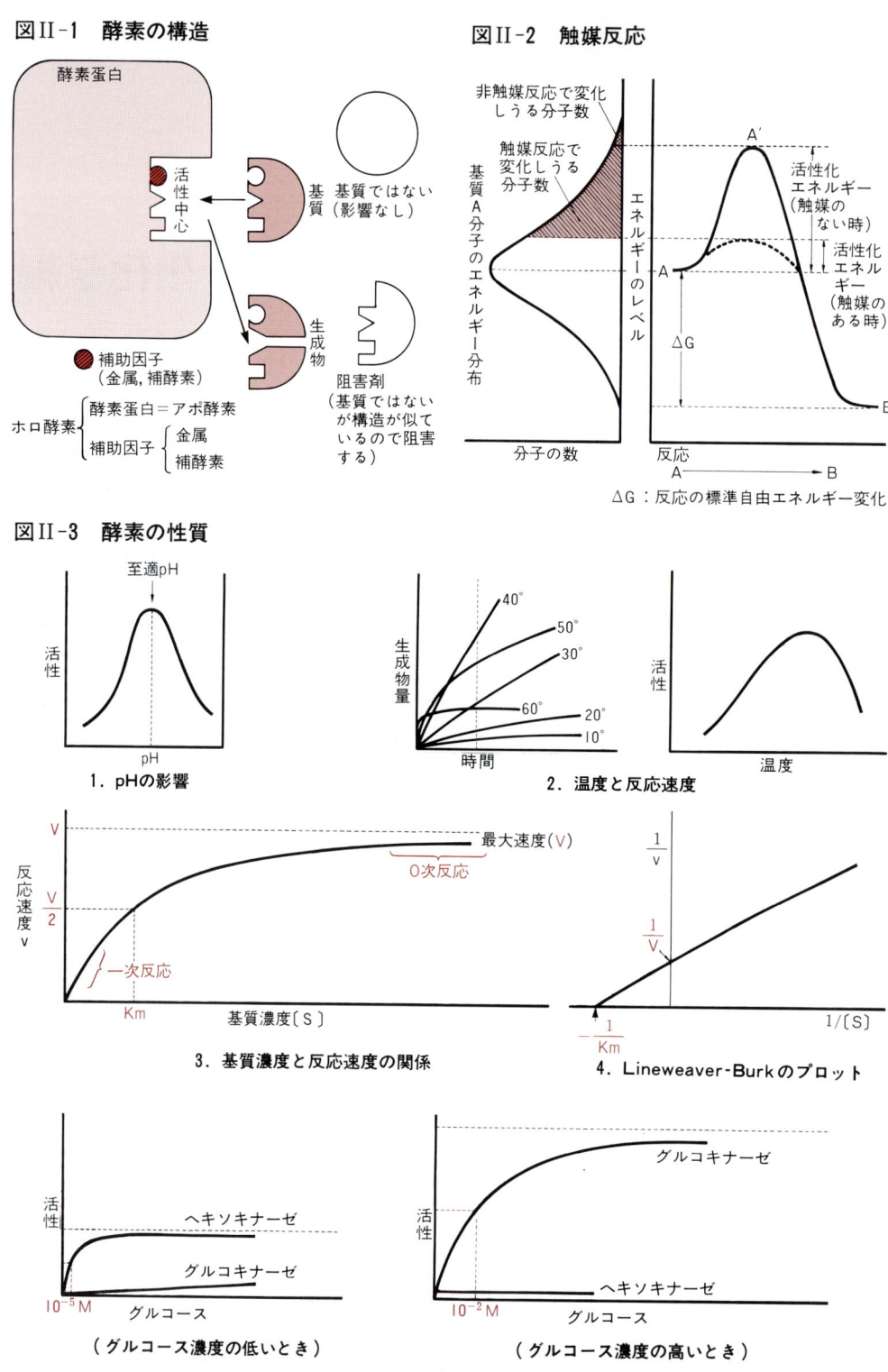

- 非触媒反応で変化しうる分子数
- 触媒反応で変化しうる分子数
- 基質A分子のエネルギー分布
- エネルギーのレベル
- 活性化エネルギー（触媒のない時）
- 活性化エネルギー（触媒のある時）
- ΔG
- 分子の数
- 反応 A → B

ΔG：反応の標準自由エネルギー変化

図II-3 酵素の性質

1. pHの影響

活性／pH（至適pH）

2. 温度と反応速度

生成物量／時間（10°, 20°, 30°, 40°, 50°, 60°）

活性／温度

3. 基質濃度と反応速度の関係

反応速度 v／基質濃度 $[S]$
- 最大速度 (V)
- 0次反応
- $\dfrac{V}{2}$
- 一次反応
- K_m

4. Lineweaver-Burkのプロット

$\dfrac{1}{v}$／$1/[S]$
- $\dfrac{1}{V}$
- $\dfrac{1}{K_m}$

5. Kmの意味

（グルコース濃度の低いとき）10^{-5} M
- ヘキソキナーゼ
- グルコキナーゼ

（グルコース濃度の高いとき）10^{-2} M
- グルコキナーゼ
- ヘキソキナーゼ

活性／グルコース

1章　からだと酵素

1．酵素とは
(図II-1)

　生体内に栄養物として取り込まれた物質は，いろいろな化学反応を経てエネルギーを産生したり，体成分に合成されたりする．また，体成分も常に分解されて入れかわっている．このような体内の物質の変化を代謝 metabolism というが，生体内で起こる幾多の化学反応を触媒するのが酵素 enzyme である．酵素は主に蛋白質よりなっている．蛋白質以外の成分を含んでいることもあり，これを補助因子 cofactor という．これらはカルシウムイオンやマグネシウムイオンなどのような金属の場合もあり，あるいは有機物質のこともある．有機物質の場合，これを補酵素 coenzyme という．多くの補酵素は，ビタミンから体内で合成されたものである．補酵素のうち，酵素と固く結合している場合，とくに補欠分子族 prosthetic group とよぶ．このような補助因子をもつ酵素では，酵素の蛋白部分をアポ酵素 apoenzyme といい，補助因子が存在してはじめて活性をもつようになる．これをホロ酵素 holoenzyme という．最近RNA に触媒作用をもつものが見出され，これはリボザイム ribozyme とよばれる．

2．触媒作用と酵素の性質

1）酵素の触媒作用
(図II-2)

　触媒とは，それ自身は反応の前後で変化せず，化学反応の速度を速めるが，その反応の平衡を変えないものをいう．
　反応A→Bにおいて，図II-2のA'というエネルギーの山を越えないとAからBにならない．このAとA'のエネルギーの差を活性化エネルギー activation energy という．この山があるためにAはBよりもエネルギーのレベルが高くても自然には反応は起こらないか，きわめて遅い速度でしか変化しない．
　触媒作用(酵素による反応)とは，この活性化エネルギーを小さくすることである．図II-2の左側の図は物質Aのおのおのの分子のもっているエネルギーの分布を示したもので，活性化エネルギーが小さくなるとこの山を越すことのできる分子の数が多くなって反応の速度が大きくなる．一方，AとBのエネルギーレベル(ΔG)が変わらないということが，この反応の平衡が変わらないということを意味している．

2）酵素の性質
(図II-1，II-3)

　酵素は蛋白質からできている触媒であるため，いろいろな特異的な性質をもっている．

(1) 基質特異性
(図II-1)

　酵素と反応する物質を基質 substrate といい，その反応によって生成される物質を生成物 product という．酵素反応は，まず酵素と基質が結合することによってはじまる．酵素と基質の間には鍵穴と鍵のような関係があり，他の触媒と異なり1つの酵素は1つの基質あるいは，ある限られた基質だけと反応する．このような特異性を形づくっているのは酵素の鍵穴の形であり，それは酵素蛋白の立体構造である．

(2) 至適pH optimum pH
(図II-3・1)

　酵素蛋白表面のアミノ基やカルボキシル基は，pH の変化によってイオン化の状態が変わる．それは酵素の活性中心の構造を変え，基質との結合しやすさ(親和性)にも影響する．また，非常に高いpHや，低いpHでは，酵素蛋白が変性して活性がなくなる．そこでpHと活性の関係は，おのおのの酵素ごとに特有の曲線を描くことになる．その活性が最大となるときのpHを至適pHという．

(3) 温度の影響
(図II-3・2)

　一般的に化学反応は，温度が高くなると速くな

表 II-1 酵素の分類

分類	分類番号	酵素名	反応	補助因子 補酵素
1 オキシドリダクターゼ（酸化還元酵素）	1.1.1.1	アルコールデヒドロゲナーゼ（脱水素酵素）	アルコール+NAD^+ ⟷ アルデヒド+$NADH+H^+$	NAD Zn^+
	1.4.3.2	L-アミノ酸オキシダーゼ（酸化酵素）	L-アミノ酸+H_2O+O_2→α ケト酸+$NH_3+H_2O_2$	FAD
	1.13.1.12	トリプトファンオキシゲナーゼ（酸素化酵素）	トリプトファン+O_2→フォルミルキヌレニン	ヘム
	1.14.16.1	フェニルアラニン-4-ヒドロキシラーゼ（水酸化酵素）	フェニルアラニン+O_2+テトラヒドロビオプテリン→チロシン+ジヒドロビオプテリン+H_2O	テトラヒドロビオプテリン
2 トランスフェラーゼ（転移酵素）	2.1.1.2	グアニド酢酸メチルトランスフェラーゼ	S-アデノシルメチオニン+グアニド酢酸→S-アデノシルホモシステイン+クレアチン	S-アデノシルメチオニン
	2.3.1.9	アセチルCoAアセチルトランスフェラーゼ	2アセチルCoA ⟷ CoA+アセトアセチルCoA	
	2.4.1.11	UDP-グルコース-グリコーゲングルコシルトランスフェラーゼ（グリコーゲン合成酵素）	UDPグルコース+グリコーゲン（グルコース）n ⟷ UDP+グリコーゲン（グルコース）n+1	
	2.6.1.1	アスパラギン酸アミノトランスフェラーゼ（グルタミン酸・オキザロ酢酸トランスアミナーゼ=GOT）	アスパラギン酸+α-ケトグルタール酸 ⟷ オキザロ酢酸+グルタミン酸	PALP
	2.7.1.1	ヘキソキナーゼ	ヘキソース+ATP ⟷ ヘキソース-6-リン酸+ADP	
3 ヒドロラーゼ（加水分解酵素）	3.1.1.3	リパーゼ	トリグリセリド+$3H_2O$ → 3脂肪酸+グリセロール	
	3.1.3.1	アルカリホスファターゼ	$R·CH_2OPO_3H_2+H_2O$→$R·CH_2OH$+リン酸	
	3.2.1.1	α-アミラーゼ	デンプン+H_2O→麦芽糖（マルトース）	Ca^+
	3.4.4.4	トリプシン	蛋白質（リジン，アルギニンのカルボキシル基側のペプチド結合を切断する）	
	3.5.1.2	グルタミナーゼ	グルタミン+H_2O→グルタミン酸+NH_3	
	3.6.1.3	ATPアーゼ（ATP分解酵素）	$ATP+H_2O$→$ADP+H_2O$	
4 リアーゼ（付加または除去酵素）	4.1.1.15	グルタミン酸デカルボキシラーゼ（脱炭酸酵素）	グルタミン酸→γ-アミノ酪酸（GABA）+CO_2	PALP
	4.1.3.7	クエン酸合成酵素	アセチルCoA+オキザロ酢酸+H_2O ⟷ クエン酸+CoA	CoA
	4.2.1.2	フマラーゼ	フマル酸+H_2O ⟷ リンゴ酸	
	4.3.2.1	アルギニノサクシナーゼ	アルギニノコハク酸 ⟷ アルギニン+フマル酸	
5 イソメラーゼ（異性化酵素）	5.1.1.1	アラニンラセマーゼ	D-アラニン ⟷ L-アラニン	PALP
	5.3.1.9	ホスホヘキソースイソメラーゼ	グルコース-6-リン酸 ⟷ フルクトース-6-リン酸	
	5.4.99.2	メチルマロニルCoAムターゼ	メチルマロニルCoA ⟷ サクシニルCoA	補酵素B_{12}
6 リガーゼ（合成酵素）	6.2.1.2	アシルCoAシンテターゼ（合成酵素）	ATP+脂肪酸（RCOOH）+CoA ⟷ AMP+PPi+アシルCoA（RCO-CoA）	Mg^+ CoA
	6.3.1.2	グルタミンシンテターゼ	ATP+グルタミン酸+NH_3 ⟷ ADP+Pi+グルタミン	Mg^+
	6.4.1.1	ピルビン酸カルボキシラーゼ	ATP+ピルビン酸+H_2O+CO_2 → ADP+Pi+オキザロ酢酸	ビオチン CoA, Mg^+ Mn^+

る．酵素反応も同様であるが，酵素は蛋白質から成り立っているので，温度が高くなりすぎると熱変性を起こして不活性となる．温度と反応速度の関係を図II-3・2に示してある．一般に，酵素反応は25℃(室温)から37℃(体温)の間で測定される．

(4) 基質濃度の影響　　(図II-3・3)

基質濃度を変えて酵素反応を行うと図のような曲線を描く．つまり，基質濃度の低いときは基質濃度に比例し反応速度が大となる(1次反応)．基質濃度大となると，基質濃度が変化しても反応速度は一定の値に近づき(最大速度)，変わらなくなる(0次反応)．これは酵素(E)と基質(S)とがまず結合して酵素-基質複合体 ES complex を形成することで説明することができる．ES complex が分解して酵素と生成物(P)を生じる．反応の途中では，酵素と基質がES complexをつくる速度とESがEとPになる速度が等しい状態(定常状態)になる．

$$E + S \underset{k_{-1}}{\overset{k_{+1}}{\rightleftarrows}} ES \xrightarrow{k_{+2}} E + P$$

(E + P → ES は反応初期[P] ≒ 0 条件では考えなくてよい)

ES 生成速度：$k_{+1}[E][S]$
　　　　　　[ ]は濃度を示す
ES 分解速度：$k_{+2}[ES] + k_{-1}[ES]$

定常状態では $k_{+1}[E][S] = k_{+2}[ES] + k_{-1}[ES]$

$$[E][S] = \frac{k_{+2} + k_{-1}}{k_{+1}}[ES] \quad \cdots\cdots (1)$$

ここで $\frac{k_{+2} + k_{-1}}{k_{+1}} = Km$ と定義すると，

$$[E][S] = Km[ES] \quad \cdots\cdots\cdots\cdots (2)$$

(5) Lineweaver-Burk のプロット
(図II-3・4)

さて，酵素濃度が基質濃度よりはるかに小さければ，基質の一部がESとなっても[S]は不変と考えてよい．一方，[E]は全酵素濃度[E_0]から[ES]を引かなければならないので，

$$([E_0] - [ES])[S] = Km[ES]$$

$$[ES] = \frac{[E_0][S]}{[S] + Km} \quad \cdots\cdots\cdots\cdots (3)$$

反応速度(v)は，$v = k_{+2}[ES]$ だから，

$$v = \frac{k_{+2}[E_0][S]}{[S] + Km} \quad \cdots\cdots\cdots\cdots (4)$$

基質濃度が酵素濃度に比べて十分高く，事実上すべての酵素が ES となったとき，反応速度は最大となりその値 V は，

$$V = k_{+2}[E_0]$$

(4)に代入すると，

$$v = \frac{V[S]}{[S] + Km} \quad \cdots\cdots\cdots\cdots (5)$$

これが Michaelis-Menten の式である．
両辺の逆数をとると，

$$\frac{1}{v} = \frac{1}{V} + \frac{Km}{V[S]} \quad \cdots\cdots\cdots\cdots (6)$$

$1/v$ と $1/[S]$ の関係は図II-3・4のように直線となり，X，Y軸との交点から簡単にKm値とVが求められる．このプロットを Lineweaver-Burk のプロットという．

Km は，酵素の基質に対する親和性を示し，Km 値が小さいほど親和性は大である．基質濃度と反応速度の関係を表したグラフで，最大速度Vの1/2の速度となるような基質濃度がKm値となる(式(5)に $v = 1/2 V$ を代入すると[S]＝Kmとなる)．

(6) Km の意味 (例)　　(図II-3・5)

グルコース＋ATP ⟷ グルコース-6-リン酸＋ADP

ヘキソキナーゼもグルコキナーゼも上の反応を触媒する．しかしKm値，V，その他の性質は，下表のように異なっている．その違いは代謝での両酵素の働きの違いになっている．

ヘキソキナーゼとグルコキナーゼの比較

	(Km)	Vmax(比率)	グルコース-6-リン酸による阻害
ヘキソキナーゼ	約 10^{-5} M	1	＋
グルコキナーゼ	約 10^{-2} M	15	－

図II-4 ラクテートデヒドロゲナーゼ（LDH）のアイソザイム（電気泳動パターン）

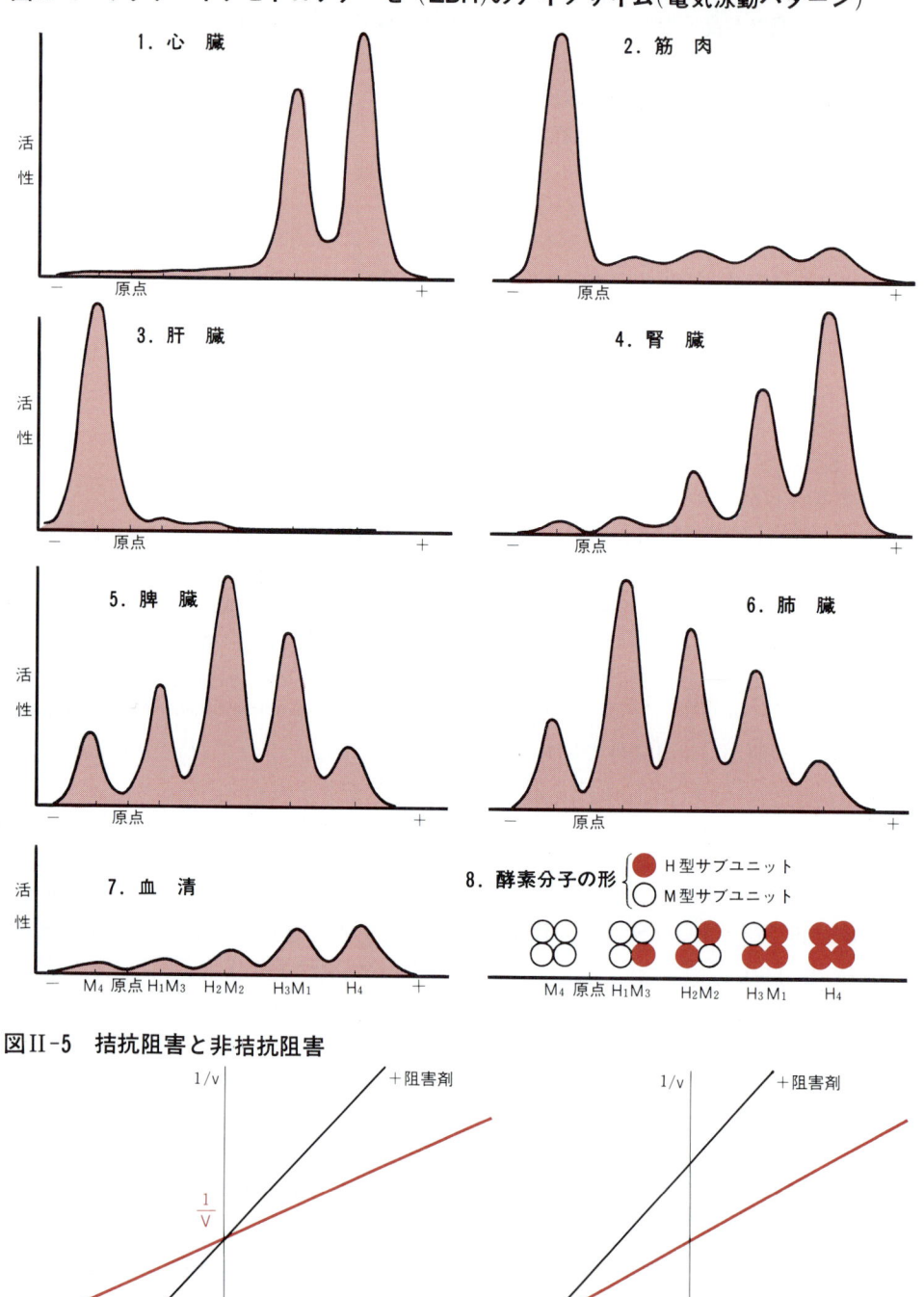

1. 心 臓
2. 筋 肉
3. 肝 臓
4. 腎 臓
5. 脾 臓
6. 肺 臓
7. 血 清

M₄ 原点 H₁M₃ H₂M₂ H₃M₁ H₄

8. 酵素分子の形 　● H型サブユニット　○ M型サブユニット

図II-5 拮抗阻害と非拮抗阻害

1. 拮抗阻害
$$\frac{1}{v} = \frac{Km}{V}(1+\frac{[I]}{Ki})\cdot\frac{1}{[S]} + \frac{1}{V}$$
$E + I \rightleftarrows EI$

2. 非拮抗阻害
$$\frac{1}{v} = (1+\frac{[I]}{Ki})(\frac{Km}{V}\cdot\frac{1}{[S]} + \frac{1}{V})$$
$E + I \rightleftarrows EI$
$ES + I \rightleftarrows ESI$

ヘキソキナーゼはグルコースの低濃度でも作用し，細胞のエネルギー(ATP)の必要性に応じて働いている．一方，グルコキナーゼは肝臓にあって，食後，腸から肝臓に入ってくる高濃度のグルコースを処理し，グリコーゲンとして貯える肝臓の働きに関係している（本文135頁参照）．

3．酵素の分類

(表II-1)

酵素は，その触媒する反応によって6つに分類されている．

① オキシドリダクターゼ oxidoreductase (**酸化還元酵素**)：酸化還元反応を触媒する．NAD(P)やFAD，FMNなどは酸化還元酵素の補酵素である．

② トランスフェラーゼ transferase (**転移酵素**)：アミノ基，リン酸基，メチル基などの原子団の転移反応を触媒する．PALPはアミノトランスフェラーゼ(アミノ基転移酵素)の補酵素である．

③ ヒドロラーゼ hydrolase (**加水分解酵素**)：エステル，グリコシド，ペプチド結合などを加水分解する．

④ リアーゼ lyase (**付加または除去酵素**)：加水分解以外の方法で原子団の除去または付加を触媒する．

⑤ イソメラーゼ isomerase (**異性化酵素**)：光学異性体，幾何異性体，位置異性体などのすべての異性体の相互変換を触媒する．

⑥ リガーゼ ligase (**合成酵素**)：ATPの高エネルギーリン酸結合の分解と共役して，2つの分子を結合させる反応を触媒する．

4．アイソザイム isozyme

(図II-4)

1）アイソザイムとは

同一個体内で同一の化学反応を触媒するが，その蛋白質の1次構造が違う酵素をアイソザイムという．これにはラクテートデヒドロゲナーゼ(LDH)のように，2種の異なったポリペプチド(サブユニット)の組合せにより5種のアイソザイムとなり，その組成の比率が組織によって違うもの

のや，アスパラギン酸トランスアミナーゼ(GOT)のように細胞内の存在する場所が細胞質とミトコンドリアのように異なるものがある．いずれも一次構造が違うので，電気泳動などで分離できる．

2）アイソザイムの意義

(1) 代謝の分担

<例>肝臓のヘキソキナーゼとグルコキナーゼ(「酵素の性質」「糖質の代謝」の項参照)

$\begin{cases} \text{ヘキソキナーゼ：解糖でのエネルギーの産生} \\ \text{グルコキナーゼ：血糖の調節} \end{cases}$

（正確には，この2つの酵素は基質特異性が異なるのでアイソザイムとはいわない．）

(2) 臓器の代謝との関連性

<例>LDHのM_4はエネルギーを解糖に依存している組織（骨格筋，とくに白筋や胎児の組織など）に多く，ピルビン酸を乳酸に転換し解糖を進める．これに対しH_4は好気的組織（心筋など）に多い．H_4は割に低い濃度のピルビン酸で阻害を受け，ピルビン酸が乳酸に変わるのを抑えてTCAサイクルで代謝されやすくなっている．また，心筋ではむしろ血液から乳酸が取り込まれ，ピルビン酸に転換されてTCAサイクルで酸化され，エネルギー源となる．

(3) 臨床診断への応用

<例1>組織が疾患で破壊されると，細胞内の酵素が血液中へ流れ出る．LDHは組織によってアイソザイムの割合(アイソザイムパターン)が異なるので血液中に出たアイソザイムパターンで，病気の臓器組織がわかる．

<例2>細胞が障害を受けて，まず流出してくるのは細胞質の酵素である．たとえばミトコンドリアの酵素であるGOTmが血清中にみられるときは，細胞の障害が大きいときと考えられる．

5．酵素活性の調節

(図II-5，II-6)

酵素は，生体内でいつも同じ活性を保っているのではない．酵素の活性はいろいろな条件で高くなったり，低くなったりして細胞やからだの働き

図II-6　アロステリズム(Allosterism)

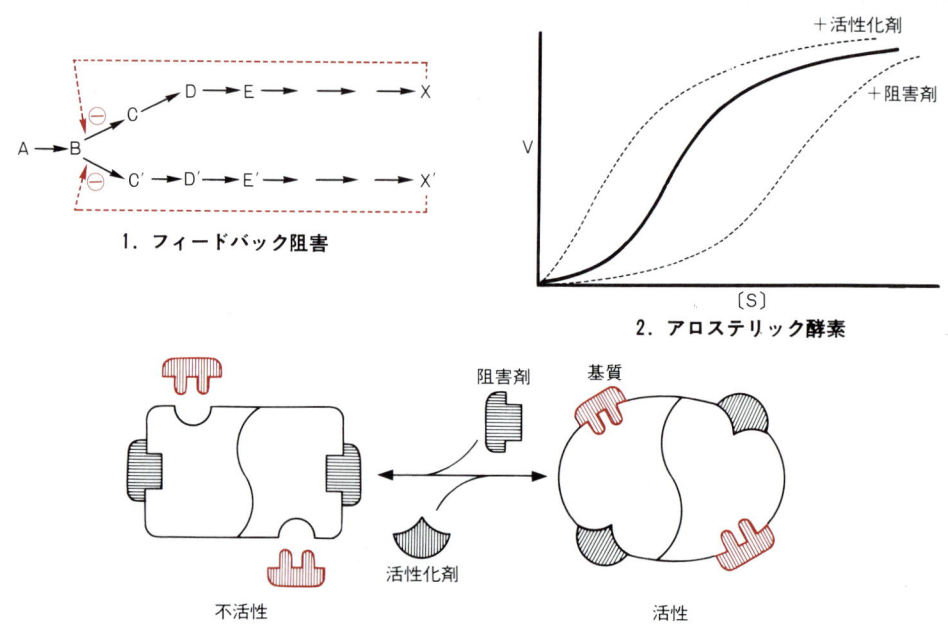

1. フィードバック阻害

2. アロステリック酵素

3. アロステリック酵素の構造変化

図II-7　キモトリプシノーゲン活性化

キモトリプシノーゲン（不活性）

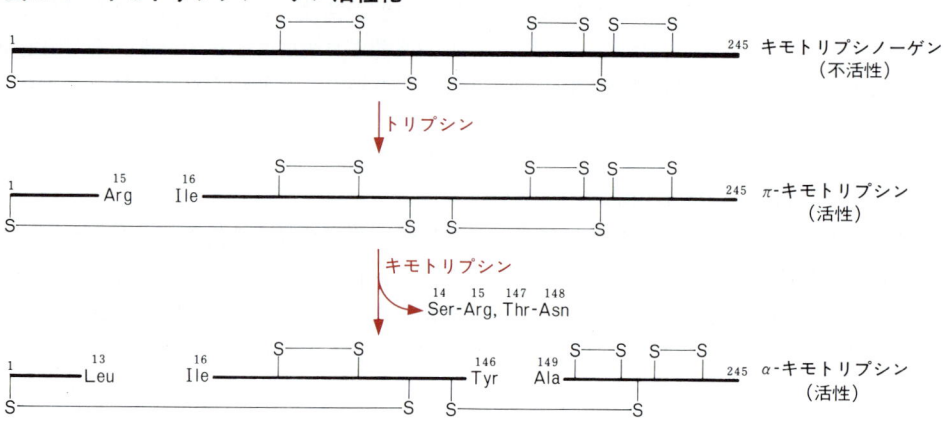

↓トリプシン

π-キモトリプシン（活性）

↓キモトリプシン
14　15　147　148
Ser-Arg, Thr-Asn

α-キモトリプシン（活性）

図II-8　酵素の修飾（リン酸化）

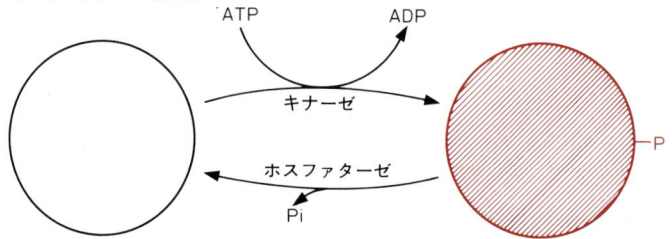

(A.L.Lehninger)

に合うようになっている．
　その調節の方法には，
　(1)　活性化剤や阻害剤による調節
　(2)　チモーゲンの活性化
　(3)　共有結合による酵素の修飾
　(4)　酵素量の変化

　このうち(1)〜(3)は，数秒〜数分以内で起こる短時間の調節であるが，(4)は酵素蛋白の合成分解によるものなので，時間〜日単位の長時間を要する調節である．

1）活性化剤・阻害剤による調節

（1）　拮抗阻害 competitive inhibition
(図II-5・1)

基質と構造は似ているが，その酵素によって変化を受けないような物質はしばしば酵素阻害する．つまり阻害剤が基質のかわりに活性中心に結合して阻害する．大量の基質により阻害剤を追い出すことができるので，基質濃度を増加させると阻害がなくなる．これを拮抗阻害という．Lineweaver-Burkのプロットをとると，図のように最大速度Vは同じであるが，Km値が大きくなる．いろいろな薬剤は，このような拮抗阻害剤として薬理作用を発揮している．

（2）　非拮抗阻害 noncompetitive inhibition
(図II-5・2)

これに対して，酵素の活性中心とは別の部位で酵素と結合して基質-酵素-阻害剤複合体をつくって，基質が生成物へ変わることのできないような阻害を非拮抗阻害という．Lineweaver-Burkのプロットでは，Km値は変わらないが，Vは図のように小さくなる．

（3）　アロステリズム allosterism　(図II-6)

ある代謝経路の最終産物が，その代謝経路の最初の酵素を阻害することをフィードバック阻害 feed-back inhibitionという（図II-6・1）．この阻害によって，不必要にその最終産物がつくられることを防いでいる．

フィードバック阻害は単細胞生物で多くみられるが，高等動物でもみられる（ATPがエネルギー産生系を阻害する．プリン，ピリミジン合成系がその最終産物で阻害される）．

フィードバック阻害の場合，阻害剤が基質とは構造的にまったく類似性もなく，拮抗阻害や非拮抗阻害とはまったく違った阻害様式を示す．

図II-6・2のように，基質濃度と反応速度の関係は，しばしばS字（シグモイド sigmoid）曲線を描く．阻害剤はこの曲線を強めて，活性化剤はS字曲線を弱めるか，さらにふつうの双曲線型にする．これは酵素の活性中心とは，別の部位（調節中心）に，阻害剤や活性化剤などが結合して酵素の構造に変化を起こし，酵素活性を阻害したり活性化したりすることによっている（図II-6・3）．このような現象をアロステリズムといい，その酵素をアロステリック酵素という．

2）蛋白分解酵素によるチモーゲン zymogen の活性化
(図II-7)

不活性な酵素の前駆体（チモーゲン）が蛋白分解酵素の作用によって，ある特定のペプチド結合が切断され，活性の酵素になることをいう．

消化酵素は分泌腺から不活性な型で分泌され，消化管内ではじめて活性化されて，食物の消化をはじめる．もしも分泌腺細胞内ですでに活性化されると，自分の細胞を消化してしまう（急性膵臓壊死）．

血液凝固系の酵素も，やはり血管内で不活性なチモーゲンとして存在している．創傷を受けて血管が破れると，はじめて血液凝固系が働きはじめて，チモーゲンであるプロトロンビンは活性のトロンビンとなり，フィブリノーゲンをフィブリンに変え，血液を凝固させて出血を止めることができるのである．

3）共有結合による酵素の修飾 modification

酵素のアミノ酸残基にリン酸基やアデニル基などが結合したり，離れたりすることによって活性型↔不活性型の相互変換をするものである．

（1）　リン酸化 phosphorylation　(図II-8)

プロテインキナーゼは，基質となる酵素蛋白のセリンやスレオニンやチロシン残基のOH基を

図II-9 補酵素の働き

1) NAD，葉酸，CoA など

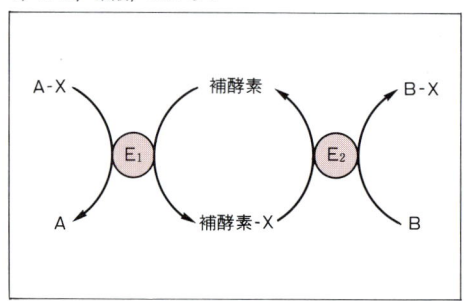

2) FAD，PALP，ビオチン（補欠分子族）

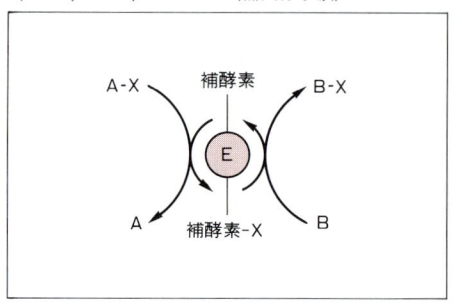

注：Ⓔ＝酵素

図II-10 酵素とホルモン

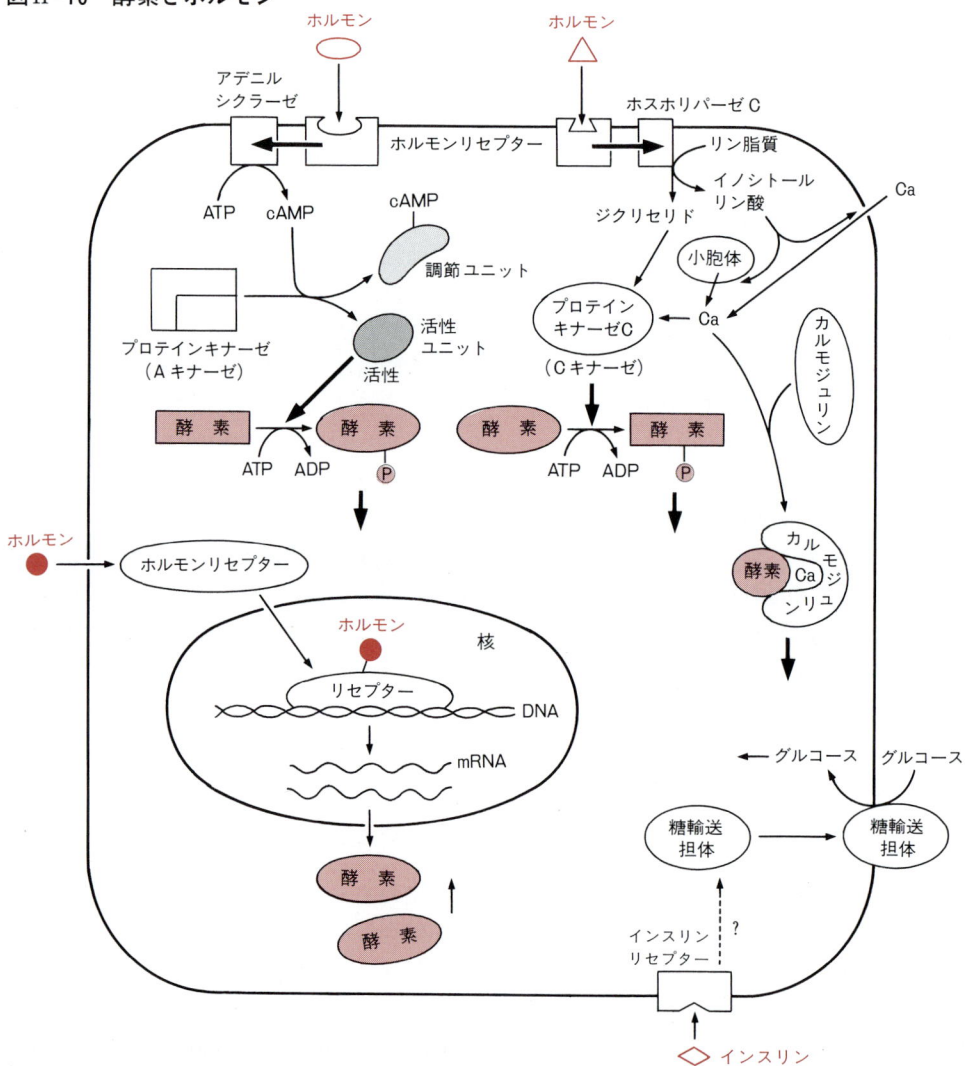

リン酸化して，基質酵素の活性を大きく変化させる．また，結合したリン酸は特異的なホスファターゼによって離脱してもとの活性に戻る．アドレナリンやグルカゴンは，このような酵素のリン酸化を通じてグルコーゲン代謝に影響を与えている（本文147頁参照）．

（2） ADP-リボシル化 ADP-ribosylation

ジフテリア菌が産生するジフテリアトキシンは動物細胞の蛋白合成系の酵素（トランスロカーゼ translocase）と，NADとの間の反応を触媒して，酵素をADP-リボシル化し，不活性化して蛋白合成を阻害する．

（3） アデニル化 adenylation

大腸菌のグルタミン合成酵素は，アデニル化されて不活性型となる．

4）酵素量の変動

上述の（1）～（3）による調節は，数秒から数分間に起こる速い調節機構であるが，酵素蛋白量が変動することによる調節は，数時間から数日かかる長時間の調節機構である．酵素蛋白の合成速度や分解速度が，食事やホルモンの影響で変化して酵素蛋白量が変わってくる（図II-10参照）．

6．酵素とビタミン

（図II-9）

ビタミンは，微量ではあるが生体に必須な栄養素であって，生体の機能を円滑にする潤滑油のような役割をもっているといわれる．

それは，1つには水溶性ビタミンとよばれる一群のビタミンが，体内で化学変化を受けて補酵素となって酵素の働きを助ける役割を果たしているからである（「6章 からだとビタミン」参照）．補酵素には，NAD，葉酸，CoAなどのように酵素とゆるやかに結合していて，透析などで容易に取り除くことができ，図のように，2つの酵素の間で原子または原子団の転移を行うものと，FAD，PALP，TPP，ビオチンなどのように酵素と固く結合していて，酵素表面で原子（団）の転移を行うものとがある．前者は原子（団）の運搬体であり，一種の基質とも考えられる．

一方，後者は補欠分子族ともいわれ，酵素作用の主要部分を受け持っている．

7．酵素とホルモン

（図II-10）

からだは多くの細胞が集まってできあがっており，いろいろと性質の異なった細胞がからだ全体として一定の方向性をもった，まとまった働きをしている．このように，1個体として働くようにおのおのの細胞の統合，調整作用を行う化学的メッセンジャーがホルモンである．

1）酵素に対するホルモンの作用

① 酵素蛋白質の合成速度に影響する：チロキシンやステロイドホルモンは細胞膜を通過して，細胞質または核内に存在するホルモンの受容体（リセプター receptor）と結合する．ホルモン受容体複合体はDNA上の特定の部位に結合して，特定のmRNAの合成，さらには蛋白質の合成を促進する（酵素量の調節）．

② 酵素活性に影響する（本文147頁参照）：アドレナリン，グルカゴンなどは細胞膜上に存在するホルモン受容体と結合する．するとそれはシグナルとなって，やはり細胞膜に存在するアデニルシクラーゼやホスホリパーゼCなどの酵素を活性化して，そのホルモン固有の機能を発現する．

③ 細胞膜における物質（酵素基質）の透過性を調節する：インスリンは筋肉や脂肪組織へのグルコースの取り込みを促進する．これはグルコースの膜輸送をつかさどる蛋白質（糖輸送担体）を細胞内の貯蔵部位から細胞膜上へ移し，その数を増すことによる．この作用によって，細胞の糖代謝は促進する．

図II-11 糖質の分類(1)

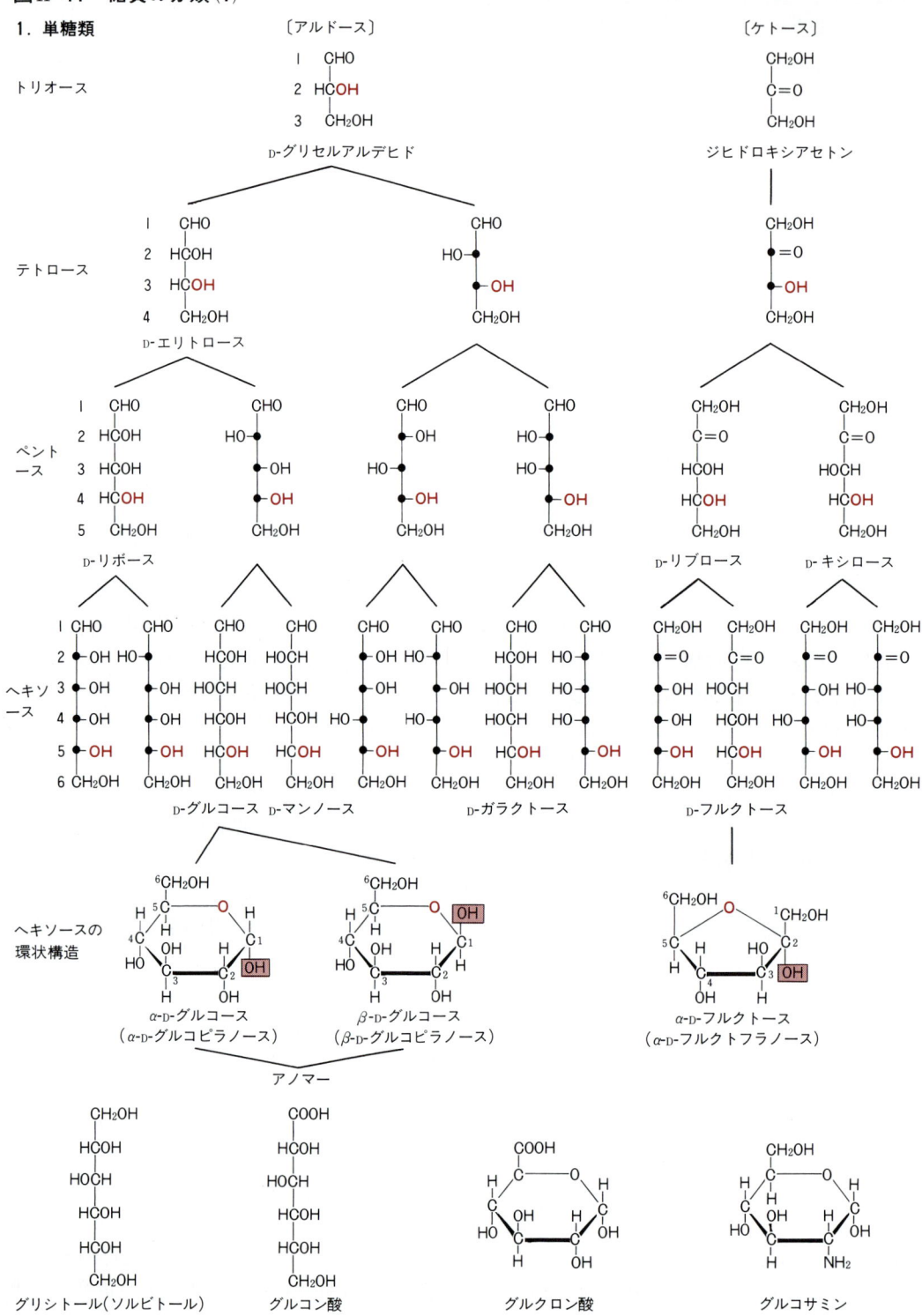

1. 単糖類

〔アルドース〕　　　　　　　　　　　　　　〔ケトース〕

トリオース

D-グリセルアルデヒド　　　　　　　　　ジヒドロキシアセトン

テトロース

D-エリトロース

ペントース

D-リボース　　　　　　　　　　　　　　　　　　　D-リブロース　　D-キシロース

ヘキソース

D-グルコース　D-マンノース　　　　　D-ガラクトース　　　　　D-フルクトース

ヘキソースの環状構造

α-D-グルコース　　　β-D-グルコース　　　　　α-D-フルクトース
（α-D-グルコピラノース）（β-D-グルコピラノース）　（α-D-フルクトフラノース）

アノマー

グリシトール(ソルビトール)　グルコン酸　　　グルクロン酸　　　グルコサミン

2章 からだと糖質

1. 糖質とは

　一般に $C_m(H_2O)_n$ の式で表される化合物を炭水化物 carbohydrate または糖質とよんでいたが，現在はポリアルコールのアルデヒドまたはケトン誘導体，あるいはポリアルコール自体も糖質という名称でよばれる．糖質はエネルギー代謝のみならず，核酸の成分や細胞膜の糖蛋白質の成分として，細胞の構造や機能にも重要な役割をもつ．

2. 糖質の種類とその性質

　糖質は単糖類，二糖類，オリゴ糖類，多糖類に分けられる．オリゴ糖類は3〜6個の，多糖類はそれ以上の単糖類が，反応性の強いOH基（後述の環状構造を取ったときにアルデヒド基，ケト基からできるOH基）と他の単糖類のOH基と反応して水1分子を失った形で結合（縮合）したものである．この結合をグリコシド結合という．また同一種の単糖類からなる多糖類をホモ多糖類，2種類以上の糖からなるものをヘテロ多糖類という．

1）単糖類 monosaccharide

（1）分類　　　　　　　　（図Ⅱ-11・1）

　単糖類にはm値が3，4，5，6，7のものがあり，それぞれ三炭糖（トリオース triose），四炭糖（テトロース tetrose），五炭糖（ペントース pentose），六炭糖（ヘキソース hexose），七炭糖（ヘプトース heptose）といい，それ以上加水分解されない．アルデヒド基をもつものをアルドース aldose，ケトン基をもつものをケトース ketose といい，もっとも簡単なものはトリオース（m＝3）で，グリセルアルデヒド（アルドース）とジヒドロキシアセトン（ケトース）がある．

　グリセルアルデヒドは，不斉炭素を1個もち，図のようにOH基が右にあるものをD型，左にあるものをL型という（立体異性体）．

　生体にとって，量的にも多くもっとも重要な単糖類は，D-グルコース（ブドウ糖）である．この"D"はアルデヒドまたはケトンからもっとも遠い位置にある不斉炭素につくOH基が，D-グリセルアルデヒドと同じ立体配置にあることを示している．

　グルコースやフルクトース（果糖）は，溶液中では閉環して環状構造（それぞれ6員環＝ピラノース，5員環＝フラノース）をとり，2つの異性体を形成する．グルコピラノースでは1位のOH基が環状構造の下にくればα型，上にくればβ型といい，互いにアノマー anomer という．

　図Ⅱ-11のような立体的な表記法をHaworthの式といい，6員環は紙面に垂直で，太い線は手前にあることを示している．

　単糖類には，このほかに重要なものとして，ペントースではD-リボース（核酸の構成成分），ヘキソースではD-ガラクトース（乳糖の構成成分），D-マンノース（こんにゃく中のマンナンの構成成分）がある．

　単糖類の誘導体として，ウロン酸，糖アルコール，アミノ糖などがある．

（2）一般的性質

① 水溶性：単糖類は水によく溶け，一般に甘味がある．

② 旋光性 optical rotation：単糖類は不斉炭素をもつので，偏光面を回転させる作用（水溶液に偏光光線を通すと，偏光の角度が変わる）をもつ．これを旋光性という．偏光面を時計方向に回転させると右旋性（＋），時計と逆方向へ回転させると左旋性（−）という．D-グルコースなどのD，Lは立体配置を示し，旋光性とは関係がない．

③ 還元性：単糖類はすべて遊離のアルデヒド基またはケトン基をもつので強い還元性をもち，アルカリ性でCu^{2+}やBi^{3+}などの重金属を還元する（還元糖）．フェーリング法（Cu^{2+}），ベネジクト法（Cu^{2+}），ニーランデル法（Bi^{3+}）などは，こ

図II-12 糖質の分類(2)

2. 二糖類

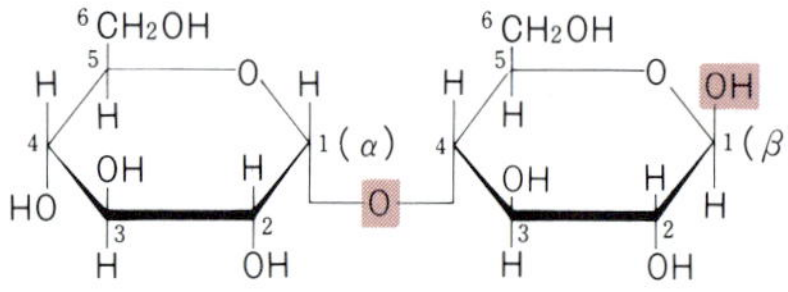

マルトース(β型)
(4-O-α-D-グルコピラノシル-β-D-グルコピラノース)

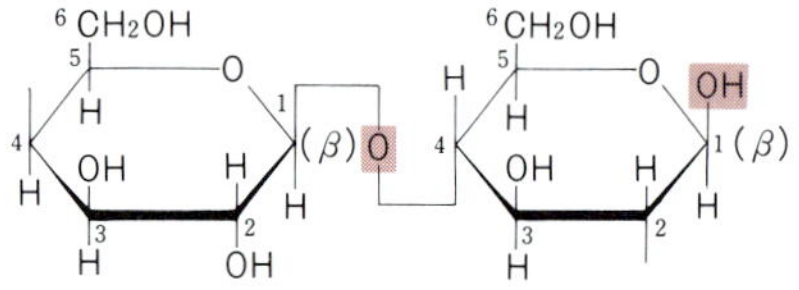

乳糖（ラクトース，β型）
(4-O-β-D-ガラクトピラノシール-β-D-グルコピラノース)

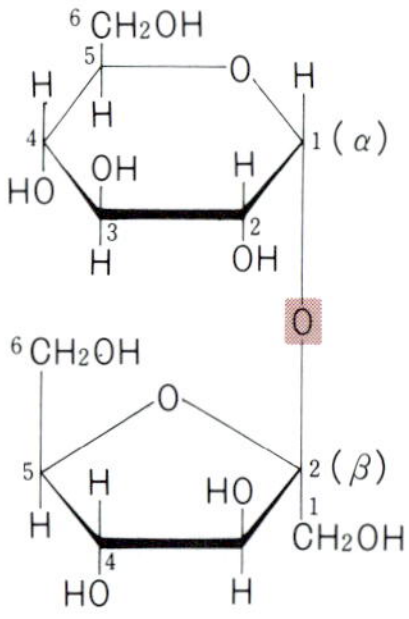

ショ糖（シュクロース）
(α-D-グルコピラノシル-β-D-フルクトフラノース)

3. α-アミロースとアミロペクチン

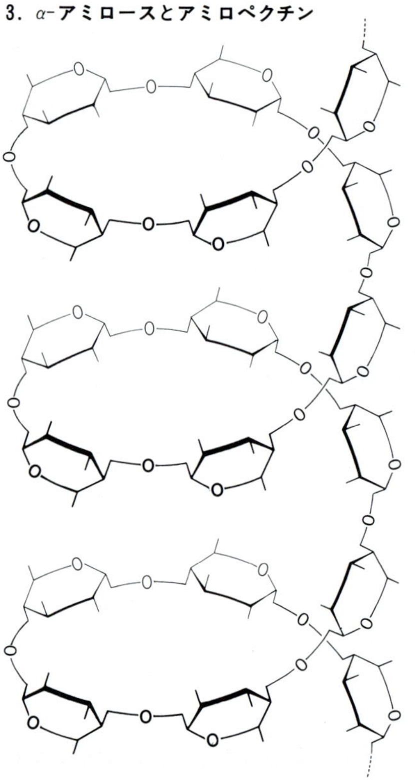

α-アミロース(ラセン構造)

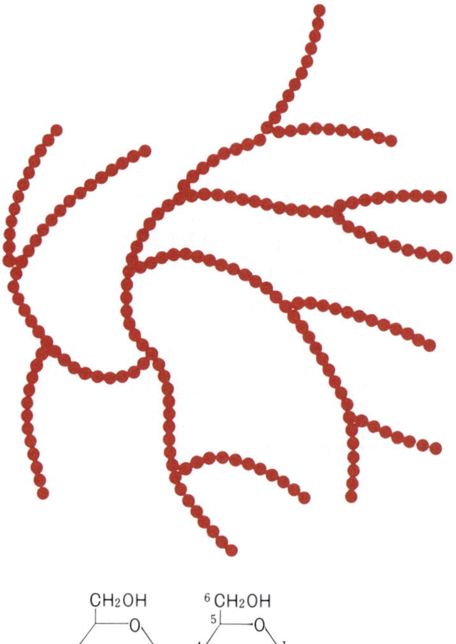

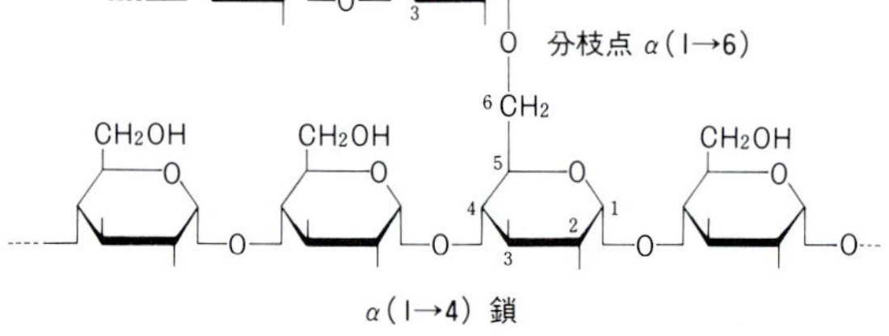

分枝点 α(1→6)

α(1→4) 鎖

アミロペクチン

(A.L.Lehninger)

の性質を利用して還元糖を検出する方法である．

2）オリゴ糖類 oligosaccharide　　　（図II-12・2）

主なものは二糖類である．

① マルトース（麦芽糖）：でんぷんがアミラーゼで分解されたときに生じる二糖類で，2つのD-グルコースが，α-D-グルコースの1位の炭素につくOH基と，αあるいはβ-D-グルコースの4位の炭素のOH基のところで脱水，結合したもの（α-1,4-グリコシド結合）である．

② ラクトース（乳糖）：乳汁中の糖で，β-D-ガラクトースと，αあるいはβ-D-グルコースとがβ-1,4-グリコシド結合したものである．

③ シュクロース（ショ糖）：α-D-グルコースとβ-D-フルクトースとがα-1,2-グリコシド結合したものである．グルコースの還元基C-1とフルクトースの還元基C-2とがグルコシド結合しているので，シュクロースに還元性がなく還元糖ではない．

3）多糖類 polysaccharide　　　（図II-12・3）

多数の単糖類が，グルコシド結合をしているものである．代表的なホモ多糖類は，でんぷん，グリコーゲン，セルロースで，いずれもその構成単位の単糖類はD-グルコースのみである．

(1) ホモ多糖類

① でんぷん：植物の貯蔵多糖類である．α-アミロースとアミロペクチンの形で存在する．α-アミロースはD-グルコースがα-1,4結合でつながった長い鎖状構造で，その鎖がコイル状になっている．そのグルコースの数は100〜3000個である．アミラーゼは，アミロースのα-1,4結合を分解してマルトースとグルコースを生じる．一方，アミロペクチンはα-1,4結合で，グルコースの約12個ごとにα-1,6結合ができて枝分れしている．アミラーゼを作用させると，α-1,4結合は分解されるが，α-1,6結合は切られないために枝分れが集まった部分が残る．これをデキストリンとよんでいる．

② グリコーゲン：動物の貯蔵多糖類で，肝臓や筋肉に多く含まれる．アミロペクチンとよく似た構造をしている．その枝分れはアミロペクチンより多く，10個に1回の割合である．

③ セルロース：D-グルコースがβ-1,4結合をしているために，でんぷんと異なり，多くの動物では分解されず栄養物となりにくい．

(2) ヘテロ多糖類

ヘテロ多糖類には次のような物質がある．

① グリコサミノグリカン glycosaminoglycan：アミノ糖とウロン酸が交互に繰り返し結合した構造をもつ．ヒアルロン酸（グルクロン酸とN-アセチルグルコサミン），コンドロイチン硫酸（グルクロン酸とN-アセチルガラクトサミン硫酸），ヘパリン（硫酸化されたグルコサミンとイズロン酸）など，皮膚や軟骨，骨などに含まれる．ペプチドと結合するグリコサミノグリカンはプロテオグリカン proteoglycan とよばれる．

② 糖蛋白質 glycoprotein：細胞膜の膜蛋白質などは糖鎖をもち，糖蛋白質とよばれる．糖鎖にはマンノース，ガラクトース，N-アセチルグルコサミン，フコース，シアル酸などが含まれる．

3．糖質の役割

(1) エネルギー源　　　（図II-13）

糖質は燃焼すると，1g当り4kcalのエネルギーを発生する．しかし，体内での糖質は，その分解過程（異化）ですべて熱とはならず，そのエネルギーの一部は，ADP（アデノシン二リン酸）と無機リン酸(Pi)からATP（アデノシン三リン酸）を合成して化学エネルギーに変えられる．ATPがふたたびADPとPiに分解するとき高いエネルギーを放出する．そこで，これを高エネルギーリン酸結合という．この分解のとき放出されるエネルギーは，いろいろな合成反応（同化）や，筋肉運動，物質の輸送などに使われる．

血液中のグルコースは血糖とよばれ，いろいろな臓器に運ばれそこでエネルギー源となる．とくに脳・神経系はそのエネルギー源を血糖に強く依存している（後述）．

肝臓中，筋肉中にあるグリコーゲンは，糖質の体内における貯蔵形である．また，余分に摂取さ

図II-13　ATPを介する糖質の役割

ATP(アデノシン三リン酸)

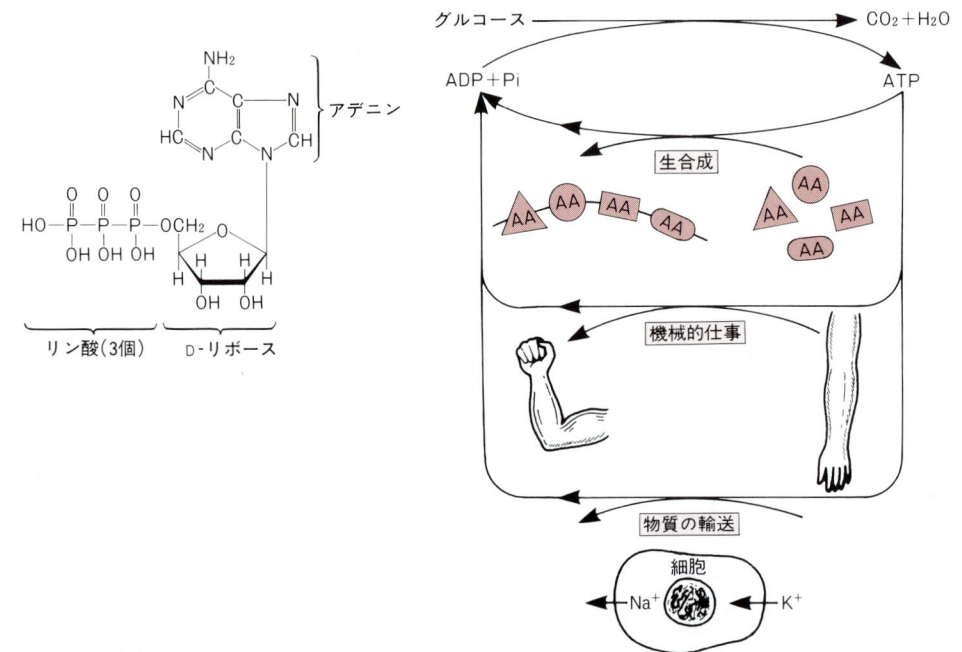

アデニン

リン酸(3個)　D-リボース

図II-14　物質代謝の中での糖質代謝の位置

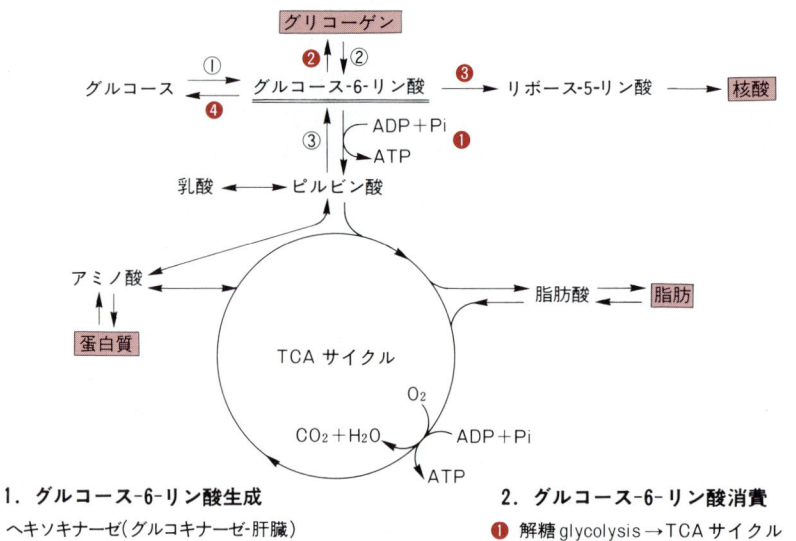

1. グルコース-6-リン酸生成
   ① ヘキソキナーゼ(グルコキナーゼ-肝臓)
   ② グリコーゲン分解 glycogenolysis
   ③ 糖新生 gluconeogenesis

2. グルコース-6-リン酸消費
   ❶ 解糖 glycolysis→TCAサイクル
   ❷ グリコーゲン合成 glycogenesis
   ❸ 五炭糖リン酸経路
   ❹ グルコース-6-ホスファターゼ
   　　(肝臓と腎臓)

れた糖質は，体内で中性脂肪に変えられて蓄積される．

（2） 細胞の構成成分

細胞膜には，糖蛋白質が存在している．これはいろいろな細胞外からの刺激の感受，細胞間の認識などの役割を果たしている．血液型を決める細胞表面の物質は糖蛋白質である．

4．糖質の代謝

(図Ⅱ-14)

1） グルコース-6-リン酸の生成とその経路

糖質代謝は，いろいろな物質代謝経路の中心をなしている．

細胞内に取り込まれたグルコースは，まず，リン酸化を受けてグルコース-6-リン酸となる．この反応を触媒する酵素をヘキソキナーゼとよぶ．肝にはこのほかに同じ反応を触媒するグルコキナーゼがある．この酵素はヘキソキナーゼよりも基質特異性が高く，グルコースに対する Km 値が大きく，消化吸収されて門脈を経て肝臓に送り込まれた大量のグルコースを処理するという重要な働きを果たしている．このようにして生ずるグルコース-6-リン酸は，糖質代謝での中心的位置にある．

グルコース-6-リン酸の生成経路としては，ⓐ グルコースからヘキソキナーゼまたはグルコキナーゼによって生成されるほかに，ⓑ グリコーゲンの分解，ⓒ 乳酸やアミノ酸からの合成（糖新生）がある．

逆に，グルコース-6-リン酸を利用する代謝系としては，ⓐ 解糖→TCA サイクル，ⓑ グリコーゲン合成，ⓒ 五炭糖リン酸経路（ペントースリン酸経路）などがある．

2） 解糖 Embden-Meyerhof-Parnas 経路

(図Ⅱ-15)

グルコースは，グルコース-6-リン酸（G6P）を経てピルビン酸から，さらに乳酸となる．この代謝経路を解糖 glycolysis という．この経路では，酸素のない条件下でATPを産生できる．そこで嫌気的解糖ともいわれる．細胞質とよばれる細胞内の無構造の部分に存在する．急激な，しかし短時間の運動に関係する筋肉（白筋）や，ミトコンドリアのない赤血球などではこの経路が主要なエネルギー産生系となる．

（1） 解糖の3段階 　　(図Ⅱ-16, 表Ⅱ-2)

解糖は3段階に分けられる．

① 第1段階：グルコースが2分子のATPを使用して，リン酸化される解糖の準備段階．

② 第2段階：ヘキソースリン酸がトリオースリン酸に分解され，ATPを産生する．ATPは次の反応で合成される．

反応⑥……グリセルアルデヒド-3-リン酸が酸化され，同時にリン酸化されて，高エネルギーリン酸結合であるアシルリン酸結合を形成する．

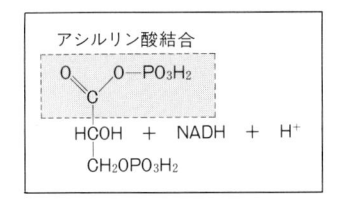

反応⑦……生成した1,3ジホスホグリセリン酸は，その高エネルギーリン酸基を ADP に転移して ATP を生成する．

反応⑨……2-ホスホグリセリン酸は，エノラーゼ反応によって脱水され，高エネルギーリン酸化合物であるエノールリン酸となる．

反応⑩……ピルベートキナーゼの作用で，ホスホエノールピルビン酸のリン酸基が ADP に転移して ATP を生成する．

1分子のグルコースからは2分子のピルビン酸が生成されるので，4分子の ATP が生成される

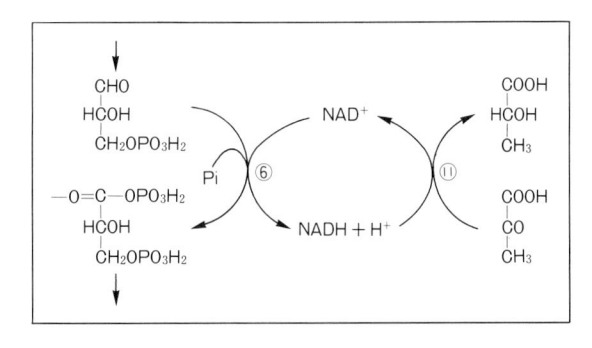

図II-15 解糖

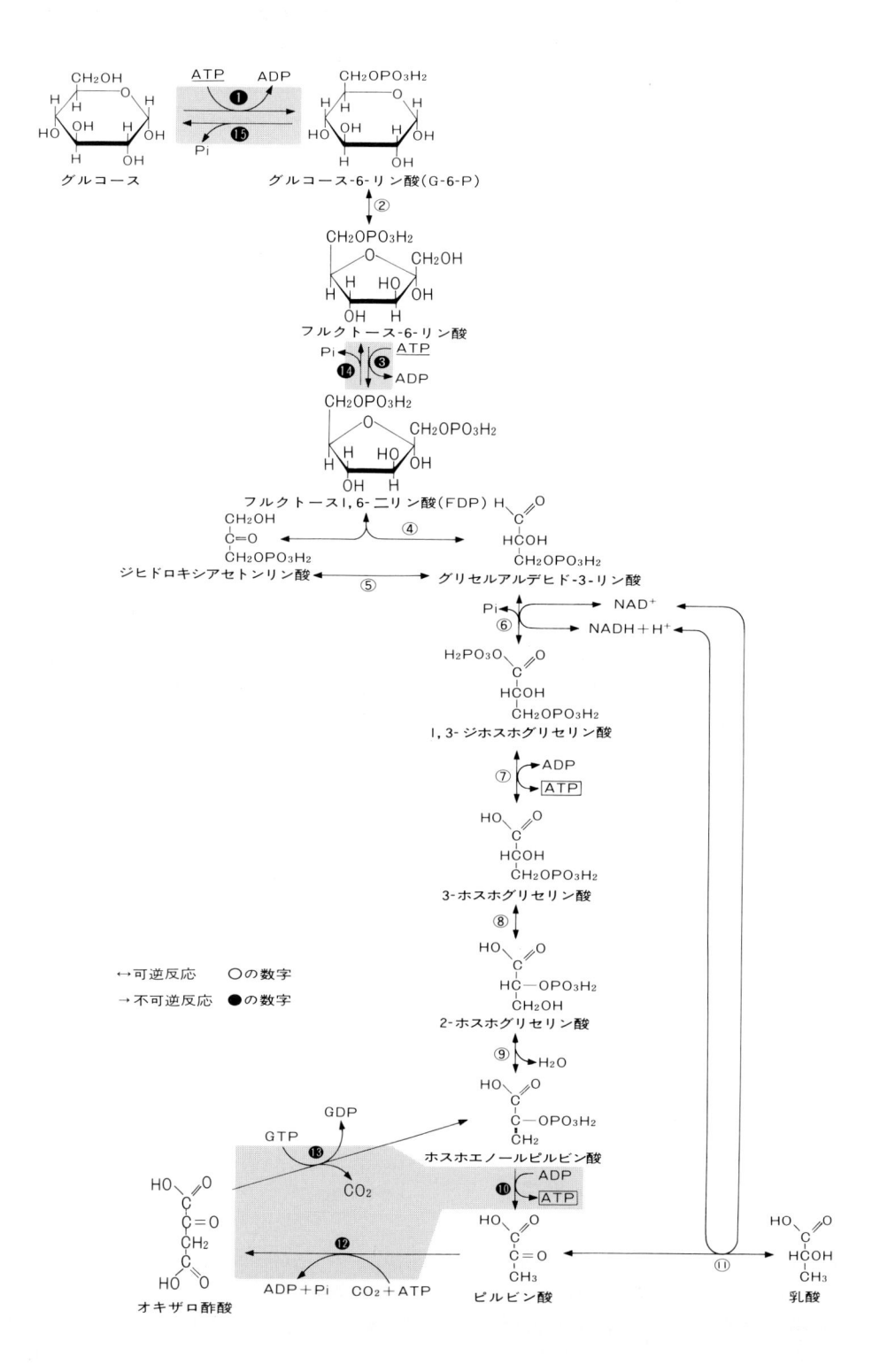

グルコース

❶ ATP → ADP
⑮ Pi

グルコース-6-リン酸(G-6-P)

②

フルクトース-6-リン酸

❸ ATP → ADP
⑭ Pi

フルクトース1,6-二リン酸(FDP)

④

ジヒドロキシアセトンリン酸 ⇄⑤⇄ グリセルアルデヒド-3-リン酸

⑥ Pi, NAD⁺ → NADH+H⁺

1,3-ジホスホグリセリン酸

⑦ ADP → ATP

3-ホスホグリセリン酸

⑧

2-ホスホグリセリン酸

⑨ H₂O

ホスホエノールピルビン酸

❿ ADP → ATP

ピルビン酸

⑪ ⇄ 乳酸 (NADH+H⁺ → NAD⁺)

⓭ GTP → GDP, CO₂ (→ホスホエノールピルビン酸)

⓬ ADP+Pi → CO₂+ATP (オキザロ酢酸 → ピルビン酸)

オキザロ酢酸

↔ 可逆反応　○の数字
→ 不可逆反応　●の数字

解糖と糖新生経路の酵素と主な阻害剤および活性化剤

	酵 素 名	阻害剤	活性化剤
解糖 第1段階	❶ ヘキソキナーゼ（グルコキナーゼ）	グルコース-6-リン酸	
	❷ グルコースホスフェート イソメラーゼ		
	❸ ホスホフルクトキナーゼ	ATP，クエン酸	AMP, ADP フルクトース-1,6-ニリン酸，フルクトース-6-リン酸 フルクトース2,6-ニリン酸
第2段階	❹ アルドラーゼ		
	❺ トリオースホスフェート イソメラーゼ		
	❻ グリセルアルデヒド-3-ホスフェート デヒドロゲナーゼ		
	❼ ホスホグリセレートキナーゼ		
	❽ ホスホグリセロムターゼ		
	❾ エノラーゼ		
	❿ ピルベートキナーゼ	ATP，アラニン	フルクトース-1,6-ニリン酸
第3段階 糖新生	⑪ ラクテート デヒドロゲナーゼ		
	⑫ ピルベート カルボキシラーゼ		アセチルCoA
	⑬ ホスホエノールピルベート カルボキシキナーゼ		
	⑭ フルクトース ビスホスファターゼ	AMP，フルクトース 2,6-ニリン酸	
	⑮ グルコース ホスファターゼ	グルコース	

が，2分子を第1段階で消費しているので，差引き2分子のATP生成となる．

③ 第3段階：第2段階で生じたNADHは，NADに酸化されないと解糖が停止する．そこでNADHはピルビン酸との反応で乳酸とNADになり，NADが再生され，解糖が連続的に進む．すなわち反応❻（グリセルアルデヒド-3-ホスフェートデヒドロゲナーゼ）と，反応⑪（ラクテートデヒドロゲナーゼ）とが $NAD^+ \leftrightarrow NADH + H^+$ を介して共役couplingしている．

（2） グルコース以外の単糖類の解糖への導入
消化管内で生じたフルクトース（ショ糖 $\xrightarrow{\text{スクラーゼ}}$ グルコース＋フルクトース），ガラクトース（乳糖 $\xrightarrow{\text{ラクターゼ}}$ グルコース＋ガラクトース）や，脂肪の分解で生じるグリセロールなどの単糖類もいろいろな酵素によって解糖系の中間体に変えられ，解糖系で代謝される．

① フルクトース（図Ⅱ-17）：フルクトースは主に肝臓でフルクトキナーゼの作用でフルクトース1-リン酸となり，アルドラーゼによって三単糖に分解される．一部はヘキソキナーゼによってフルクトース-6-リン酸となる．

② ガラクトース（図Ⅱ-17）
③ グリセロール（図Ⅱ-17）：グリセロールは肝臓で図のような経路で解糖の中間体となる．

（3） 解糖の役割
(1) 嫌気的条件下でのエネルギー(ATP)の供給（急激な筋運動）など．

グルコース──→2乳酸＋2 ATP

グリコーゲンからは，グルコース-6-リン酸の生成までATPを消費しないため3分子のATPが生成される．

(2) TCAサイクルの基質（ピルビン酸）の供給．TCAサイクルは，グルコースのエネルギーを完全に引き出すことができる．
(3) 非必須アミノ酸の炭素骨格の供給．
　　ピルビン酸──→アラニン
　　グリセリン酸-3-リン酸──→──→セリン
(4) 脂質の成分であるグリセロール，グリセロールリン酸の供給．

（4） 解糖の調節と糖新生　　　　（図Ⅱ-18）
① 調節酵素とは：解糖の各段階を触媒する酵素は，逆方向の反応（糖新生 gluconeogenesis）も

図II-16 解糖の3段階

第1段階

グルコース → フルクトース-1,6-ニリン酸
2ATP → 2ADP

第2段階

フルクトース-1,6-ニリン酸 → 2CH₃COCOOH
4ADP + 2Pi + 2NAD⁺ → 4ATP + 2NADH + 2H⁺

第3段階

2CH₃COCOOH (ピルビン酸) → 2CH₃CH(OH)COOH (乳酸)
2NADH + 2H⁺ → 2NAD⁺

全体として

グルコース → 2 乳酸
2ADP + 2Pi → 2ATP

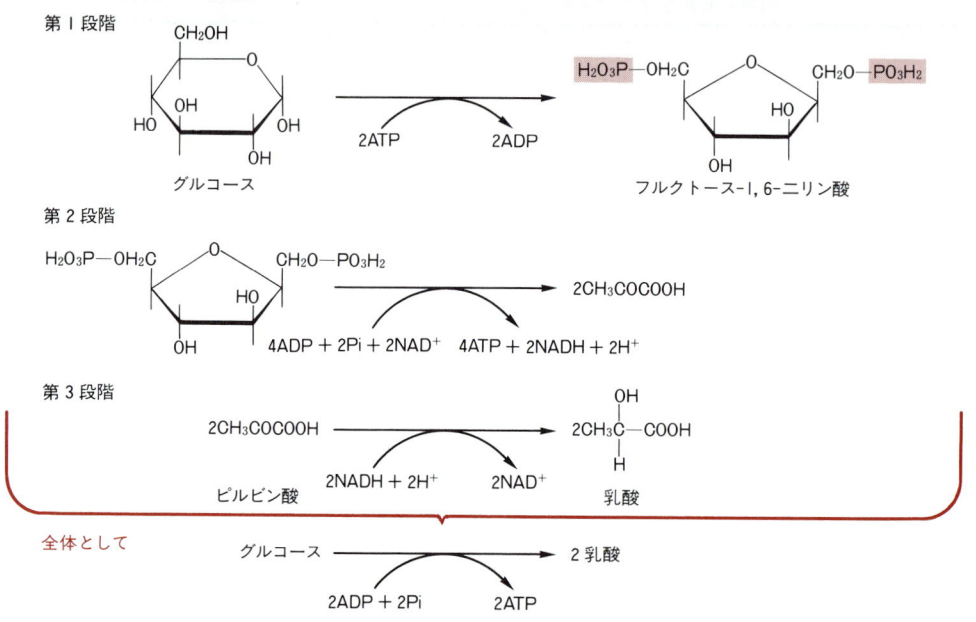

図II-17 ガラクトース，フルクトース，グリセロールの代謝

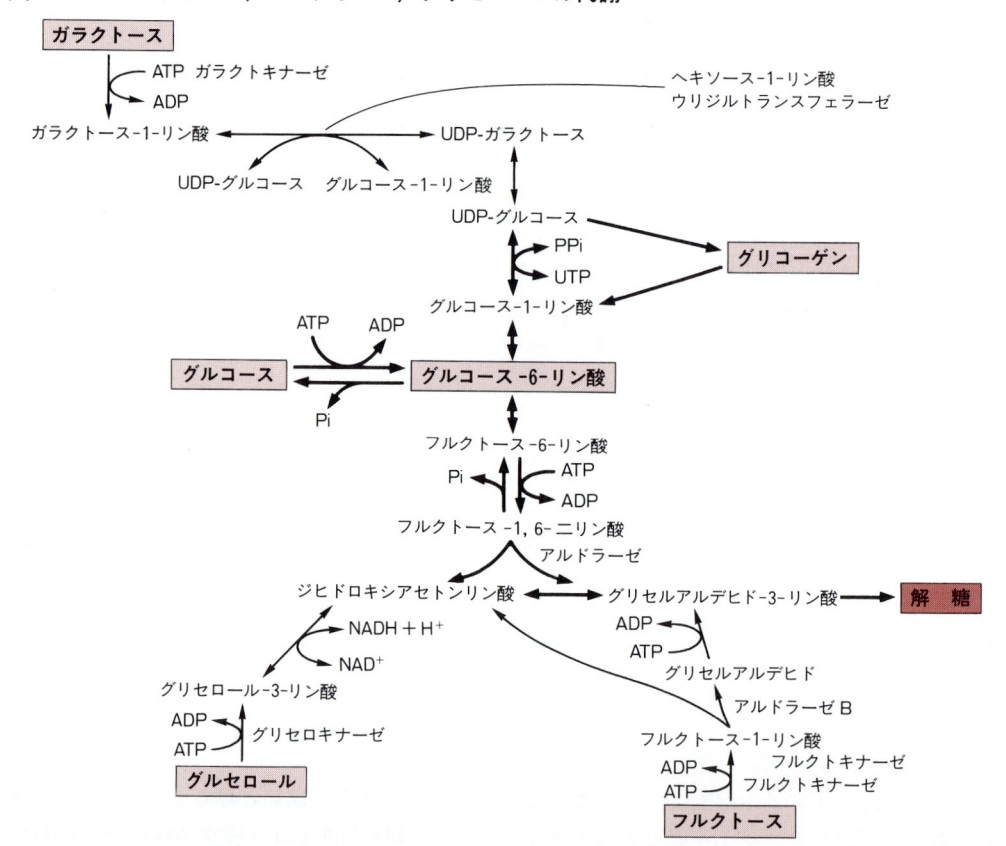

ガラクトース
↓ ATP / ADP（ガラクトキナーゼ）
ガラクトース-1-リン酸 ⇌ UDP-ガラクトース
（ヘキソース-1-リン酸ウリジルトランスフェラーゼ）
UDP-グルコース　グルコース-1-リン酸

UDP-グルコース ⇌ グリコーゲン
PPi / UTP
グルコース-1-リン酸

グルコース ⇌ グルコース-6-リン酸
ATP / ADP / Pi

グルコース-6-リン酸 ⇌ フルクトース-6-リン酸
Pi / ATP / ADP
↓
フルクトース-1,6-ニリン酸
アルドラーゼ
↓
ジヒドロキシアセトンリン酸 ⇌ グリセルアルデヒド-3-リン酸 → 解糖
NADH + H⁺ / NAD⁺　ADP / ATP
↓　　　　　　　　　　　　　グリセルアルデヒド
グリセロール-3-リン酸　　　　アルドラーゼB
ADP / ATP（グリセロキナーゼ）　フルクトース-1-リン酸
グリセロール　　　　　　　　　ADP / ATP（フルクトキナーゼ）
　　　　　　　　　　　　　　　フルクトース

触媒するが，グルコース──→グルコース-6-リン酸（反応①），フルクトース-6-リン酸──→フルクトース-1,6-二リン酸（反応③），ホスホエノールピルビン酸──→ピルビン酸（反応⑩）の3つの段階を触媒する酵素は逆反応を触媒せず，逆反応は別の反応系で別の酵素によって触媒される（図Ⅱ-15）．しかし，逆反応系（糖新生）の酵素をすべてもっている臓器は，肝臓と腎臓だけなので，これらの臓器でのみ糖新生が行われていると考えればよい．この3段階を触媒する酵素活性は一般に低く，いろいろな代謝物質によって活性化や阻害を受ける．その結果，代謝経路の流れの速度や方向が変わる．そこでこれらの酵素は調節酵素 regulatory enzyme または鍵酵素 key enzyme といわれる．

②　調節酵素の活性調節機構：解糖はATPを産生することを最大の役割としていることと関連して，解糖系の調節酵素の活性はATPで阻害され，ADPやAMPで活性化される（図Ⅱ-18・1）．ATPを必要とする反応でATPが使われると，ADPやさらにはAMPが増加する．すると解糖系の調節酵素（とくにホスホフルクトキナーゼ）の活性が増加して，解糖が盛んになり，ATPの産生を促すことになる．逆にATPが十分に存在すると解糖は抑えられる．現在，もっとも重要と考えられている解糖系の調節酵素はホスホフルクトキナーゼ（後述の酵素と区別するためPFK-1とよばれる）である．PFK-1は高濃度のATP（PFK-1の基質でもあるが）で阻害され，その阻害はクエン酸で増強される．AMPはATPの阻害を取り除く作用を示す．クエン酸の増加はTCAサイクルのメンバーの増加を意味し，解糖の抑制的なシグナルとなる．最近新しい調節因子が発見された．それはPFK-1反応の生成物によく似た物質であるフルクトース-2,6-二リン酸 fructose-2,6-bisphosphate（F 2,6 BP）である．F 2,6 BPはPFK-1を活性化する．その作用はPFK-1の基質であるフルクトース-6-リン酸と酵素の親和性を増し，高濃度のATPの阻害を取り除くことにある．非常におもしろいことにはF 2,6 BPを産生する酵素（ホスホフルクトース-2-キナーゼ，PFK-2）と分解する酵素（フルクトース-2,6-ビスホスファターゼ，FBPアーゼ-2）が同じ蛋白質の上にあり，リン酸化の状態によってF 2,6 BPを産生したり，分解したりしている（図Ⅱ-18・2）．肝臓ではグルカゴンがこの酵素のリン酸化を促進して，F 2,6 BPの濃度を下げ，解糖を抑える．

ピルベートキナーゼ（PK）も多彩な調節を受けている．PKには肝臓型（L型）と筋肉型（M型），および中間型がアイソザイムとして存在する．とくにL型はATPによって阻害され，フルクトース-6-リン酸で活性化される．また酵素蛋白質のリン酸化で不活性型となる．

③　糖新生の役割と調節：乳酸やピルビン酸，またアラニンなどのアミノ酸からグルコースが合成される過程を糖新生といい，絶食時の血糖値の維持などに重要な役割を担っている．糖新生は主に次のような酵素活性調節機構によって調節されている．

〈糖新生における酵素活性調節機構〉

(1)　アセチルCoAによるピルビン酸カルボキシラーゼの活性化

アセチルCoAがTCAサイクルに入るためにはこの酵素によって生成されるオキザロ酢酸が必要である．ATPが十分あるときにはオキザロ酢酸は糖新生に向かう．

(2)　フルクトース-1,6-ビスホスファターゼ（FBPアーゼ-1）の調節

FBPアーゼ-1は解糖の調節酵素であるPFK-1とちょうど逆の調節を受けている．すなわち，AMPとフルクトース-2,6二リン酸（F 2,6 BP）によって阻害され，クエン酸で活性化される．PFK-1とFBPアーゼ-1活性の調節で代謝の流れを解糖に向かわせるのか，糖新生に向かわせるのかを決定している．

(3)　ホルモンによる酵素量の調節

糖新生系の調節酵素であるグルコース-6-ホスファターゼやホスホエノールピルビン酸カルボキシキナーゼは糖新生の盛んな状態で酵素蛋白質量が増加する．これはホルモンであるグルココルチコイドとグルカゴンの分泌増加とインスリンの分泌低下による．逆に解糖系の調節酵素量はインスリン分泌低下で減少する（「血糖とその調節」本文 p. 147参照）．

図II-18・1　解糖の調節

ATP産生系調節酵素

活性

ATP利用系調節酵素

AMP
100%

$$\left(\frac{[ATP]+\frac{1}{2}[ADP]}{[ATP]+[ADP]+[AMP]}\right)$$

エネルギー充足率

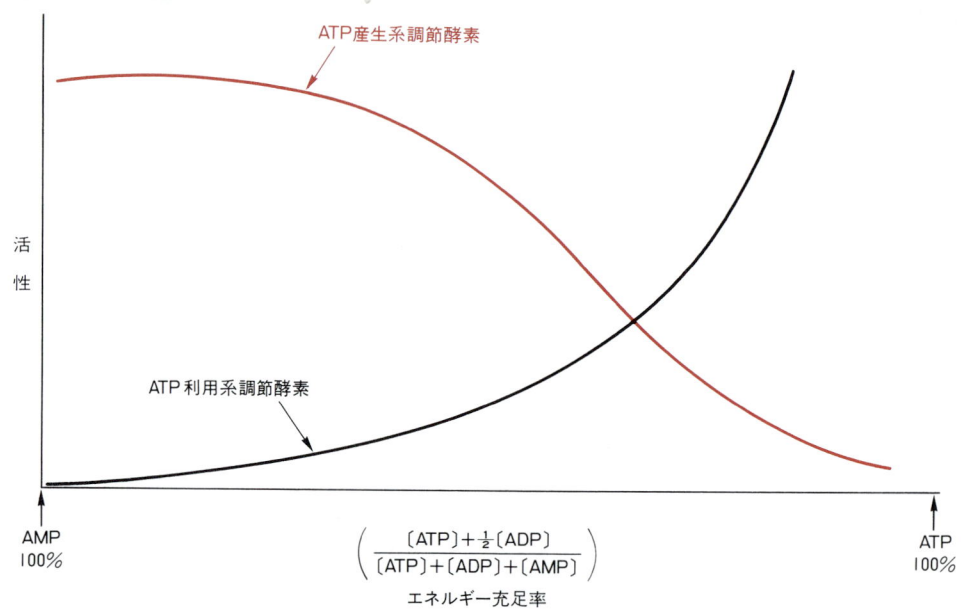

ATP
100%

エネルギーレベルによる解糖と糖新生の調節

図II-18・2　ホスホフルクトキナーゼの調節

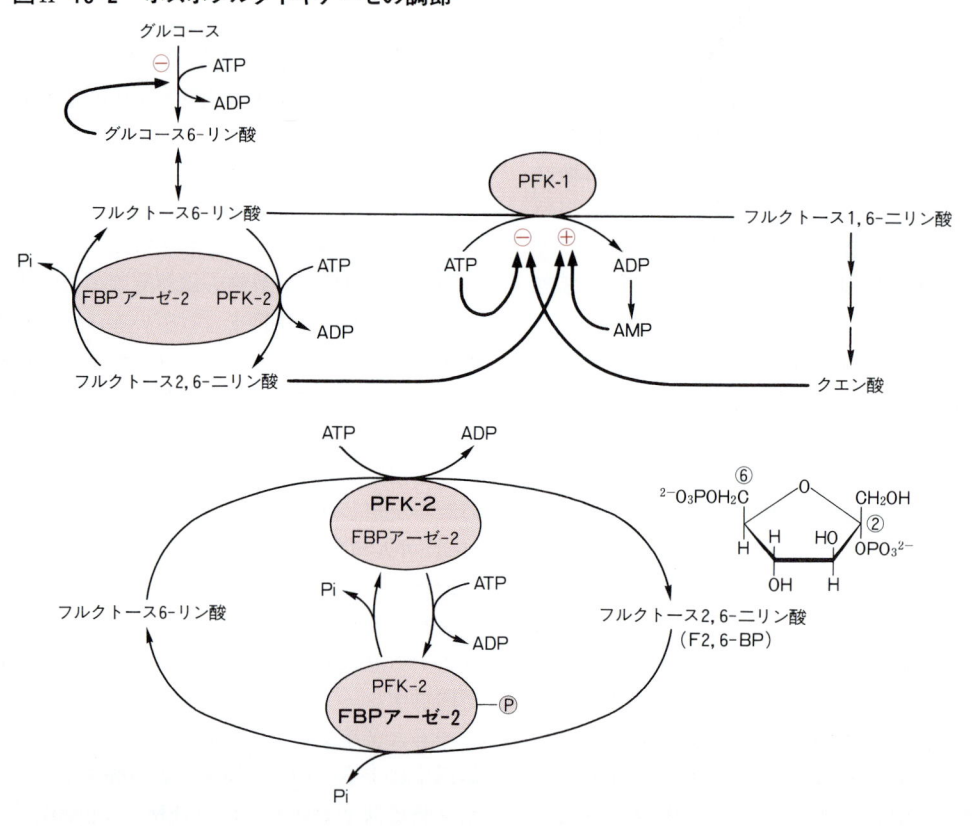

グルコース
ATP
ADP
グルコース6-リン酸
フルクトース6-リン酸
Pi
FBPアーゼ-2　PFK-2
ATP
ADP
フルクトース2,6-ニリン酸
PFK-1
ATP　ADP
AMP
フルクトース1,6-ニリン酸
クエン酸

ATP　ADP
PFK-2
FBPアーゼ-2
Pi
ATP
ADP
フルクトース6-リン酸
PFK-2
FBPアーゼ-2 —Ⓟ
Pi
フルクトース2,6-ニリン酸
（F2,6-BP）

$^{2-}O_3POH_2C$　⑥　CH_2OH
H　H　HO　②　OPO_3^{2-}
OH　H

3) TCA サイクル（トリカルボン酸サイクル，クエン酸サイクル，クレブスサイクル）

（1） TCA サイクルとは　　　（図II-19・1）

解糖で生じたピルビン酸は，酸素があると乳酸に還元されず，ミトコンドリアとよばれる細胞内小器官に入り，完全に酸化されて炭酸ガスと水になる．この過程は，まず，ピルビン酸が脱炭酸，脱水素作用を受けてアセチルCoAとなる．これがオキザロ酢酸と反応してトリカルボン酸であるクエン酸となり，さらに脱水素，脱炭酸を繰り返してふたたびオキザロ酢酸を生じる．このオキザロ酢酸は，次のアセチルCoAとの反応に使われ，このサイクルが回転する．オキザロ酢酸はキャリアー（列車の貨車のような役割）として働き，1回転で1分子のアセチルCoA（貨物）を分解する．

ピルビン酸の酸化的脱炭酸反応はサイアミンピロリン酸（TPP），リポ酸，補酵素A（CoA），NADおよびFADの5種類の補酵素と，ピルベートデカルボキシラーゼ，ジヒドロリポイルトランスアセチラーゼおよびジヒドロリポイルデヒドロゲナーゼの3種類の酵素とからなる酵素複合体（ピルベートデヒドロゲナーゼ複合体）によって触媒される（本文189頁参照）．α-ケトグルタール酸の酸化的脱炭酸反応⑥もまったく同じ機構である．

（2） Ogstonの三点説

アセチルCoAは，オキザロ酢酸と反応してクエン酸を生じる．クエン酸は対称的な分子であるが，次の中間体であるイソクエン酸ではオキザロ酢酸に由来する炭素に水酸基がつき，アセチルCoAに由来するメチル基にはつかない．このような非対称性は酵素が基質と3点以上の点で結合して，立体的に基質を認識するというOgstonの説で説明される．

右図で，クエン酸の中心の炭素を立体的に表し，結合手を三角錐の頂点とし，酵素の結合部位aはクエン酸の-OH基と，bは-COOH基と結合すると，結合部位cには図で結合しているCH$_2$COOH基しか結合できないことになる．このようにしてまずキャリアーであるオキザロ酢酸由来の炭素が，次の2つの反応で脱炭酸され，アセチルCoA

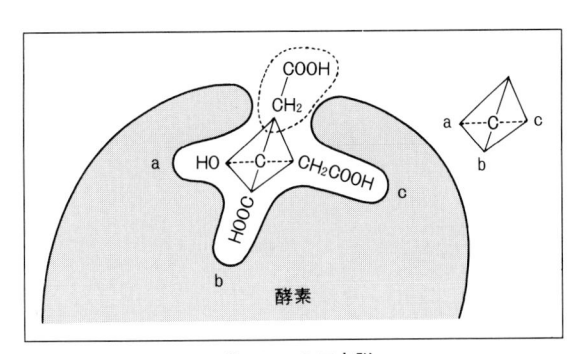

Ogstonの三点説

由来の炭素（上図で赤色で囲んである部分）は，次のキャリアーとして残る．コハク酸以後はアセチルCoAとオキザロ酢酸由来の炭素の区別はなくなる．

（3） 電子伝達系と酸化的リン酸化
　　　　　　　　　　　　（図II-19・1, 2）

サイクルの5つの脱水素反応で生じた水素は，補酵素であるNAD$^+$で捕捉されNADH+H$^+$が生じる（反応①，⑤，⑥，⑩）か，またはコハク酸──→フマル酸⑧の段階では，コハク酸脱水素酵素の補酵素であるFADによって捕捉される．

このようにして生じた＜NADH+H$^+$＞またはFADH$_2$がミトコンドリアの内膜にある電子伝達系によって酸化され，最終的に酸素（O$_2$）と反応して水（H$_2$O）を生じる．

NADHはNADHデヒドロゲナーゼによって酸化され，デヒドロゲナーゼの配合族であるFMNがFMNH$_2$に還元される．続いて，FMNH$_2$からイソプレノイド鎖をもつキノン誘導体であるCoQ（補酵素Q，またはユビキノン）に水素が渡される．コハク酸の酸化で生じたFADH$_2$からもCoQに水素が渡される．CoQからは電子（e$^-$）がヘム鉄をもつチトクロームに次々と渡されていく．最後にチトクロームオキシダーゼとよばれる＜チトクロームa+a$_3$＞によって電子と水素イオンがO$_2$に渡され，水を生じる．電子伝達系の3つの段階（NADHデヒドロゲナーゼ，チトクロームb-c間，チトクロームオキシダーゼ）で酸化還元に伴って，H$^+$（水素イオン，プロトン）が一方向性にミトコンドリアの外へ放出される．これ

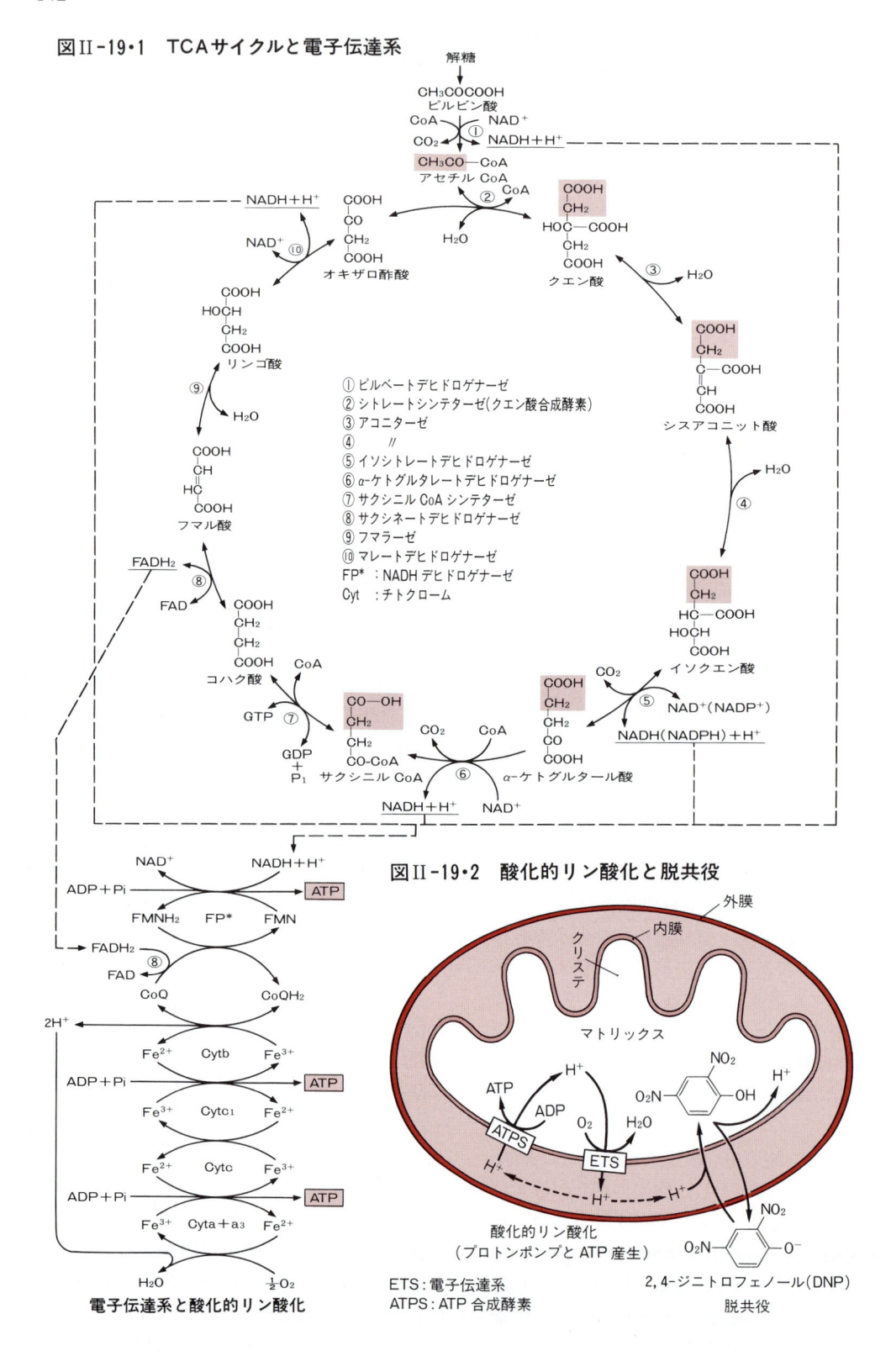

図II-19・1　TCAサイクルと電子伝達系

① ピルベートデヒドロゲナーゼ
② シトレートシンテラーゼ（クエン酸合成酵素）
③ アコニターゼ
④ 〃
⑤ イソシトレートデヒドロゲナーゼ
⑥ α-ケトグルタレートデヒドロゲナーゼ
⑦ サクシニル CoA シンテターゼ
⑧ サクシネートデヒドロゲナーゼ
⑨ フマラーゼ
⑩ マレートデヒドロゲナーゼ
FP*：NADH デヒドロゲナーゼ
Cyt：チトクローム

図II-19・2　酸化的リン酸化と脱共役

電子伝達系と酸化的リン酸化

ETS：電子伝達系
ATPS：ATP 合成酵素

酸化的リン酸化
（プロトンポンプと ATP 産生）

2,4-ジニトロフェノール（DNP）
脱共役

をプロトンポンプという．H^+ が一方向性に放出されることによって，ミトコンドリアの内外に H^+ 濃度勾配が生じる．この濃度勾配はエネルギーであり，H^+ がミトコンドリアに戻されると同時にATPが合成（ADP+Pi → ATP）される．電子伝達系とATP合成反応が共役して起こることを酸化的リン酸化 oxidative phosphorylation という（図II-19・2）．共役とは2つの反応系が歯車のようにかみ合って起こることをいい，通常片方の反応のみが起こることはない．2,4-ジニトロフェノールは脱共役剤 uncoupler といわれ，酸素は消費される（電子伝達系は動いている）が，ATPは合成されない状況を作り出す．それは図II-19・2に示されるように，リン脂質からなるミトコンドリア膜を通過できる脂溶性の弱酸であるという性質によって，電子伝達系によって生じた H^+ の濃度勾配を消去するように働くからである．

以上のような酸化的リン酸化によって，NADHからは3分子の，コハク酸からは2分子のATPが合成される．ピルビン酸1分子が完全に酸化されて，炭酸ガスと水になるとき合成されるATPの数は，4分子のNADHと1分子の $FADH_2$ から14分子，それにサクシニルCoA→コハク酸で生じる1分子のGTP（ジヌクレオチドキナーゼでATPに変換される）を加えて，15分子となる．

グルコース1分子からだと，
(1) 解糖により，2分子
(2) 2分子のピルビン酸が生じるので，
　　　$2 \times 15 = 30$ 分子
(3) さらに解糖で生じた2分子の＜NADH+H^+＞は，次に述べるように，酸化されて，2分子または3分子のATPを生じるので，＜$2 \times 3 = 6$分子＞または，＜$2 \times 2 = 4$分子＞で，合計36〜38分子のATPが産生される．

（4）細胞質NADHの酸化（還元当量の輸送）
（図II-20）

解糖系で生じた2分子の＜NADH+H^+＞は酸化され NAD^+ にならないと解糖は進行しない．

しかし，ピルビン酸はミトコンドリアで分解されるので，ラクテートデヒドロゲナーゼ反応には使えない．そこで＜NADH+H^+＞はミトコンドリアへ輸送され酸化されなければいけないが，NADH自身はミトコンドリア膜を通過しないので，他の形でその還元当量が輸送される．

その輸送系には，① グリセロール-3-リン酸デヒドロゲナーゼ系（GPDH）と，② マレートデヒドロゲナーゼ（MDH）—アスパラギン酸トランスアミナーゼ（GOT）系とがある．

① **グリセロール-3-リン酸デヒドロゲナーゼ（GPDH）系**：グリセロールアルデヒド-3-リン酸デヒドロゲナーゼ反応で生じた＜NADH+H^+＞は，細胞質のグリセロール-3-リン酸デヒドロゲナーゼの触媒によって，ジヒドロオキシアセトンリン酸から NAD^+ とグリセロール-3-リン酸を生じ，後者はミトコンドリアに入り，ミトコンドリアの同名の酵素によってジヒドロキシアセトンリン酸となり，細胞質に戻る．ミトコンドリアの酵素は，FADを補酵素としていて，生じた $FADH_2$ の電子をサクシネートデヒドロゲナーゼの場合と同様にCoQに伝達する．この系で2分子のATPを生じる．

② **MDH-GOT系**：生じた＜NADH+H^+＞は，細胞質のMDH（MDHs）によってリンゴ酸を生じる．リンゴ酸はミトコンドリア膜を通過し，ミトコンドリアのMDH（MDHm）によって酸化され，＜NADH+H^+＞とオキザロ酢酸を生じる．＜NADH+H^+＞は電子伝達系によって酸化され，3分子のATPを生じる．一方オキザロ酢酸は，ミトコンドリア膜を通過しにくいので，一度ミトコンドリアのGOT（GOTm）によりアスパラギン酸となり，細胞質に出，細胞質のGOT（GOTs）によって，オキザロ酢酸に戻り，次の反応のキャリアーとなる．α-ケトグルタール酸とグルタミン酸のミトコンドリア内外への移動がGOT反応に伴って起こる．

（5）TCAサイクルの役割
(1) ATPの生成
(2) 脂肪酸，アミノ酸の完全酸化
(3) 非必須アミノ酸の炭素骨格の供給
　　　オキザロ酢酸→アスパラギン酸
　　　　→アスパラギン
　　　α-ケトグルタール酸→グルタミン酸

図II-20　細胞質NADHの酸化（還元当量の輸送）

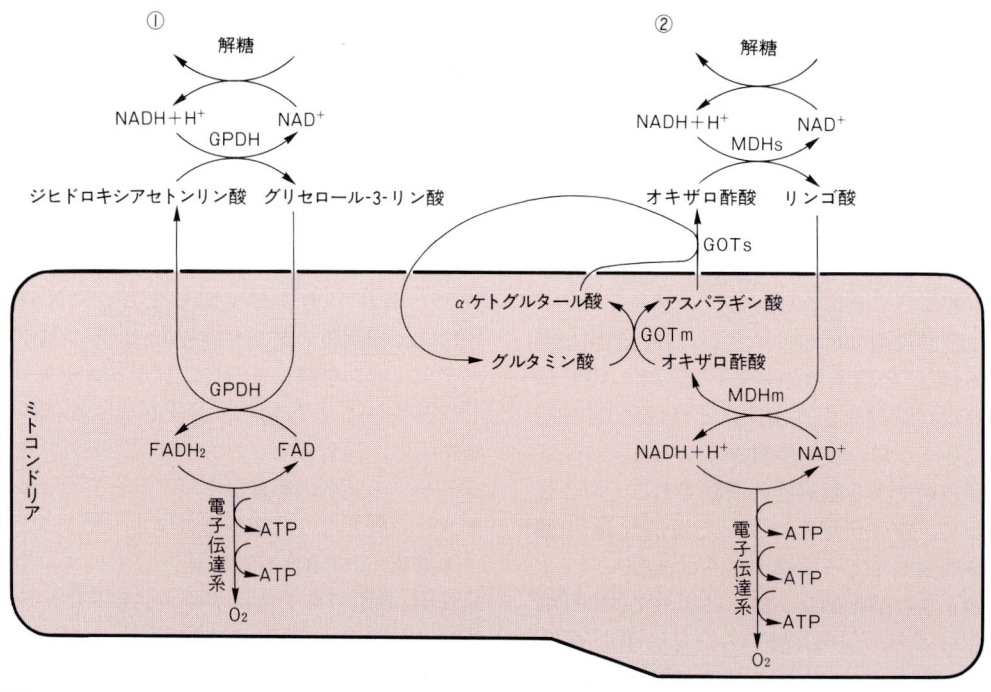

図II-21　TCAサイクル，電子伝達系の調節

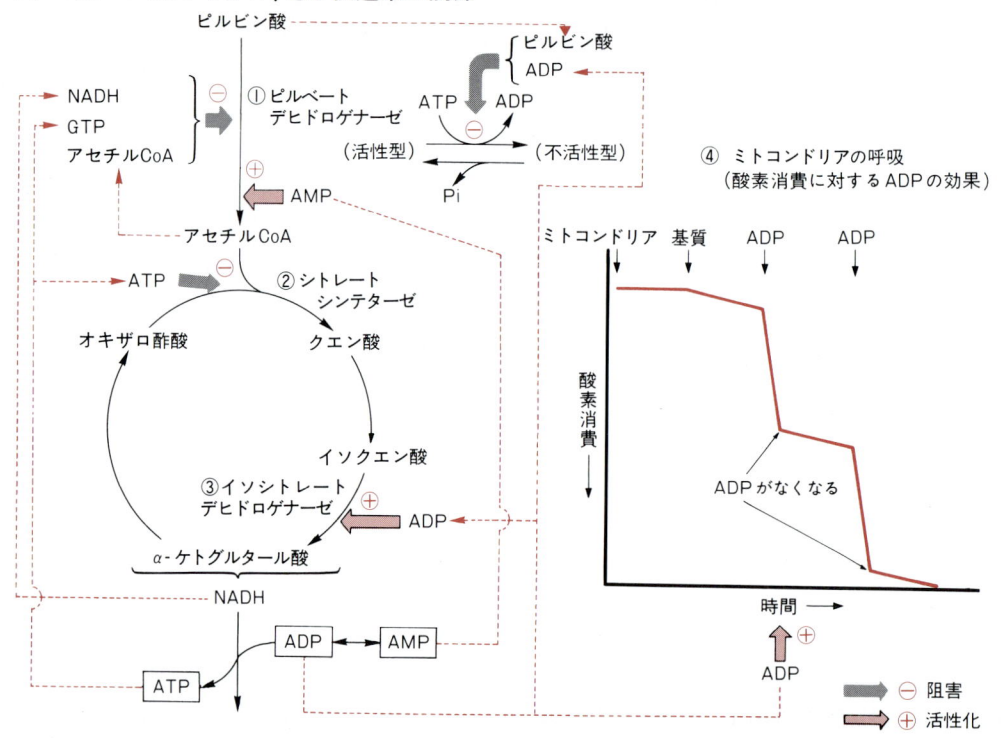

→グルタミン
　　　＼プロリン
(4) 脂肪酸合成の基質（アセチルCoA）の供給

(6) TCAサイクルと電子伝達系の調節
　　　　　　　　　　　　　　（図Ⅱ-21）
　TCAサイクルにおける主な役割は，エネルギー(ATP)産生であるから，解糖系と同様に主に＜ATP/ADP＋AMP＞比で調節されている．
《主な調節部位》
① ピルベートデヒドロゲナーゼ：
　ⓐ｛阻害剤……アセチルCoA, NADH, GTP
　　　活性化剤……AMP
　ⓑ リン酸化による不活性化（共有結合修飾）
　……ピルビン酸とADPはピルベートデヒドロゲナーゼのリン酸化を阻害する．すなわち，活性型に保つ．
② シトレートシンテターゼ：阻害剤…ATP
③ イソシトレートデヒドロゲナーゼ：NADに特異的なイソシトレートデヒドロゲナーゼは，ADPによってアロステリックに活性化される．
④ 電子伝達系：ADPが存在してはじめて電子伝達系はNADHを酸化できる．……サイクルも回転する．
　図Ⅱ-21は，ミトコンドリアとミトコンドリアの基質（ピルビン酸，イソクエン酸など）があっても，ADPが加えられないと酸素消費(TCAサイクルが回転すること)が起こらないことと，ADPがなくなると酸素消費も止まることを示している．

4) グリコーゲンとその代謝　　（図Ⅱ-22）
　グリコーゲンは，主に肝臓と筋肉に含まれている多糖類である．肝臓のグリコーゲンは血糖の維持に関係があり，筋肉のグリコーゲンは筋肉運動の貯蔵エネルギー源である．

(1) グリコーゲンの合成　（図Ⅱ-22・1, 2）
　グリコーゲンは，グルコース-6-リン酸からグルコース-1-リン酸，UDP-グルコースを経て合成される．また，グリコーゲンは高度に分枝しているが，枝分れ形成を触媒する酵素をアミロ(1,4→1,6)トランスグリコシダーゼ（分枝酵素）と

いう．

(2) グリコーゲンの分解　　（図Ⅱ-22・3）
　グリコーゲンの分解は，グリコーゲンホスホリラーゼ（単にホスホリラーゼともいう）によって触媒される加リン酸分解でグルコース-1-リン酸を生じる．分枝点にくるとトランスグルコシダーゼが働いて直鎖にした後，ふたたびホスホリラーゼで分解される．α1,6結合で枝分れ点に残ったグルコース分子は，α1,6-グルコシダーゼによって加水分解されグルコースになる．

(3) グリコーゲン代謝の調節　（図Ⅱ-22・4）
① 活性化剤による活性化：ホスホリラーゼには，a型(活性型)とb型(不活性型)とがありb型はAMPが存在するとa型と同じくらいの活性をもつようになる．
　グリコーゲン合成酵素は，I型(活性型)とD型(不活性型)があり，D型はグルコース-6-リン酸が存在するとI型と同じくらい活性をもつようになる．これはどちらもアロステリックな効果である．
② 酵素蛋白のリン酸化による不活性型↔活性型の変換：①の場合と違って，酵素蛋白に共有結合でリン酸が結合すると活性型（ホスホリラーゼ）になったり，不活性型（グリコーゲン合成酵素）になったりする(次頁上図)．
　この反応の引金となるのはホルモンである．
　｛肝臓……グルカゴン，アドレナリン
　　筋肉……アドレナリン
　ホルモンが細胞膜につくことによって，細胞膜に存在するアデニルシクラーゼが活性化されて，ATPからサイクリックAMP(c-AMP)を生じる．c-AMPはプロテインキナーゼを活性化する．プロテインキナーゼは，次にホスホリラーゼbキナーゼをATPとの反応でリン酸化して活性化する．活性化されたホスホリラーゼbキナーゼは，ホスホリラーゼのb型をリン酸化して活性型（a型）にする．これらの反応を起こすと同時に，プロテインキナーゼはグリコーゲン合成酵素をリン酸化して，逆に不活性型(D型)とする．グリコーゲン代謝系全体では，アドレナリンなどのホルモ

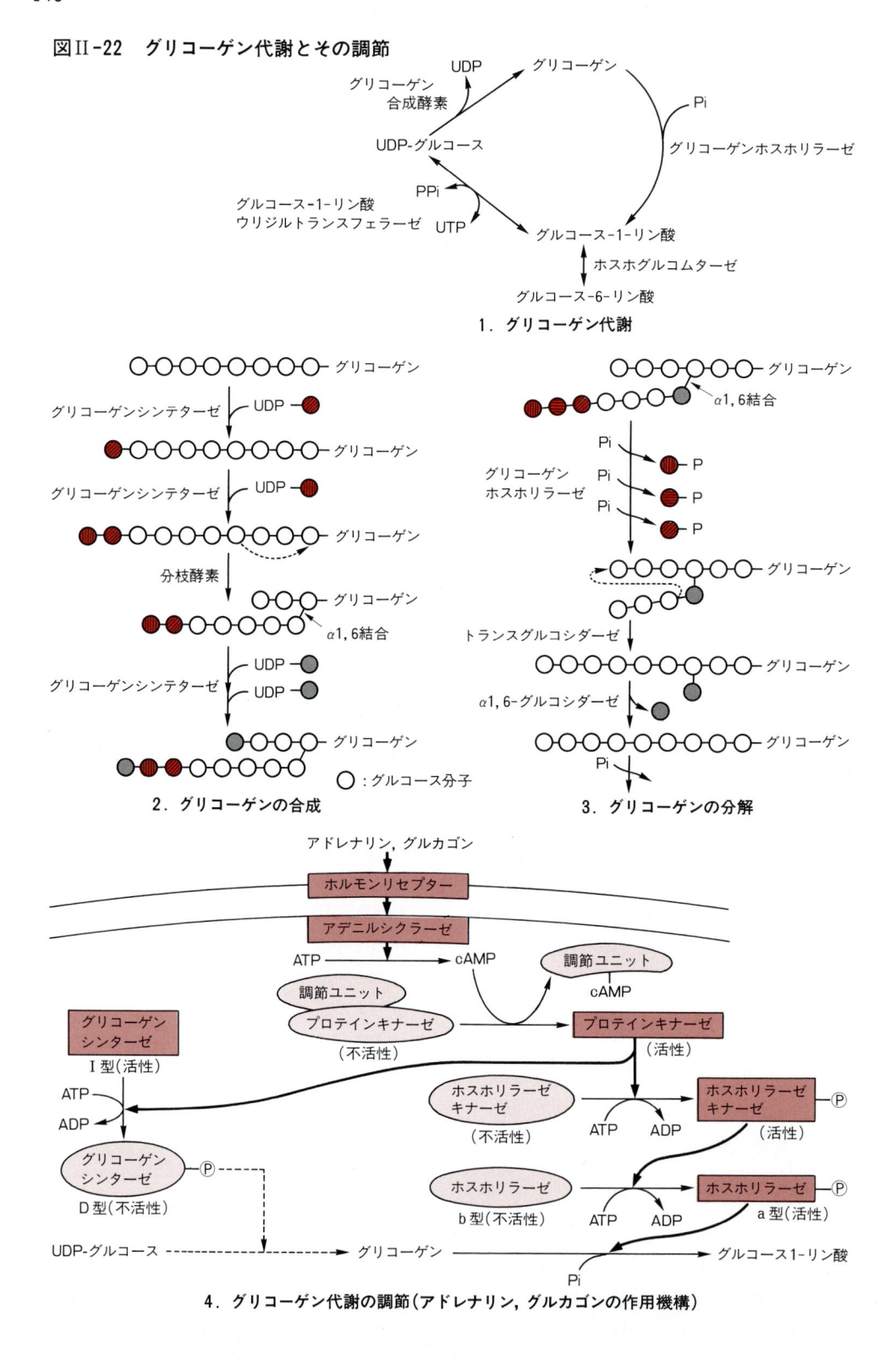

図II-22　グリコーゲン代謝とその調節

1．グリコーゲン代謝

2．グリコーゲンの合成

3．グリコーゲンの分解

4．グリコーゲン代謝の調節（アドレナリン，グルカゴンの作用機構）

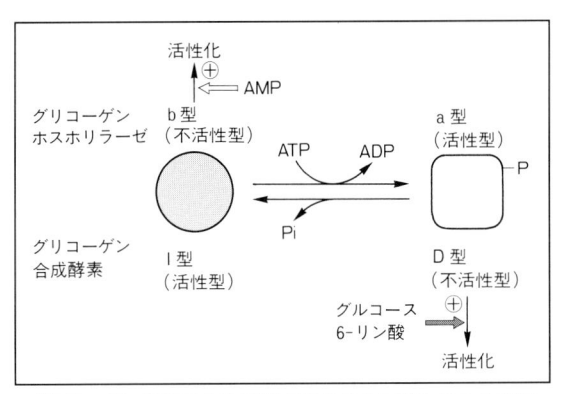

グリコーゲン代謝における酵素蛋白のリン酸化による調節

ンの作用によりグリコーゲンの分解が促進されることになる．

リン酸化された酵素蛋白は，特異的なホスファターゼによってリン酸基がはずされる．ホスホリラーゼとホスホリラーゼキナーゼは不活性型に，グリコーゲン合成酵素は活性型に戻る．c-AMPは多くのホルモンの情報を細胞内に伝える作用をもっており，ホルモンのセカンドメッセンジャー second messenger といわれている．

5) ペントースリン酸経路   (図Ⅱ-23)

グルコース-6-リン酸は，脱水素，脱炭酸反応によってペントースリン酸となり，これはイソメラーゼ，エピメラーゼ反応，さらにトランスケトラーゼ(ケトール残基の転移)，トランスアルドラーゼ (フルクトース-6-リン酸やセドヘプツロース-7-リン酸のジヒドロキシアセトンリン酸部分の転移) 反応によってトリオース，テトロース，ペントース，ヘプトースリン酸を経て代謝され，一部はふたたび解糖系へ戻ってくる．

ペントースリン酸経路で発生する炭酸ガスは，グルコース-6-リン酸のC-1からのものである．グルコースが解糖系を経てTCAサイクルで代謝されると，C-1もC-6もピルビン酸のC-1になり，C-1とC-6の代謝の速度が変わらないのとは対照的である．C-1とC-6がCO_2になる速度の比でペントースリン酸経路の活動状態を測定できる．

① ペントースリン酸経路の役割：ⓐ NADPHが生成され，これは脂肪酸の合成などに使われる（ペントースリン酸経路は乳腺，肝臓，副腎などに強い）．ⓑ中間代謝産物であるリボース-5-リン酸は核酸の成分となる．

5．血糖とその調節
(図Ⅱ-24)

血液中に含まれるグルコースを血糖という．末梢血管中の濃度は，食事をとった直後でも，また絶食していてもそれほど大きく変動せず，一定の値，75～100 mg/dl に保たれている．血糖はいろいろな臓器・組織が正常な機能を保つのに必要なエネルギー源である．とくに脳はその機能を保つために必要なエネルギーを，ほとんどグルコースに頼っている．肝臓は血糖値を一定に保持するように働き，そのレベルを調節するのがインシュリンやグルカゴン，コーチゾンなどのホルモンである．

食後，小腸から吸収されたグルコースは門脈を通って肝臓に運ばれ，過剰のグルコースはここでグリコーゲンに合成され貯蔵される (glycogenesis)．さらに過剰のグルコースは脂肪に転換合成される（本文175頁参照）．

一方，食事をとらずにいると肝臓中のグリコーゲンが分解してグルコースとなって血中に放出さ

血糖調節機能をもつホルモンとその作用

ホルモン	作　用	血糖の変化
インシュリン	① 筋肉，脂肪細胞などへのグルコース取込みの促進 ② 肝臓でのグルコース分解，脂肪酸合成の促進 ③ グリコーゲン合成の促進	⇩
グルカゴン	① 肝臓でのグリコーゲン分解の促進 ② 糖新生の促進	⇧
糖質コルチコイド （コーチゾンなど）	① 体蛋白の分解促進 ② アミノ酸からの糖新生の促進 ③ グルコース分解の抑制	⇧
アドレナリン	① 肝臓グリコーゲン分解の促進	⇧

図II-23 ペントースリン酸経路

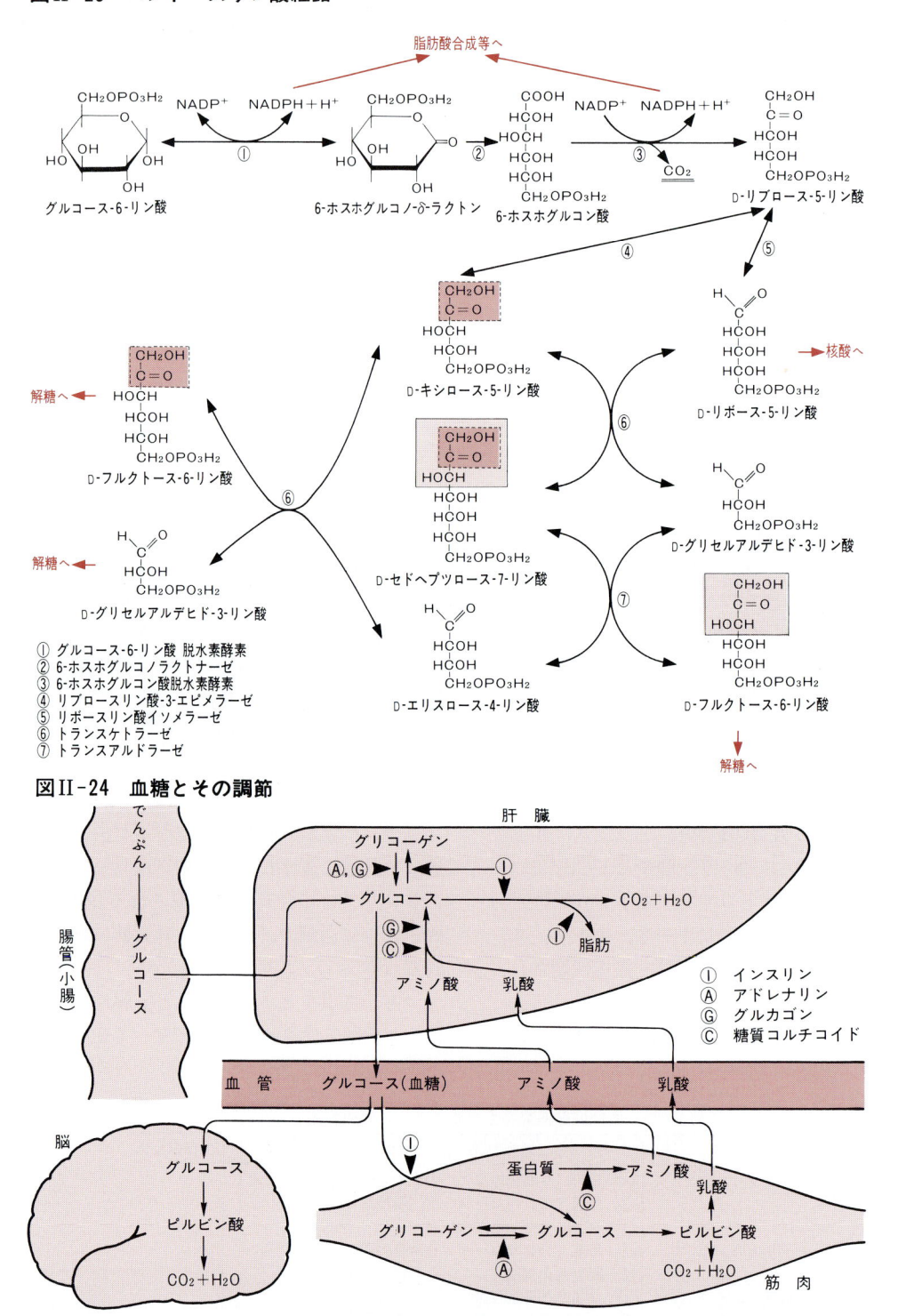

脂肪酸合成等へ

グルコース-6-リン酸 → 6-ホスホグルコノ-δ-ラクトン → 6-ホスホグルコン酸 → D-リブロース-5-リン酸

① NADP$^+$ → NADPH+H$^+$
②
③ NADP$^+$ → NADPH+H$^+$, CO_2

D-リブロース-5-リン酸 ④ ⑤

D-キシロース-5-リン酸 ⑥ D-リボース-5-リン酸 →核酸へ

D-フルクトース-6-リン酸 →解糖へ

D-グリセルアルデヒド-3-リン酸 →解糖へ

⑥ D-セドヘプツロース-7-リン酸 ⑦ D-グリセルアルデヒド-3-リン酸

D-エリスロース-4-リン酸　D-フルクトース-6-リン酸 →解糖へ

① グルコース-6-リン酸 脱水素酵素
② 6-ホスホグルコノラクトナーゼ
③ 6-ホスホグルコン酸脱水素酵素
④ リブロースリン酸-3-エピメラーゼ
⑤ リボースリン酸イソメラーゼ
⑥ トランスケトラーゼ
⑦ トランスアルドラーゼ

図II-24 血糖とその調節

肝臓
グリコーゲン ⇌ グルコース → CO_2+H_2O
Ⓐ,Ⓖ　Ⓘ
　　　　Ⓖ▶
　　　　Ⓒ▶
アミノ酸　乳酸　Ⓘ▶脂肪

腸管（小腸）：でんぷん → グルコース

Ⓘ インスリン
Ⓐ アドレナリン
Ⓖ グルカゴン
Ⓒ 糖質コルチコイド

血管：グルコース（血糖）　アミノ酸　乳酸

脳：グルコース → ピルビン酸 → CO_2+H_2O

筋肉：蛋白質 → アミノ酸　乳酸
Ⓒ
グリコーゲン ⇌ グルコース → ピルビン酸 → CO_2+H_2O
Ⓐ
Ⓘ

れ，各臓器に供給される．さらに長時間の絶食が続くと，肝臓中のグリコーゲンがなくなり，今度は筋肉などの蛋白が分解されて生じたアミノ酸が肝臓に運ばれて，糖新生によってグルコースに合成され，血糖を一定に保つようになっている．

筋肉運動によって生じた乳酸は，血液を介して肝臓に運ばれ，ここでふたたびグルコースに再合成され，筋肉に戻される．筋肉ではグリコーゲンに合成されて貯えられる．筋肉中のグリコーゲンは血糖に変化することはない．なぜならば筋肉には，グルコース-6-リン酸をグルコースに変えるグルコース-6-ホスファターゼが存在しないからである．

図II-25 アミノ酸の構造と性質

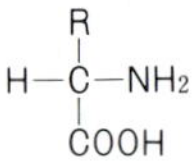

1. アミノ酸の一般構造

注：Rは側鎖または残基

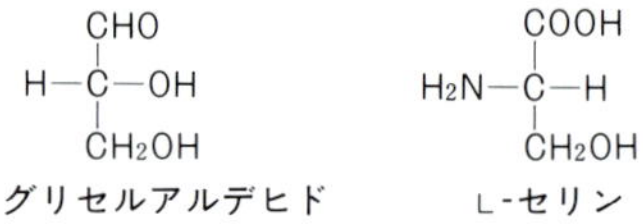

2. アミノ酸の立体構造

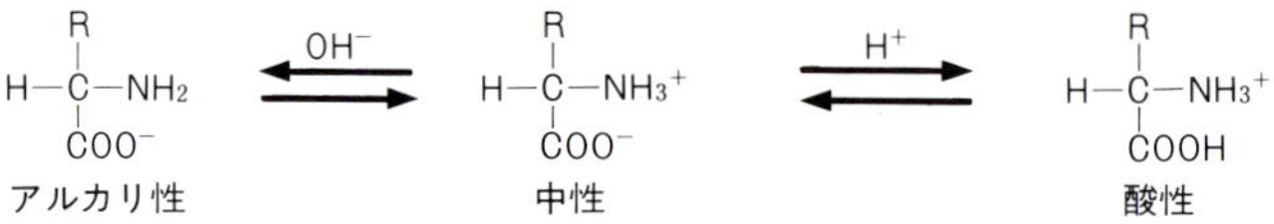

D-グリセルアルデヒド　　L-セリン

3. 両性電解質としてのアミノ酸

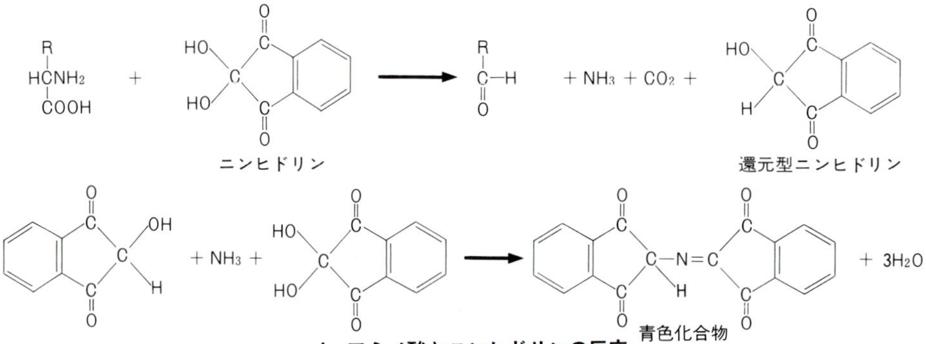

アルカリ性　　中性　　酸性

4. アミノ酸とニンヒドリンの反応

ニンヒドリン　　還元型ニンヒドリン　　青色化合物

表II-2　一般蛋白質を構成するアミノ酸(1)

アミノ酸	略号	構造式 残基（側鎖）	人体での合成	炭素骨格の代謝
①脂肪族アミノ酸				
グリシン	Gly	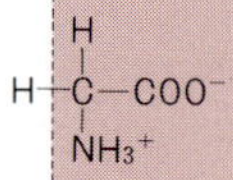 H-C(H)(NH$_3^+$)-COO$^-$	可	糖原性
アラニン	Ala	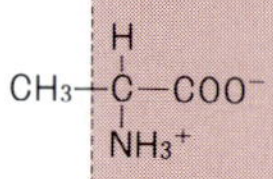 CH$_3$-C(H)(NH$_3^+$)-COO$^-$	可	糖原性
バリン	Val	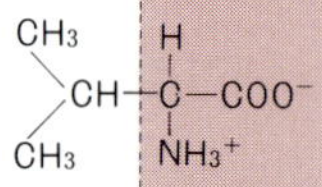 (CH$_3$)$_2$CH-C(H)(NH$_3^+$)-COO$^-$	不可（必須）	糖原性
ロイシン	Leu	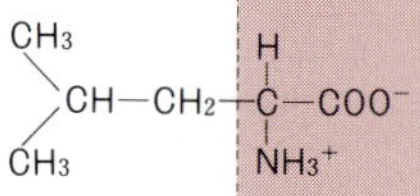 (CH$_3$)$_2$CH-CH$_2$-C(H)(NH$_3^+$)-COO$^-$	不可（必須）	ケト原性
イソロイシン	Ile	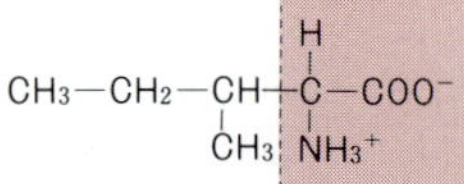 CH$_3$-CH$_2$-CH(CH$_3$)-C(H)(NH$_3^+$)-COO$^-$	不可（必須）	糖原性／ケト原性

3章 からだと蛋白質

　蛋白質 protein は，数千から数百万の分子量をもつ巨大分子で，生体成分の中でもっとも重要な物質である．生体を構成する主要な成分であり，生命現象の基本となる生体内の化学反応を触媒する酵素も蛋白質からできている．遺伝とは，親と同じ蛋白質を合成するように子に伝えることであり，生命現象の中心にあるものが蛋白質であるといっても過言ではない．

1．アミノ酸

1）アミノ酸 amino acid とは　　（図II-25）

　蛋白質をプロテアーゼまたは塩酸などで処理すると，図II-25・1のような一般構造をもったアミノ酸が得られる．アミノ基がカルボキシル基の隣りの炭素（α-炭素）についているのでα-アミノ酸という．このRがH（グリシン）以外の場合，α-炭素が不斉炭素となるので，2つの立体異性体ができる．グリセルアルデヒドを基準にすると天然のアミノ酸は一般的にL-アミノ酸である（図II-25・2）．L-セリンのカルボキシル基を，D-グリセルアルデヒドのアルデヒド基と同じように書くと，L-セリンのアミノ基は左にくる．D-アミノ酸はバクテリアの細胞壁や抗生物質中に含まれている．

2）アミノ酸の一般的性質

　アミノ酸は，中性水溶液中で，アミノ基，カルボキシル基がともに解離して，両性電解質として存在している（図II-25・3）．酸（H^+）を加えると，それを中和するのはカルボキシル基で，アルカリ（OH^-）を中和するのはアミノ基である．なお，陽イオンと陰イオンの荷電数が等しいpHをそのアミノ酸の等電点という．

　アミノ酸のアミノ基は，ニンヒドリンと反応して，アンモニア，CO_2，アルデヒドおよび還元型ニンヒドリンを，さらにもう1分子のニンヒドリンとから青色の化合物を生じる．このアミノ酸のニンヒドリン反応は，アミノ酸の検出，定量に用いられる（図II-25・4）．

3）アミノ酸の分類　　（表II-2）

　アミノ酸は，アミノ酸残基（R）の性質によって分類される．
　このほかに，次のような分類もある．
　① 非極性基をもつアミノ酸：グリシン，アラニン，バリン，ロイシン，イソロイシン，プロリン，フェニルアラニン，トリプトファン，メチオニン
　② 荷電をもたない極性基をもつアミノ酸：セリン，スレオニン，システイン，チロシン，アスパラギン，グルタミン
　③ 荷電した極性基をもつアミノ酸：
　　酸性アミノ酸……グルタミン酸，アルパラギン酸
　　塩基性アミノ酸……リジン，アルギニン，ヒスチジン

2．蛋白質

1）蛋白質の構造　　（図II-26）

　蛋白質は，糖質や脂質と異なり，その主要な構成元素としてC，H，O以外にNを含んでいる．それは蛋白質の基本構成単位がアミノ酸であることによっている．ほぼ蛋白質の重量の16％Nを含んでいる．
　蛋白質は，次の4つの構造をもっている．

（1）　1次構造　　（図II-26・1）
　20種あまりのアミノ酸がペプチド結合で連なっている．このアミノ酸の配列を1次構造という．

（2）　2次構造　　（図II-26・2）
　アミノ酸が連なったペプチド鎖が，ペプチド結合同士で水素結合をつくり，右巻のラセン状構造

表II-2　一般蛋白質を構成するアミノ酸(2)

アミノ酸	略号	構造式 残基（側鎖）	人体での合成	炭素骨格の代謝
②芳香族アミノ酸				
フェニルアラニン	Phe	C₆H₅-CH₂-CH(NH₃⁺)-COO⁻	不可（必須）	糖原性／ケト原性
チロシン	Tyr	HO-C₆H₄-CH₂-CH(NH₃⁺)-COO⁻	可（フェニルアラニンから）	糖原性／ケト原性
トリプトファン	Trp	(インドール)-CH₂-CH(NH₃⁺)-COO⁻	不可（必須）	糖原性／ケト原性
③酸性アミノ酸とそのアミド				
アスパラギン酸	Asp	⁻OOC-CH₂-CH(NH₃⁺)-COO⁻	可	糖原性
アスパラギン	Asn	H₂N-CO-CH₂-CH(NH₃⁺)-COO⁻	可	糖原性
グルタミン酸	Glu	⁻OOC-CH₂-CH₂-CH(NH₃⁺)-COO⁻	可	糖原性
グルタミン	Gln	H₂N-CO-CH₂-CH₂-CH(NH₃⁺)-COO⁻	可	糖原性
④塩基性アミノ酸				
リジン	Lys	H₃N⁺-CH₂-CH₂-CH₂-CH₂-CH(NH₃⁺)-COO⁻	不可	ケト原性
アルギニン	Arg	H₂N-C(NH₂⁺)-NH-CH₂-CH₂-CH₂-CH(NH₃⁺)-COO⁻	可 速度小	糖原性
ヒスチジン	His	(イミダゾール)-CH₂-CH(NH₃⁺)-COO⁻	可 速度小	糖原性
⑤ヒドロキシアミノ酸				
セリン	Ser	HO-CH₂-CH(NH₃⁺)-COO⁻	可	糖原性
スレオニン	Thr	CH₃-CH(OH)-CH(NH₃⁺)-COO⁻	不可	糖原性

表II-2　一般蛋白質を構成するアミノ酸(3)

アミノ酸	略号	構造式 残基（側鎖）	人体での合成	炭素骨格の代謝
⑥含硫アミノ酸				
システイン	Cys	HS—CH₂—CH(NH₃⁺)—COO⁻	可	糖原性
シスチン	（システイン2分子が酸化によって生じたアミノ酸）	S—CH₂—CH(NH₃⁺)—COO⁻ / S—CH₂—CH(NH₃⁺)—COO⁻	可	糖原性
メチオニン	Met	CH₃—S—CH₂—CH₂—CH(NH₃⁺)—COO⁻	不可（必須）	糖原性
⑦イミノ酸				
プロリン	Pro	（プロリンの環状構造式）	可	糖原性

表II-3　特殊なアミノ酸

アミノ酸	構造式	役割
ヒドロキシプロリン	（ヒドロキシプロリンの環状構造式）	線維性蛋白質に含まれる
ヒドロキシリジン	H₃N⁺—CH₂—CH(OH)—CH₂—CH₂—CH(NH₃⁺)—COO⁻	〃
オルニチン	H₃N⁺—CH₂—CH₂—CH₂—CH(NH₃⁺)—COO⁻	尿素サイクル中間体アミノ酸
シトルリン	H₂N—C(=O)—NH—CH₂—CH₂—CH₂—	〃

図II-26 蛋白質の構造

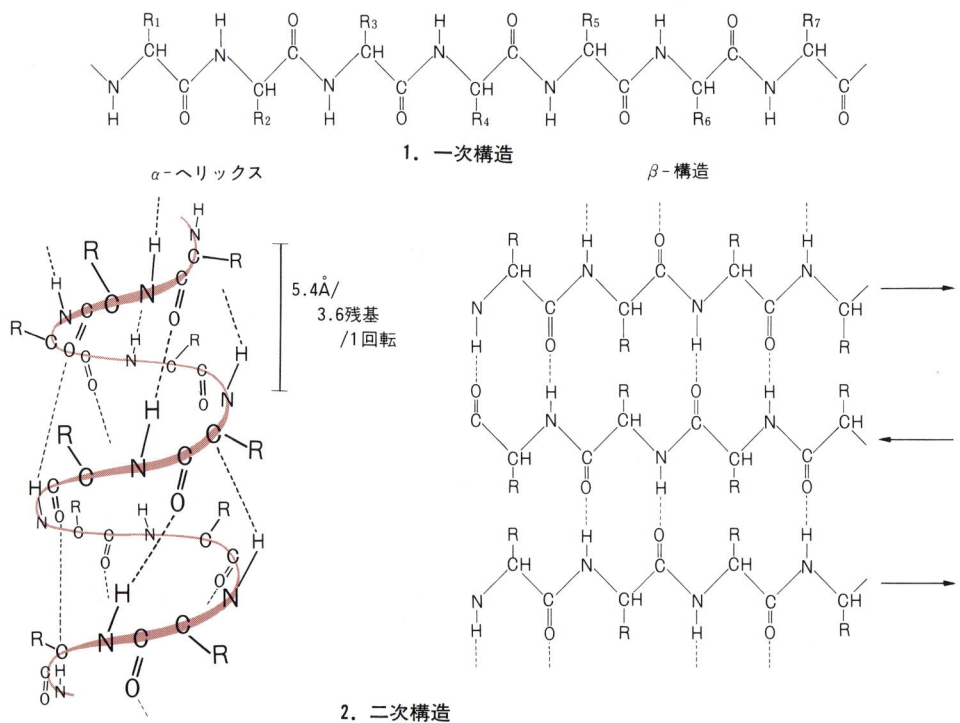

1. 一次構造

α-ヘリックス　　　　　　β-構造

5.4Å/3.6残基/1回転

2. 二次構造
注：------はペプチド鎖のNHとCO間の水素結合

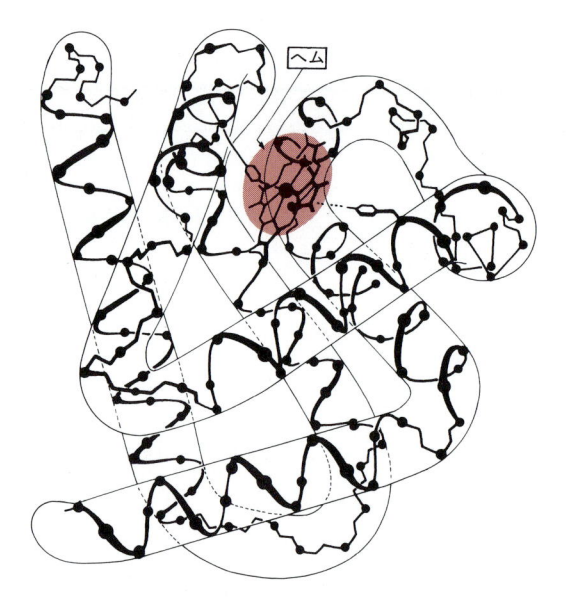

3. 三次構造（ミオグロビン）
（M. F. Perutz）

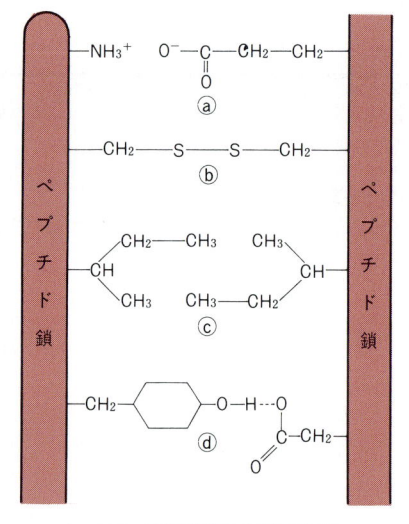

4. アミノ酸側鎖間の相互作用
注： ⓐ イオン結合　ⓑ ジスルフィド結合
　　 ⓒ 疎水結合　　ⓓ 水素結合
（C.B.Anfinsen）

（α-ヘリックス）や，ペプチド鎖が伸びたβ構造をとって安定化している．α-ヘリックス構造は，3.6個のアミノ酸残基で，1回転のラセンがつくられる．アミノ酸の側鎖(残基)は，その外側に突出した形となり，このラセンはその中の上下のCOとNH-基の間の水素結合によって，その形が保たれている．β構造では，2本のペプチド鎖の間のCOとNHで水素結合をつくり，安定した形をしている．

（3） 3次構造　　　　（図II-26・3, 4）

ポリペプチド結合のα-ヘリックスの構造がとれないところ(プロリン残基のあるところなど)でいろいろに折れ曲がり，全体として一定のしっかりと決まった構造をとって安定な形となる．これはアミノ酸の残基Rの相互作用による．これを3次構造といい，この構造によって酵素などの機能蛋白の活性が決まる．

（4） 4次構造

以上のような構造をもったポリペプチド単位(サブユニット)がいくつか集まって(会合)，機能をもった1つの単位となる．たとえばラクテートデヒドロゲナーゼ(LDH)は2種類のサブユニット4個が集まって，乳酸脱水素酵素としての役割をもつ蛋白となる(本文125頁参照)．

蛋白質の2次，3次，4次構造は，1次構造(アミノ酸配列)によって決定される．この1次構造を決めるのが遺伝子DNAの塩基(アデニン，グアニン，シトシン，チミン)の配列である．いいかえれば，DNAの塩基配列が蛋白質の構造を決め，その機能を決めることになる．

2） 蛋白質の性質

（1） 溶解性

蛋白質の溶解度はその蛋白によって異なり，塩類や有機溶媒(エタノール，アセトン)の存在，pH，温度などで非常に影響される．これを利用して蛋白を分画することができる．塩析，エタノール分画など．

（2） 分子量

蛋白質は，数千から数百万にも及ぶ大きな分子量をもっている．そのため，一般にセロファンやコロジオン膜を通過しないので，小分子を分けることができる(透析)．また，密度勾配遠心法，ウルトラフィルトレーション，セファデックスカラムクロマトグラフィーなどの技術で，分子量の大きさの違う蛋白を分画することができる．

（3） 荷　電

蛋白質は，アミノ末端，カルボキシル末端のほかに，アミノ酸の残基による荷電もあり，アミノ酸と同様に両性電解質の性質をもっている．陰イオンと陽イオンの荷電が等しいとき(等電点)，溶解度が落ちるので沈殿とすることができる(等電点沈殿)．また，等電点以外では，酸性側では＋に，アルカリ側では－に荷電しているため，ある電場におくとそれぞれ陰極または陽極側へ移動する．これを利用して，蛋白の分画をすることができる(電気泳動)．

（4） 変　性

蛋白質は，熱やX線などの物理的作用や，トリクロロ酢酸などの酸を加えることによって溶解性を失い，不溶性となる．これは蛋白質の高次構造が壊れたためで，変性とよぶ．酵素が変性するとその活性を失う．また，変性蛋白は蛋白分解酵素を受けやすい(生ものより，熱などを加えて調理した食物のほうが消化がよい)．

3） 蛋白質の役割

(1) 人体の固型物中で最大の割合を占める主要な構成成分である．

(2) 機能をもった生体内の物質の多くは，蛋白質かその構成成分であるアミノ酸誘導体である．

① ほぼすべての酵素は蛋白質である．

② いろいろなホルモンは，蛋白質(インシュリン，グルカゴンなど)，ペプチド(オキシトシン，バゾプレッシンなど)，およびアミノ酸の誘導体(サイロキシン，アドレナリンなど)からできている．

③ 感染に対する抵抗力となる抗体は蛋白質

図II-27 アミノ酸の分解

アミノ酸の分解

$$\underset{\text{アミノ酸}}{\text{R}\atop\text{HCNH}_2\atop\text{COOH}} \rightleftharpoons 蛋白質$$

炭素骨格 → アミノ基 → グルタミン酸 → アスパラギン酸 → 尿素
                                    ↓
                                アンモニア

$\underset{(ケト酸)}{\text{R}\atop\text{CO}\atop\text{COOH}}$

ケト原性アミノ酸
- フェニルアラニン
- チロシン
- トリプトファン
- リジン
- ロイシン
- イソロイシン

糖原性アミノ酸

| フェニルアラニン チロシン | アスパラギン アスパラギン酸 | アラニン システイン セリン グリシン スレオニン | アルギニン プロリン ヒスチジン グルタミン グルタミン酸 | イソロイシン メチオニン バリン |

↓ピルビン酸 / オキザロ酢酸 / α-ケトグルタール酸
TCAサイクル
フマール酸 / サクシニルCoA

アセチルCoA → **ケトン体・脂肪酸**

→ **CO₂ H₂O ATP**

→ **グルコース**

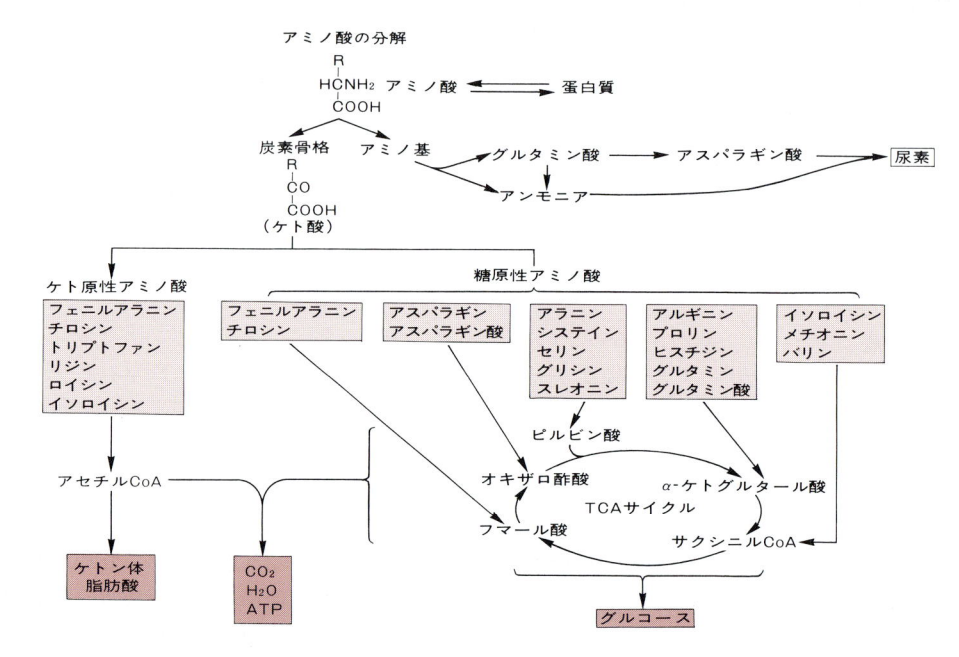

図II-28 非必須アミノ酸の合成

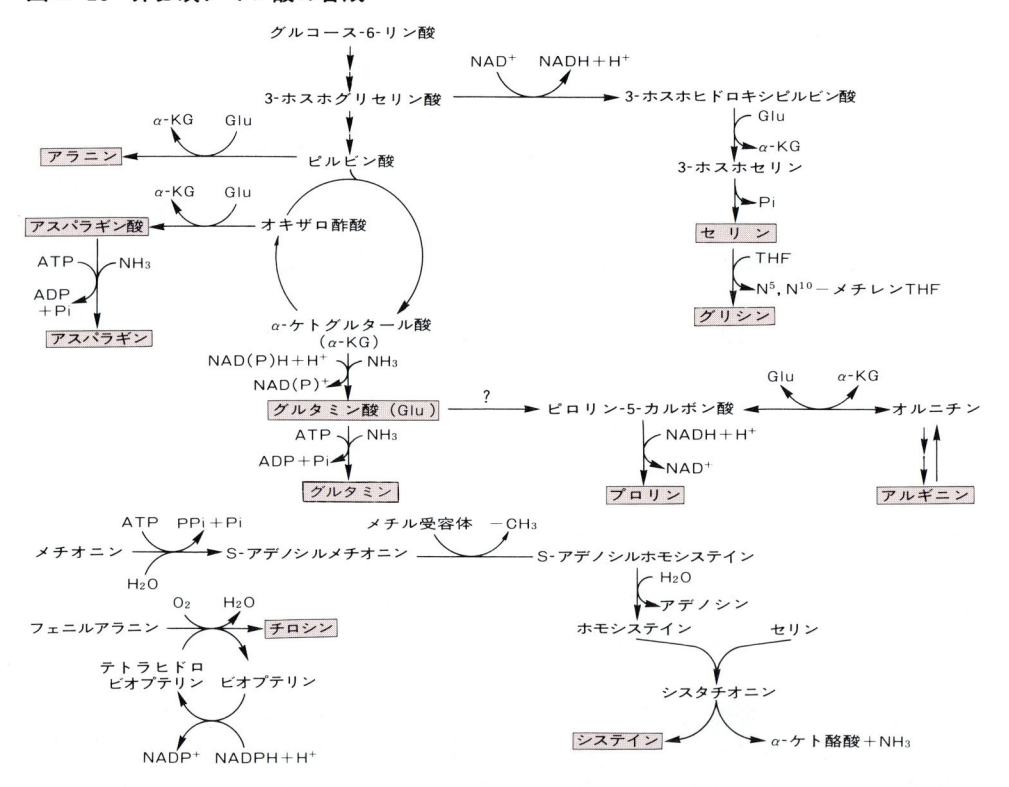

グルコース-6-リン酸
↓
3-ホスホグリセリン酸 —(NAD⁺ → NADH+H⁺)→ 3-ホスホヒドロキシピルビン酸
↓   ↓(Glu → α-KG)
ピルビン酸   3-ホスホセリン
↓(α-KG ← Glu)   ↓(Pi)
アラニン   **セリン**
                                                ↓(THF → N⁵,N¹⁰-メチレンTHF)
オキザロ酢酸   **グリシン**
↓(α-KG ← Glu)
アスパラギン酸
↓(ATP/NH₃ → ADP+Pi)
アスパラギン

α-ケトグルタール酸 (α-KG)
↓(NAD(P)H+H⁺/NH₃ → NAD(P)⁺)
グルタミン酸 (Glu) —?→ ピロリン-5-カルボン酸 ←(Glu ← α-KG)→ オルニチン
↓(ATP/NH₃ → ADP+Pi)   ↓(NADH+H⁺ → NAD⁺)   ↕
グルタミン   **プロリン**   **アルギニン**

メチオニン —(ATP → PPi+Pi, H₂O)→ S-アデノシルメチオニン —(メチル受容体 → -CH₃)→ S-アデノシルホモシステイン
                                                                                ↓(H₂O → アデノシン)
フェニルアラニン —(O₂/テトラヒドロビオプテリン → H₂O/ビオプテリン, NADP⁺ ← NADPH+H⁺)→ **チロシン**
                                                                                ホモシステイン セリン
                                                                                    ↘ ↙
                                                                                シスタチオニン
                                                                                    ↓
                                                                                システイン → α-ケト酪酸+NH₃

である．

④ 酸素を肺から組織細胞へ運搬する赤血球中のヘモグロビンは，Feを含むヘムと蛋白質であるグロビンの複合体である．

(3) 浸透圧作用や緩衝作用をもつ．

血漿や組織液の浸透圧を一定に保ち，体液の移動を円滑にしている．また，両性電解質である蛋白質は，体液や細胞内のpHの変動を抑える緩衝作用がある．

(4) エネルギー源となる．

本来は生体の構成成分として働くが，飢餓や絶食のときには，体蛋白質が分解して，直接あるいはグルコースに合成されてから各組織でエネルギー源として利用される．体内で蛋白質は4.0 kcalのエネルギーを発生する．

4) 蛋白質の代謝

蛋白質は，胃・腸管で消化され，基本的にはアミノ酸にまで分解されて吸収される．吸収されたアミノ酸は，主に次のような代謝を受ける．

(1) 蛋白質に合成される（「4章 遺伝子の仕組みと働き」参照）．

(2) 分解されると炭素骨格は，糖（グルコース）や脂肪に変換されたり，TCAサイクルで最終的に炭酸ガスと水になり，エネルギーを産生する．残りの窒素は，尿素に合成されて排泄されたり，アミノ基として糖質に渡され，アミノ酸の合成にあずかる．

(3) 蛋白以外の生理的活性物質（ペプチドホルモンや脳の刺激伝達物質など）や核酸，ヘムなどの合成に使われる．

(1) 蛋白質の分解

合成された蛋白質は，そのままいつまでも存在するのではなく，合成される一方で絶えず分解されている．しかし，全体としては変化がないようにみえる．このように合成と分解がつりあった状態を動的平衡という．

蛋白質の分解は，一般には細胞内のリソゾームとよばれる顆粒の中で，一群のカテプシン（蛋白分解酵素）によってアミノ酸にまで分解される．

5) アミノ酸の代謝

(1) アミノ酸の分解　　　　　（図II-27）

アミノ酸の分解は，まずアミノ基の離脱ではじまる．その後は，炭素骨格の代謝と，アミノ基（窒素）の代謝に分かれる．

炭素骨格はα-ケト酸が分解して，アセチルCoAを生じるか，あるいはTCAサイクルの中間体となる．この分解の産物により，そのもとのアミノ酸がケト原性アミノ酸 ketogenic amino acidか，糖原性アミノ酸 glucogenic amino acidかに分けられる．いずれもTCAサイクルで代謝されると炭酸ガスとH_2Oになり，ATPを産生する．長時間の飢餓状態になると，肝臓で，ケト原性アミノ酸はケトン体（アセト酢酸，β-オキシ酪酸およびアセトン）となり，糖原性アミノ酸はグルコースとなる．これらは血中に放出され，脳や筋肉などの末梢組織でエネルギー源として利用される．一方，アミノ基は，半分が直接あるいはグルタミン酸を経て，アンモニアとなり，半分はグルタミン酸を経てアスパラギン酸となる．

アンモニアとアスパラギン酸の窒素は，肝臓にある尿素サイクルあるいはオルニチンサイクルとよばれる代謝系で尿素に合成され，腎臓より排泄される．このようにして，アミノ酸が代謝されると，必然的に生じる細胞毒であるアンモニアが尿素サイクルで尿素となって解毒される．

① **アミノ基転移酵素** transaminase：多くのアミノ酸は，そのアミノ基を主にα-ケトグルタール酸へ転移することによりアミノ基の離脱を行う．ピリドキサールリン酸（PALP）を補酵素とするアミノ基転移酵素（トランスアミナーゼ）がこれを触媒する．

② **グルタミン酸デヒドロゲナーゼ**：グルタミン酸に集められた窒素の一部は，ニコチンアミドアデニンジヌクレオチド〔NAD(P)〕を補酵素とするグルタミン酸デヒドロゲナーゼによって酸化的に脱アミノされ，α-ケトグルタール酸とアンモニアおよび＜NAD(P)H+H$^+$＞を生じる．

③ **L-アミノ酸オキシダーゼとD-アミノ酸オキシダーゼ**：L-アミノ酸オキシダーゼは，フラビンモノヌクレオチド（FMN）を補酵素とする酸化酵素

図II-29 尿素サイクル

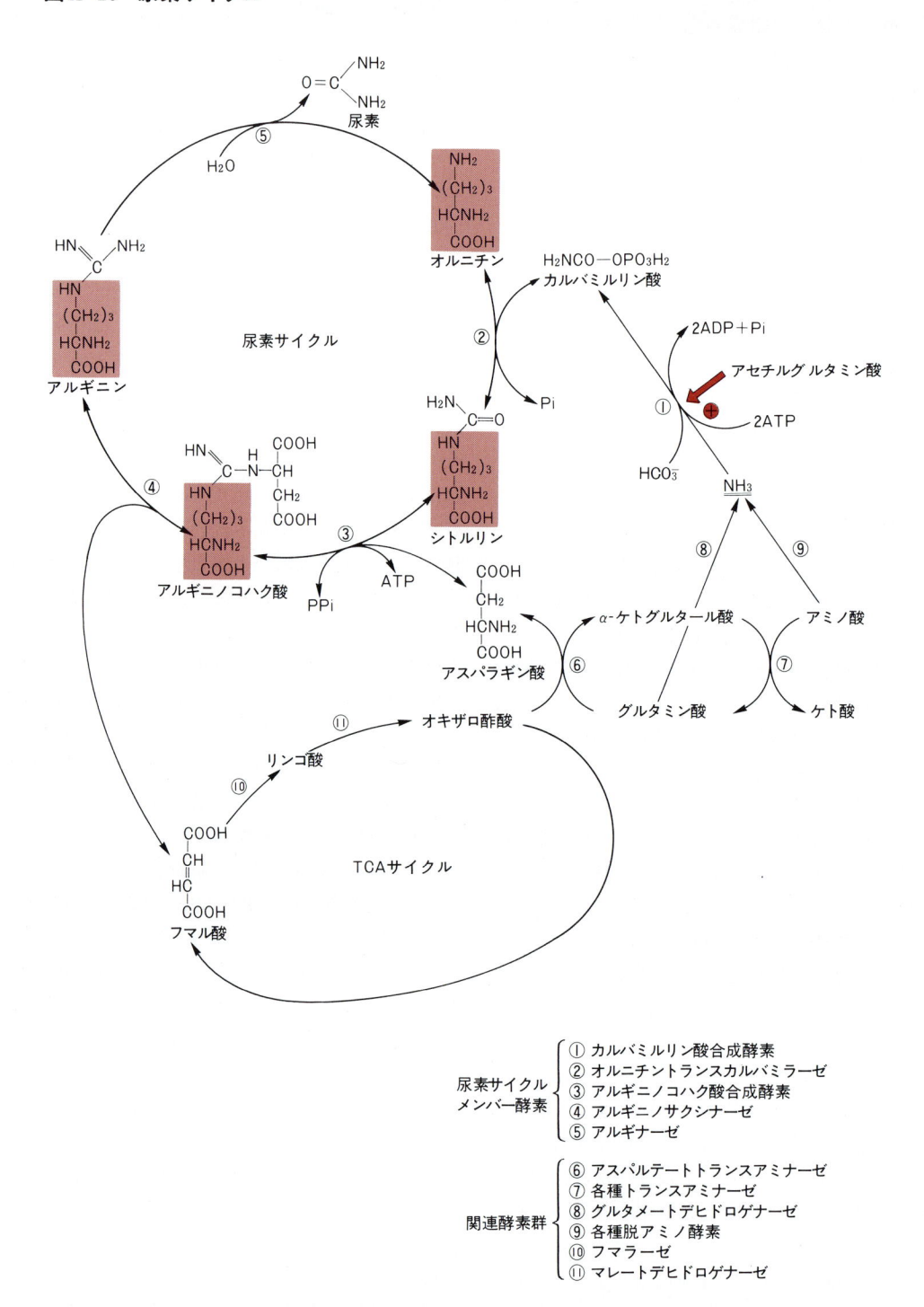

尿素サイクルメンバー酵素
- ① カルバミルリン酸合成酵素
- ② オルニチントランスカルバミラーゼ
- ③ アルギニノコハク酸合成酵素
- ④ アルギニノサクシナーゼ
- ⑤ アルギナーゼ

関連酵素群
- ⑥ アスパルテートトランスアミナーゼ
- ⑦ 各種トランスアミナーゼ
- ⑧ グルタメートデヒドロゲナーゼ
- ⑨ 各種脱アミノ酵素
- ⑩ フマラーゼ
- ⑪ マレートデヒドロゲナーゼ

で，L-アミノ酸からケト酸とアンモニアおよびH_2O_2を生じる．

D-アミノ酸オキシダーゼは，フラビンアデニンジヌクレオチド(FAD)を補酵素とし，D-アミノ酸を基質として，L-アミノ酸オキシダーゼと同様にケト酸とアンモニア，およびH_2O_2を生じる．

④ その他の脱アミノ酵素：
　ⓐ　グリシン開裂酵素
　　グリシン＋FAH_4＋NAD^+ ⇌ N^5N^{10}メチレンFAH_4＋CO_2＋NH_3＋$NADH$＋H^+
　　FAH_4：テトラヒドロ葉酸
　ⓑ　セリンデヒドラターゼ
　　セリン──→ピルビン酸＋アンモニア
　ⓒ　グルタミナーゼ（脱アミド酵素）
　　グルタミン＋H_2O──→グルタミン酸＋アンモニア

⑤ **脱炭酸酵素**：アミノ酸の脱炭酸反応は，分解反応ではなく，アミンの合成反応と考えるべきであり，これによって生じるアミンはいろいろな生活活性をもっている．アミノ酸脱炭酸酵素もPA-LPを補酵素とする．

（2）　尿素サイクル　　　　　　（図Ⅱ-29）

前述のように，種々のアミノ酸から遊離したアミノ基は，最終的にアンモニアとアスパラギン酸を経て，肝臓にある尿素サイクルで尿素に合成される．

尿素サイクルでは，短時間と長時間の2種類の調節がなされている．高蛋白質の食事をとったときや，体蛋白質の分解が激しいときには，短時間で肝臓中のカルバミルリン酸合成酵素のアロステリックな活性化剤であるアセチルグルタミン酸と，尿素サイクルの貨車のような役割を担っているオルニチンの濃度とが上昇して，尿素サイクルの回転を円滑にする．また，長時間になると，尿素サイクルのメンバー酵素の蛋白量が増えて尿素サイクルの容量が増加する．このような2つの調節機構によって，増加した排泄されるべき窒素の処理を行っている．

（3）　アミノ酸の合成　　　　　（図Ⅱ-28）
① **必須アミノ酸**：蛋白質の合成などに必要であるが，体内で合成できないか，合成速度が十分ではないために，どうしても食物から摂取しなければならないようなアミノ酸を，必須アミノ酸という．ヒトでは，リジン，バリン，ロイシン，イソロイシン，スレオニン，メチオニン，トリプトファン，フェニルアラニンの8種のアミノ酸が必須アミノ酸である．さらに幼児，ネズミではヒスチジン，アルギニンが加わる．これらのアミノ酸が体内で合成されないのは，相当するケト酸が体内で合成されないためである．

② **非必須アミノ酸**：これに対して，窒素源さえあれば糖質代謝の中間体から合成されるアミノ酸や，他のアミノ酸から合成されるアミノ酸などを非必須アミノ酸という．これらのアミノ酸は，必須アミノ酸と窒素源と糖質さえあれば，必ずしも栄養素として摂取する必要がない．それらのアミノ酸の合成経路を図Ⅱ-28に示してある．

非必須アミノ酸の合成における中心的役割を果たす酵素は，アミノ酸分解のときと同様に，グルタミン酸デヒドロゲナーゼと各種トランスアミナーゼである．グルタミン酸デヒドロゲナーゼは，無機アンモニアを固定してグルタミン酸を生成する．グルタミン酸は各種トランスアミナーゼ反応のアミノ基供与体となって，糖代謝より派生してつくられたケト酸にアミノ基を与えて，それに相当するアミノ酸を合成する．

（4）　各種生体物質生成の前駆体としてのアミノ酸代謝　　（図Ⅱ-30，Ⅱ-31，Ⅱ-32）

アミノ酸は，蛋白質，ペプチドに合成されたり，また分解してエネルギー源となる以外に，多くの生理機能をもった物質の前駆体でもある．
① ヌクレオチド
　　プリン──グリシン，グルタミン，アスパラギン酸
　　ピリミジン──アスパラギン酸，グルタミン
② ヘム──グリシン
③ クレアチン──アルギニン，グリシン，メチオニン
④ ホルモンや生理活性アミン
　　チロキシン──チロシン

図II-30　プリンヌクレオチドとピリミジンヌクレオチドの合成

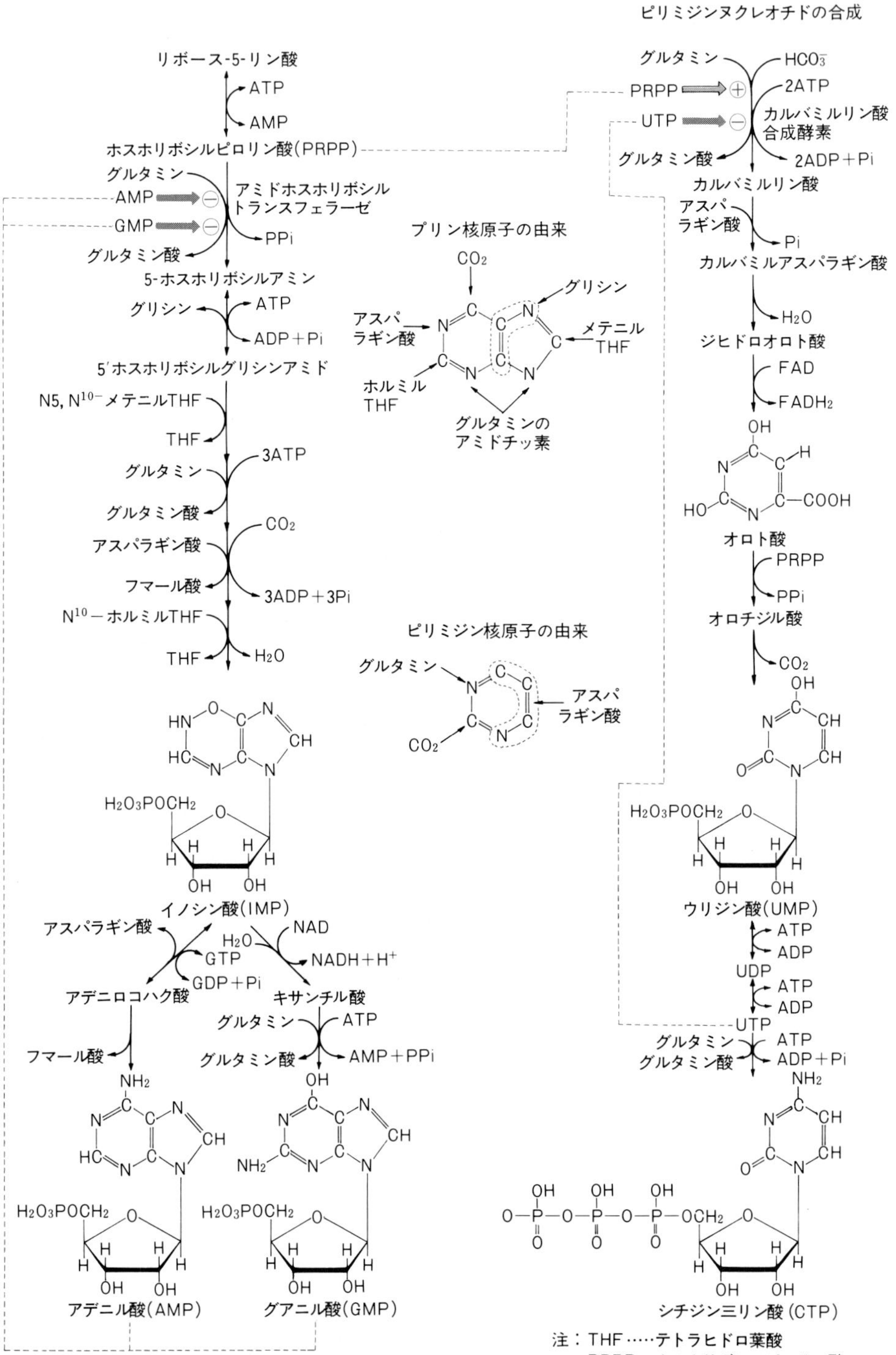

注：THF……テトラヒドロ葉酸
　　PRPP…ホスホリボシルピロリン酸

エピネフリン ← チロシン
セロトニン ← トリプトファン
ヒスタミン ← ヒスチジン
⑤ NAD ← トリプトファン
⑥ 脂質成分
　　エタノールアミン ← セリン
　　スフィンゴシン ← セリン
⑦ メラニン ← チロシン

① ヌクレオチドとその合成（図II-30）：ヌクレオチドは，塩基，糖（主にリボースとデオキシリボース）およびリン酸よりなり，デオキシリボ核酸（DNA），リボ核酸（RNA）の構成成分であるばかりでなく，いろいろな補酵素の成分（NAD, FAD, CoAなど）として，また，エネルギー代謝の中間体（ATP）としてきわめて重要な役割を果たしている．しかし，あまり栄養学的に取り上げられないのは，ヌクレオチドまたはその成分である塩基が食物からもとり入れられるものの，体内で必要量のヌクレオチドがアミノ酸と糖から合成されているからである．

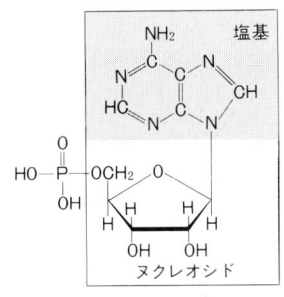

ヌクレオチド

ヌクレオチドは，その塩基の種類によってプリンヌクレオチドとピリミジンヌクレオチドとに分けられ，それぞれ別の経路で合成される．プリンヌクレオチド合成の初発酵素であるPRPP-アミドトランスフェラーゼは，最終産物であるADPによってフィードバック阻害を受けている．同様にピリミジンヌクレオチド合成の初発酵素であるカルバミルリン酸合成酵素は，ウリジン三リン酸（UTP）によってフィードバック阻害を受けている．ピリミジン合成経路のカルバミルリン酸合成酵素は，尿素サイクルの同名の酵素と異なってアセチルグルタミン酸を必要とせず，グルタミンを基質としている．

プリンヌクレオチドの分解は，ヒポキサンチン，キサンチンを経て，尿酸となり排泄される．尿酸は水に溶けにくいので，プリンヌクレオチドが過剰に合成されたり，あるいは腎臓での排泄が悪い人では血清尿酸濃度が上昇し，関節に沈着して関節炎となる（痛風）．

② ヘム，ポルフィリンの合成（図II-31）：ポルフィリンは，鉄と結合してヘムとなる．ヘムはヘモグロビン（O_2の運搬），チトクローム（電子伝達系の成分），カタラーゼ，ペルオキシダーゼなどの機能蛋白の補助因子である．植物の光合成に関与するクロロフィルは，マグネシウムと結合したポルフィリンを含んでいる．

ポルフィリンは，グリシンとTCAサイクルの中間体であるサクシニルCoAから合成される．最終産物であるヘムは，初発酵素であるδ-アミノレブリン酸合成酵素をはじめδ-アミノレブリン

プリン・ピリミジンヌクレオチドとその働き

塩　基	プリン		ピリミジン		
	アデニン	グアニン	シトシン	チミン	ウラシル
ヌクレオシド	アデノシン	グアノシン	シチジン	チミジン	ウリジン
ヌクレオチド	AMP（アデニル酸）	GMP（グアニル酸）	CMP（シチジル酸）	TMP（チミジル酸）	UMP（ウリジル酸）
働　き	・DNA, RNAの成分 ・エネルギー代謝（ATP） ・補酵素の成分（NAD, FAD, CoA）	・DNA, RNAの成分 ・蛋白合成（GTP）	・DNA, RNAの成分 ・脂質代謝（CDPコリン）	・DNAの成分	・RNAの成分 ・糖代謝（UDPグルコース）

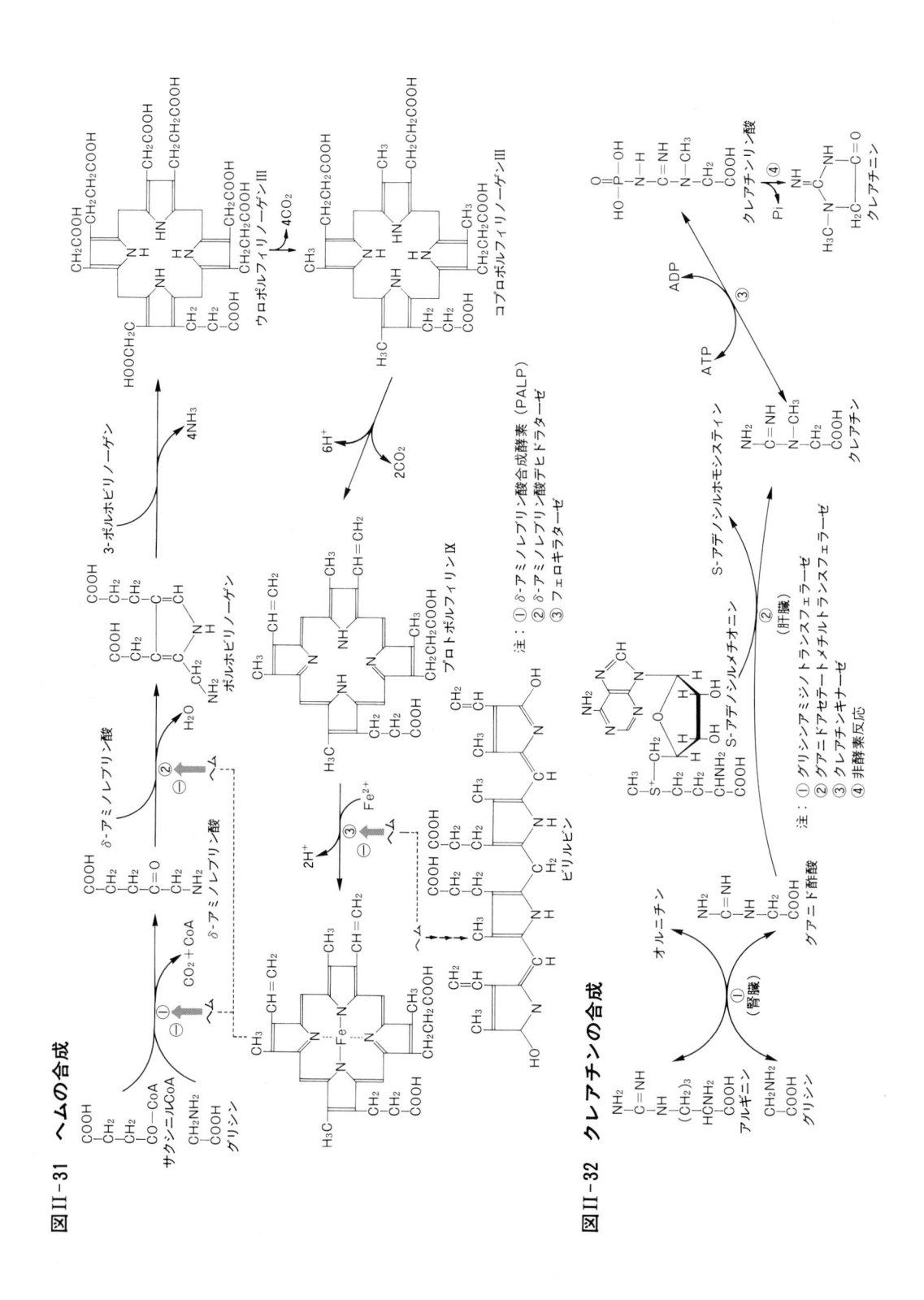

図II-31 ヘムの合成

注：① δ-アミノレブリン酸合成酵素 (PALP)
② δ-アミノレブリン酸デヒドラターゼ
③ フェロキラターゼ

図II-32 クレアチンの合成

注：① グリシンアミジノトランスフェラーゼ
（腎臓）
② グアニドアセテートメチルトランスフェラーゼ
（肝臓）
③ クレアチンキナーゼ
④ 非酵素反応

酸デヒドラターゼ，フェロキラターゼを阻害する．また，ヘムはδ-アミノレブリン酸合成酵素蛋白の合成をも抑制し，結果的にヘムの合成を制御している．ヘモグロビンを含有する赤血球は，網内皮系で崩壊し，ヘムはヘムオキシゲナーゼによって開裂し，ビリベルジンを経て，ビリルビンとなる．ビリルビンは，血清アルブミンと結合して肝臓に運ばれ，プロピオン酸側鎖にグルクロン酸を結合（グルクロン酸抱合）して，可溶性となり胆汁の成分として胆管，胆嚢を経て腸管へ分泌される．

この抱合型ビリルビンは，直接検出されるので直接ビリルビン，一方，アルブミンと結合している遊離型ビリルビンは，アルコールを加えて溶解してから検出するので間接ビリルビンという．溶血性黄疸では間接型の，閉塞性黄疸では直接型のビリルビンが血中に蓄積する．

③ **クレアチンの合成**（図II-32）：クレアチンは，筋肉，脳に多く含まれ，クレアチンキナーゼの触媒作用によってクレアチンリン酸となる．クレアチンリン酸は，エネルギーの貯蔵型としての役割をもっており，クレアチンキナーゼの逆反応でATPを生成する．クレアチン合成の初発反応は，アルギニンとグリシンからのグアニド酢酸の合成である．この反応は，哺乳動物の腎臓で行われているが，次のメチルトランスフェラーゼ反応は，肝臓で行われる．しかし，クレアチン，クレアチンリン酸を主に含有する臓器は筋肉である．このように，ある代謝が2〜3の臓器にまたがって行われることを代謝の臓器相補性という．初発反応を触媒するグリシンアミジノトランスフェラーゼは，最終産物であるクレアチンによって，その蛋白合成が抑制されるという機構により調節される．

クレアチンリン酸は，非酵素的にクレアチニンに変換し，クレアチニンは尿中へ排泄される．クレアチニンの尿中排泄量は，各個人の筋肉量に比例している．

(5) **アミノ酸，蛋白質代謝の調節**

アミノ酸代謝は，全体としてホルモンによる調節を受けている．グルココルチコイドやグルカゴンは，蛋白質の分解を促進し，さらに生成されるアミノ酸の分解，グルコースへの変換（糖新生）を促進する．これに対して，インシュリンはアミノ酸の蛋白への同化を促進する．

種々のアミノ酸の代謝，とくに生理機能をもった物質を生成する代謝系では，最終産物による初発段階を触媒する酵素の阻害あるいは酵素蛋白合成の抑制といったフィードバック機構が働いていて，過剰の生産が抑えられている．

図II-33・1 遺伝情報の流れ

図II-33・2 DNAの基本構造

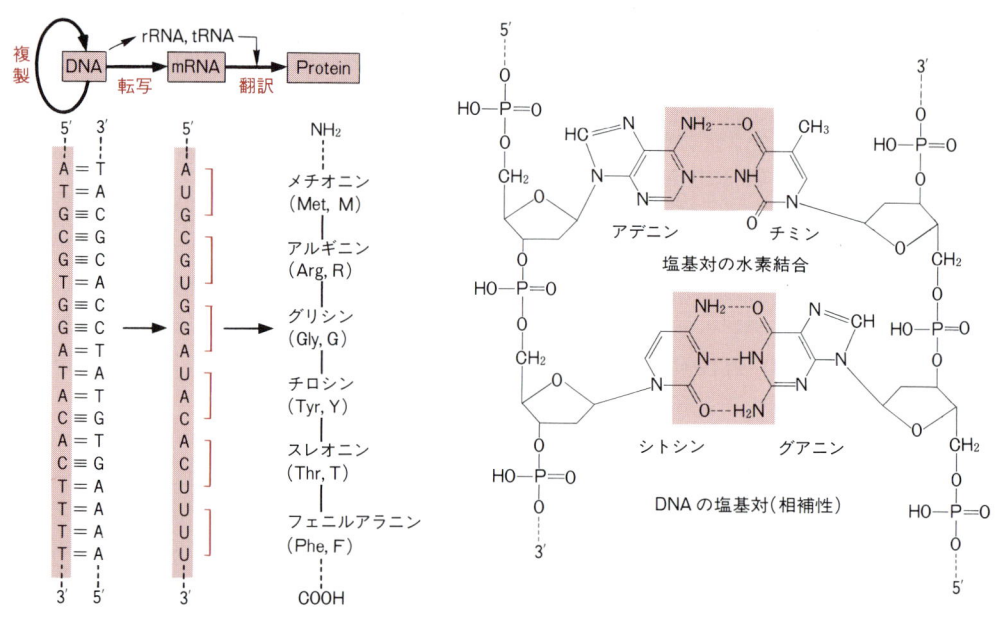

図II-33・3 クロマチンの中のヌクレオソーム単位

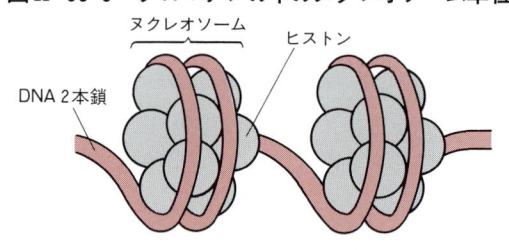

図II-33・4 DNAポリメラーゼ反応とDNA複製

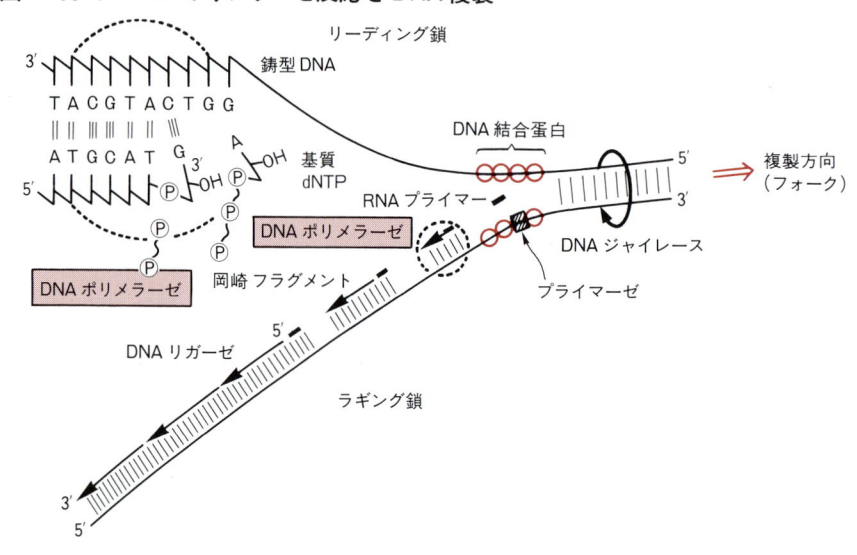

4章　遺伝子の仕組みと働き

1．遺伝情報の流れとは
　　　　　　　　　　　（図Ⅱ-33・1）

　"子が親に似る"，いわゆる遺伝という現象は遺伝情報を担う遺伝子が親から子へ伝えられることによる．遺伝子の本体はデオキシリボ核酸DNAであり，遺伝情報とはDNA中の塩基の並び方で決まるものである．DNAが遺伝情報として親から子へ受け継がれるためには，正確にDNAの塩基配列が複製replicationされる必要がある．この遺伝情報は各種リボ核酸RNAに転写transcriptionされ，蛋白質に翻訳translationされる．その蛋白質の種類と量により，細胞の性質や組織の特徴が決定され，表現型phenotypeとして表面に表われてくる．この情報の発現は時期，場所，量などの面においても特異的な調節を受ける．これら一連の遺伝情報の流れをセントラルドグマとよぶ．

2．核酸の構造と性質
　　　　　　　　　（図Ⅱ-33・2，3，表Ⅱ-4）

　核酸は糖，リン酸，塩基からなり，その骨格は糖とリン酸のエステルphosphodiester結合で作られる．DNAとRNAの相違点を表Ⅱ-4に示す．RNAの構造は基本的には1本鎖であるが，DNAは2本の鎖が相補的complementaryに対をなしたラセン構造をしている．2本鎖を形成するのは，塩基間の水素結合hydrogen bondであり，アデニンAにはチミンTが，グアニンGにはシトシンCが対応する．ヒトの場合，1個の細胞に含まれるDNAの長さは約1メートルである．ラセン構造の2本鎖DNAはヒストン蛋白に巻き付き，ヌクレオソームを形成する．さらにクロマチンファイバーがループ構造をとり，非常にコンパクトなかたちで核内に存在する．

3．遺伝情報の伝達(複製)
　　　　　　　　　　　（図Ⅱ-33・4）

　DNAの合成は，DNAポリメラーゼpolymeraseの触媒により糖とリン酸を結合させ，5'から3'方向に伸びていく．基本的には，4種類のデオキシヌクレオチドdNTP(dATP, dGTP, dCTP, dTTP)を基質として，Mg^{2+}イオンの存在下で，鋳型templateとなる1本鎖DNAの塩基配列に相補的な配列のDNA鎖を合成する反応である．DNAポリメラーゼは複製以外に修復repair過程で働く重要な酵素である．
　複製にはさらに多くの酵素や蛋白，RNAプライマーなどの因子が関与する．2本鎖DNAを複製する場合，複製起点で2本鎖DNAが1本鎖に分離し，それぞれの鎖に相補的なDNAの合成が行われる．これを半保存的semiconservative複製といい，複製が進行している方向を複製フォークfolkという．複製フォークの移動と同一方向にヌクレオチドの重合が進行するDNA鎖をリーディング鎖leading strand，逆向きに進行するDNA鎖をラギング鎖lagging strandとよぶ．リーディング鎖でのDNA合成は連続的に行われる．ラギング鎖では，まず短いDNA(岡崎フラグメント)が合成された後，それらの断片がリガーゼligaseで連結されるので，みかけ上DNA合成が3'→5'方向に伸長するようにみえる．

4．遺伝情報の発現(転写)
　　　　　　　　　　　（図Ⅱ-34）

1) 遺伝子の構造と特徴

　ヒト遺伝子のサイズは，大腸菌のそれと比べると約1000倍の大きさをもつ．種々の細胞に共通に発現している遺伝子と，特定の分化した細胞やある種の誘導により発現する遺伝子があるが，これら蛋白質になる情報暗号をもつ(コードcodeする)部分は遺伝子全体のほんの1%程度にすぎな

図II-34 遺伝子構造，RNA転写と成熟過程，翻訳

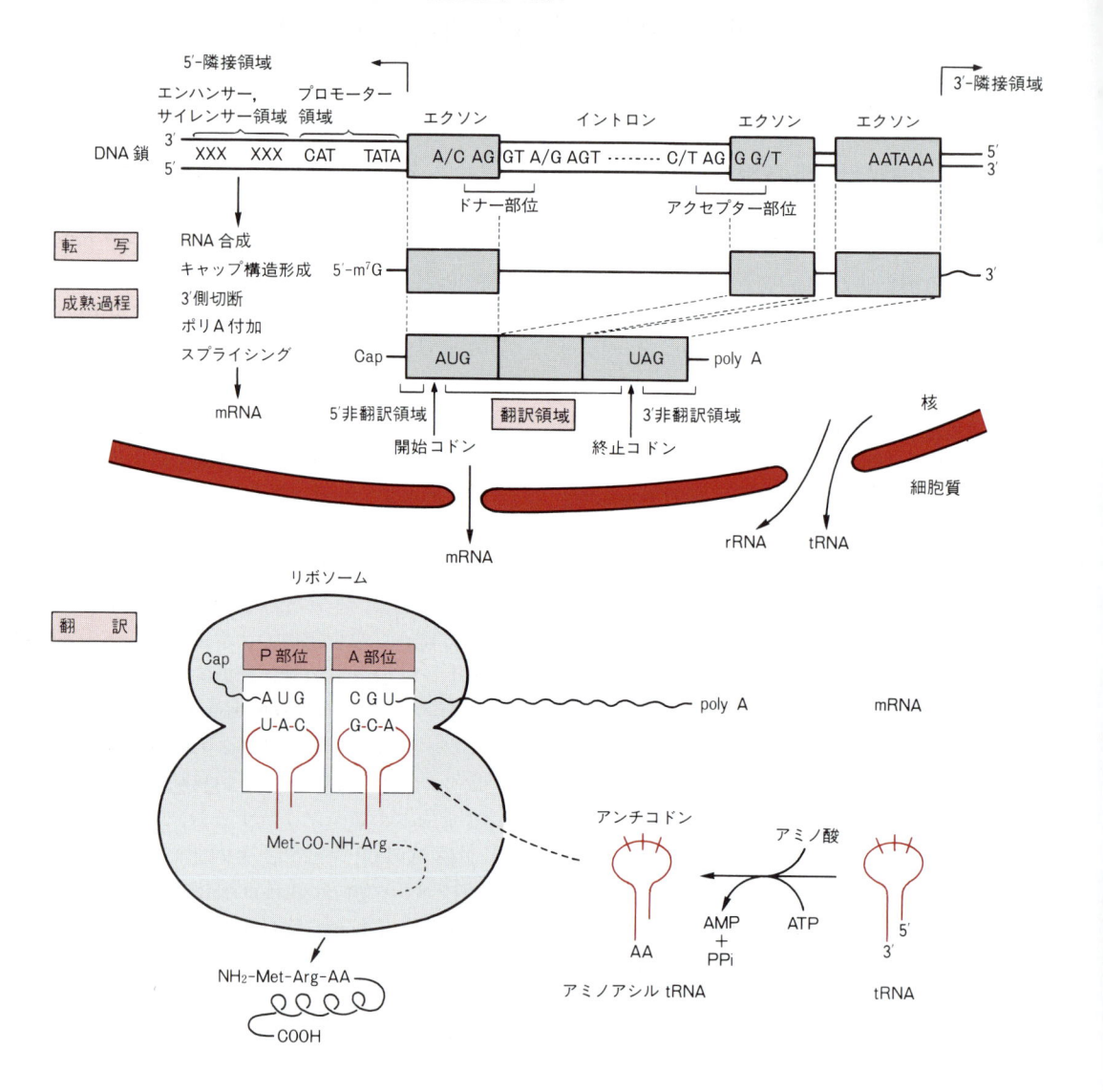

真核生物では一般に，成熟 mRNA に残る部分（エクソン exon）が介在配列であるイントロン intron で分断されている．蛋白質の情報となる部分（翻訳領域）の両側には，mRNA に転写されるが翻訳されない非翻訳領域が存在する．その 5′末端は転写開始点であり，キャップ cap 部位ともよばれる．さらに 5′上流の 5′隣接領域 5′-flanking region には，プロモーター領域およびエンハンサーやサイレンサーなどの発現調節領域が存在する．プロモーターは転写に必須の配列であり，エンハンサーやサイレンサーは特定の組織での転写を促進または抑制する役割をもつ配列である．これらの配列に，特定の蛋白質 trans-acting factor が結合することで，発現の調節が行われている．通常プロモーター領域は転写開始点より上流約 100 塩基内に位置する．多くの遺伝子にみられる TATA ボックスは転写開始部位の決定に，また CAT ボックスは転写効率に関与する．3′非翻訳領域の 3′末端はポリ A 付加部位とよばれ，それより下流に転写終結部位が存在する．

2）転写と成熟過程

遺伝情報の発現（転写）は，RNA ポリメラーゼが働くことにより始まる．2 本鎖 DNA の一方の鎖を鋳型にして，基質には 4 種類のリボヌクレオチド rNTP(ATP, GTP, CTP, UTP) が使われ，DNA の他方の鎖と同じ配列（DNA の T → RNA では U であるが）の RNA 鎖〔メッセンジャー RNA(mRNA)，リボソーム RNA(rRNA)，トランスファー RNA(tRNA) など〕が前駆体として合成される．各 RNA 鎖は固有の塩基配列がシグナルとなって種々のプロセッシングを受け，それぞれの分子が完成する．

mRNA の場合，転写が進行する途中で 7-メチルグアニル酸(m^7G)が mRNA 前駆体の 5′末端に結合し，キャップ構造を形成する．エクソンに続くイントロンも含めて転写され，ポリ A 付加部位を越えて合成される．ポリ A 付加シグナルである AATAAA 配列の 10-30 塩基下流で切断され，その 3′末端にポリ A 尾部 polyA tail が付加される．その後，スプライシング splicing とよばれる切り継ぎ操作によりイントロンが切り取られ，エクソン同志がつなぎ合わされ，成熟 mRNA となる．このスプライシングには，ドナー部位 donor site（エクソンとイントロンの境界）として，また一方アクセプター部位 acceptor site（イントロンとエクソンの境界）として，一定の共通の配列（コンセンサス配列 consensus sequence）が必要となる．とくに切り取られるイントロンの 5′末端の GT と，3′末端の AG は例外なく共通している（GT-AG rule とよぶ）．

核内で前駆体 RNA から成熟 mRNA になり，細胞質に転送される．翻訳過程に必要な他の rRNA や tRNA なども核内で合成され，修飾とプロセッシングを受けた後，細胞質へ移行する．

5．蛋白質合成（翻訳）

1）遺伝暗号
(表 II-5)

mRNA の塩基の 3 つずつの配列順序が 1 つの遺伝情報を表し，遺伝暗号またはコドン codon とよばれる．コドンは 64 通り存在し，それぞれ 1 つのアミノ酸に対応する．そのうち 3 つは終止コドンを指定する．コドンは，これら 3 つの塩基と塩基対を形成するアンチコドン anticodon をもつ特定の tRNA によって認識される．tRNA の 3′末端には，それぞれ特定のアミノ酸がアシル結合して，活性化された形となる．

2）ペプチド合成
(図 II-34)

複数の蛋白質と複合体を形成した rRNA はリボソームとよばれ，蛋白質合成の場を作る．40 S リボソーム，mRNA，開始メチオニル tRNA，GTP などからなる 40 S 開始複合体に 60 S リボソームが結合して，80 S 開始複合体を形成する．mRNA のリボソームへの結合には，キャップ構造が重要な働きをする．また mRNA の開始コドン AUG の存在も必要であり，リボソームの P 部位（ペプチジル tRNA 結合部位）に結合している開始メチオニル tRNA のアンチコドンと塩基対を形成し，アミノ NH_2-末端にメチオニンをもつペプチド鎖の合成が始まる．A 部位（アミノアシ

表II-4　核酸(DNAとRNA)の比較

	DNA	RNA
分子量	600万〜10億	数万〜200万
構造	2本鎖(二重ラセン構造)	1本鎖
糖の種類	デオキシリボース	リボース
塩基の種類	A, G, C, T (AとT, GとCは等量)	A, G, C, U (量的な規則性はない)
存在場所	核(染色糸), ミトコンドリアなど	核(仁), リボソーム, 細胞質, ミトコンドリアなど
含まれる量	組織の種類にかかわらず, どの細胞も一定	組織特異的
作用	遺伝形質を担う遺伝子, 半保存的複製による継承	遺伝情報の運搬(mRNA), アミノ酸転移(tRNA), 蛋白合成の場を構成(rRNA)

表II-5　遺伝暗号

第1塩基＼第2塩基	U	C	A	G
U	UUU, UUC　Phe(F) UUA, UUG　Leu(L)	UCU, UCC, UCA, UCG　Ser(S)	UAU, UAC　Tyr(Y) UAA, UAG　終止コドン	UGU, UGC　Cys(C) UGA　終止コドン UGG　Trp(W)
C	CUU, CUC, CUA, CUG　Leu(L)	CCU, CCC, CCA, CCG　Pro(P)	CAU, CAC　His(H) CAA, CAG　Gln(Q)	CGU, CGC, CGA, CGG　Arg(R)
A	AUU, AUC, AUA　Ile(I) AUG　Met(M)	ACU, ACC, ACA, ACG　Thr(T)	AAU, AAC　Asn(N) AAA, AAG　Lys(K)	AGU, AGC　Ser(S) AGA, AGG　Arg(R)
G	GUU, GUC, GUA, GUG　Val(V)	GCU, GCC, GCA, GCG　Ala(A)	GAU, GAC　Asp(D) GAA, GAG　Glu(E)	GGU, GGC, GGA, GGG　Gly(G)

ルtRNA結合部位)に次のコドンに対応するアミノアシルtRNAが結合しアミノ酸を運ぶ．P部位に結合している開始メチオニルtRNA（またはペプチジルtRNA）のメチオニン（またはペプチド鎖）を，A部位のアミノアシルtRNA上のα-アミノ基へ転移し，その上でペプチド-CO-NH-結合が生じる．空になったP部位のtRNAはリボソームから離れる．リボソームはmRNA上を移動し，A部位はP部位となり，次のアミノ酸を運搬するtRNAは新しいA部位に結合する．mRNA上を3塩基ずつリボソームが進んで，A部位に終止コドン(UAA, UAG, UGA)がきたとき，ペプチド鎖がtRNAから切断遊離し，翻訳が終結する．

3) 蛋白質のプロセッシング

合成後のペプチドは蛋白質の成熟過程(種々の修飾，部分分解，高次構造形成など)と細胞内外の移行過程を経て，本来作用する細胞内のオルガネラに運ばれ，生理活性をもつ成熟蛋白質として機能する．

図II-35 脂質の分類(1) 単純脂質と複合脂質

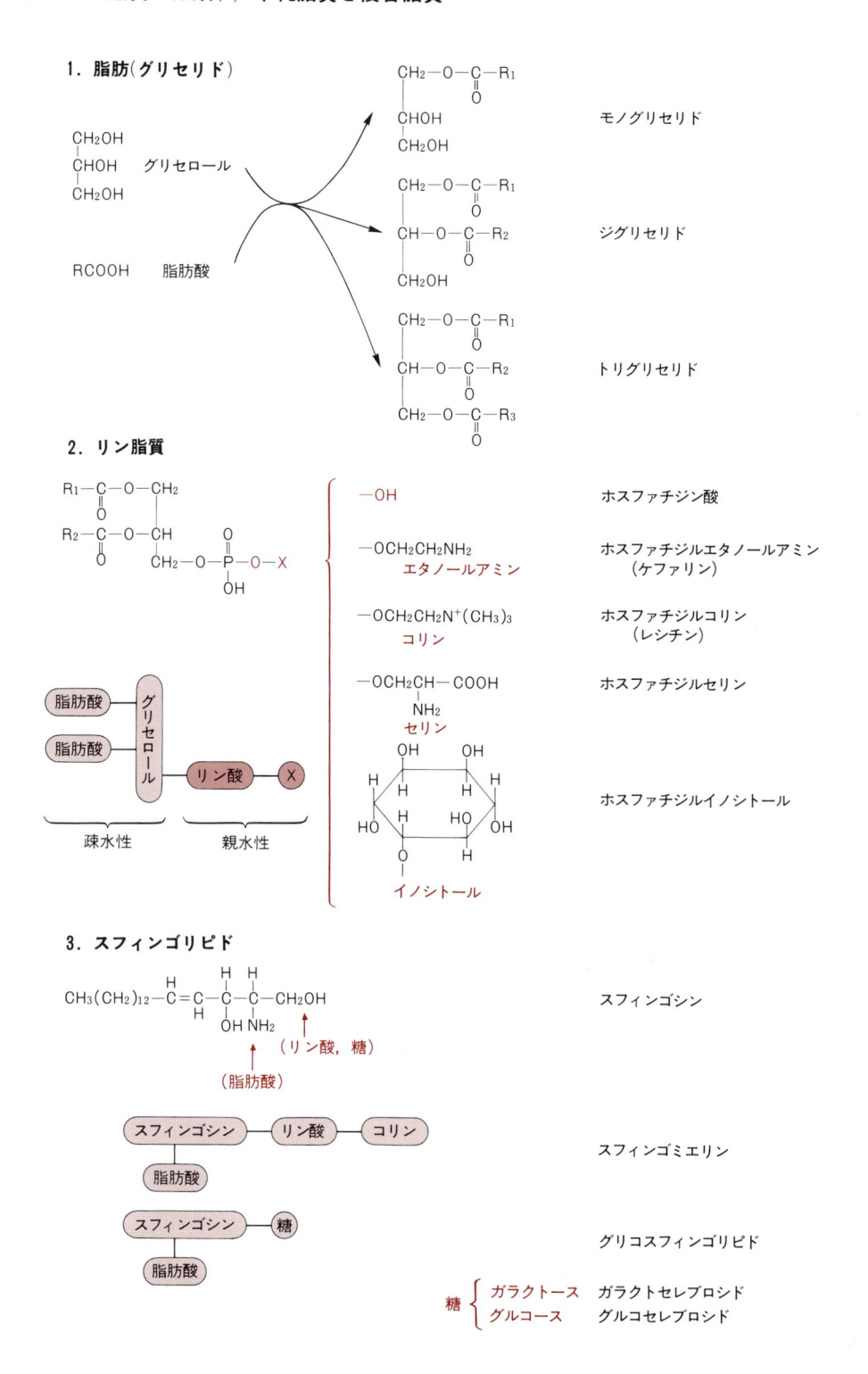

1. 脂肪(グリセリド)

CH₂OH
CHOH   グリセロール
CH₂OH

RCOOH   脂肪酸

$$CH_2-O-\underset{\underset{O}{\|}}{C}-R_1$$
CHOH
CH₂OH   モノグリセリド

$$CH_2-O-\underset{\underset{O}{\|}}{C}-R_1$$
$$CH-O-\underset{\underset{O}{\|}}{C}-R_2$$
CH₂OH   ジグリセリド

$$CH_2-O-\underset{\underset{O}{\|}}{C}-R_1$$
$$CH-O-\underset{\underset{O}{\|}}{C}-R_2$$
$$CH_2-O-\underset{\underset{O}{\|}}{C}-R_3$$ トリグリセリド

2. リン脂質

$R_1-\underset{\underset{O}{\|}}{C}-O-CH_2$
$R_2-\underset{\underset{O}{\|}}{C}-O-CH$
$CH_2-O-\underset{\underset{OH}{|}}{\overset{\overset{O}{\|}}{P}}-O-X$

- —OH ホスファチジン酸
- —OCH₂CH₂NH₂ ホスファチジルエタノールアミン (ケファリン)
  エタノールアミン
- —OCH₂CH₂N⁺(CH₃)₃ ホスファチジルコリン (レシチン)
  コリン
- —OCH₂CH—COOH ホスファチジルセリン
           |
          NH₂
  セリン
- (イノシトール環) ホスファチジルイノシトール
  イノシトール

[脂肪酸]—[グリセロール]—[リン酸]—[X]
疎水性 / 親水性

3. スフィンゴリピド

$$CH_3(CH_2)_{12}-C=C-\underset{\underset{OH}{|}}{C}-\underset{\underset{NH_2}{|}}{C}-CH_2OH$$
         H H H
         ↑(脂肪酸) ↑(リン酸, 糖)

スフィンゴシン

[スフィンゴシン]—[リン酸]—[コリン]
       |
    [脂肪酸]   スフィンゴミエリン

[スフィンゴシン]—[糖]
       |
    [脂肪酸]   グリコスフィンゴリピド

糖 { ガラクトース ガラクトセレブロシド
     グルコース   グルコセレブロシド

5章　からだと脂質

1．脂質 lipid とは

　脂質とは，クロロホルム，ベンゼン，エーテルなどの有機溶媒で，細胞などから抽出される水に溶けにくい有機物質である．その構造上での特徴は，炭化水素の性質をもっていることである．

2．脂質の役割

（１）　エネルギー源
　１g当りのエネルギーは，糖質，蛋白質より多く 9 kcal/g である．これは分子中に酸素を含んでいる割合が低く，より還元された形(炭化水素)をしているからである．疎水性で水を含まずに貯蔵されるので，占有する容積が小さく，より多く貯蔵され，貯蔵エネルギーとしても都合がよい．

（２）　生体膜の主成分
　リン脂質は，細胞のいろいろな膜の主成分として重要である．生体膜の種々の性質は，生体膜がリン脂質からできているということからも説明することができる．

（３）　ホルモン hormone，ビタミン vitamin
　① ステロイドホルモン：コルチゾール，コーチゾン，アルドステロン，テストステロン，エストロゲン，プロゲステロンなど
　② 脂溶性ビタミン：ビタミンA，D，E，K必須脂肪酸（ビタミンF）

（４）　臓器器官の保護作用
　皮下脂肪，大網膜の脂肪などは貯蔵エネルギーであるとともに，内部の臓器を保護する作用をもっている．

3．脂質の分類

１）**単純脂質**　　　　　　　　　　(図Ⅱ-35・1)
　脂肪酸とアルコールのエステルを単純脂質という．
　① 脂　肪：脂肪酸とグリセロールのエステルである．グリセロールの3つの水酸基に，脂肪酸がエステル結合で，1個，2個および3個ついたものをそれぞれモノ mono-，ジ di- およびトリグリセリド triglyceride という．天然に存在する脂肪の大部分は，トリグリセリドで，これを中性脂肪ともいう．中性脂肪は，皮下脂肪層などの脂肪細胞に貯えられて貯蔵エネルギーとなる．脂肪をアルカリで加水分解すると，脂肪酸のアルカリ塩（せっけん）と，グリセロールとを生成して水溶性になる．これをケン化という．
　② ロ　ウ：脂肪酸と高級アルコール（高分子のアルコール）とのエステルである．
　③ その他：特殊なアルコール（コレステロール，ビタミンA，Dなど）と脂肪酸とのエステル．

２）**複合脂質**　　　　　　　　　(図Ⅱ-35・2, 3)
　脂肪酸とアルコールのほか，リン酸，糖，窒素化合物などを含んでいるものを複合脂質という．多くの複合脂質は，その含有している物質によって分子中に親水性の基をもつことになる．
　① リン脂質 phospholipid：アルコールとしてグリセロールリン酸を含んでいる．細胞膜の主成分である．
　② スフィンゴリピド sphingolipid：アルコールとしてスフィンゴシン（長鎖アミノアルコール）を含む．脳，神経中に含まれる．
　　(1) スフィンゴミエリン sphingomyelin
　　　……脳，神経系に多い．
　　(2) グリコスフィンゴリピド glycosphingo-

図II-36 脂質の分類(2) 誘導脂質

1. 脂肪酸

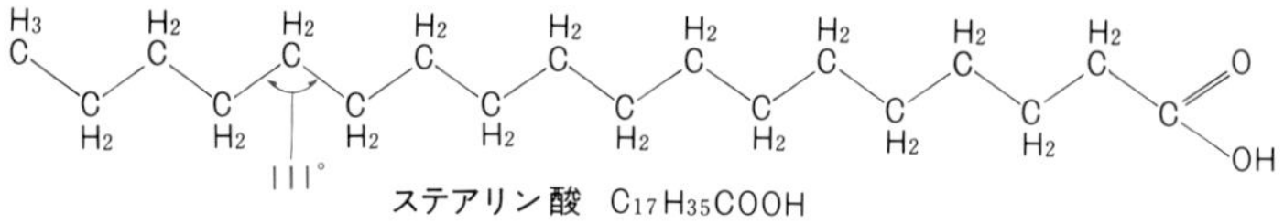

ステアリン酸 $C_{17}H_{35}COOH$

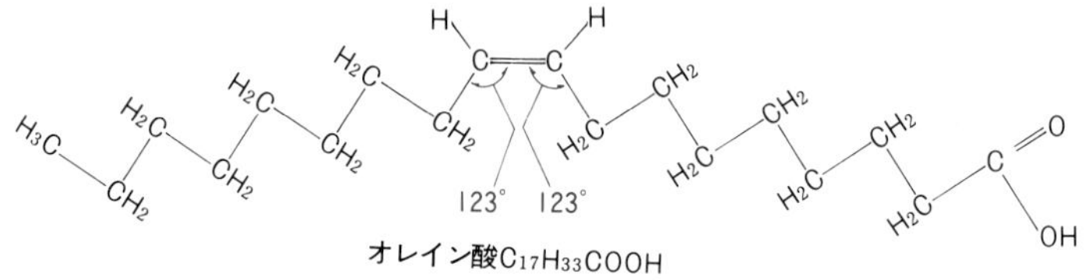

オレイン酸 $C_{17}H_{33}COOH$

2. プロスタグランディン

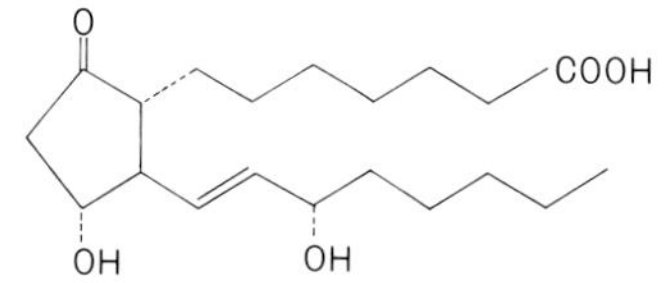

プロスタグランディンE_1(PGE_1)

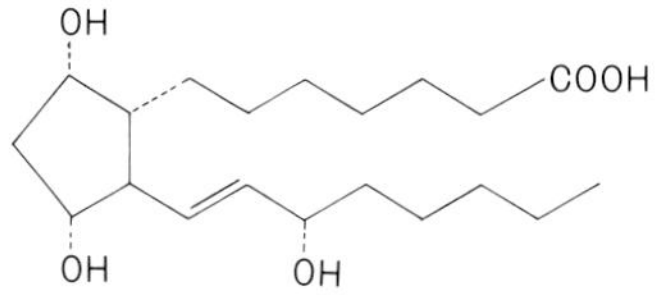

プロスタグランディン$F_{1\alpha}$($PGF_{1\alpha}$)

3. ステロイド

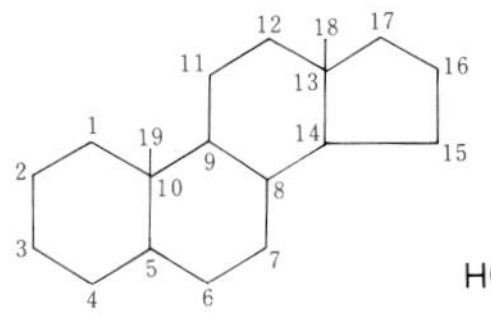

ステロイド核

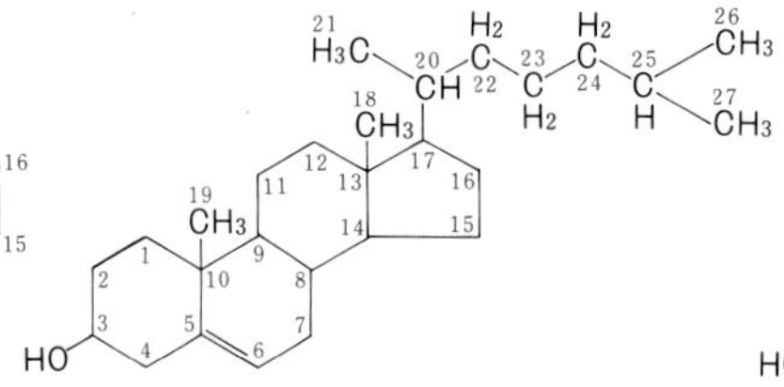

コレステロール

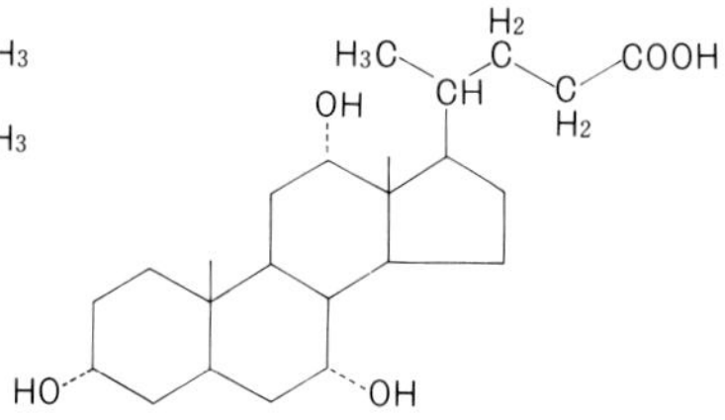

コール酸

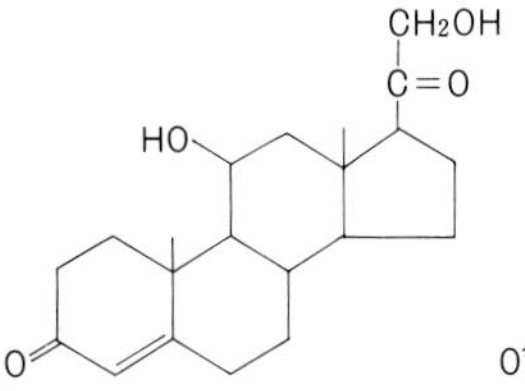

コルチコステロン

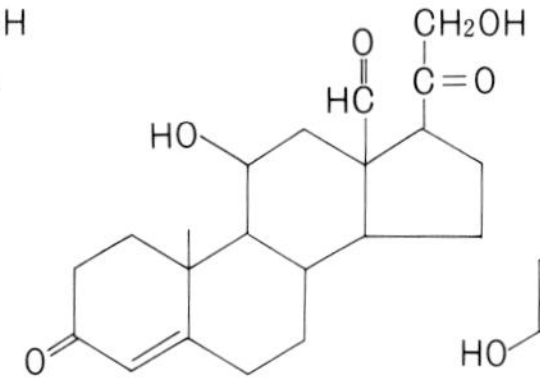

アルドステロン

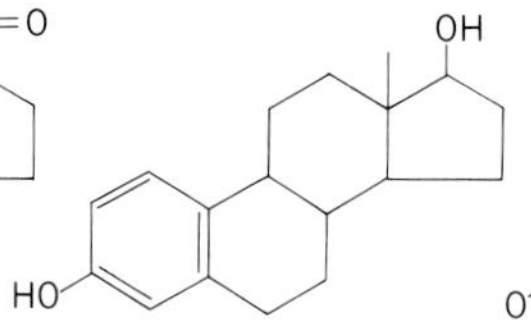

エストラジオール

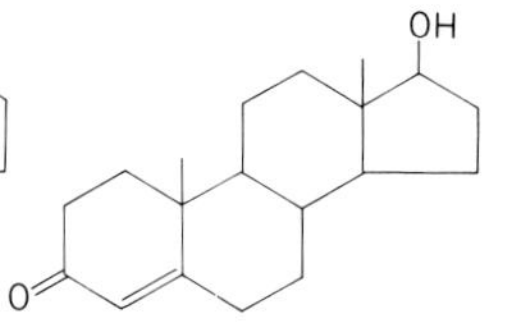

テストステロン

4. テルペン

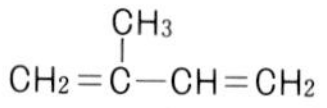

イソプレン

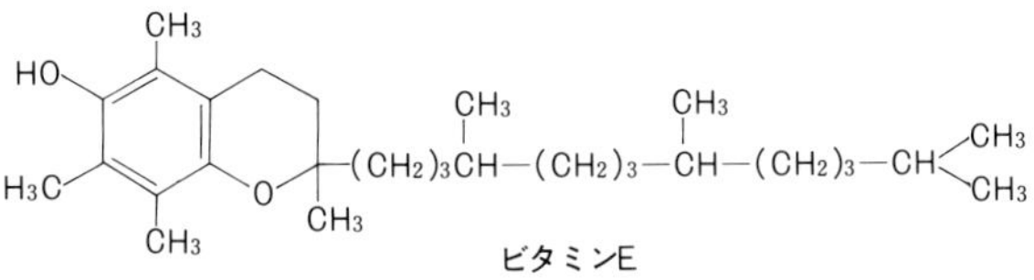

ビタミンE

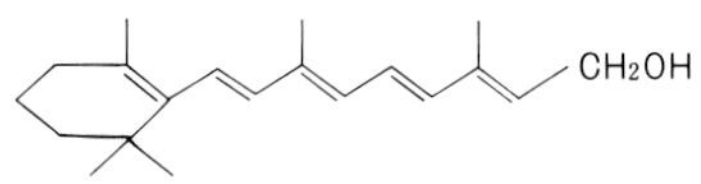

ビタミンA_1(レチノール)

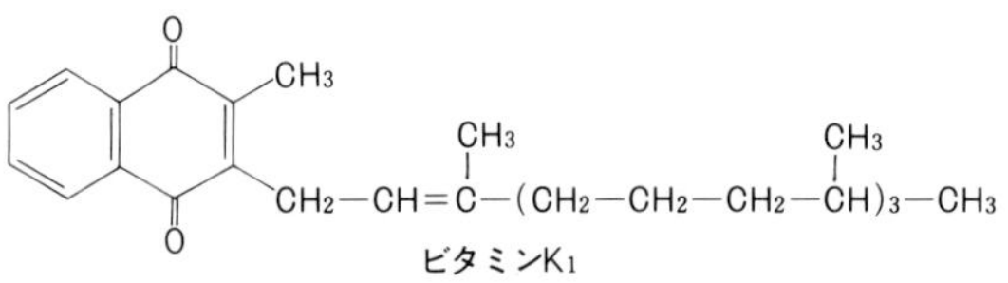

ビタミンK_1

lipid……スフィンゴシンに糖がついたもので，細胞表面にあり，血液型を決定する因子となっている。1つの単糖類のみが結合しているときには，セレブロシド cerebroside という。

3）誘導脂質　　　　　　　　　　（図II-36）

上記の脂質を加水分解して得られるもので，脂質としての性質をもっているものをいう。

(1) 脂肪酸 fatty acid
(2) ステロイド steroid
(3) テルペン terpene

（I）脂肪酸　　　　　　　　（図II-36・1, 2）

脂肪を加水分解すると，脂肪酸とグリセロールになる。エステル結合をしていない遊離の脂肪酸は，生体内にわずかしか存在しない。長鎖の炭化水素の末端にカルボキシル基をもっている。天然に存在するほとんどの脂肪酸は，炭素を偶数個含んでいる。二重結合をもたないものを飽和脂肪酸，二重結合を含むものを不飽和脂肪酸という。

生体内に多くみられる飽和脂肪酸としては，パルミチン酸（C＝16）やステアリン酸（C＝18）がある。多く含まれる不飽和脂肪酸は，炭素数は18で1個の二重結合をもつオレイン酸である。

不飽和脂肪酸には，幾何異性体が存在するが，自然界の不飽和脂肪酸はほとんどシス型である。そのために，二重結合のところで炭化水素鎖が折れ曲がった形になる。

哺乳動物では9位より先端側に二重結合をつけ加えることができないので，リノール酸，リノレン酸，アラキドン酸などの多価不飽和脂肪酸は，人体で合成できない。ネズミでは，これらの不飽和脂肪酸が欠乏すると，成長が止まったり，皮膚炎や脱毛を起こし，ついには死亡する。そこで，これらを必須脂肪酸とよんでいる。必須脂肪酸は，細胞膜の成分となったり，プロスタグランジンとよばれるホルモンに変換する。

（2）ステロイド　　　　　　　（図II-36・3）

ステロイドは図II-36・3のような核をもつ物質で，いろいろな機能や活性をもったステロイドがある。

① コレステロール：動物組織中でいちばん多いステロイドで，脳，神経，胆汁，血液中に多く含まれ，いろいろなステロイド物質の前駆体となる。アセチルCoAから合成される。

脂肪酸の種類

名称	炭素数：二重結合	化学式	所在
飽和脂肪酸			
酪酸	4：0	C_3H_7COOH	バター
カプロン酸	6：0	$C_5H_{11}COOH$	〃　やし油
カプリル酸	8：0	$C_7H_{15}COOH$	〃　やし油
カプリン酸	10：0	$C_9H_{19}COOH$	〃　やし油
ラウリン酸	12：0	$C_{11}H_{23}COOH$	やし油，バター
ミリスチン酸	14：0	$C_{13}H_{27}COOH$	
パルミチン酸	16：0	$C_{15}H_{31}COOH$	一般動植物油脂
ステアリン酸	18：0	$C_{17}H_{35}COOH$	〃
アラキジン酸	20：0	$C_{19}H_{39}COOH$	落花生油，なたね油
ベヘン酸	22：0	$C_{21}H_{43}COOH$	〃
リグノセリン酸	24：0	$C_{23}H_{47}COOH$	〃　脳脂質
不飽和脂肪酸			
パルミトオレイン酸	16：1 △9	$CH_3(CH_2)_5CH=\overset{9}{C}H(CH_2)_7COOH$	魚油，鯨油
オレイン酸	18：1 △9	$CH_3(CH_2)_7CH=CH(CH_2)_7COOH$	一般動植物油脂
リノール酸	18：2 △9,12	$CH_3(CH_2)_4CH=\overset{12}{C}HCH_2CH=\overset{9}{C}H(CH_2)_7COOH$	〃
リノレン酸	18：3 △9,12,15	$CH_3CH_2CH=\overset{15}{C}HCH_2CH=\overset{12}{C}HCH_2CH=\overset{9}{C}H(CH_2)_7COOH$	〃
アラキドン酸	20：4 △5,8,11,14	$CH_3(CH_2)_4(CH=CHCH_2)_3CH=CH(CH_2)_3COOH$	肝油

図II-37 トリグリセリドの輸送におけるリポ蛋白の役割

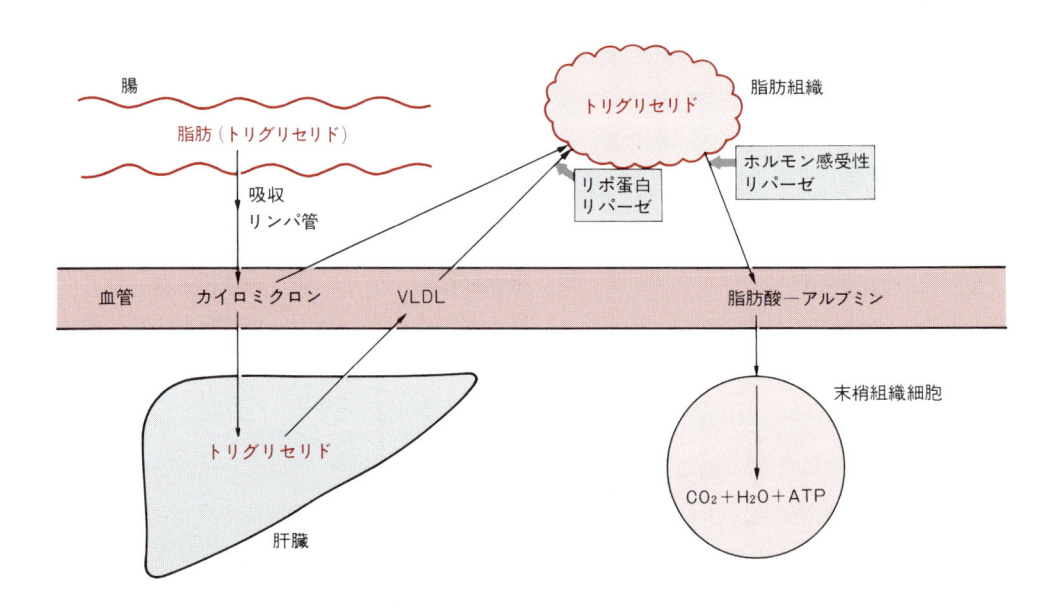

図II-38 生体膜（Singer と Nicolson の流体モザイクモデル）

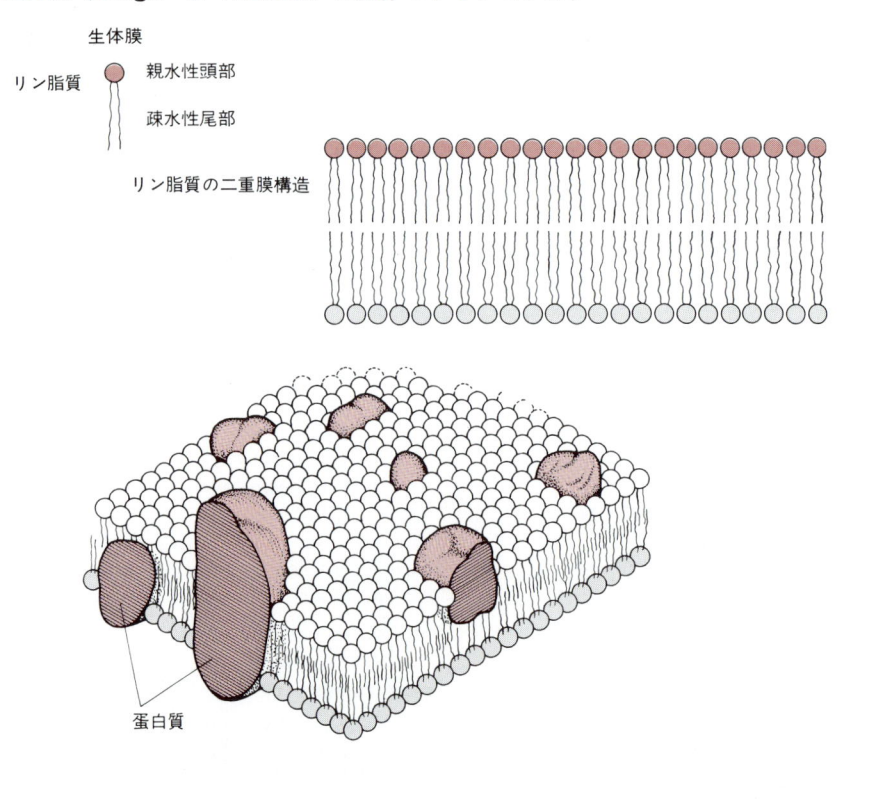

② **ステロイドホルモン**：副腎皮質ホルモン（コルチゾール，コーチゾン，アルドステロンなど）や，性ホルモン（テストステロン，エストロゲン，プロゲステロン）は，すべてステロイド核をもっているのでステロイドホルモンとよばれ，コレステロールからつくられる．核につく水酸基や側鎖の違いで，その生理作用が異なってくる．

（3）テルペン （図II-36・4）

5個の炭素からなるイソプレン単位がつながったものをテルペンという．脂溶性ビタミンであるビタミンA，E，Kなどはこの群に属する．

4．リポ蛋白 lipoprotein

ある脂質は，特定の蛋白質と疎水結合で結合してリポ蛋白を形成している．

1）脂質の輸送系としてのリポ蛋白 （図II-37）

水に溶けない脂質は，血液中をリポ蛋白という水に溶けた形（疎水性の中性脂肪などのまわりを親水基をもったリン脂質や蛋白質が取り囲んでいる）で，臓器間を輸送される．これは，その大きさと密度で4つの型に分けられる．通常の血漿蛋白の密度が1.33〜1.35 g/mlであるのに対して，リポ蛋白の密度は1.21 g/ml以下である．消化吸収された脂質は，リンパ管から血管へ，リポ蛋白のいちばん軽い型であるカイロミクロン chylomicron として輸送されている．カイロミクロン中の中性脂肪は，肝臓，筋肉，脂肪細胞などに急速に取り込まれる．しかし，中性脂肪は直接取り込まれるのではなく，細胞表面にあるリポプロテインリパーゼ lipoprotein lipase とよばれる酵素によって遊離の脂肪酸とグリセロールに分解した後に取り込まれる．細胞内に取り込まれると，ふたたび中性脂肪に合成されて貯蔵されるか，あるいは酸化され，エネルギーを産生する．カイロミクロン以外のリポ蛋白も特有の脂質組成をもち，それぞれの機能を果たしている（下表）．

2）生体膜 （図II-38）

ほとんどの生体膜は，約40％の脂質と，約60％の蛋白質を含んでいる．脂質のうちではリン脂質が主成分である．しかし，膜に含まれる脂質組成は，その膜の種類，細胞の種類，動物の種によって特徴的な割合となっている．

膜は現在，流体モザイク型とよばれる形をしていると考えられている．膜の主成分であるリン脂質は，図II-38のように，親水性の基のある極性部分の頭部と，2本の脂肪酸からなる疎水性の非極性部である尾部とからできている．水の中では親水性の頭部を水の方へ向け，尾部の非極性部を互

血漿リポ蛋白の分類とその働き

分類	比重 (g/ml)	分子の大きさ 直径 (Å)	主な脂質成分	働き
カイロミクロン	<0.95	500〜5000	トリグリセリド	トリグリセリドの運搬（食事由来のトリグリセリド）
超低比重リポ蛋白 (VLDL)	0.95〜1.006	約400	トリグリセリド	トリグリセリドの運搬（内因性のトリグリセリド）
低比重リポ蛋白 (LDL)	1.006〜1.063	約200	コレステロールエステル	コレステロールエステルの運搬，末梢組織でのコレステロール生合成の調節
高比重リポ蛋白 (HDL)	1.063〜1.21	約100	リン脂質	リポ蛋白リパーゼ，レシチンコレステロール，アシルトランスフェラーゼ活性の調節
超高比重リポ蛋白 (VHDL)	>1.21	約60	リン脂質	

図II-39 脂肪酸の分解

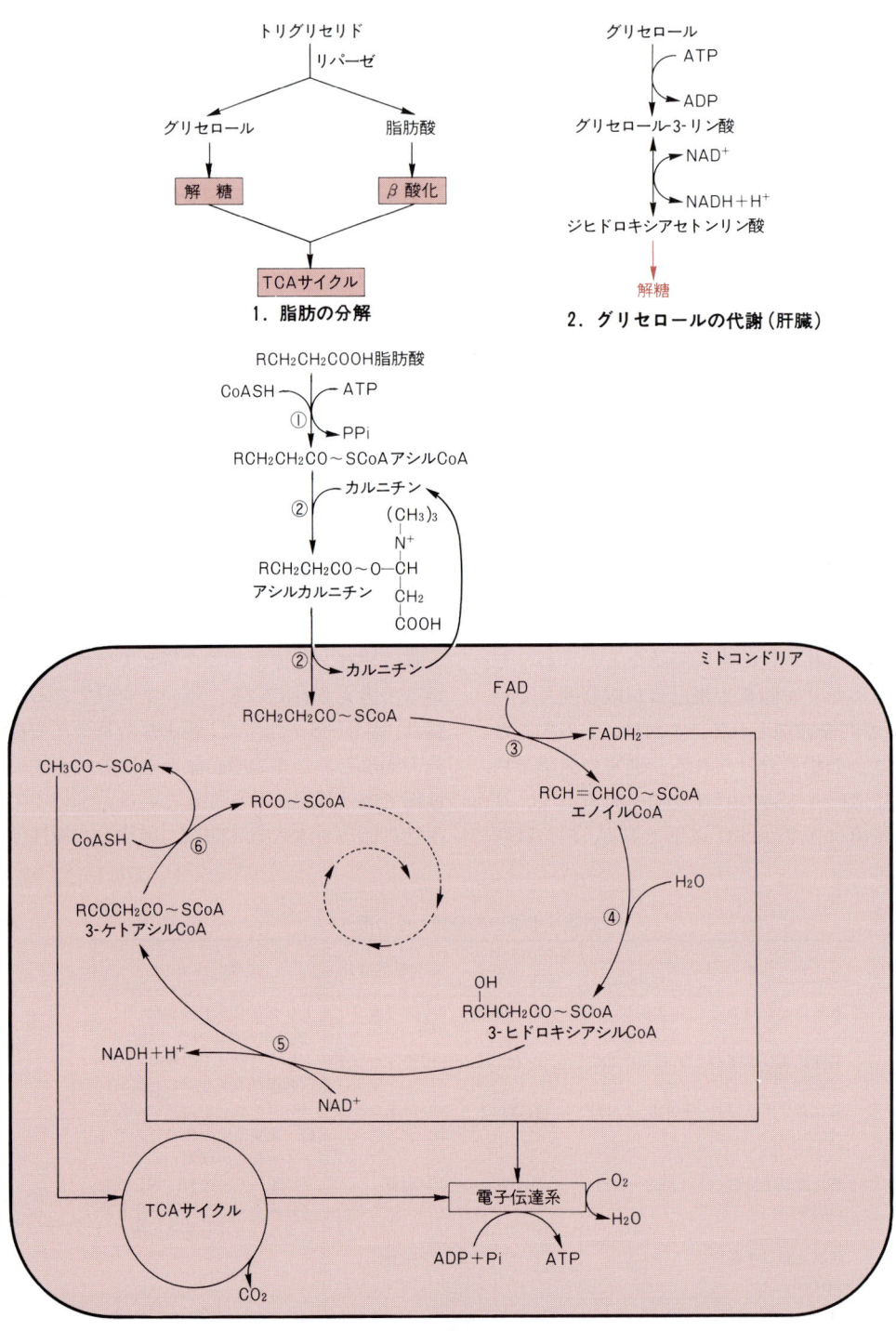

1. 脂肪の分解

トリグリセリド
↓ リパーゼ
グリセロール / 脂肪酸
解糖 / β酸化
→ TCAサイクル

2. グリセロールの代謝（肝臓）

グリセロール
+ATP → ADP
グリセロール3-リン酸
+NAD$^+$ → NADH+H$^+$
ジヒドロキシアセトンリン酸
→ 解糖

3. β酸化

RCH_2CH_2COOH 脂肪酸
+ CoASH + ATP
① → PPi
$RCH_2CH_2CO\sim SCoA$ アシルCoA
② + カルニチン $(CH_3)_3N^+$–CH–CH$_2$–COOH
$RCH_2CH_2CO\sim O$–CH アシルカルニチン

（ミトコンドリア）

② + カルニチン
$RCH_2CH_2CO\sim SCoA$
③ + FAD → FADH$_2$
$RCH=CHCO\sim SCoA$ エノイルCoA
④ + H$_2$O
$RCH(OH)CH_2CO\sim SCoA$ 3-ヒドロキシアシルCoA
⑤ NAD$^+$ → NADH+H$^+$
$RCOCH_2CO\sim SCoA$ 3-ケトアシルCoA
⑥ + CoASH
→ $CH_3CO\sim SCoA$ + $RCO\sim SCoA$

TCAサイクル → CO$_2$
電子伝達系 + O$_2$ → H$_2$O
ADP+Pi → ATP

いに内側に向けた二重膜構造をとって安定化しており，その間に膜の蛋白質が埋め込まれた形になっている．この膜は固定化されたものではなく，膜の蛋白質や脂質は移動する．しかし，膜の外側と内側では，蛋白の種類も違い（すなわち機能も違い），膜の表，裏が区別されている．

5．脂質の代謝

（図II-39）

　エネルギー源である中性脂肪は，リパーゼによって分解され，脂肪酸とグリセロールになる．グリセロールは，肝臓でグリセロキナーゼによってリン酸化された後，デヒドロゲナーゼによってジヒドロキシアセトンリン酸となり，解糖系で代謝される．脂肪酸は，ミトコンドリアに存在するβ酸化系で酸化され，最終的に炭酸ガスと水になり，ATPを産生する．Knoopによって発見されたβ酸化とは，脂肪酸がβ炭素の酸化によって分解するということで，カルボキシル基側から順次炭素2個の単位（アセチル基）でとれていく．

　一方，脂肪酸は，細胞質で合成され，CoAエステルとなった後，グリセロールリン酸に転移し，ホスファチジン酸となる．ホスファチジン酸は，一部がリン脂質となり，一部がリン酸を除去して，もう1分子脂肪酸を結合して中性脂肪となる．

1）脂肪酸の分解

（図II-39）

　脂肪酸の分解は，4段階からなっている．

　① 活性化（ⓐアシルCoA合成酵素）：脂肪酸アシルCoA fatty acyl CoAの形成．

　② ミトコンドリアへの輸送（ⓑカルニチンアシルトランスフェラーゼ）：炭素鎖の短い脂肪酸はミトコンドリア膜を通過できるが，長鎖脂肪酸は通過できない．そこで長鎖の脂肪酸アシルCoAは，カルニチン関与により脂肪酸カルニチンとなり，ミトコンドリア膜を通過する．ミトコンドリア内膜の内側で逆反応により脂肪酸アシルCoAに戻る．

　③ β酸化：

　ⓒアシルCoAデヒドロゲナーゼ……アシルCoAが酸化されると，2位と3位間にトランス型の二重結合が導入され，補酵素FADが還元されてFADH$_2$を生じる．FADH$_2$は電子伝達系で酸化される．

　ⓓエノイルCoAヒドラターゼ……加水によって3-ヒドロキシアシルCoAを生じる．

　ⓔ3-ヒドロキシアシルCoAデヒドロゲナーゼ……NADを補酵素とし，3-ケトアシルCoAとNADH+H$^+$を生じる．

　ⓕアシルCoA，アシルトランスフェラーゼ（β-ケトチオラーゼ）……アセチルCoAと炭素鎖が2つ短くなった脂肪酸アシルCoAを生じる．アセチルCoAはTCAサイクルで分解され，脂肪酸アシルCoAはふたたびⓒの酵素反応を受けて，β酸化のサイクルをまわる．

　ⓒ，ⓓ，ⓔの一連の反応は，TCAサイクルでコハク酸がリンゴ酸となる反応と酷似している．

　ⓒアシルCoAデヒドロゲナーゼ……コハク酸デヒドロゲナーゼ（補酵素FAD）

　ⓓエノイルCoAヒドラターゼ……フマラーゼ

　ⓔ3-ヒドロキシアシルCoAデヒドロゲナーゼ……リン酸デヒドロゲナーゼ（補酵素NAD）

　炭素16個のパルミチン酸C$_{15}$H$_{31}$COOHの分解によって生じるATP（高エネルギーリン酸結合）の数を計算すると，

　(i) 活性化にATP→AMP+PPi, PPi→2Piとなるので2個のATP（高エネルギーリン酸結合）を使ったことになる．……−2 ATP

　(ii) β酸化7回転で8個のアセチルCoAを生じる．アセチルCoAがTCAサイクルで完全に酸化されると12分子のATPを生じる．
　　　　　　　　　………8×12 ATP

　(iii) 7 FADH$_2$ + 7 NADH + 7 H$^+$を生じる．これらはそれぞれ電子伝達系で2および3個のATPを生じる．………7×(2+3) ATP

　　　　　(i)+(ii)+(iii)……129 ATP

　パルミチン酸の酸化の自由エネルギー変化$\Delta G_o'$は，−2340 kcal/molである．ATPの加水分解の$\Delta G_o'$は，−7.3 kcal/molであるから，β酸化によるエネルギー効率は，

$$\frac{129 \times (-7.3)}{-2340} \times 100 \fallingdotseq 40\%$$

図II-40　脂肪酸の合成

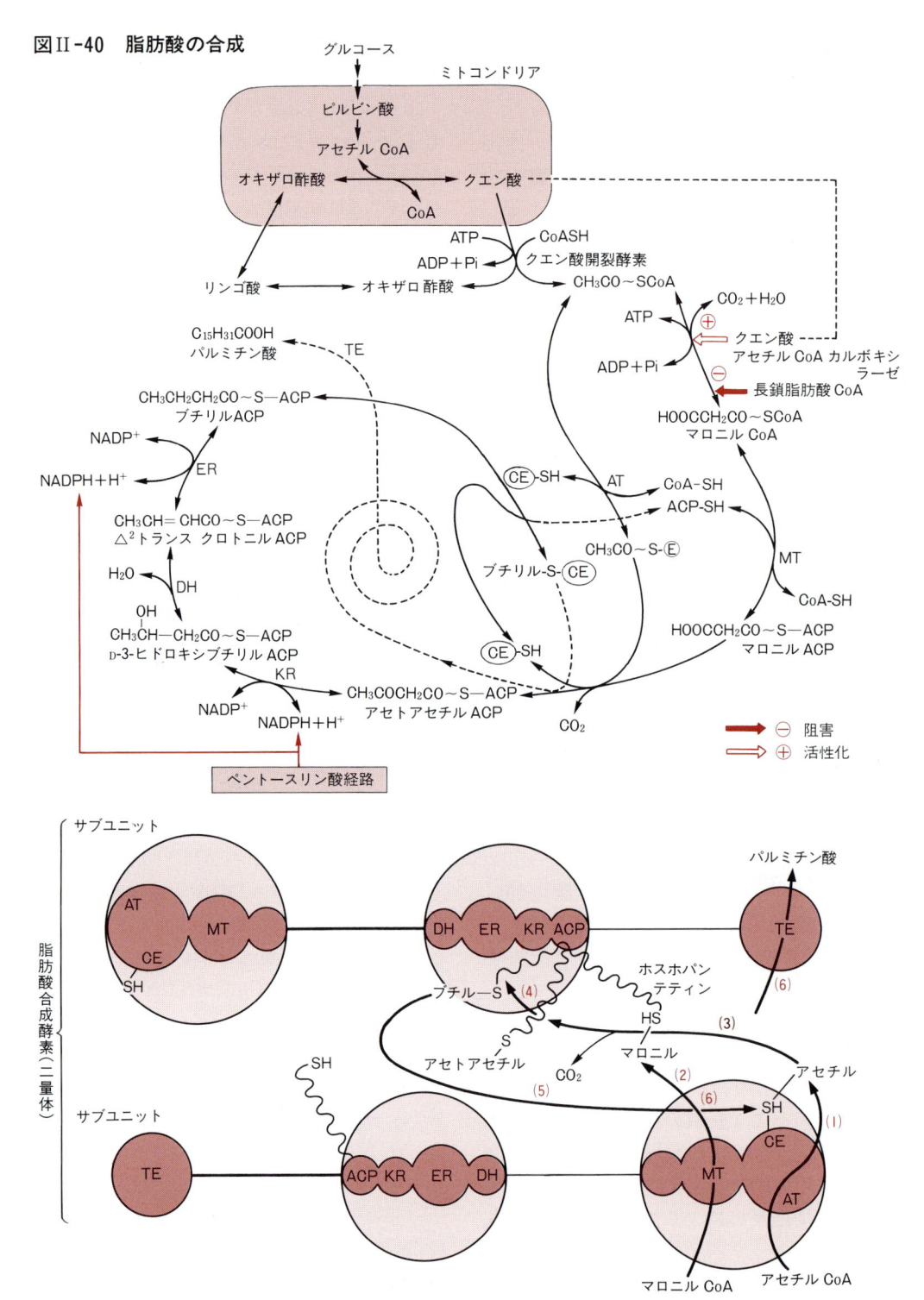

(W. H. Freeman & Company : Stryer Biochemistry. Third Ed., 1988, p.486・Fig 20-15 ; 改変)
脂肪酸合成酵素の構造と反応

となる.

その他脂肪酸の分解には ω-酸化, α-酸化などの形式が知られているが, あまり重要ではない.

2) 脂肪酸の合成　　　　　　　　　　（図II-40）

脂肪酸も他の生体物質の代謝と同様に, 分解系とは別の経路で合成される.

脂肪酸合成の基質となるのは, グルコースなどから生じたアセチルCoAである. しかし, 直接の基質となるのは, 主にアセチルCoAが炭酸化して生じるマロニルCoAである. 解糖, ピルビン酸デヒドロゲナーゼによって生じたアセチルCoAからの脂肪酸合成経路は次のとおりである.

（I） 脂肪酸の合成経路　　　　　（図II-40）
① **第1段階——ミトコンドリア外へのアセチルCoAの輸送**：ミトコンドリアに存在するピルビン酸デヒドロゲナーゼによって生じるアセチルCoAは, 脂肪酸合成酵素の存在する細胞質へ輸送されなければならない. しかしアセチルCoAは, ミトコンドリア膜を通過できないので, まずオキザロ酢酸と縮合してクエン酸となってから細胞質に出る. クエン酸は細胞質のクエン酸開裂酵素 citrate cleavage enzyme によってふたたびアセチルCoAとオキザロ酢酸になる.

② **第二段階——マロニルCoAの合成**：アセチルCoAは, ビオチンを補酵素とするアセチルCoAカルボキシラーゼの作用によってマロニルCoAとなる. この酵素は, クエン酸によってアロステリックに活性化される. これは基質またはその前駆体によってその代謝系が活性化される, いわゆるフィード・フォワード活性化 feed-forward activation の例である.

③ **第3段階——脂肪酸合成酵素によるパルミチン酸の合成**：パルミチン酸は, 7分子のマロニルCoAと1分子のアセチルCoAから合成される. 反応の中間体にはCoAではなく, アシル運搬蛋白 acyl carrier protein (ACP) が結合している.

ACPはCoAと同じく構成成分として4-ホスホパンテテインを含んでいて, このSH基と脂肪酸またはその合成中間体とがエステル結合する.

（2） 脂肪酸合成酵素　　　　　　（図II-40）

脂肪酸合成酵素は二量体で1個のサブユニット上に以下の7つの酵素活性とアシルキャリアー蛋白質という機能単位をもつ多機能酵素である. アセチルトランスフェラーゼ (AT), マロニルトランスフェラーゼ (MT), 縮合酵素 (CE), β-ケトアシルレダクターゼ (KR), デヒドラターゼ (DH), エノイルレダクターゼ (ER), チオエステラーゼ (TE).

反応は次のように進む.

(1) ATの作用でアセチルCoAからCoAがはずれ, アセチル基はCEのシステイン残基のSH基に結合する.

(2) MTによってマロニルCoAのマロニル基は, ACPのホスホパンテテインのSH基に移される.

(3) マロニルACPからCO_2が取れると同時に, CEに結合しているアセチル基と縮合して, アセトアセチルACPが生成する.

(4) アセトアセチルACPは還元, 脱水, 還元反応でブチルACPとなる.

(5) ブチル基はACPからCEに移り,

(6) ACPには新たなマロニル基が結合し, 次のサイクルに入り, 炭素鎖を2個ずつ延長していく. サイクルを7回繰り返すと, 炭素鎖16個のパルミチルACPが生成する.

最後に, パルミチルACPはTEによって, 水解され, パルミチン酸を生じる.

このように1つの酵素の上に中間体が結合したまま全反応が進む.

（3） β酸化と脂肪酸合成の差異

脂肪酸合成にはNADPHが必須である. これはグルコース-6-リン酸デヒドロゲナーゼとリンゴ酸酵素によって供給される. 脂肪酸の分解系と合成系の差異を181頁の表に示す.

3) 脂肪酸代謝の調節

脂肪酸の分解と合成はまったく異なった代謝経路であり, 181頁の表のように2つの経路が混ざらないようになっている. 脂肪酸代謝の調節は次のような機構による.

図II-41 不飽和脂肪酸の合成

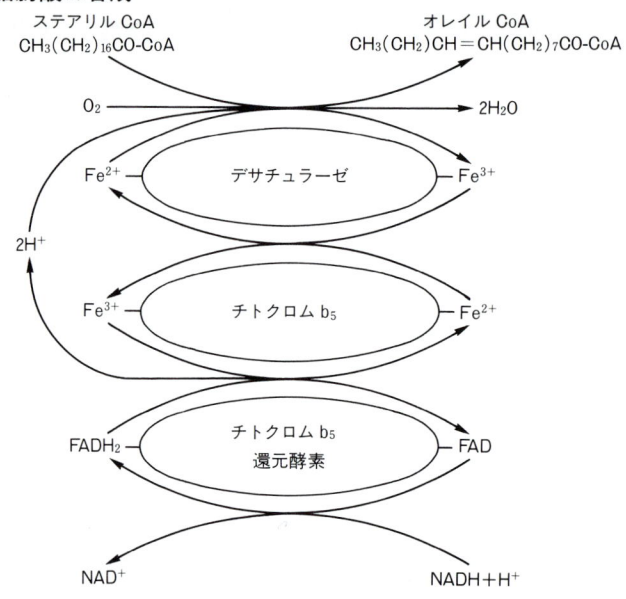

図II-42 トリグリセリドおよびリン脂質の合成

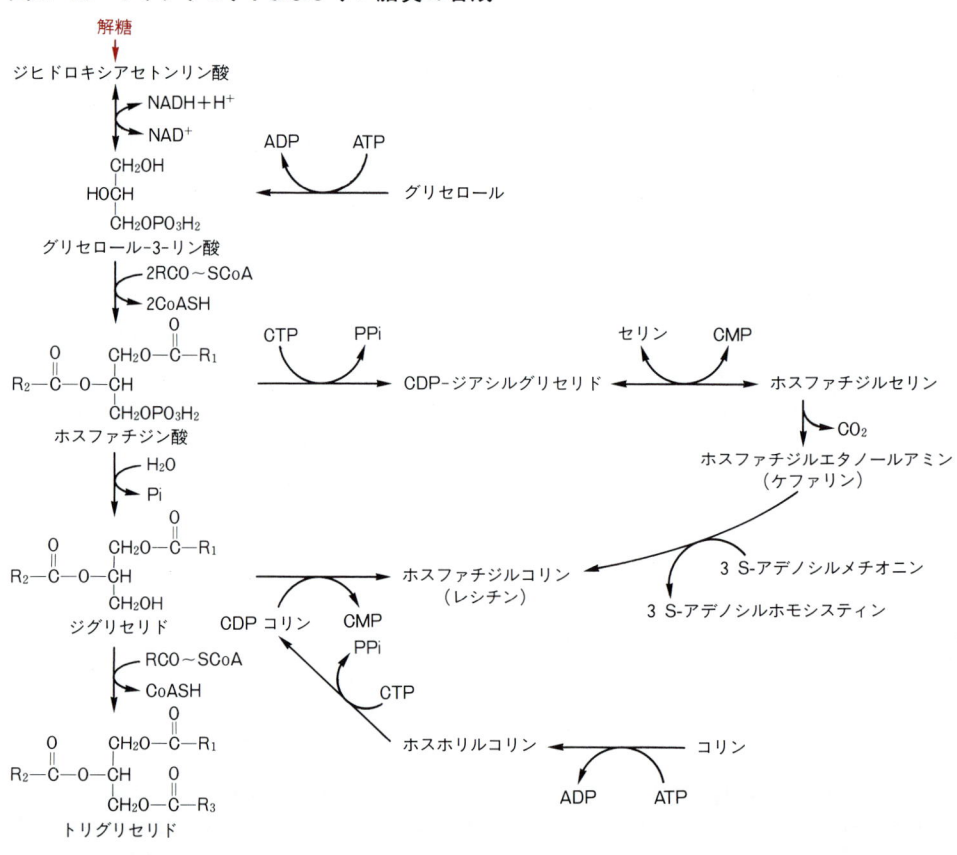

β酸化と脂肪酸合成の違い

		β 酸 化	脂肪酸合成
①	反応の場	ミトコンドリア	細胞質
②	アシルキャリア	CoA	アシル運搬蛋白（ACP）
③	基質または生成物となるユニット	アセチル (CH_3CO-)	マロニル　　　　と1分子の ($HOOCCH_2CO-$)　アセチル
④	水素受容体または供与体 　｛アシル⇔エノイル 　　3-ヒドロキシアシル⇔3-ケトアシル	 FAD NAD^+	 $NADPH+H^+$ $NADPH+H^+$
⑤	3-ヒドロキシアシル中間体の立体構造	L 型	D 型
⑥	クエン酸｝による活性化 　CO_2	― ―	＋ ＋

　(1) マロニル CoA によるカルニチンアシルトランスフェラーゼの阻害，アシル CoA によるアセチル CoA カルボキシラーゼ，グルコース-6-リン酸デヒドロゲナーゼ，クエン酸ミトコンドリア膜輸送の阻害，のように分解系，合成系のそれぞれの中間体が他の系の酵素を抑制する．

　(2) アセチル CoA カルボキシラーゼのリン酸化による不活性化

　(3) アセチル CoA カルボキシラーゼと脂肪酸合成酵素は絶食後，高糖質食，低脂肪食で酵素量が増加する．

4）脂肪酸の炭素鎖の延長と不飽和化

（図Ⅱ-41）

　細胞質で合成されたパルミチン酸は小胞体の表面で CoA の結合した形となった後，マロニル CoA から2個の炭素を受け取り，炭素鎖18個のステアリル CoA となる．さらに分子状酸素と NADH を使う，膜に存在する還元酵素によって，ステアリン酸の9位に二重結合が導入され，オレイル CoA となる．哺乳動物では9位よりカルボキシル基側には二重結合を入れることはできるが，それより先端方向（ω-側）には導入できない．そこで9位よりω-側に二重結合をもつ不飽和脂肪酸（リノール酸，リノレン酸）は，食事から摂取しなければならない（必須脂肪酸）．

5）トリグリセリドの合成

（図Ⅱ-42）

　トリグリセリドの消化吸収は，小腸でトリグリセリドが脂肪酸とモノグリセリドに分解されて吸収され，ただちに小腸細胞内でトリグリセリドに再合成される．このときにモノグリセリドは，そのまま（リン酸化されない形のまま）アシル CoA からアシル基を受け取りトリグリセリドとなる．一方，肝臓や脂肪組織では，小腸の場合とは異なり，次のようにして合成される．

　(1) 解糖の中間体であるジヒドロキシアセトンリン酸からグリセロール-3-リン酸が作られる．グリセロール-3-リン酸は脂肪の分解で生じるグリセロールからも合成されるが，この反応を触媒する酵素（グリセロキナーゼ）は肝臓にしかないので，脂肪組織では解糖でグルコースからしか供給されない（図Ⅱ-17参照）．

　(2) グリセロール-3-リン酸の1位と2位の水酸基に，2個のアシル CoA からアシル基が転移してホスファチジン酸となる．

　(3) ついで，ホスファターゼによりリン酸基がはずされて，ジグリセリドとなり，もう1分子のアシル基が転移してトリグリセリドとなる．

6）リン脂質の合成

（図Ⅱ-42）

　トリグリセリド合成の中間体でもあるホスファチジン酸はリン脂質合成の出発物質でもある．2つの経路がある．1つはホスファチジン酸と CTP から CDP-ジアシルグリセリドが生成し，これとセリンからホスファチジルセリン，ホスファチジルエタノールアミン（ケファリン），さらに S-アデノシルメチオニンからメチル基を受け取り，ホスファチジルコリン（レシチン）が生じる．同様に，CDP-ジアシルグリセリドとイノシトールからホスファチジルイノシトールが生じる．もう1つはすでに存在するコリンから CDP コリンを生じ，これとジアシルグリセロールからホスファチジル

図II-43 ケトン体の代謝

肝臓

2CH₃CO〜SCoA ← グルコース／脂肪酸／ケト原性アミノ酸
アセチルCoA
↕ CoASH
CH₃COCH₂CO〜SCoA
アセトアセチルCoA
アセチルCoA ↕ CoASH

$$CH_3-\underset{\underset{COOH}{\underset{|}{CH_2}}}{\overset{OH}{\underset{|}{C}}}-CH_2CO\sim SCoA$$

β-ヒドロキシ β-メチルグルタリルCoA（HMGCoA）
↓ CH₃Co〜SCoA
CH₃COCH₂COOH
アセト酢酸
↙ CO₂　↓ NADH+H⁺ / NAD⁺
CH₃COCH₃　CH₃CH—CH₂COOH
アセトン　　　　｜
　　　　　　　　OH
　　　　　β-ヒドロキシ酪酸

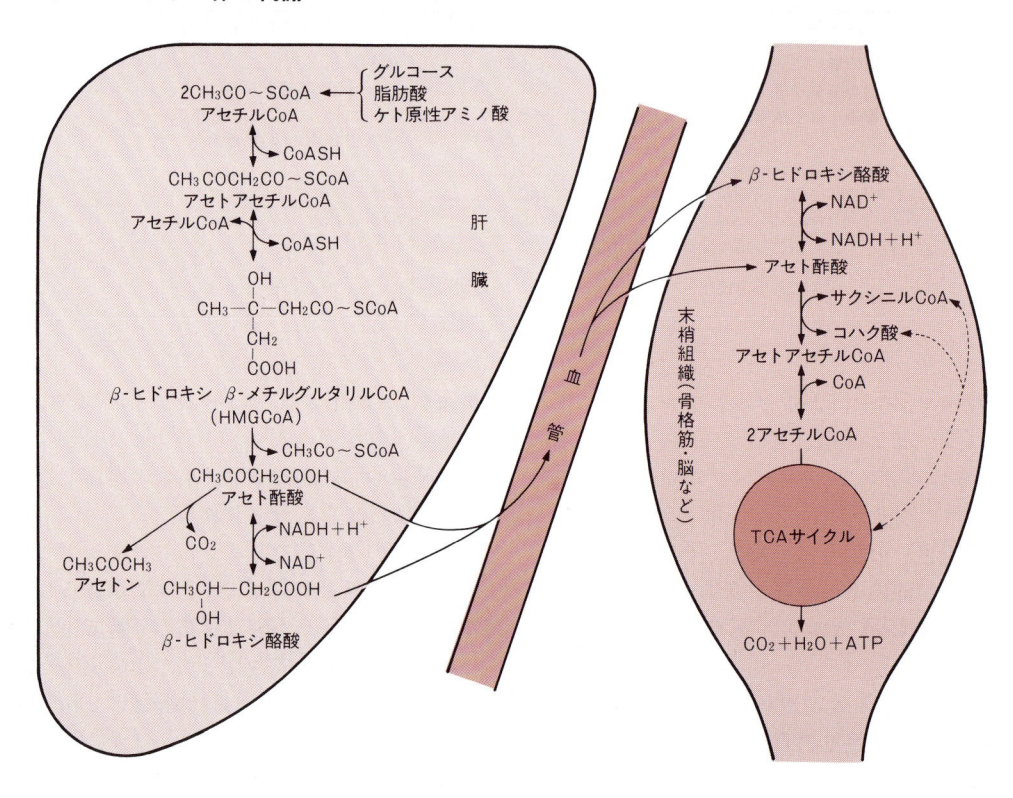

血管

末梢組織（骨格筋・脳など）

β-ヒドロキシ酪酸
↓ NAD⁺ / NADH+H⁺
アセト酢酸
↓ サクシニルCoA ／ コハク酸
アセトアセチルCoA
↓ CoA
2アセチルCoA
↓
TCAサイクル
↓
$CO_2 + H_2O + ATP$

図II-44 コレステロールの合成と代謝

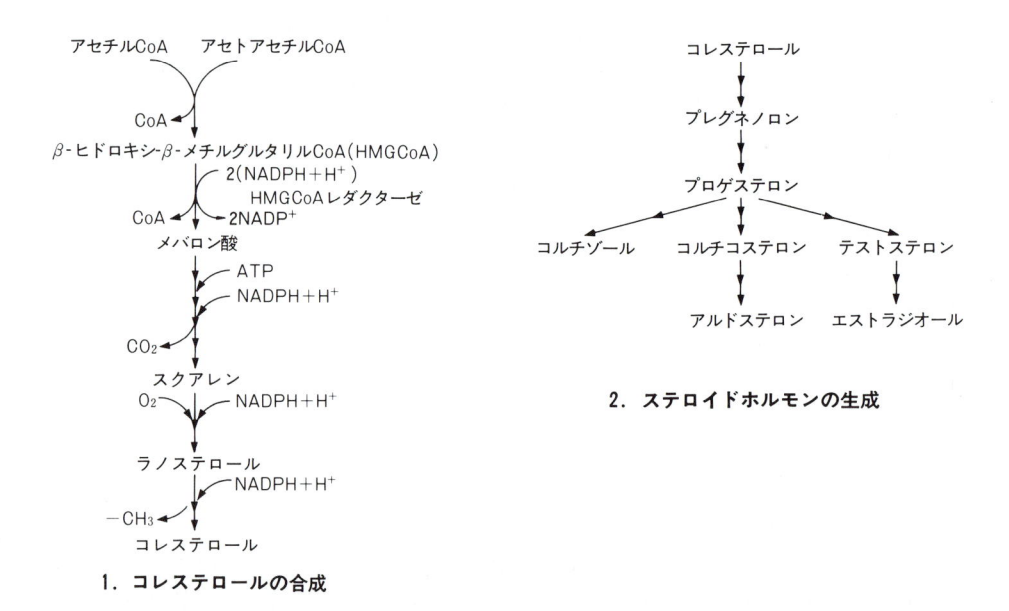

1. コレステロールの合成

アセチルCoA ＋ アセトアセチルCoA
↓ CoA
β-ヒドロキシ-β-メチルグルタリルCoA（HMGCoA）
↓ 2(NADPH+H⁺)　HMGCoAレダクターゼ
↓ CoA ／ 2NADP⁺
メバロン酸
↓ ATP／NADPH+H⁺
↓ CO₂
スクアレン
↓ O₂ ／ NADPH+H⁺
ラノステロール
↓ NADPH+H⁺
↓ −CH₃
コレステロール

2. ステロイドホルモンの生成

コレステロール
↓
プレグネノロン
↓
プロゲステロン
↙　　↓　　↘
コルチゾール　コルチコステロン　テストステロン
↓　　　　　↓　　　　　↓
　　　　アルドステロン　エストラジオール

コリンが合成される経路である.
　リン脂質の合成にはピリミジンヌクレオチドであるCTPが,グリコーゲン合成の場合のUTPと同様に,合成反応の活性中間体形成という重大な役割を果たしている.

7) ケトン体の代謝　　　　　　（図II-43）

　アセト酢酸,β-ヒドロキシ酪酸,アセトンを総称してケトン体という.ケトン体は主に肝臓でアセチルCoAから合成される.アセト酢酸は還元されて,β-ヒドロキシ酪酸となる.生じたアセト酢酸,β-ヒドロキシ酪酸は,血流を介して末梢組織(筋肉など)に運ばれ,ここでふたたびアセトアセチルCoAに活性化され,アセチルCoAとなり,TCAサイクルで代謝される.すなわち,末梢組織ではエネルギー源となるが,肝臓ではアセト酢酸をアセトアセチルCoAに活性化するβ-ケト酸CoAトランスフェラーゼをもっていないので,ケトン体を利用することはできない.
　ケトン体は,飢餓(絶食)時や糖尿病のときに肝臓での産生が増加する.末梢組織での処理能力以上に産生されると血中に蓄積する.これをケトン症といい,血液のpHが酸性に傾くことになる(酸血症 acidosis).

8) コレステロールの合成　　　（図II-44・1）

　コレステロールを構成する27個の炭素はすべてアセチルCoAのアセチル基に由来する.ヒドロキシメチルグルタリルCoA(HMG-CoA)生成までの過程はケトン体合成と同じであるが,ケトン体合成はミトコンドリアで行われるのに対して,コレステロール合成は細胞質での過程である.HMG-CoAは還元され,メバロン酸となる.続いて,ATPで活性化された後,脱炭酸を受け,コレステロールの基本構造であるイソプレノイド誘導体となる.イソプレノイド誘導体は重合を繰り返し,直鎖のスクアレンになる.スクアレンはNADPHと酸素を必要とする反応で環状構造をもつラ

ノステロールとなる.ラノステロールはメチル基が取れ,二重結合の移動の後,コレステロールとなる.コレステロール合成の調節はHMG-CoA還元酵素の段階で行われる.コレステロールの存在はHMG-CoA還元酵素の合成を押さえる.またリン酸化によっても活性が調節される.

9) コレステロールの代謝　　　（図II-44・2）

(1) ステロイドホルモンへの変換

　コレステロールは図のようにプレグネノロンを経て,プロゲステロン(黄体ホルモン),さらにコルチゾール,コルチコステロンなどのグルココルチコイド,アルドステロン(ミネラルコルチコイド),テストステロン(男性ホルモン),エストロン,エストラジオールなどのエストロゲン,などを生成している.

(2) 胆汁酸への変換

　コレステロールは,肝臓で胆汁酸に分解され,グリシンまたはタウリンを結合した形(グリココール酸,タウロコール酸)となって胆汁中に排泄される.界面活性剤である胆汁酸は,小腸での指質の吸収に役立っている(本文71頁参照).

10) アセチルCoAの代謝（まとめ）

　アセチルCoAの代謝について,下図にまとめて示しておく.

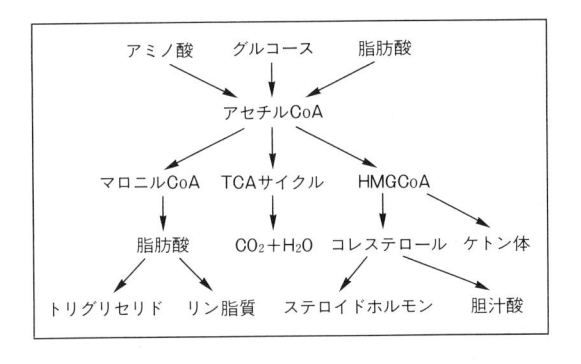

```
    アミノ酸    グルコース    脂肪酸
        \        |        /
         \       |       /
          アセチルCoA
         /       |       \
        /        |        \
   マロニルCoA  TCAサイクル  HMGCoA
        |        |           |       \
      脂肪酸   CO₂+H₂O    コレステロール  ケトン体
       /  \                   |         |
  トリグリセリド リン脂質   ステロイドホルモン  胆汁酸
```

表II-6 ビタミンの補酵素作用

ビタミン	補酵素	補酵素作用	酵素名
ビタミンB₁ (サイアミン)	サイアミンピロリン酸(TPP)	α-ケト酸の脱炭酸 ケトール基の転移	ピルビン酸, α-ケトグルタール酸デヒドロゲナーゼ トランスケトラーゼ
ビタミンB₂ (リボフラビン)	フラビンアデニンジヌクレオチド(FAD) フラビンモノヌクレオチド(FMN)	酸化還元 酸化還元	サクシネートデヒドロゲナーゼ NADHデヒドロゲナーゼ
ビタミンB₆ (ピリドキシン, ピリドキサール ピリドキサミン)	ピリドキサールリン酸(PALP) (ピリドキサミンリン酸(PAMP))	アミノ酸代謝 アミノ基転移 アミノ酸の脱炭酸 など	アスパラギン酸トランスアミナーゼ(GOT) グルタミン酸デカルボキシラーゼ
ナイアシン (ニコチン酸, ニコチン酸アミド)	ニコチンアミドアデニンジヌクレオチド(NAD) ニコチンアミドアデニンジヌクレオチドリン酸(NADP)	酸化還元 酸化還元	ラクテートデヒドロゲナーゼ(LDH) グルコース-6-リン酸デヒドロゲナーゼ
パントテン酸	補酵素A(CoA) アシル運搬蛋白(ACP)のアシル結合手	アシル基の活性化, 運搬 アシル基の運搬, 脂肪酸の合成	ピルビン酸デヒドロゲナーゼ複合体 アシルCoA合成酵素など 脂肪酸合成酵素複合体
葉酸	テトラヒドロ葉酸(FAH₄, THF)	C_1ユニットの転移	セリンヒドロキシメチラーゼ メチオニン合成酵素
ビオチン	ビオチン	炭酸付加反応	アセチルCoAカルボキシラーゼ ピルビン酸カルボキシラーゼ など
ビタミンB₁₂ (シアノコバラミン, アクオコバラミン)	補酵素B₁₂ (5'-デオキシアデノシルコバラミン)	メチル基の転移	メチオニン合成酵素 メチルマロニルCoAムターゼ
リポ酸	リポ酸	α-ケト酸の酸化	ピルビン酸, α-ケトグルタール酸のデヒドロゲナーゼ複合体
ビタミンC (アスコルビン酸)		酸化還元(水酸化反応)	p-ヒドロキシフェニルピルビン酸 ヒドロキシラーゼ プロリンヒドロキシラーゼなど
ビタミンA	レチノールリン酸	マンノース転移	
ビタミンK		γ-カルボキシグルタミン酸の生成	γ-グルタシルカルボキシラーゼ

6章　からだとビタミン

1．ビタミンとは

ビタミン vitamin とは、微量で、生物の生長や健康な状態を保つのに必要な物質で、体内では合成できないか、できても必要量に満たないので、栄養素として摂取しなければならない有機化合物である．

2．ビタミンの分類と機能

(表II-6)

他の栄養素と異なり、エネルギー源や体構成成分になるのではなく、いわゆる生体という機械の潤滑油のような役割を果たしている．すなわち、物質代謝を円滑にし、生理的機能を正常に保つために必要な物質である．

ビタミンは、その性質から大きく脂溶性ビタミンと、水溶性ビタミンとに分けられる．ほとんどの水溶性ビタミンには、生体内での補酵素作用が知られている．脂溶性ビタミンでは、ビタミンAやKで補酵素作用が発見されている．一方、ビタミンDは、ビタミンというよりむしろホルモンのような作用をもっている．

ビタミンは、水溶性、脂溶性に分ける以外に適当な分類法がみられない．それは他の栄養素と違って、それぞれ特有な機能と代謝をしており、相互に直接的な関連性がないからである．

3．ビタミンの欠乏症と必要量

ビタミンの種類は非常に多い．しかし、日常の食事で考慮しなければならないビタミンは、A、B_1、B_2、C、Dぐらいである．ビタミンの中には、人体の必要量を腸管内の細菌叢が合成して、人体がそれを利用しているものもあるからである．このようなビタミンとしては、ビタミンB_6、K、パントテン酸、ビオチン、葉酸などがあげられる．しかし、抗生物質などを投与して腸管内細菌叢を死滅させた場合には、これらのビタミンの欠乏症を引き起こす危険がある．

また、薬剤によっては、その副作用として、ビタミンまたはその活性型である補酵素と拮抗してビタミン欠乏症状を呈することがある（たとえば抗結核剤とビタミンB_6）．このような場合には、治療として同時にビタミンの投与を考えなければならない．また、腸内細菌叢によるビタミンの合成とは逆に、ときとしてビタミンB_1を分解するアノイリナーゼ菌を腸管内に保有しているヒトがおり、このような場合には、必要量のビタミンB_1を摂取していても菌によって分解され、欠乏症が引き起こされる．このような場合には、アノイリナーゼ菌で分解されない形のB_1（例：アリサイアミン）を投与するか、非経口的に投与しなければならない．

多くのビタミンは、体内で活性型に変換してから、その機能を発揮する．そのため、その変換に関与する他のビタミンとか、変換を行う酵素や臓器に障害があっても、2次的にビタミン欠乏症状が出現する．

水溶性ビタミンは、過剰に摂取しても速やかにそのままか、あるいは代謝されて尿中に排泄される．しかし、脂溶性ビタミンは、過剰に摂取すると肝臓などに蓄積して、過剰症を起こすことがあるので注意を要する．

4．水溶性ビタミン

1）ビタミンB_1

(図II-45)

① 化　学：化学名をサイアミンという．熱、アルカリに対して不安定．

② 活性型への変換と機能：サイアミンはATPとの反応でサイアミンピロリン酸(TPP)となる．TPPは、ⓐ α-ケト酸の脱炭酸、酸化酵素、ⓑペントースリン酸経路のトランスケトラーゼの補酵素となる．このように、B_1は主に糖代謝に深く関与

図II-45 水溶性ビタミンの構造・代謝・補酵素作用──ビタミンB_1, B_2, B_6

1) ビタミンB_1（サイアミン）
構造

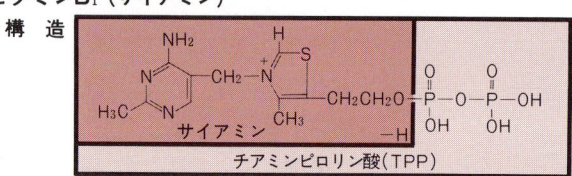

サイアミン
チアミンピロリン酸（TPP）

2) ビタミンB_2（リボフラビン）
1. 構造

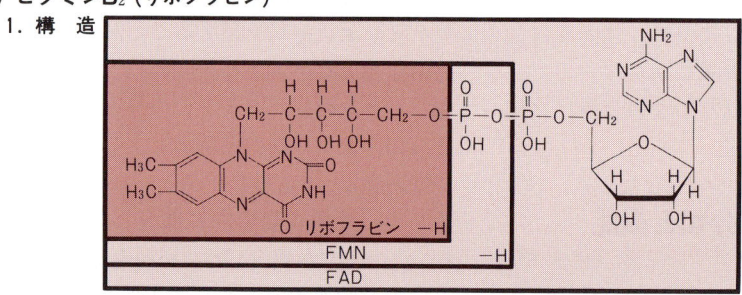

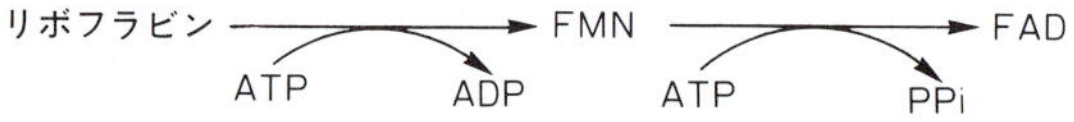

リボフラビン
FMN
FAD

2. 代謝

リボフラビン $\xrightarrow[\text{ATP} \to \text{ADP}]{}$ FMN $\xrightarrow[\text{ATP} \to \text{PPi}]{}$ FAD

3. 補酵素作用

イソアロキサジン核
酸化型 ⇔ 還元型（2H）

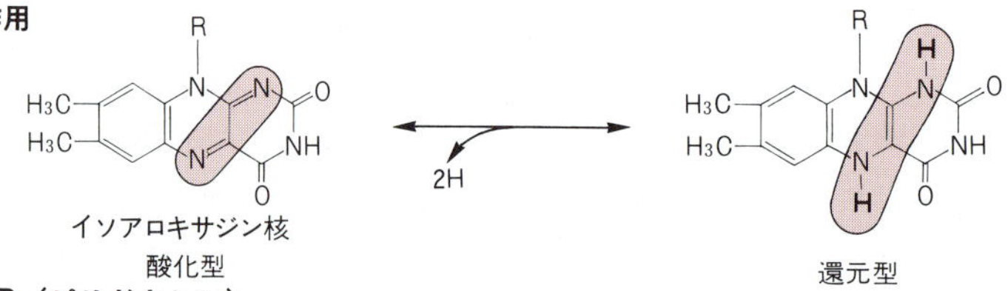

3) ビタミンB_6（ピリドキシン）
1. 構造と代謝

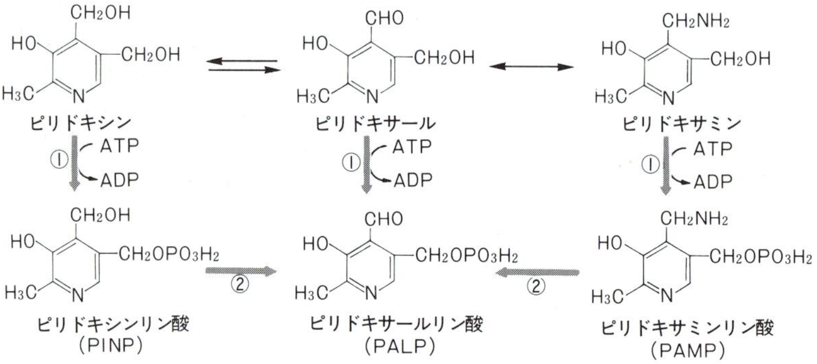

ピリドキシン ⇔ ピリドキサール ⇔ ピリドキサミン

↓① ATP→ADP

ピリドキシンリン酸（PINP） →② ピリドキサールリン酸（PALP） ←② ピリドキサミンリン酸（PAMP）

① ピリドキサールキナーゼ
② オキシダーゼ

2. 補酵素作用
トランスアミナーゼ

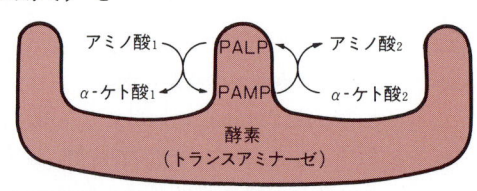

アミノ酸$_1$ → PALP → アミノ酸$_2$
α-ケト酸$_1$ ← PAMP ← α-ケト酸$_2$
酵素（トランスアミナーゼ）

PALPとアミノ酸の結合（シッフの結合）

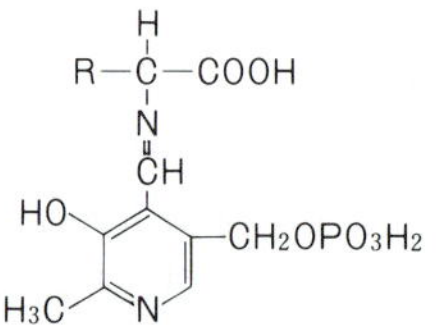

しているので，糖質摂取量が多いほどB_1の必要量が増す．

③ 欠乏症：ビタミンB_1が欠乏すると，上記の酵素活性が低下する．すなわち，ⓐ赤血球中のトランスケトラーゼ活性が低下している，ⓑ血中のピルビン酸濃度が上昇する，ことなどで診断できる．このような代謝の障害が倦怠感，筋肉痛，心悸亢進からさらに脚気，多発性神経炎などを引き起こすものと考えられている．

④ 所要量：ビタミンB_1は，糖質代謝とくにエネルギー代謝に関係しているので，その最少必要量は 1000 kcal 当りで計算され，0.18～0.3 mg とされている．組織飽和量は 1000 kcal 当り 0.33 mg で，20%の安全率をみて 0.40 mg/1000 kcal が成人男子の所要量とされている．すなわち，エネルギー消費の大きいとき（発熱，重労働，妊婦，授乳婦）にはB_1の所要量も増える．しかし，エネルギーを糖質よりも脂質からとる場合には，脂質代謝ではあまりB_1が関係しないので，B_1の消費量が減少し，その必要量は小さくなる（脂肪のB_1節約作用）．

ビタミンB_1は，貝類，淡水魚類，わらび，ぜんまいなどのシダ類に含まれる酵素アノイリナーゼによって分解され，生理活性を失う．また，前述のように，アノイリナーゼを含む菌（アノイリナーゼ菌）を腸管内にもっているヒトもおり，正常必要量を摂取していてもB_1欠乏症となる．

2）ビタミンB_2 （図Ⅱ-45）

① 化 学：化学名をリボフラビンといい，光で分解されやすい．また，アルカリに弱い．

② 活性型への変換と機能：リボフラビンは，ATPの関与の下にリボフラビンキナーゼによって，フラビンモノヌクレオチド（FMN）となり，さらに FAD ピロホスホリラーゼの作用を受けて，フラビンアデニンジヌクレオチド（FAD）となる．生体内では，大部分が FAD として存在している．

B_2の補酵素型である FAD，FMN は，酸化還元酵素の補酵素として，脂質，糖質さらにアミノ酸の異化代謝，エネルギー代謝に関与している．

③ 欠乏症：眼症状（角膜辺縁部血管叢の充血と増殖，毛細血管の新生に羞明，結膜炎，流涙を伴う），口唇症状（口角が蒼白となり，き裂を生じ，薄い黄色のか皮を形成するが，そこから出血しない），舌炎，咽頭痛，皮膚症状（脂漏性皮膚炎）などを呈する．

④ 所要量：脂肪食は，B_2の必要量を増加させる．最少必要量は 0.3 mg/1000 kcal で，組織飽和には 0.44 mg が必要であり，20%の安全率を加えると 0.53 mg/1000 kcal となる．腸管内の細菌によっても合成され，0.4～0.5 mg が吸収されているという．

3）ビタミンB_6 （図Ⅱ-45）

① 化 学：B_6とよばれている化合物にはピリドキシン（PIN），ピリドキサール（PAL），ピリドキサミン（PAM）の 3 種がある．水，アルコールによく溶け，耐熱性であるが，紫外線で分解される．

② 活性型への変換と機能：ピリドキサールは，ピリドキサールキナーゼの触媒作用によってリン酸化され，ピリドキサールリン酸（PALP）となる．同様にして，生成されるピリドキシンリン酸（PINP），ピリドキサミンリン酸（PAMP）も，FMN を補酵素とするオキシダーゼで PALP となる．B_6の補酵素としての作用を示すのは，主に PALP である．

PALP は，アミノ酸代謝と深く関係している．その関与する反応には，次のようなものがある．

ⓐ アミノ基転移反応……アスパラギン酸トランスアミナーゼ（GOT），アラニントランスアミナーゼ（GPT）

ⓑ ラセミ化反応……L型アミノ酸とD型アミノ酸の相互変換反応

ⓒ 付加反応および切断反応……シスタチオニン合成酵素，キヌレニナーゼ

ⓓ 脱炭酸反応……グルタミン酸脱炭酸酵素

ⓔ アルドール反応……セリンヒドロキシメチラーゼ（セリン──グリシンの変換）

ⓕ 縮合反応……δ-アミノレブリン酸合成酵素

ⓖ アミン酸化酵素

これらは，いずれも反応中間体として，基質であるアミノ酸と PALP との間で図のようなシッフ Schiff 塩基（アルドイミン結合）を形成してい

図II-46 水溶性ビタミンの構造・代謝・補酵素作用——ナイアシン，パントテン酸

4) ニコチン酸(ナイアシン)・ニコチン酸アミド(ナイアシンアミド)
   1. 構造

   ニコチン酸　　　ニコチン酸アミド

   NAD　−H
   NADP

   2. 代謝

   トリプトファン → キノリン酸 → ニコチン酸モノヌクレオチド → デアミドNAD → NAD → NADP

   ニコチンアミド → ニコチン酸
   アンモニア

   3. 補酵素作用

   (酸化型)　　　　(還元型)
   NAD(P)⁺　　　　NAD(P)H+H⁺

5) パントテン酸
   構造　システイン

   パントテン酸
   パンテテイン
   CoA

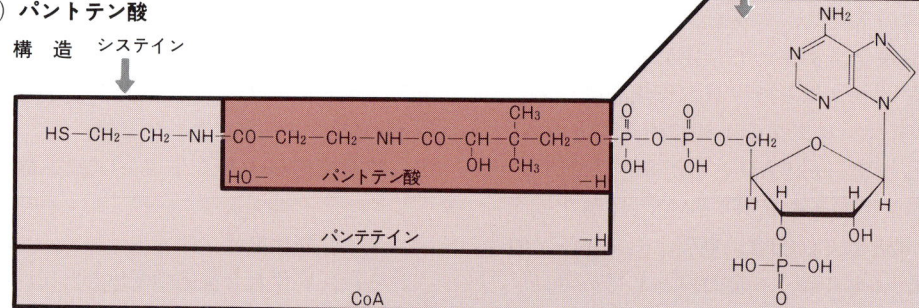

る.

③ 欠乏症：B_6は腸内細菌叢により合成され，それを利用しているので欠乏症にかかりにくい．しかし，抗生物質を使用して腸内細菌叢を死滅させた場合とか，B_6と拮抗する薬剤（結核の化学療法剤であるイソニコチン酸ヒドラジドなど）を使用した場合には，欠乏症を生ずるおそれがある．また，先天的にPALPとの結合する能力の低い（K_mの大きい）酵素をもっているために，正常量のB_6では欠乏症状を呈するというB_6依存症がある．その他，B_6からPALPを生成する間にFMNを補酵素とする酵素（オキシダーゼ）が関与しているために，B_2の欠乏症になると，2次的にB_6の欠乏症を生じてくるものと考えられている．

B_6欠乏症としては，皮膚炎，神経炎，てんかん様けいれん，貧血などがある．

4）ニコチン酸・ニコチン酸アミド （図Ⅱ-46）

① 化　学：抗ペラグラ因子としてのニコチン酸（ナイアシン）およびニコチンアミド（ナイアシンアミド）で，水，アルコールに溶け，酸，アルカリ，光に対して安定している．

② 活性型への変換：ニコチンアミドは，腸管内の細菌叢によって脱アミド化を受け，ニコチン酸となってからNAD合成に利用される．ニコチン酸は，ニコチン酸ホスホリボシルトランスフェラーゼの作用によって，PRPPとATPからニコチン酸モノヌクレオチドとなる．なお，この酵素は，ATPによってアロステリックな調節を受けていると考えられている．ついでデアミドNADを経由して，NAD合成酵素によってNADとなる．NADはさらにATPを使ってNADPとなる．

また，NADは，ニコチン酸以外にもトリプトファンからも合成される．このときは，代謝中間体であるキノリン酸とPRPPから，ATPの関係なく，またニコチン酸を経由しないで，ニコチン酸モノヌクレオチドが生成される．

③ 機　能：ⓐ NADおよびNADPは，脱水素酵素，還元酵素の補酵素として，生体内の酸化還元反応に関与している．一般に，NADは糖質，脂質の異化反応，エネルギー代謝に関与しているのに対して，NADPのほうは還元型である＜NA-DPH＋H^+＞が，脂肪酸やステロイドなどの合成に使われている．ⓑ NADは，ADP-リボース転移反応によって，ニコチンアミドを除いた部分が，核蛋白質を修飾するのに使われ，DNAの遺伝子活性の調節に関与している可能性が考えられている（本文129頁参照）．

④ 欠乏症：ニコチン酸とトリプトファン摂取が不足すると，ニコチン酸欠乏症であるペラグラとなる．従来，ニコチン酸とトリプトファン含有量の少ないとうもろこしを主食とする地方では，ペラグラがよく発生した．皮膚炎，下痢，中枢神経症状（頭痛，不眠，幻覚，錯乱）がペラグラの3大症状として有名である．

⑤ 所要量：6.6 mg/1000 kcalとされている．トリプトファンは，NADに転換するが，トリプトファン60 mgがニコチン酸1 mgの摂取に相当する．

5）パントテン酸 （図Ⅱ-46）

① 化　学：水によく溶け，光に対しても空気中でも安定しているが，熱に弱く，酸，アルカリで加水分解される．

② 活性型への変換と機能：パントテン酸は，体内でシステインとATPからコエンザイムA（Co-A）を生成する．とくに，-SH基の作用を示すときにはCoA-SHと標示する．糖質，脂質代謝の重要な中間体であるアセチルCoAは，アセチル基（CH_3CO-）とCoAとが，CoAの末端の-SH基と結合したものである．すなわち，CoAは，糖質，脂質代謝と密接な関係がある．また，アミノ酸（分枝鎖アミノ酸など）の分解代謝中間体も，CoAエステルの形をとっている．パントテン酸の誘導体であり，CoAの成分でもある4′-ホスホパンテテインは，脂肪酸合成酵素複合体中のアシル運搬蛋白（ACP）のアシル中間体と結合する手となっている．

③ 欠乏症：パントテン酸は腸管内の細菌叢によって合成されているので，欠乏症はあまりみられない．動物実験での欠乏症状としては，成長の停止，体重減少などがみられる．また，皮膚炎，脱毛，神経障害としての興奮状態などをきたし，ステロイドホルモンの合成障害のために副腎の肥

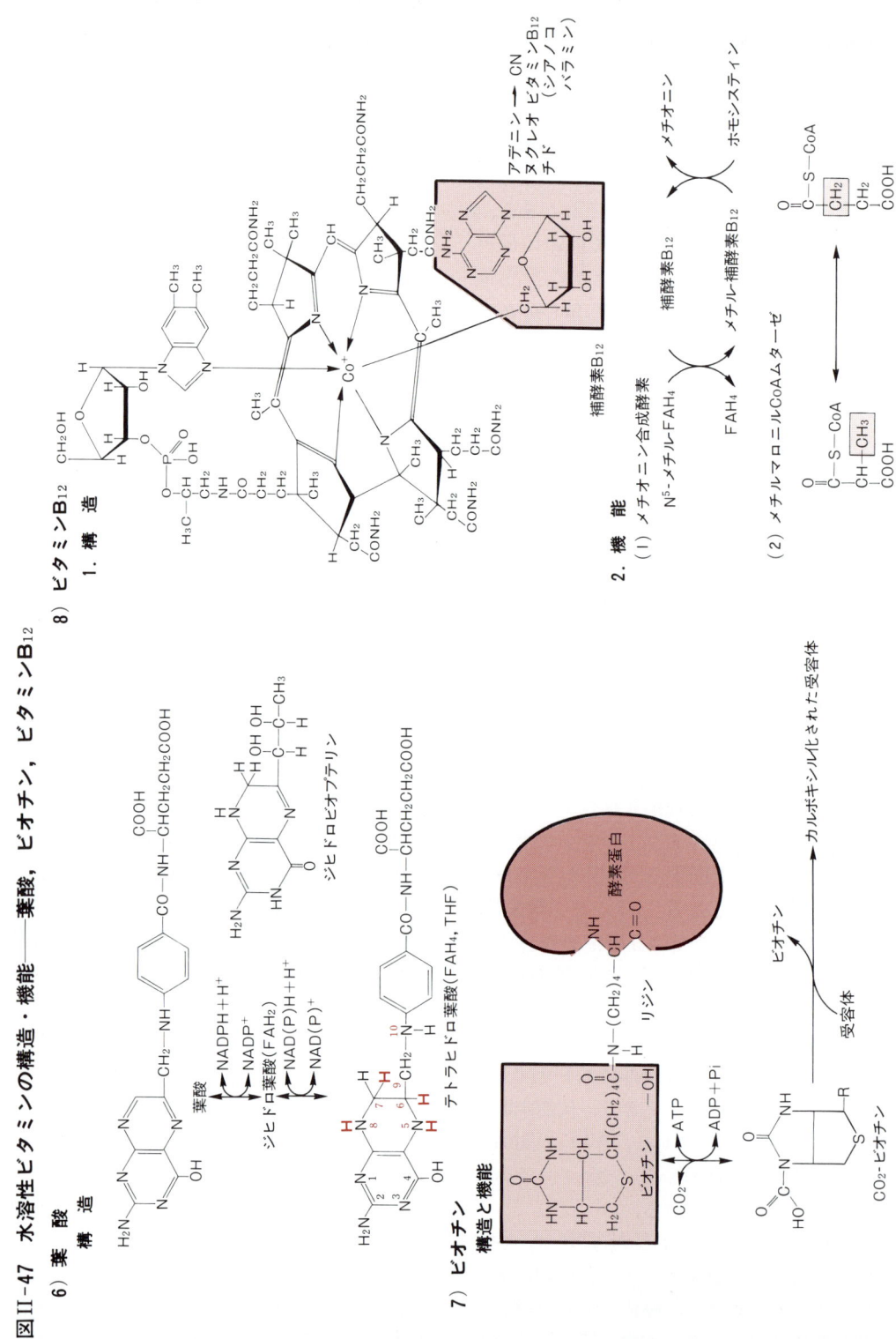

図II-47 水溶性ビタミンの構造・機能――葉酸, ビオチン, ビタミンB_{12}

6) 葉酸
構造

7) ビオチン
構造と機能

8) ビタミンB_{12}
1. 構造

2. 機能
(1) メチオニン合成酵素
(2) メチルマロニルCoAムターゼ

大，壊死などのみられることが多い．

6）葉酸　　　　　　　　　　（図Ⅱ-47）

① 化　学：化学名をプテロイルグルタミン酸といい，遊離形は水に溶けにくいがナトリウム塩となるとよく溶ける．水に対して不安定である．

② 活性型への変換と機能：葉酸は，還元されて補酵素作用を有するテトラヒドロ葉酸（FAH_4, THF）に変換する．

FAH_4は，メチル基やホルミル基（C_1単位）の転移反応における補酵素となっている．これらのC_1単位は，FAH_4の5位，10位のNと結合して，プリンやピリミジンヌクレオチドの生合成，セリン‒グリシン代謝などに関与している．また，葉酸成分のプテリジンは，テトラヒドロビオプテリン（ただし葉酸からではなく，GTPから合成される）として，フェニルアラニンヒドロキシラーゼなどのオキシゲナーゼの補酵素となっている．

③ 欠乏症：葉酸は，腸管内の細菌叢によって合成されるので，一般に，欠乏症を起こすことはない．しかし，欠乏すると核酸合成障害から巨赤芽球性貧血となる．

白血病，絨毛上皮癌などの治療に用いられて，劇的な効果を示したアミノプテリン（4-アミノプテロイルグルタミン酸）やアメトプテリンは，葉酸の構造類似体で，葉酸の働きに拮抗するアンチビタミンである．生体内では，FAH_2から活性型のFAH_4への変換を触媒するFAH_2還元酵素を阻害する．その結果，増殖速度の速い腫瘍細胞でのプリン，ピリミジンヌクレオチド生合成を阻害して，その薬理作用を発揮するが，当然，いろいろな程度の葉酸欠乏症状を呈する．

B_{12}欠乏症のとき，補酵素B_{12}の関与するN^5-メチルFAH_4トランスメチラーゼ（メチオニン合成酵素）活性が低下し，そのためにN^5-メチルFAH_4が蓄積して，他のFAH_4誘導体の代謝が低下し，葉酸欠乏症を起こしてくる．

7）ビオチン　　　　　　　　　（図Ⅱ-47）

① 化　学：水に溶けにくいが，塩になるとよく溶ける．熱や空気に対して安定．

② 機　能：ビオチンは，酵素蛋白と結合して（ビオチンのカルボキシル基と蛋白中のリジンのε-アミノ基間），炭酸ガスを活性化して固定を行うカルボキシラーゼ（ピルベートカルボキシラーゼ，アセチルCoAカルボキシラーゼなど）の補酵素となる．

③ 欠乏症：ビオチンは，卵白中のアビジンという糖蛋白と強く結合して，不活性化される．生の卵白を多量に摂取すると皮膚の湿疹，倦怠，筋痛，食欲不振，貧血，高コレステロール血症などの症状が現れる．しかし，ビオチンは，腸管内の細菌叢で合成されているため，ふつうビオチン欠乏症は起こすことはない．

8）ビタミンB_{12}　　　　　　　（図Ⅱ-47）

① 化　学：化学名コバマイドまたはコバラミン，抽出したものはシアンあるいは水を結合しているために，シアノコバラミン，アクオコバラミンという．赤色結晶で水，アルコールによく溶ける．酸，アルカリに対して安定．

② 活性型と機能：生体内では，シアンやH_2Oのかわりに5′-デオキシアデノシンが結合した補酵素B_{12}（アデノシルコバラミン）またはメチル基と結合したメチルコバラミンとして存在している．B_{12}は，次の反応の補酵素として働く．ⓐメチル基の転移反応（メチオニン合成酵素），ⓑイソメラーゼ反応（メチルマロニルCoAムターゼ）

③ 欠乏症：B_{12}の欠乏症は，2次的に葉酸の代謝障害を起こして，巨赤芽球性貧血になると考えられている．それは，B_{12}欠乏のためにメチオニン合成酵素活性が低下して，N^5-メチルFAH_4が蓄積し，FAH_4をプリン，ピリミジン合成に利用することができなくなるためと考えられている．

B_{12}の吸収には，胃粘膜に存在する糖蛋白質が必要で，これを内因子という（B_{12}が外因子である）．このため萎縮性胃炎や胃切除を受けたヒトでは，この内因子が欠如しているためにB_{12}の吸収ができず，B_{12}欠乏症を起こしてくる．この場合，B_{12}の吸収が阻害されているために，治療としては非経口的な投与を行わなければならない．

9）リポ酸　　　　　　　　　　（図Ⅱ-48）

① 化　学：リポ酸またはチオクト酸という．

図II-48 水溶性ビタミンの構造・機能 ── リポ酸，ビタミンC

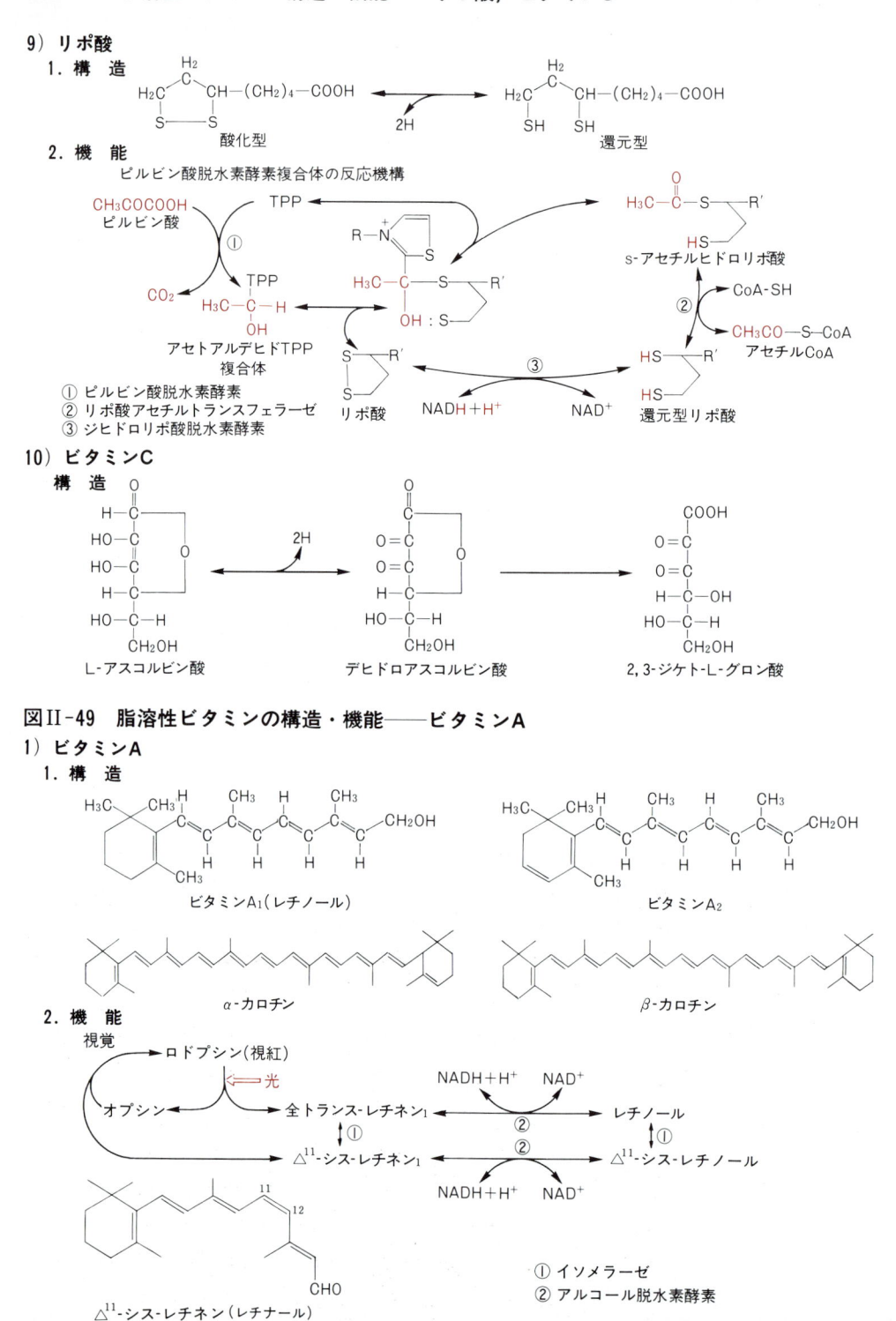

9) リポ酸
1. 構造

酸化型 ⇌ (2H) ⇌ 還元型

2. 機能
ピルビン酸脱水素酵素複合体の反応機構

① ピルビン酸脱水素酵素
② リポ酸アセチルトランスフェラーゼ
③ ジヒドロリポ酸脱水素酵素

10) ビタミンC
構造

L-アスコルビン酸 ⇌ (2H) デヒドロアスコルビン酸 → 2,3-ジケト-L-グロン酸

図II-49 脂溶性ビタミンの構造・機能 ── ビタミンA

1) ビタミンA
1. 構造

ビタミンA_1(レチノール)

ビタミンA_2

α-カロチン

β-カロチン

2. 機能
視覚

オプシン → ロドプシン(視紅) ←光← 全トランス-レチネン$_1$ ⇌② レチノール
↕① ↕①
$\triangle^{11}$-シス-レチネン$_1$ ⇌② $\triangle^{11}$-シス-レチノール

$\triangle^{11}$-シス-レチネン(レチナール)

① イソメラーゼ
② アルコール脱水素酵素

遊離型は水に溶けにくいが，ナトリウム塩はよく溶ける．

② 機 能：α-ケト酸の酸化的脱炭酸酵素複合体の補酵素となっている．

ピルビン酸デヒドロゲナーゼ複合体では，次の5種の補酵素(ビタミン)が関与している．ⓐ TPP(サイアミン)，ⓑ リポ酸，ⓒ CoA (パントテン酸)，ⓓ FAD (リボフラビン)，ⓔ NAD (ニコチン酸)．

10) ビタミン C　　　　　　　　　(図II-48)

① 化 学：アスコルビン酸，およびその酸化型であるデヒドロアスコルビン酸にもビタミンCの作用がある．水によく溶け，酸，アルカリ，熱に弱い．水溶液では不安定で，容易に酸化され，さらに不活性化される．

② 代 謝：ヒト，サル，モルモット以外の動物は，一般にD-グルコースから体内で合成される．アスコルビン酸は，酸化されるとデヒドロアスコルビン酸となり，還元されるとアスコルビン酸に戻るが，さらにラクトン環が開裂した，2,3-ジケトグロン酸になると，この反応は不可逆性で，ビタミン効果が消失する．

③ 機 能：その強い還元力で，次のような生体内の酸化還元反応に関与している．ⓐフェニルアラニン，チロシンの代謝に関与している(ドーパミンヒドロキシラーゼ，p-ヒドロキシフェニルピルビン酸ヒドロキシラーゼ，ホモゲンチジン酸オキシゲナーゼ，3-ヒドロオキシチラミンヒドロキシラーゼなど)．ⓑコラーゲンの生成……コラーゲン中のプロリンを水酸化してヒドロキシプロリンを生成する反応に関与している．ⓒ副腎皮質ホルモンの生成．

④ 欠乏症：細胞間の結合に必要な物質であるコラーゲンの生成不良を起こすため，出血しやすくなり，壊血病となる．また，骨，歯が脆弱となる．チロシンの代謝の障害では，メラニンが生成され，色素の沈着をきたす．伝染病に対する抵抗力も減退する．

5．脂溶性ビタミン

1) ビタミンA　　　　　　　　　(図II-49)

① 化 学：ⓐ ビタミンA_1(レチノール)……5個の二重結合をもつが，すべてトランス型である．ⓑ ビタミンA_2……A_1より二重結合が1つ多い．脂溶性で酸化されやすい．熱には安定．

② 代 謝：ビタミンAは，動物にのみ存在する．植物に存在するカロチノイド色素であるα-，β-，γ-カロチン，クリプトキサンチンなどは，生体内に入るとビタミンA_1に変わるので，プロビタミンAといわれる．その変換は，小腸壁で酸化的に分解して起こる．小腸で吸収されると，長鎖脂肪酸とエステル結合したAエステルとして，リンパ管を経て運ばれ，肝臓に貯蔵される．

③ 機 能：ⓐ視覚……網膜の桿状細胞には，光を感じる11-シスビタミンAアルデヒド(レチナール)と蛋白質(オプシン)が結合した視紅(ロドプシン)が存在している．これに光が当たると，11-シスレチナールが全トランスレチナールとなり，この構造変化のため，全トランスレチナールとオプシンに分解されて退色する．全トランスレチナールは，イソメラーゼの作用で，11-シスレチナールとなり，ふたたびオプシンと結合して視紅に戻る．また，全トランスレチナールを含むものは，アルコール脱水素酵素の作用でレチノールとなり，血行を経て肝臓に運ばれ貯蔵されたり，ふたたび11-シスレチナールに変換されて視紅に組み込まれる．ⓑ上皮細胞に対する作用……レチノールリン酸は，糖蛋白質の合成に際して，その糖部分へのマンノースが転移する反応に関与しているといわれる．

④ 欠乏症：ビタミンAの欠乏は，網膜桿体細胞中のロドプシンの減少を起こして，夜盲症となる．また，上皮細胞の糖蛋白合成の障害から，粘膜，表皮の角化，乾燥化を起こし，感染症を起こしやすくなる．

⑤ 過剰症：ビタミンAは，肝臓に貯蔵され，過剰に摂取すると過剰症となる．乳幼児に多く，1日7.5万IUから60万IUの摂取で，1カ月から

図II-50　脂溶性ビタミンの構造・機能──ビタミンD, E, K

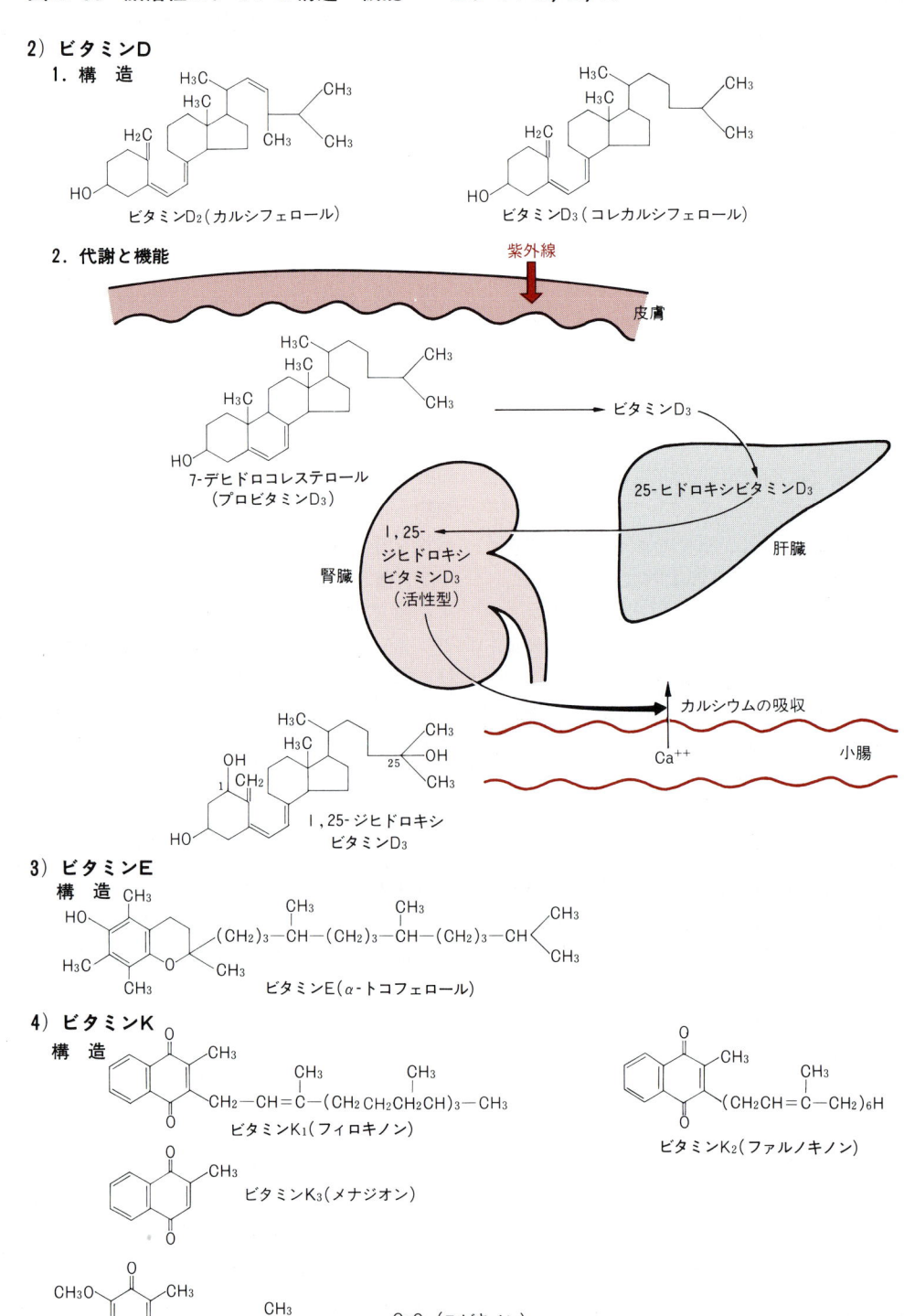

2) ビタミンD
1. 構造

ビタミンD_2(カルシフェロール)

ビタミンD_3(コレカルシフェロール)

2. 代謝と機能

紫外線

皮膚

7-デヒドロコレステロール
(プロビタミンD_3)

→ ビタミンD_3

25-ヒドロキシビタミンD_3

肝臓

1,25-ジヒドロキシビタミンD_3(活性型)

腎臓

カルシウムの吸収

Ca^{++}　　小腸

1,25-ジヒドロキシビタミンD_3

3) ビタミンE
構造

ビタミンE(α-トコフェロール)

4) ビタミンK
構造

ビタミンK_1(フィロキノン)

ビタミンK_2(ファルノキノン)

ビタミンK_3(メナジオン)

CoQ_{10}(ユビキノン)

6カ月の間に慢性中毒症を発生する。四肢の疼痛性腫脹を主症状とし，その他，不気嫌，食欲不振，体重増加停止などの症状が出てくる．また，急性症状としては，脳圧亢進を起こしてくるために，頭痛，嘔吐などの症状をみることがある．

2）ビタミンD　　　　　　　　　（図II-50）

① 化　学：ビタミンD_2は，カルシフェロール（エルゴカルシフェロール），D_3はコレカルシフェロールとよばれる．脂溶性で酸化，熱に安定．

② 代　謝：D_2はエルゴステロール，D_3は7-デヒドロコレステロールに紫外線が照射されるとつくられるので，これらの物質はプロビタミンDとよばれている．吸収された，あるいはプロビタミンDから生成されたビタミンDは，まず，肝臓で25位が水酸化され，続いて腎臓に運ばれ，1位が水酸化され，ビタミンDの活性型である1,25-ジヒドロキシビタミンDとなる．

③ 機　能：活性型ビタミンDは，小腸からのCaの吸収を促進する作用がある（本文197頁）参照）．その結果，2次的にリン酸の吸収も促進する．また，骨や歯の石灰化を促進する．その作用は，遺伝子の活性化による蛋白合成の促進を介するものである．この作用機構はステロイドホルモンなどとよく似ているので，ビタミンDはビタミンというよりホルモンの一種とも考えられている．

④ 欠乏症と過剰症：ビタミンDの欠乏によって，骨，歯の発育不良，くる病，骨軟化症を起こす．日光照射の少ないところでは，プロビタミンDからビタミンDの生成が障害され，くる病が発生した．また，ビタミンDが活性型になるためには，肝臓，腎臓の作用が必要で，腎不全患者，とくに腎透析患者ではビタミンDの活性型が生成されず，骨軟化症を発生することがある．

動物では，ビタミンDを過剰に与えると，腎臓や動脈などにカルシウムが沈着し石灰化が起こり，極端な場合は死亡する．ヒトの症状では食欲不振,吐乳,便秘,皮膚乾燥,筋緊張低下,口渇など．

3）ビタミンE　　　　　　　　　（図II-50）

① 化　学：トコフェロールともいう．脂溶性で，熱に対して安定であるが酸化されやすい．

② 機　能：抗酸化剤として働き，不飽和脂肪酸，ビタミンAなどの二重結合をもつ化合物の酸化を防止する．

③ 欠乏症：ネズミでは，生殖機能障害（オスは睾丸萎縮，メスでは胎児の死亡）をきたし，ウサギやモルモットでは，筋萎縮症を発生する．ヒトでは，乳幼児の赤血球溶血，黄疸がみられる．

4）ビタミンK　　　　　　　　　（図II-50）

① 化　学：ビタミンK_1（フィロキノン），K_2（ファルノキノン），K_3（メナジオン）があり，脂溶性，酸化，湿気に対しては安定であるが，光に対してはきわめて不安定で分解される．アルカリ中でも不安定である．

② 機能と欠乏症：ⓐミトコンドリアにおける電子伝達系の一成分であるコエンザイムQ(CoQ)と，ビタミンK，Eとが構造的に似ているので，その関連性が考えられている．ⓑ肝臓におけるプロトロンビンの合成に関係している．

プロトロンビン分子中のグルタミン酸残基は，ビタミンKの関与する次のような反応で，γ-カルボキシグルタミン酸となり，はじめて血液凝固に関与できるプロトロンビンとなる．

$$\text{プロトロンビン（グルタミン酸）} \xrightarrow[\text{ビタミンK}]{O_2 \quad CO_2} \text{プロトロンビン（γ-カルボキシグルタミン酸）}$$

ビタミンKは，腸管内の細菌叢によって合成されているが，新生児（細菌叢がまだ定着していない）や，抗生物質連用者，胆管閉塞などで胆汁が欠如しているような場合には，ビタミンK欠乏症となり，血液凝固が遅延する．

5）必須脂肪酸

① 化　学：不飽和脂肪酸で二重結合を2つ以上もっているリノール酸，リノレン酸，アラキドン酸をいう（本文173頁参照）．

② 機　能：ⓐ細胞膜やミトコンドリア膜のリン脂質成分として重要．ⓑホルモンであるプロスタグランジンの前駆体となる．

③ 欠乏症：成長の停止，脱毛，不妊，皮膚炎などの症状を呈する．

表II-7 人体を構成する元素

成　分		人体含量（％）	成　分		人体含量（％）
酸素	O	65	マグネシウム	Mg	0.05
炭素	C	18	鉄	Fe	0.004
水素	H	10	マンガン	Mn	0.0003
窒素	N	3	銅	Cu	0.00015
カルシウム	Ca	1.5〜2.2	ヨウ素	I	0.00004
リン	P	0.8〜1.2	コバルト	Co	痕跡
カリウム	K	0.35	亜鉛	Zu	痕跡
イオウ	S	0.25	ケイ素	Si	痕跡
ナトリウム	Na	0.15	アルミニウム	Al	痕跡
塩素	Cl	0.15			

（H.C.Sherman）

表II-8 酵素の補助因子または活性化剤となる無機質

無機質	酵　素
Ca^{2+}	リパーゼ，$Ca^{\#}$-$Mg^{\#}$ATPアーゼ（筋肉），トロンボプラスチン（血液凝固），コラゲナーゼ，$Ca^{\#}$活性化プロテアーゼ，プロテインキナーゼC
K^+	ピルベートキナーゼ，Na^+-K^+ ATPアーゼ（細胞膜） メチオニンアデノシルトランスフェラーゼ，ホスホリボシルグリシンアミド合成酵素，IMPデヒドロゲナーゼ
Na^+	Na^+-K^+ ATPアーゼ
Mg^{2+}	エノラーゼ，ホスファターゼ，ホスホグルコムターゼ，トランスケトラーゼ，ATPの関与する多くの酵素（キナーゼ，合成酵素など）
Mn^{2+}	アルギナーゼ，リンゴ酸酵素，セリンヒドロキシメチラーゼ
Fe^{2+}（Fe^{3+}）	チトクローム群，カタラーゼ，アコニターゼ，ペルオキシダーゼ，トリプトファンピロラーゼ，コハク酸デヒドロゲナーゼ
Zn^{2+}	アルコールデヒドロゲナーゼ，炭酸脱水酵素（カーボニックアンヒドラーゼ），アルカリホスファターゼ，ジペプチダーゼ，カルボキシペプチダーゼ
Cu^{2+}	チトクロームオキシダーゼ，チロジナーゼ，アスコルビン酸オキシダーゼ，ジアミンオキシダーゼ
PO_4^{2-}	グルタミナーゼ
Cl^-	グルタミン酸デカルボキシラーゼ，アンギオテンシンI変換酵素

7章 からだと無機質

1. 体内の無機質
(表II-7)

人体を構成する元素には、酸素、炭素、水素、窒素などの主要な元素のほかに、カルシウム、リン、カリウム、イオウ、ナトリウム、塩素、マグネシウム、鉄、そのほか種々の無機質(無機塩類、灰分、ミネラル)などが含まれている.

2. 無機質の役割
(表II-8)

これらの無機質は、それぞれ特有の生理機能をもっている。その機能を次に要約する.
① 硬組織(骨,歯)の構成成分：カルシウム、リン、マグネシウムなど.
② 体液の浸透圧、酸・塩基平衡、水分平衡の保持：カリウム、ナトリウム、塩素、リンなど.
③ 生理活性物質の成分：生理機能をもつ物質の重要な成分となるか、またはその機能に重要な影響を及ぼす。例：酵素(表II-8参照)、ビタミンや補酵素(リン、イオウ、コバルト)、ホルモン(ヨウ素)、ヘモグロビン(鉄)など.

3. 無機質の代謝と機能

1) カルシウム Ca

カルシウムは、人体の1.5〜2.2％を占めている。その99％は骨と歯にあり、残りが体液と組織に存在する。血液中のカルシウム濃度は一定の値、約 2×10^{-3} M ($10\,mg/dl$) に保たれている。細胞内、とくに細胞質の濃度は約 10^{-7} M で、非常に低いレベルである。いくつかのホルモンや神経伝達物質は、カルシウムを細胞外から取り込んだり、細胞内の小胞体などから放出させることによって、細胞質のカルシウム濃度を上昇させて、その作用を発現している.

(1) 役割
① 骨および歯の成分：カルシウムはヒドロキシアパタイト、$Ca(PO_4)_6(OH)_2$ の形で人体を支える硬組織を形づくっている.
② 血液凝固：プロトロンビンのトロンビンへの活性化など、血液凝固には必須因子である.
③ 神経,筋肉の興奮性,筋肉収縮：筋小胞体から細胞質へのカルシウムの放出によって、収縮が始まる.
④ ホルモン作用、酵素の活性化：いくつかのホルモンの作用は細胞質のカルシウムの濃度の上昇を介して、酵素の活性化を引き起こすことにある。カルシウムはまたカルモジュリンという蛋白質と結合した形で、酵素活性の調節に関与している.

(2) 代謝 (図II-51)

カルシウムの小腸からの能動輸送は、活性化されたビタミンDである1,25-ジヒドロキシビタミンD_3によって促進される。また、上皮小体から分泌されるホルモン(パラソルモン)は、骨からのカルシウムの遊離などを促進して、血清カルシウム濃度を上昇させる。一方、甲状腺から分泌されるカルシトニンは、カルシウムの骨からの遊離と腎細尿管での再吸収を阻害して、血清カルシウム濃度を低下させる。血清中のカルシウム濃度の低下は、神経、筋の興奮性を高めて、低カルシウム血テタニー(四肢と喉頭の筋肉のけいれん)を起こす.

2) リン(燐) P

リンは、ほとんどリン酸 PO_4 イオンの形で存在し、やはりその90％は、骨、歯などの硬組織にあり、残り10％ぐらいが組織中に含まれる.

(1) 機能 (図II-52)
(1) リン酸カルシウム、リン酸マグネシウムの形で骨、歯を構成する.
(2) いろいろな体構成成分中に、有機リン酸化

図II-51　カルシウムの代謝と調節

食事
↓
Ca++
腸管
↓
糞便

腸管吸収 ← パラソルモン／成長ホルモン／ビタミンD／アルカリ性食事 ⊕
カルシトニン ⊖
腸管排泄

血管
吸収 ← パラソルモン ⊕
カルシトニン ⊖
沈着 ← カルシトニン／成長ホルモン／性ホルモン

細胞（Ca++）
骨（Ca++）

腎臓
再吸収 ⊕ パラソルモン／ビタミンD
⊖ カルシトニン／成長ホルモン
尿

血清カルシウム { 上昇 ← パラソルモン，ビタミンD
　　　　　　　　低下 ← カルシトニン }

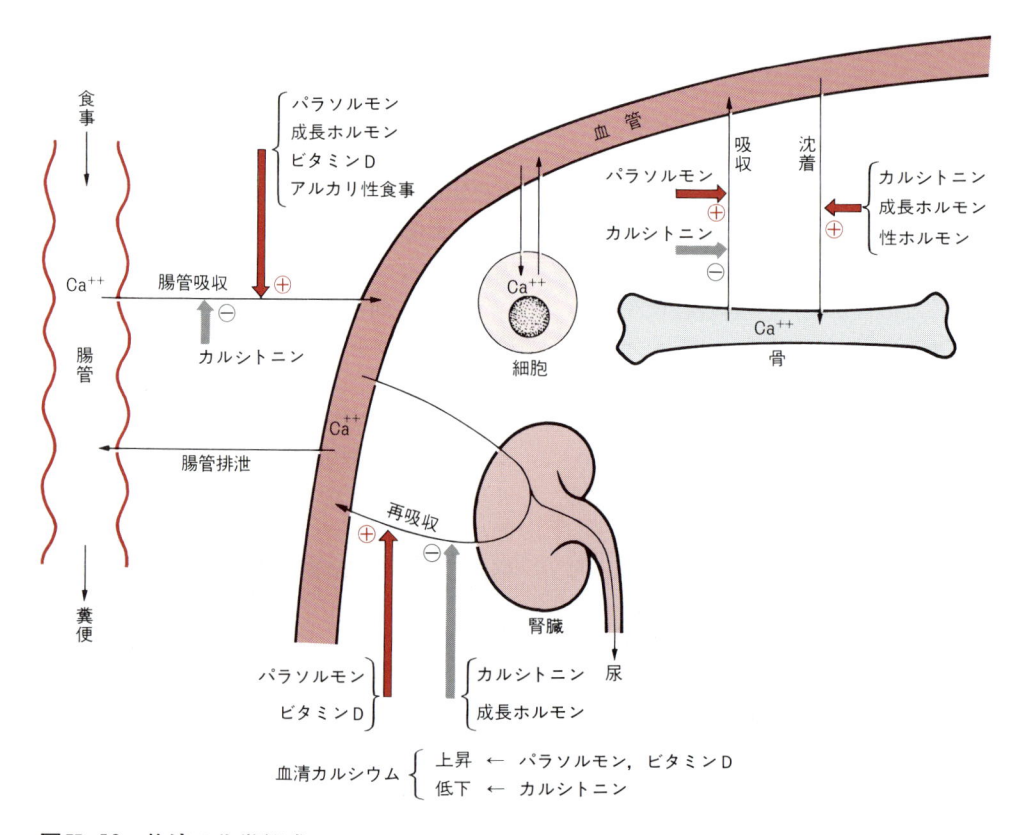

図II-52　体液の化学組成

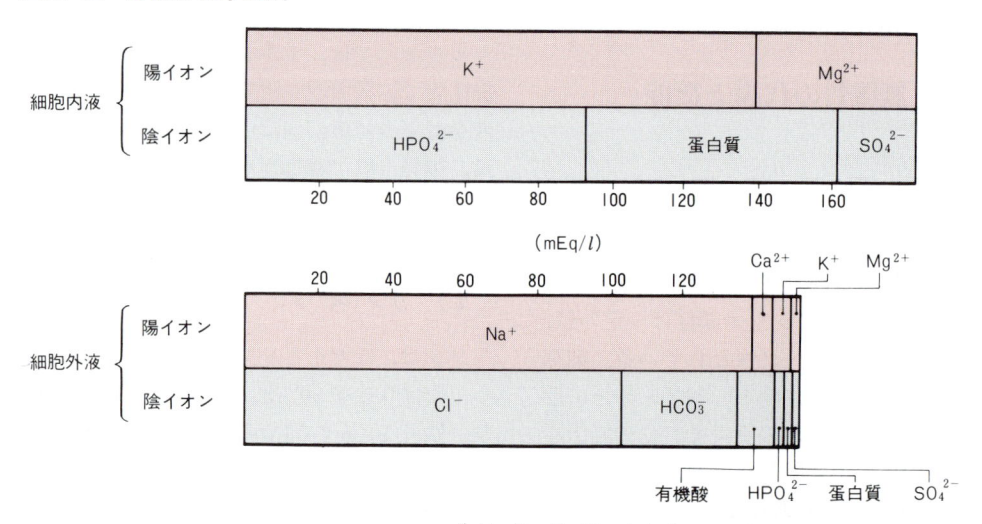

細胞内液
- 陽イオン：K+，Mg2+
- 陰イオン：HPO₄²⁻，蛋白質，SO₄²⁻

(mEq/l) 20　40　60　80　100　120　140　160

細胞外液
- 陽イオン：Na+，Ca²⁺，K+，Mg²⁺
- 陰イオン：Cl⁻，HCO₃⁻，有機酸，HPO₄²⁻，蛋白質，SO₄²⁻

(J.L. Gamble：Chemical Anatomy, Physiology and Pathology of Extracellular Fluid, 1950)

合物として含まれる(核酸,ATP,リン脂質,糖代謝中間体,補酵素など).

(3) リン酸塩は,緩衝作用を有し,体液のpHの調節(酸・塩基平衡)に関与する.

(2) 代　謝

上皮小体ホルモンは,リン酸の尿中排泄量を増加させて,血漿リン酸濃度を低下させる.活性型ビタミンDは,カルシウムとともに腸管でのリン酸の吸収を促進する.

3) ナトリウムNa,カリウムK

(1) 機　能　　　　　　(図Ⅱ-51,表Ⅱ-9)

(1) ナトリウムは細胞外液中の,カリウムは細胞内液中の主要な陽イオンとして,浸透圧,酸・塩基平衡および水分平衡などの保持に重要な役割を果たしている.

(2) 神経,筋肉の興奮性を正常に保つため必要.

(2) 代　謝

鉱質コルチコイド(アルドステロンなど)は,尿細管におけるナトリウムの再吸収を促進し,カリウムの排泄を促進する.ふつうの状態では,ナトリウム,カリウム,塩素イオンが欠乏することはない.しかし,激しい発汗,嘔吐,長期間にわたる下痢などの場合には欠乏し,食欲減退,頭痛,筋脱力感などの症状をきたす.

4) イオウ(硫黄)S

イオウは,含硫アミノ酸(メチオニン,システイン,シスチン)の成分である.シスチン,システインは,蛋白質の立体構造の保持(-S-S-結合)に,また,酵素の活性中心(-SH基)として重要な役割を果たしている.なお,ビタミンB_1,ビオチン,リポ酸,ヘパリン,コンドロイチン硫酸などの構成成分でもある.

5) 塩素(クロール)Cl　　　　(図Ⅱ-52)

塩素イオンは,主に細胞外にあって,細胞外液中の全陰イオンの約2/3を占めている.その役割は,ナトリウム,カリウムなどとともに,浸透圧,酸・塩基平衡,水分平衡の保持をしている.また,胃液中に塩酸の成分として分泌され,ペプシノーゲンの活性化,ペプシンが働くための至適条件(pH)をつくり出すのに役立っている.

6) マグネシウムMg

体内のマグネシウムの70％は,リン酸塩,炭酸塩として骨,歯に存在する.また,約20％は蛋白質と結合して,多くの酵素の補助因子cofactorとして働いている.ATPの関与する反応では,ほとんどのATPは,ATP-Mgの形の錯体(キレート)となっており,これが酵素の本来の基質となっている.また,神経,筋肉の正常な機能を保持するために必要であり,血漿マグネシウムが減少すると,カルシウムの場合と同様に,その興奮性が増加してテタニーとなる.

7) 鉄Fe

鉄は,その大部分(60～70％)が赤血球中のヘモグロビンの成分として存在し,酸素を組織へ運ぶ役割を果たしている.そのほか,細胞内の電子伝達系の成分であるチトクローム群や,カタラーゼなどの活性中心となっている.

鉄の欠乏は,ヘモグロビンの合成不良から鉄欠乏性貧血となる.

8) ヨウ素I

摂取されたヨウ素は,主に甲状腺に取り込まれ,甲状腺ホルモンであるサイロキシンの成分となる.ヨードの欠乏はサイロキシン生成の低下を招来して,成人では基礎代謝が低下し,活動がにぶり,皮膚が乾燥し,寒冷に弱いなどの症状を呈する粘液水腫となる.小児では成長が停止し,クレチン病(甲状腺機能低下症の小人病)となる.

9) その他の無機質

微量存在する無機質は,いろいろな酵素の共同因子として働いている.

① 銅Cu:ヘモグロビンの合成に必要.血中ではセルロプラスミンと結合している.

② マンガンMn:アルギナーゼの活性化剤

③ コバルトCo:ビタミンB_{12}の構成成分

④ 亜鉛Zn:インシュリン,炭酸脱水酵素car-

表II-9 血清電解質濃度の正常範囲

Na	136–146	mEq/l
K	3.6–5.4	〃
Ca	9.5–11.5	〃
Cl	96–106	〃
H_2CO_3	1–1.4	〃
HCO_3^-	23.0–26.6	〃
pH	7.35–7.45	
蛋白質	6.0–8.0	g/dl

表II-10 人体の組織水分含量

組織	組織含水率(%)	全水分に占める割合(%)
血液	83	6.5
腎臓	83	0.5
肺	79	0.9
心臓	79	0.6
筋肉	76	43.4
脾臓	76	0.2
脳	75	2.3
腸	75	2.1
皮膚	72	20.6
肝臓	68	2.4
骨格	22	5.5
その他	—	15.1

(児玉)

図II-53 水の出納

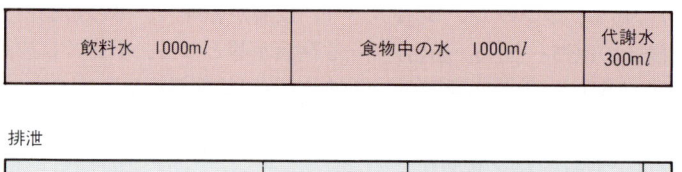

摂取

| 飲料水 1000ml | 食物中の水 1000ml | 代謝水 300ml |

排泄

| 随意尿 900ml | 不可避尿 500ml | 不感蒸泄 800ml | 糞便中の水 100ml |

調節部

(児玉)

bonic anhydrase などに含まれる．

⑤ フッ素 F：少量（1 ppm）のフッ素は，むし歯を防ぐ作用をもつといわれる．

4．水

1）水の性質と働き

人体の 60％以上を占める水は，量的に多いというばかりでなく，生命を維持し，人体の機能を発揮するためにはなくてはならないものである．人体は，他の栄養素をとらなくても，水さえ与えられていれば数週間も生きていることができる．しかし，水分欠乏状態になると数日で死亡する．

それは，ヒトのみならず他のすべての生物が，水という溶媒の中で生命活動に必要な物質代謝，すなわち酵素反応を営んでいるからである．溶媒としての水は，他の液体とは異なる生命の維持に適した物理化学的性質をもっている．

(1) 水の物理化学的性質

① 溶媒能：水は非常に多くの物質を溶かすことができる．栄養物，代謝産物などは水に溶かされて運ばれる．

② 表面張力：水の表面張力（細い隙間を昇る力）は，液体中でもっとも大きく，細胞と細胞との間に浸入する力が大きいことを示し，物質の運搬に都合がよい．

③ 比　熱：水の比熱は，他の液体に比べ非常に大きく，人体に加えられた熱の影響を最小限に止め，一定の体温を保ちやすい．

④ 気化熱：水 1 g を蒸発させるのに必要なエネルギーは，539 kcal で，他の液体の気化熱に比べ大きい．これは体内で発生した熱を肺や皮膚から水の蒸発によって放出し，一定の体温を保つのに役立っている．

⑤ 熱伝導率：水は，他の液体に比べ熱伝導率が大きく，よく熱を伝える．体内で発生した熱を体表面へ送って放散させ，からだの一局部の温度上昇を防ぐのに都合がよい．

⑥ 融解熱：水 1 g は，凍結するときに 80 kcal の熱を失う．これは他の液体に比べ著しく大きく，からだを凍結から守っている．

(2) 水の体内での働き

このような性質をもった水は，体内で次のような働きをしている．

(1) 水は多くの物質を溶解し，溶媒として生体内での化学反応の場をつくっている．

(2) 栄養素の吸収，運搬，老廃物の排泄の溶媒となる．

(3) 体温を一定に保ち，体内での化学反応に，安定した環境をつくっている．

2）水の分布
　　　　　　　　　　　　（図II-52，表II-10）

水は，体内では多くの物質を溶かした溶液の状態で存在していて，これを体液という．体液は細胞の中にある細胞内液と，細胞の外にある細胞外液とに分けられる．さらに，細胞外液は血管内にある血漿と，血管外の細胞間液とがある．組織に含まれる水の割合は，血液や腎臓に多く，骨に少ないが，全水分量としては全容積の大きい筋肉と皮膚に全体の約 60％以上が含まれている．

また，生体内の水は，結合水と自由水とがある．結合水とは，組織中の成分と結合している水で，結合していない水（自由水）とは，次のような異なった性質を示す．

ⓐ物質を溶解する性質がない．ⓑ蒸発しにくい．ⓒ凍結しない．

3）水の代謝（水の出納）　　　　　（図II-53）

水は，飲料水および食物中に含まれる水として摂取され，小腸と大腸から吸収される．小腸では，他の栄養素とともに吸収され，大腸では水のみが吸収される．また，体内で栄養素が酸化分解されると水を生じる．これを代謝水という．糖質 100 g は 55.5 ml，蛋白質 100 g は 43.3 ml，脂肪 100 g は 102 ml の水を生じる．なかでも，脂肪は，いちばん還元状態にあるので多くの水を生じる．たとえばグルコースは，

$$C_6H_{12}O_6 + 6\,O_2 \longrightarrow 6\,CO_2 + 6\,H_2O$$

$$\frac{6 \times 18}{180} \times 100 = 60 \quad (100\,g\,で\,60\,g\,の水)$$

ステアリン酸は，

$$C_{17}H_{35}COOH + 26\ O_2 \longrightarrow 18\ CO_2 + 18\ H_2O$$

$$\frac{18 \times 18}{272} \times 100 \fallingdotseq 119 \text{（100 g で 119 g の水）}$$

一方，水は尿，不感蒸泄，発汗の形で失われる．不感蒸泄とは，人間の意識にのぼらない皮膚や気道粘膜からの絶え間ない水分の喪失である．また，尿のうちの約 500 ml は水をまったくとらなくても排泄される尿（不可避尿）で，老廃物を溶かして排泄するのに必要な最小限度の水である．

III. 病態生理・栄養編

1章　血液の異常/203
2章　心臓機能の障害/209
3章　血圧の調節の異常/213
4章　胃腸機能の障害/217
5章　肝臓機能の障害/223
6章　腎臓機能の障害/227
7章　内分泌の異常/229
8章　先天性代謝異常/235

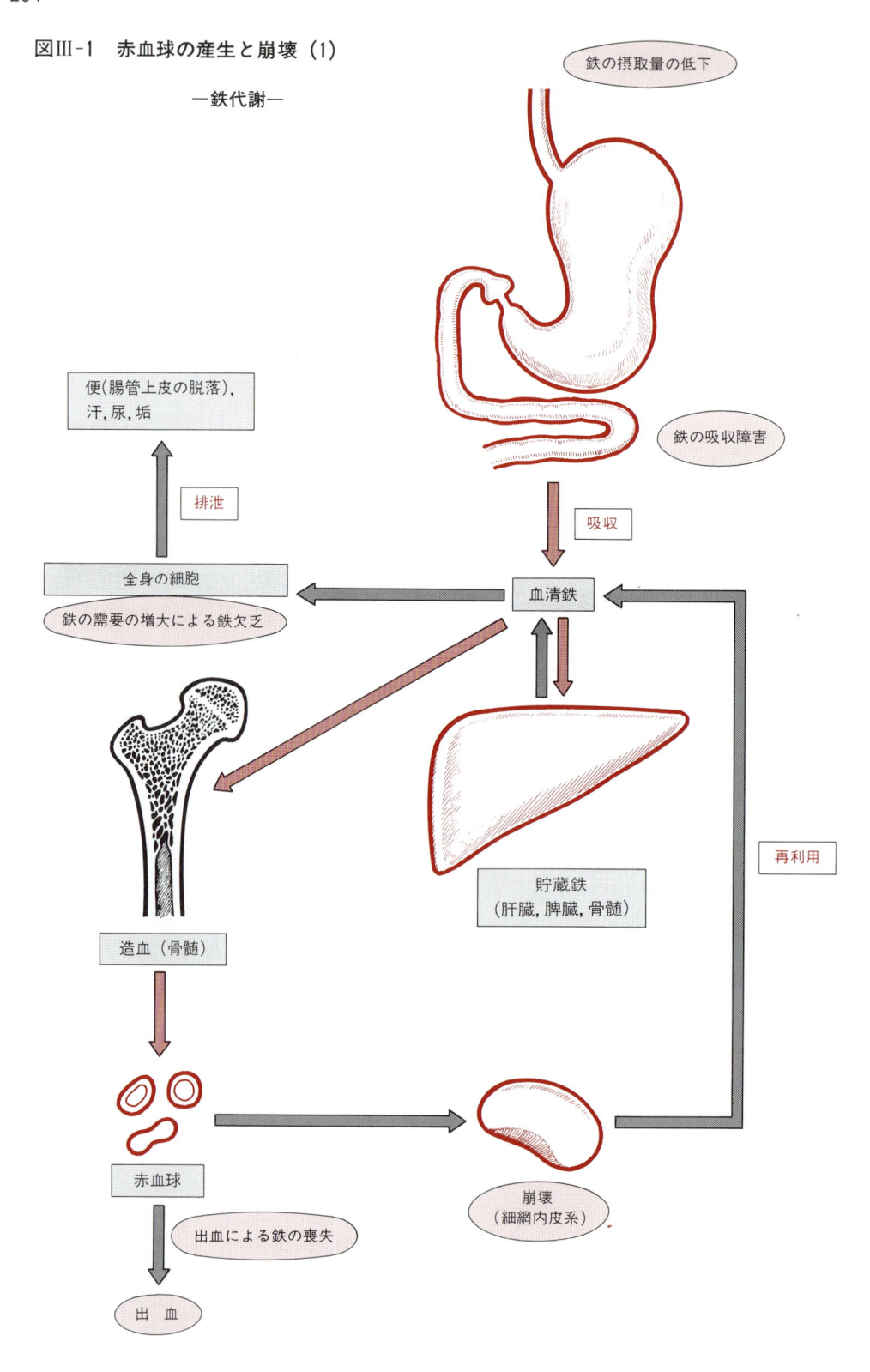

図Ⅲ-1　赤血球の産生と崩壊（1）
―鉄代謝―

- 鉄の摂取量の低下
- 鉄の吸収障害
- 吸収
- 血清鉄
- 便(腸管上皮の脱落),汗,尿,垢
- 排泄
- 全身の細胞
- 鉄の需要の増大による鉄欠乏
- 貯蔵鉄(肝臓,脾臓,骨髄)
- 再利用
- 造血(骨髄)
- 赤血球
- 出血による鉄の喪失
- 出血
- 崩壊(細網内皮系)

1章　血液の異常

1．貧血と症状

(図Ⅲ-1，Ⅲ-2)

赤血球を構成する主成分は，ヘム色素とグロビン蛋白からなる血色素 hemoglobin であり，ヘムは赤い色素であるプロトポルフィリンと鉄からできている．このヘムに含まれている鉄1原子が1分子の酸素と結合するために，血液は物理的に溶解する量の数十倍もの量の酸素を運搬することができる．通常，血液 1 ml 中のヘモグロビン濃度は男子で 14〜16，女子で 13〜15 g/dl である．このヘモグロビン濃度が減少してきた状態が貧血であり，眼球結膜や皮膚の赤味が減少して青白くなる．そして，血液 1 ml 当りの酸素の運搬能力が低下するので，末梢組織が酸素不足の状態になる．そのため，まず運動時に，頻脈となって息切れや動悸を覚え，血色素量 8 g/dl 程度まで進行すると，安静時にも自覚症状が出現する．頭痛，めまい，浮腫，嘔気，微熱などの症状も出現し，心臓や頸動脈で雑音を聴取するようになる．さらに高度の貧血になると，臥床時にも症状が強くなり，呼吸困難，昏睡となってついには死に至る．

2．貧血の種類

(図Ⅲ-1，Ⅲ-2)

"貧血"は病態を表す言葉であって，病名ではない．どのような病気によって生じた貧血であるかを診断することがまず必要である．

スクリーニング検査としては，赤血球数，血色素量，ヘマトクリット値を測定する．これらの値から，次頁の式によって得られるウイントローブの赤血球平均恒数を計算する．この恒数の値から，赤血球の形態を知ることができる．すなわち，平均赤血球容積（MCV）・平均赤血球血色素濃度（MCHC）とも正常なら正球性正色素性貧血，平均赤血球容積・平均赤血球血色素量が低下していれば小球性低色素性貧血，平均赤血球容積・平均赤血球血色素量が増加していれば大球性高色素性貧血である．

そのほか，血小板，白血球数，白血球像などの血球成分や，血清鉄，総鉄結合能，乳酸脱水素酵素，ビタミン B_{12}，葉酸の濃度も診断に役立つ．

赤血球は赤色骨髄で産生されるので，骨髄穿刺を行い，骨髄での成熟過程に障害があるか，あるとすればどの段階で障害されているかを調べることも大切である．

1）正球性正色素性貧血

正球性正色素性貧血を示す代表的な貧血は溶血性貧血である．溶血性貧血は，赤血球の産生過程は正常であるが，脾臓などにおける赤血球破壊の亢進が原因で生ずる貧血である．したがって，骨髄での赤血球産生はむしろ亢進し，末梢血中に網状赤血球の増加がみられるが，赤血球産生過程に障害はないので，赤血球1個1個は正常である．溶血により血清ビリルビン（この場合は，主に間接ビリルビン）が上昇し，黄疸がみられる．

溶血性貧血には，上述のように，細網内皮系細胞の機能亢進により赤血球破壊が亢進している場合の他にも，遺伝性球状赤血球症のように赤血球自体が脆弱で，破壊が亢進している場合もある．

また，出血性貧血でも初期には正球性正色素性貧血を示す場合もある．

2）小球性低色素性貧血

小球性低色素性貧血を示す代表的な貧血は鉄欠乏性貧血である．これは，貧血のうちでも，もっとも頻度が高い．

人間の体内には約 4〜6 g の鉄があり，その半分以上は赤血球のヘモグロビン中に含まれている．血清中には，トランスフェリンと結合した形で，約 100 μg/dl の鉄が含まれているにすぎない．

経口的に摂取した鉄の約 10％ は小腸から吸収されるが，鉄欠乏の状態になると吸収率が増加する．1日の鉄の必要量は，成人男子で 0.5〜1 mg，

ウイントローブの赤血球平均恒数

平均赤血球血色素量　mean corpuscular hemoglobin
$$\text{MCH}(\mu\mu g) = \frac{\text{血色素量 (g/dl)}}{\text{赤血球数 }(10^6/\text{mm}^3)} \times 10$$

平均赤血球容積　mean corpuscular volume
$$\text{MCV}(\mu^3) = \frac{\text{ヘマトクリット (\%)}}{\text{赤血球数 }(10^6/\text{mm}^3)} \times 10$$

平均赤血球血色素濃度　mean corpuscular hemoglobin concentration
$$\text{MCHC}(\%) = \frac{\text{血色素量 (g/dl)}}{\text{ヘマトクリット (\%)}} \times 10$$

図III-2　赤血球の産生と崩壊（2）

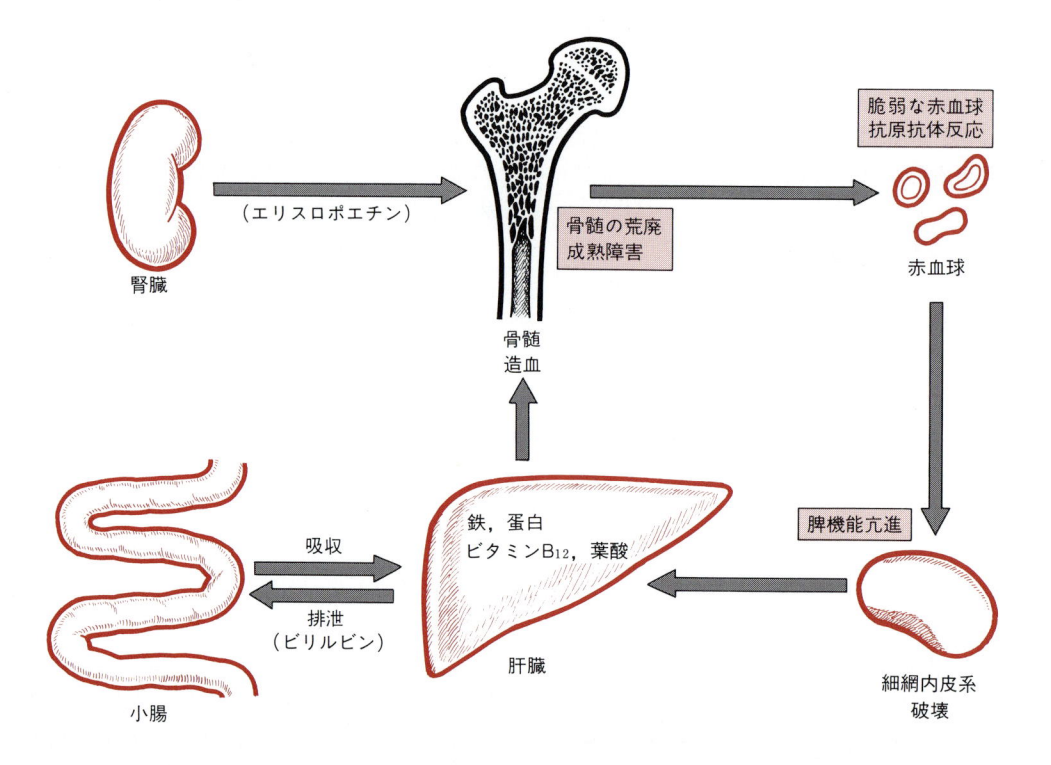

小児で約1mg，月経のある婦人で2～3mgであり，この必要量の約10倍を経口摂取する必要がある．一度吸収されて体内に入った鉄はよく再利用された後，汗，垢，便，尿として排泄される．

　偏食や無理な減食で鉄の摂取量が減少した場合，または胃・十二指腸潰瘍，痔疾などの消化管出血，子宮筋腫による過多月経などの失血で鉄の喪失が著しい場合や，成長期や妊娠で鉄の需要量が増加した場合など，体内での需要量が供給量を上回った場合に鉄欠乏の状態となる．鉄が欠乏すると，まず，肝・脾・骨髄などの貯蔵鉄が動員される．貯蔵鉄を使い果たしてもなお鉄不足の状態が続くと，赤血球1つ1つに含まれる鉄を少なくして造血するため，小球性低色素性貧血を生じてくる．

　初期には赤血球数は正常で，赤血球に含まれるヘム色素が減少し，したがって，赤血球の大きさも小さくなる．すなわち，血色素量，ヘマトクリット値が減少し，平均赤血球血色素量，平均赤血球容積の減少がみられる．すなわち小球性低色素性貧血となる．血清鉄は減少し，不飽和鉄結合能が増加する．

　鉄欠乏性貧血に対して，鉄の補給が開始されると，1～2週後には末梢血中の網状赤血球が著明に増加し，速やかに貧血の改善傾向がみられる．鉄欠乏性貧血は1つの病態であり，鉄欠乏をきたした原因疾患を突き止め，それに対する治療を行う必要がある．

3）大球性高色素性貧血

　大球性高色素性貧血を示す代表的な貧血は悪性貧血である．悪性貧血では，血清中や胃液中に内因子抗体や壁因子抗体が高頻度に検出され，胃粘膜には著しい萎縮がみられ，壁細胞の減少と腸上皮化生がみられる．胃液や内因子の分泌も障害され，そのため，ビタミンB_{12}吸収障害が生じる．ビタミンB_{12}は，食品中に動物性蛋白質と結合した形で存在し，胃内で胃酸の働きを受けて遊離し，胃液中のキャッスルの内因子と結合して主に回腸から吸収される．吸収されたビタミンB_{12}は，肝臓で補酵素型に転換され，細胞のDNA合成に関与する．

　ビタミンB_{12}が不足すると，細胞核のDNA合成が障害され，細胞質は成熟するものの，細胞分裂が行われず，細胞が大きくなる．悪性貧血では，骨髄中に大きな巨赤芽球が出現し，末梢血中の赤血球も大きくなり，大球性高色素性貧血となる．下肢のしびれ感などの神経症状や，舌の巨大化，毛髪の白色化などがみられることがある．

　悪性貧血の治療にはビタミンB_{12}の注射が有効である．胃切除術後にも胃酸やキャッスルの内因子の低下で同様の大球性高色素性貧血が生じることがあるが，同時に鉄欠乏性貧血を伴っていることもある．

図III-3　心臓のリズムの障害

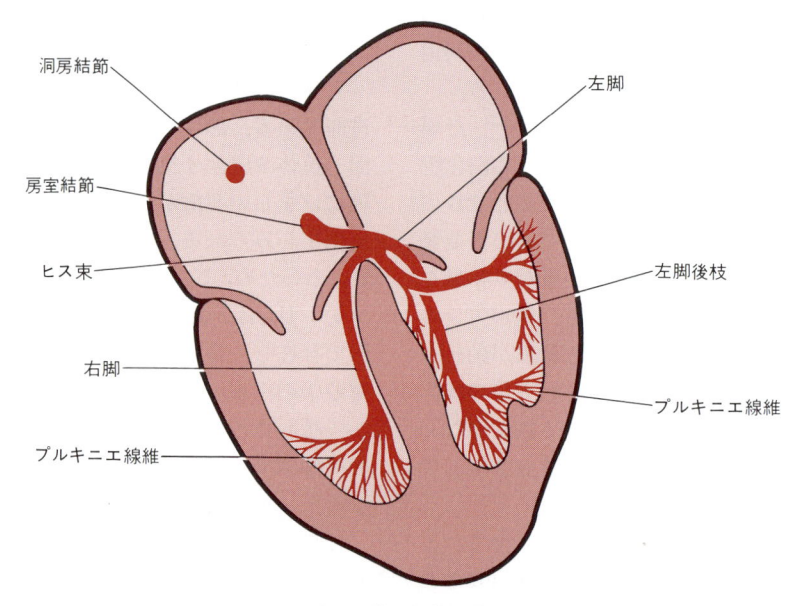

洞房結節
房室結節
ヒス束
右脚
プルキンエ線維
左脚
左脚後枝
プルキンエ線維

1．心臓の刺激伝導系

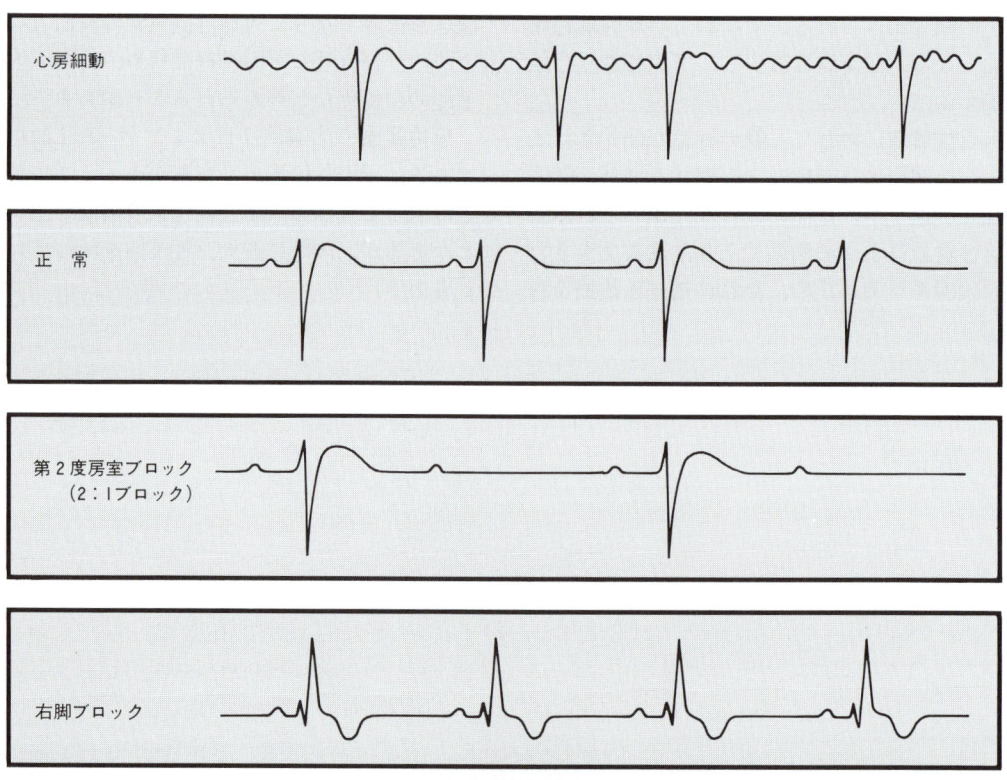

心房細動

正　常

第2度房室ブロック
（2：1ブロック）

右脚ブロック

2．心電図の変化

2章　心臓機能の障害

1．心臓のリズムの障害
(図Ⅲ-3)

1）心臓の刺激伝導系

心臓の歩調とりのリズムは，右房にある洞結節で生成される．この刺激は，右房の心筋内に伝わり，房室結節（Aschoff-田原結節）からヒス束に入り，左右の脚に分かれ，脚枝からプルキニエ繊維を経て心室壁へ伝えられていく．心電図の波形との関連をみると，P波は心房の興奮を表す．PQ時間は房室間伝導時間とよばれ，この間は心電計の針は振れない．QRS波は心室の興奮伝導を表し，その興奮が覚めていく過程を示すのがT波である．その後にU波がみられることもある．

2）不整脈の種類

正常の刺激は，このように規則的に興奮する洞結節からしだいに末梢へと順序立てて伝えられていくが，この伝導がうまく伝わらなかったり，洞結節が正常に規則正しい興奮をしなかったり，洞結節より下位の自動能をもつ部位が勝手に興奮するといろいろの不整脈を生じる．

（1）心房細動

心房が不規則に1分間300回以上という速さで興奮している状態をいう．心電図上では，正常の数倍もの不規則なP波がみられる．この心房の興奮がすべてそのまま心室へ伝えられるのではなく，不規則に伝えられる．したがって，洞性頻脈や洞性徐脈とは異なり，脈拍は不整である．

（2）房室ブロック

房室ブロックは，心房から心室に至る刺激伝導系の障害によって，洞房結節の興奮が正常に心筋へ伝えられないために起きる異常である．
第1度房室ブロックでは，ＰＱ時間の延長がみられる．

第2度房室ブロックでは，すべての心房の興奮が心室へ伝えられるわけではなく，脱落が起きる．これを不完全房室ブロックとよぶ．Ⅰ型（Wenckebach型）では，PQ間隔が徐々に延長し，ついにQRSの脱落が起こるもので，脱落の次のPQ時間は正常になることが多い．Ⅱ型（Mobitz型）では，PQ間隔は一定であるが，突然QRS群の脱落が起きる．心房の興奮が2回起きると心室の興奮が1回起きる，すなわち，1回おきに刺激の伝導の起きる場合には，2：1ブロック，3回に1回の場合には3：1ブロックといわれる．

心房の興奮がまったく心室に伝えられずに，心房と心室とが無関係に自己の自動能で規則正しく興奮するものを第3度房室ブロックとよぶ．P波とQRS波のおのおのは規則正しいが，両者間に関連がなく，P波の数はQRS波の数より多い．

心室の興奮数が極端に減少すると，心拍出量が低下して脳貧血を起こし，意識障害をきたす．これがAdams Stokes症候群である．

脚ブロックはヒス束より末梢側の，左右の脚が分かれた後に伝導障害が起きるもので，右脚枝に障害が起きると，左室の興奮が始まってから，右室の興奮が終了するまでの時間が延長し，QRSの波形が変わってくる．QRSの幅が0.10秒から0.12秒未満のものを不完全右脚ブロック，0.12秒以上のものを完全右脚ブロックとよぶ．いずれにしても，脈拍数の変化や，不整脈はみられない．

（3）期外収縮

正常の刺激が伝わってくる前に下位の自動能が働いてしまった場合には，期外収縮あるいは早期収縮といい，洞，心房，房室結節で生じた場合を上室性期外収縮，心室で生じた場合を心室性期外収縮という．

3）不整脈の治療

不整脈の原因の部位や種類により適切な抗不整脈剤が選択され，投与される．

図III-4　心筋硬塞

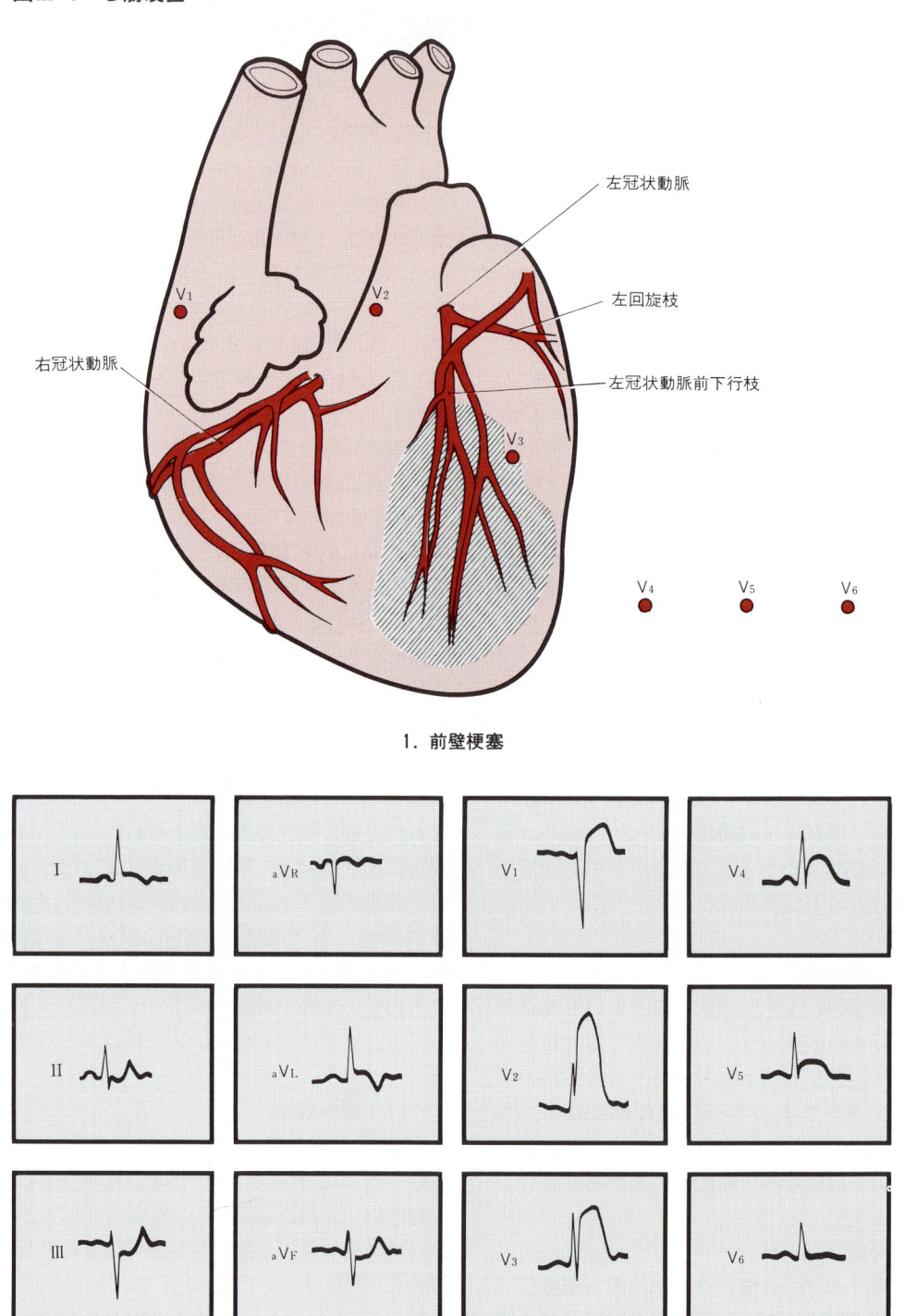

1. 前壁梗塞

2. 前壁梗塞の心電図

心室での自動能の異常亢進時にみられる心室細動，心室粗動，心室性頻脈などでは治療として電気的除細動 cardioversion を行う．これは直流電流を流して興奮性を正常に戻すものである．

また，徐脈性不整脈，高度の房室ブロックなどで，薬物療法によってコントロールできないものは，ペースメーカー pacemaker を使用し，人工的に電気刺激を加える．

2．心筋梗塞

1）心筋梗塞とは
(図III-4)

心臓は，それ自身，内腔に血液を満たす器官であるが，血液の供給は大動脈から分枝した冠動脈から受けている．冠動脈の閉塞が起こり，心筋に対する血液の供給が断たれたために，心筋が壊死に陥った状態が心筋梗塞である．

2）診 断

（1） 症 状

心筋梗塞の発作が起きると，多くの症例で，前胸部痛，胸部絞扼感，胸部圧迫感などを訴える．痛みはしばしば左肩に放散し，強い不安感を覚える．呼吸困難や腹痛，嘔気，嘔吐などが初発症状のこともある．糖尿病患者などでは，これらの自覚症状をまったく訴えないこともある．

心拍出量が低下すると，血圧下降，顔面蒼白，冷汗を覚え，ショック状態となり，重体になる．梗塞を起こした部位によっては，刺激伝導系が障害を受け，各種の不整脈を起こしてくる場合もある．ショック，不整脈，心室瘤，心臓破裂などを起こして，死に至ることも稀ではない．また，一度心筋梗塞を起こした患者の約15％に再発作がみられるので，発作後の管理が大切である．

（2） 心電図上の特徴

臨床検査で大切なのは，心電図の所見である．心電図を詳細に検討することによって，梗塞の部位や広さがある程度診断可能である．

心筋梗塞のときの心電図の特徴としては，急性期にSTの上昇，異常Q波（深くて幅の広いQ波）あるいはQSパターンの出現，冠性T（深い左右対称のT）などがある．

図は左冠状動脈前下行枝の血流途絶により前壁梗塞を起こした症例で，発症後約6時間の心電図である．胸部第2誘導から第5誘導まで($V_2 \sim V_5$)にSTの上昇を認め，第I誘導と$_aV_L$でST上昇，T波の陰性化，第II誘導，第III誘導，$_aV_F$でSTの下降がみられている．異常Q波が出現していないのは，梗塞が中隔に及んでいないことを示している．心筋梗塞でも，その部位や広さ，発症後の時間などによっては，心電図に異常所見がみられないこともある．

（3） 心電図以外の臨床検査成績

心電図以外の検査成績では，発熱，白血球増加，血清酵素の上昇，赤血球沈降速度の亢進，CRPの陽性化がみられる．上昇する血清酵素としてはCPK (CPK-MB)，GOT，LDH（アイソザイムではLDH_1），γ-GTP，ALDなどがある．これらの酵素の上昇は，いずれも心筋細胞内の酵素が血中に逸脱してくるために起きると考えられている．

3）治 療

心筋梗塞発作後は，1週間程度の期間，絶対安静を保ち，症例によって血栓溶解療法，抗凝固療法を行う．ショックや不整脈などの合併症に対する予防や治療が行われ，外科的療法も考慮される．

食事は，絶食からはじめて，徐々に流動食，粥食，常食へと進めていく．心不全などの合併症の程度により，Na制限，エネルギー制限，脂肪制限などが指示される．

4）心筋梗塞の危険因子

Stamler は，将来，虚血性心疾患になる危険性が高い危険因子として，高年齢，男性，血清脂質の高値，とくに高コレステロール血症，高血圧，喫煙，糖尿病，肥満，虚血性心疾患の若年発症の家族歴，心電図異常を重視しており，食習慣や，精神的ストレス，高尿酸血症，痛風も危険因子としてあげている．心筋梗塞にならないための予防法としては，これらの危険因子をできるだけ除くように心がけることが必要であろう．

図III-5 レニン-アンジオテンシン系

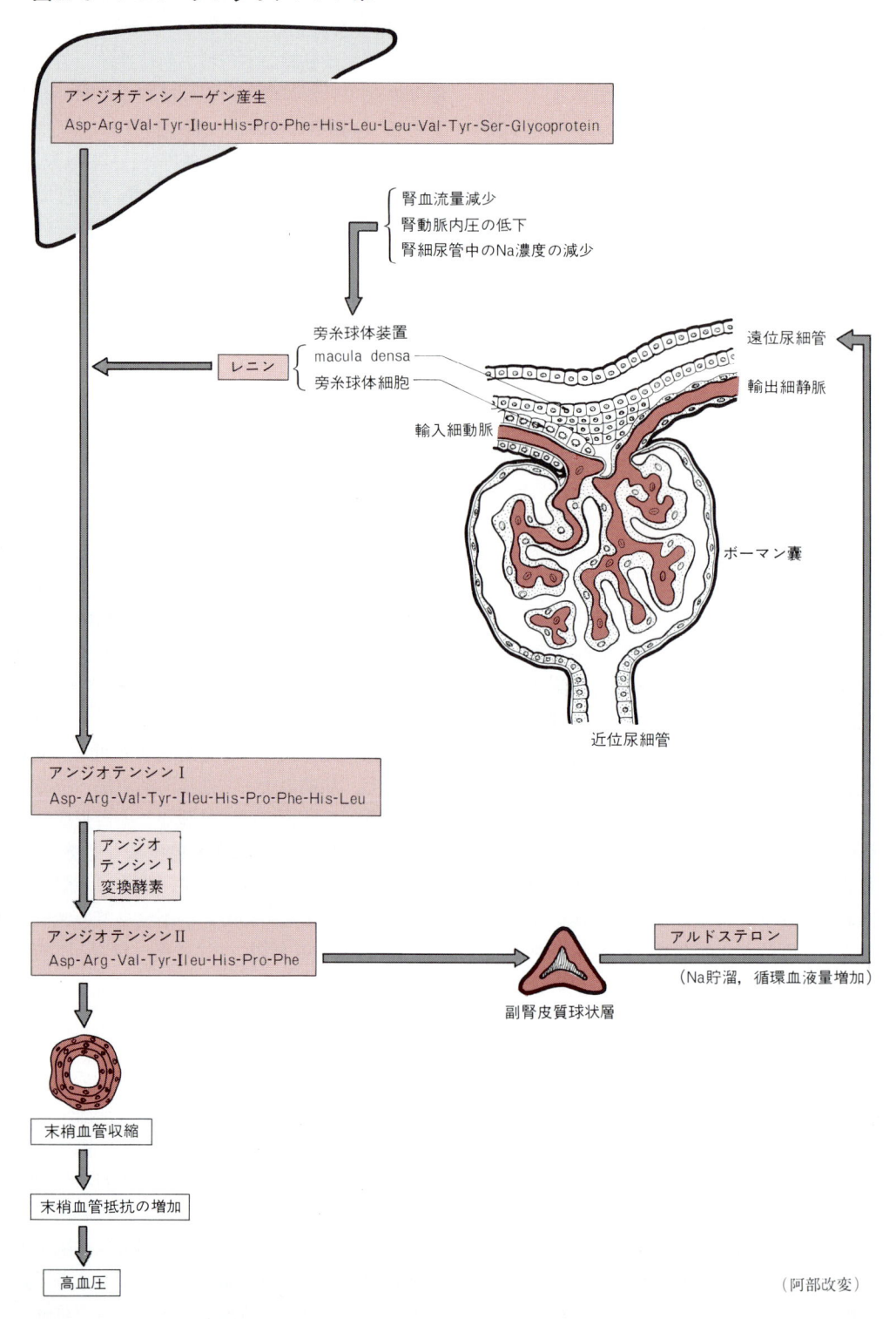

アンジオテンシノーゲン産生
Asp-Arg-Val-Tyr-Ileu-His-Pro-Phe-His-Leu-Leu-Val-Tyr-Ser-Glycoprotein

腎血流量減少
腎動脈内圧の低下
腎細尿管中のNa濃度の減少

レニン

傍糸球体装置
macula densa
傍糸球体細胞

遠位尿細管
輸出細静脈
輸入細動脈
ボーマン嚢
近位尿細管

アンジオテンシンI
Asp-Arg-Val-Tyr-Ileu-His-Pro-Phe-His-Leu

アンジオテンシンI変換酵素

アンジオテンシンII
Asp-Arg-Val-Tyr-Ileu-His-Pro-Phe

副腎皮質球状層

アルドステロン
(Na貯溜,循環血液量増加)

末梢血管収縮

末梢血管抵抗の増加

高血圧

(阿部改変)

3章　血圧の調節の異常

1．高血圧症

1）血圧の種類と正常血圧

任意の時期に測定した血圧を，随時血圧 casual blood pressure とよぶ．しかし，同一人でも血圧は体位，日差，食事，運動，情動，気温など条件が変わるとめまぐるしく変動する．そこで，快適な環境下(室温20℃，湿度60％)で空腹安静時に測定した血圧を基礎血圧 basal blood pressure とよび，血圧の基準とする．30分ぐらいの安静，または5回ぐらいの深呼吸の後に測定した血圧は基礎血圧に比較的近いので，安静血圧 near basal pressure とよぶ．

そのヒトの血圧の正常値がいくつぐらいかと決めることはなかなか難しい．年齢，家族歴，測定条件などを考慮にいれて決める必要がある．

WHO専門委員会報告(1978年)では，成人の数回測定した血圧の平均値が収縮期血圧160 mmHg以上または拡張期血圧95 mmHg以上を高血圧とし，正常は収縮期血圧140 mmHg以下および拡張期血圧90 mmHg以下，その間を境界域血圧としている．

2）腎性高血圧とレニン・アンジオテンシン系
(図III-5)

血圧が高いということは，診断の手がかりであり，まず，2次性高血圧を除外する必要がある．2次性高血圧には，腎性高血圧，内分泌性高血圧，動脈疾患による高血圧，中枢神経性高血圧などがある．このうち，腎性高血圧については，その成因がかなり解明されている．

腎臓の糸球体の近くに旁糸球体細胞と macula densa とからなる旁糸球体装置がある．腎血流量の減少，腎動脈内圧の低下などがあると，旁糸球体装置からレニンが血中に分泌される．レニンはアンジオテンシノーゲンに作用して，アンジオテンシンIとなる．アンジオテンシンIはアンジオテンシンI変換酵素の働きを受け，アンジオテンシンIIとなり，小動脈に作用してこれを収縮させ，末梢血管抵抗を増加させることにより血圧を上昇させる．アンジオテンシンIIは，生体内に広く分布するアンジオテンシナーゼの働きを受けて失活する．アンジオテンシンIIは，副腎皮質の球状層を刺激して，アルドステロンの分泌を促進させる．アルドステロンは，遠位尿細管に作用して，体内ナトリウム貯溜の方向に働いて，循環血液量を増加させ，レニンの遊離を抑制する．

これが，negative feedback による血圧調節機構であり，腎性高血圧では，腎血流量の減少により血圧が上昇する．

3）高血圧の治療と塩分制限

高血圧の治療で大切なことは，生活環境のコントロールである．とくに塩分制限を中心とした食事療法である．塩分の過剰摂取により高血圧症が発症しやすいということは，疫学的にも実験的にも確かめられている．塩分制限を行うと，細胞外液量，循環血液量の減少をきたし，血圧を下げる効果があるといわれているが，詳しい機序についてはまだよくわかっていない．

実際には，1日塩分量7～10 g程度の塩分制限が行われるが，多量の発汗時や利尿降圧剤使用時は，塩分の喪失があるので制限をゆるめる必要があり，また血清電解質の測定も必要である．

高血圧の薬物としては，降圧利尿剤，カルシウム拮抗剤，β遮断剤，アンジオテンシン変換酵素阻害剤(ACE阻害剤)，α遮断剤などが用いられる．

2．動脈硬化症
(図III-6)

1）アテローム硬化とは

動脈硬化症には，病理学的に，アテローム(粥状)硬化症，中膜硬化症，細動脈硬化症などがある．アテローム硬化症は，アテロームが動脈壁に沈着

図III-6 動脈硬化症

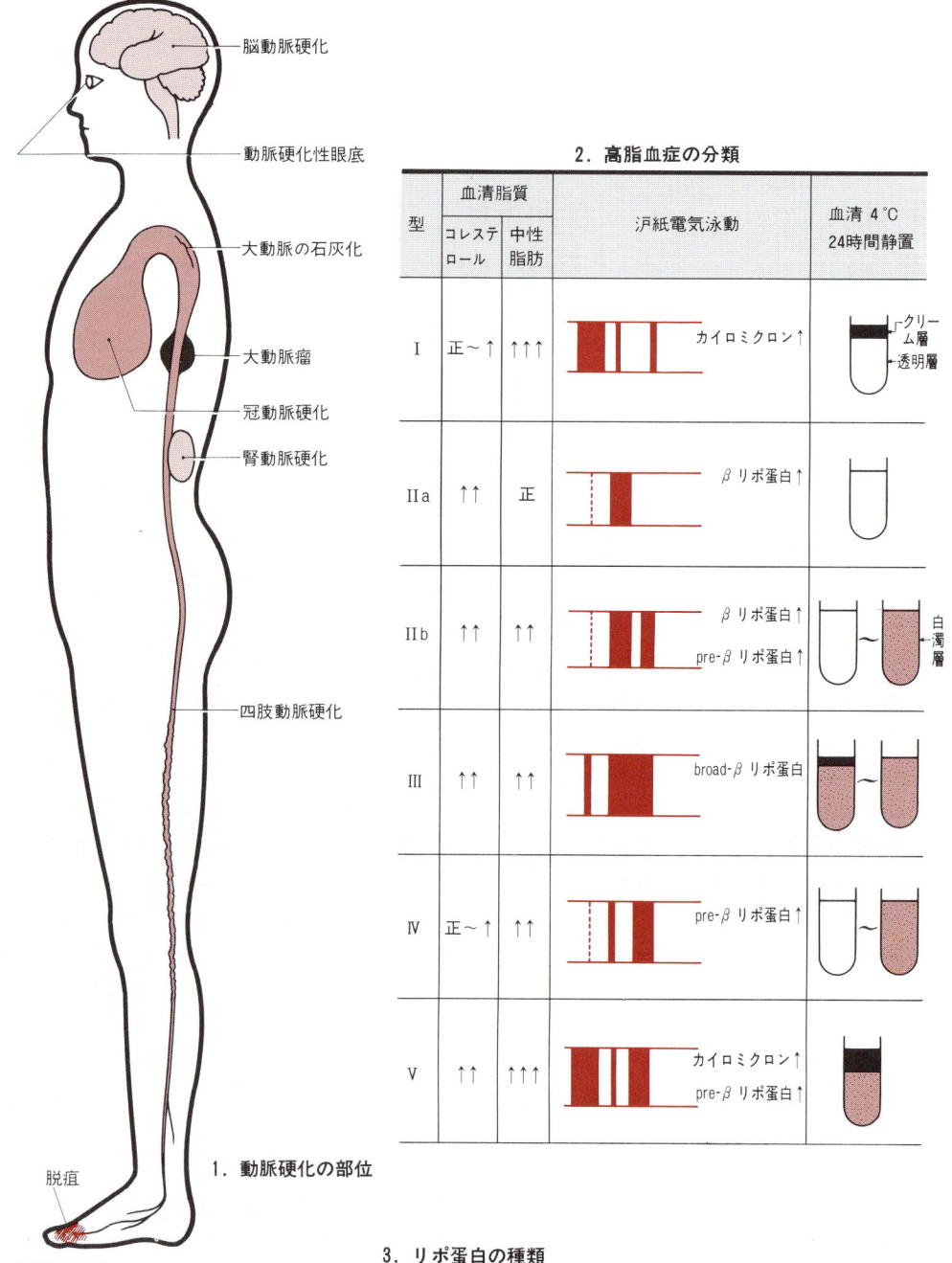

1. 動脈硬化の部位

- 脳動脈硬化
- 動脈硬化性眼底
- 大動脈の石灰化
- 大動脈瘤
- 冠動脈硬化
- 腎動脈硬化
- 四肢動脈硬化
- 脱疽

2. 高脂血症の分類

型	血清脂質 コレステロール	血清脂質 中性脂肪	沪紙電気泳動		血清 4℃ 24時間静置
I	正〜↑	↑↑↑		カイロミクロン↑	クリーム層／透明層
IIa	↑↑	正		βリポ蛋白↑	
IIb	↑↑	↑↑		βリポ蛋白↑ / pre-βリポ蛋白↑	白濁層
III	↑↑	↑↑		broad-βリポ蛋白	
IV	正〜↑	↑↑		pre-βリポ蛋白↑	
V	↑↑	↑↑↑		カイロミクロン↑ / pre-βリポ蛋白↑	

3. リポ蛋白の種類

リポ蛋白	カイロミクロン	超低比重リポ蛋白 (VLDL)	低比重リポ蛋白 (LDL)	高比重リポ蛋白 (HDL)
大きさ Å	750–10000	300–800	205–220	75–100
電気泳動	原点	pre-β	β	α

し，壁の厚さを増し，動脈の硬化をきたす疾患である．大動脈，脳の動脈，冠状動脈，腸骨動脈，大腿動脈，上腕動脈，橈骨動脈，尺骨動脈などにみられることが多い．はじめは動脈の内膜にリポイドの沈着が起こり，ときには石灰の沈着が起きる．

2）動脈硬化の種類と症状

（1）脳動脈硬化症

脳動脈に硬化が起きると，頭重感，眩暈，耳鳴り，精神活動の低下をきたして，頑固になってくる．さらに進行して，動脈の閉塞を起こしてくると，血行障害によって脳軟化症を招く．軟化巣の部位によって種々の症状が出現する．眼底検査が脳の血管の動脈硬化の程度を直接観察できるので大切な検査である．また，最近は脳の血流を測定することも可能になった．

（2）冠状動脈硬化症

心臓の冠状動脈に硬化が起こると，心筋が必要とする酸素量を十分に供給することができなくなり，冠不全の状態となる．これは冠動脈の内腔が動脈硬化によって約50％以下に狭ばめられると起きてくるといわれている．心電図上では，虚血性の変化といわれるST，Tの変化がみられ，冠動脈のX線造影では，狭窄，分枝の発生，側副血行路の発達などの所見がみられる．冠状動脈の狭窄が高度になると狭心痛を覚えるようになる．

（3）大動脈硬化症

大動脈の硬化は，胸部大動脈より腹部大動脈に強くみられることが多い．石灰化を伴ってくると胸部X線写真で大動脈弓の石灰化，腹部側面X線写真で腹部大動脈の石灰化の像がみられる．腹部大動脈瘤は，そのほとんどが動脈硬化によるもので，破裂すれば死に至ることが多い．

（4）腎動脈硬化症

腎動脈に硬化が起きると，腎血流量の低下などによる腎機能の低下，それに伴う高血圧などがみられる．

（5）四肢の動脈硬化症

四肢の動脈の硬化が強くなると，足背動脈など末梢の動脈の拍動を触れにくくなり，冷感を覚えたり，間歇性跛行を起こしたり，脱疽を生じることもある．

3）動脈硬化と血中脂質

動脈硬化の進行は，血液中の脂質と密接な関係がある．脂質は水に不溶性で，血液中では蛋白に結合し，リポ蛋白の状態で存在する．超遠心分析を用いて，比重の差により，カイロミクロン，VLDL（pre-βリポ蛋白），LDL（βリポ蛋白），HDL（αリポ蛋白）などに分類される．これらの分子量，電気泳動での易動度などを図Ⅲ-6・3に示し，WHOによる高脂血症の分類を図Ⅲ-6・2に示した．動脈硬化を起こしやすいのはⅡa型，Ⅱb型，Ⅲ型である．

同じコレステロールであっても，リポ蛋白の形により動脈硬化に対してまったく異なった意義をもっている．HDLコレステロールは，末梢組織に含まれるコレステロールを異化し，肝臓へ運び，むしろコレステロールの沈着を防ぐ作用がある．一方，LDL，VLDLに含まれるコレステロールは，逆にコレステロールを末梢に運搬し，沈着させるので，動脈硬化を促進する作用がある．したがって，HDLコレステロールの血中濃度が高いほど動脈硬化が起こりにくいと考えられている．

そこで，総コレステロールの制限をするよりは，HDLコレステロールの上昇を心がけることが動脈硬化の予防につながると考えられる．なお，近年，HDLにも抗動脈硬化作用の強いものと，弱いものがあることがわかってきた．

4）食事との関係

食事とHDLコレステロールの関係をみると，総エネルギーの過剰摂取はHDLコレステロールの低下を招くおそれがあり，とくに肥満者では標準体重1kg当り25～30kcalに制限することが行われている．また，糖質や多価脂肪酸の過剰摂取はHDLコレステロールを低下させることが知られている．Ⅲ型，Ⅳ型，およびⅤ型の高脂血症では，とくに糖質摂取を制限する必要がある．

図III-7　胃潰瘍

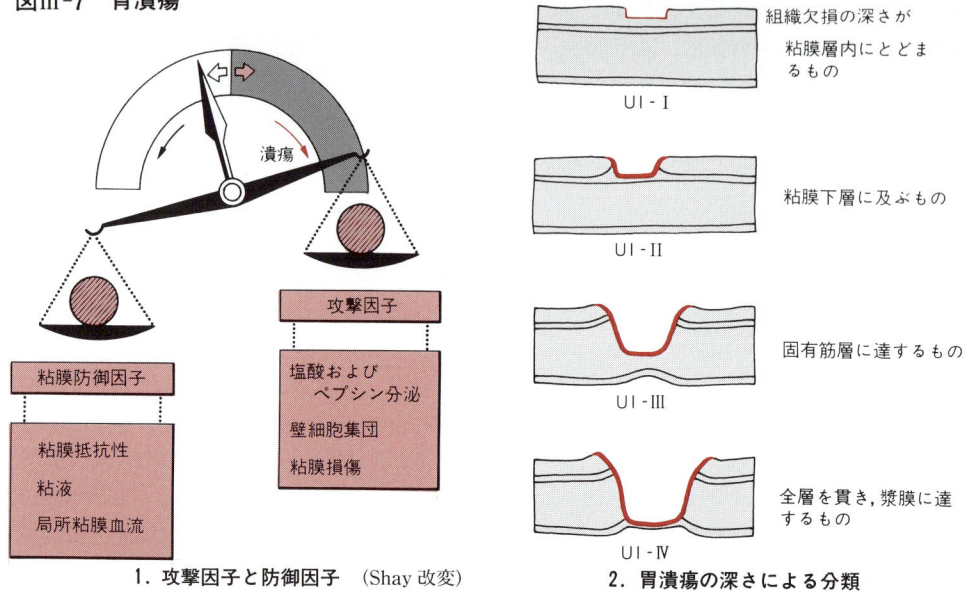

1. 攻撃因子と防御因子　（Shay 改変）

粘膜防御因子
- 粘膜抵抗性
- 粘液
- 局所粘膜血流

攻撃因子
- 塩酸およびペプシン分泌
- 壁細胞集団
- 粘膜損傷

2. 胃潰瘍の深さによる分類

UI-I　組織欠損の深さが粘膜層内にとどまるもの

UI-II　粘膜下層に及ぶもの

UI-III　固有筋層に達するもの

UI-IV　全層を貫き，漿膜に達するもの

3. 胃潰瘍の成因

迷走神経、膵、腸ガストロン、セクレチン、前庭部G細胞、食物、消化、胃潰瘍、粘液、塩酸、ペプシン、ペプシノーゲン、副細胞、壁細胞、主細胞、ガストリン、H^+

4章　胃腸機能の障害

1．胃潰瘍

1）胃壁の構造　　　　　　　　（図Ⅲ-7）

胃壁の構造は，その内腔面から順に，粘膜層，粘膜筋板，粘膜下組織，固有筋層，漿膜下組織，および漿膜から成り立っている．

2）胃潰瘍の分類と成因　　　　（図Ⅲ-7・1, 3）

胃潰瘍は，その潰瘍の深さによって，4つに分類されている．すなわち，組織欠損の深さが粘膜内にとどまるものをUl-Ⅰ（びらんともいう），粘膜筋板を破壊して粘膜下層にまで及ぶものをUl-Ⅱ，さらに深く固有筋層にまで達するものをUl-Ⅲ，固有筋層を貫いて穿通しているものをUl-Ⅳとよんでいる．

胃潰瘍の成因については，Shay の提唱した仮説が理解しやすい．これは，攻撃因子と防御因子のバランスが崩れ，攻撃因子が防御因子を上回ったときに潰瘍が発生するという考えである．

（1）攻撃因子

攻撃因子としては，まず，胃の塩酸およびペプシン分泌があげられる．塩酸およびペプシンによって蛋白質の消化が行われるわけであるから，高濃度の酸と，酸性の環境で活性化されたペプシンが存在すれば潰瘍ができやすいことになる．ペプシンは，塩酸の存在下，ことにpH 3.5以下の酸性環境で強い蛋白消化力を発揮する．その消化力は塩酸単独のときよりはるかに強力である．Schvarz が"酸のないところに潰瘍なし"と述べているように，胃の塩酸は攻撃因子の大きな要素である．胃液の分泌は，迷走神経刺激で促進され，また，食事によって胃前庭部の粘膜に存在するG細胞が刺激されると，ガストリンが分泌され，血行を介して壁細胞に働き，塩酸を分泌させる．

Zollinger-Ellison症候群では，膵臓にできた腫瘍でガストリンが産生され，そのガストリンが壁細胞を刺激して胃の塩酸分泌を著しく亢進させ，難治性の胃潰瘍がつくられる．

粘膜が機械的，化学的に損傷されることも潰瘍発生の原因となる．また，胃粘膜や胃壁の筋の解剖学的構造の特徴から，胃の運動によって機械的に刺激を受けやすい部位に潰瘍が発生しやすい．

（2）防御因子

一方，防御因子としては，粘膜の抵抗性，副細胞から分泌される粘液，局所の粘膜血流，粘膜内プロスタグランディンなどがあげられる．

粘膜抵抗性が弱まったり，粘液分泌の低下，粘膜血流の障害など，防御因子が低下すると，潰瘍が発生しやすくなり，また，発生した潰瘍の回復治癒過程が遅延する．

3）症状と診断

潰瘍が発生すると，心窩部を中心とした腹痛，悪心，嘔吐，食欲不振，腹部膨満感，腹部重圧感，げっぷなどの自覚症状を訴える．しかし，自覚症状を訴えないものもあり，集団検診ですでに瘢痕化している潰瘍を指摘されることもある．

胃潰瘍の診断については，胃X線検査，内視鏡検査が重要である．合併症としては，吐血，下血が多い．潰瘍が深い場合には，穿孔して腹膜炎を起こすこともある．多発性の潰瘍や幽門部，十二指腸球部の潰瘍で変形が強い場合などでは，内腔の狭窄や通過障害を起こしてくる場合もある．

4）治療

吐・下血の急性期には，全身状態が許せば早期に内視鏡検査を行い，診断と同時に種々の内視鏡的止血処置を行うことができる．

① **食事療法**：急性期の潰瘍の食事療法としては，古くは，胃粘膜の保護を目的とした南らの制限食療法，Sippyらのミルク・アルカリ療法が行われてきた．しかし，最近では，補液療法の進歩に

図Ⅲ-8　消化管の水分代謝

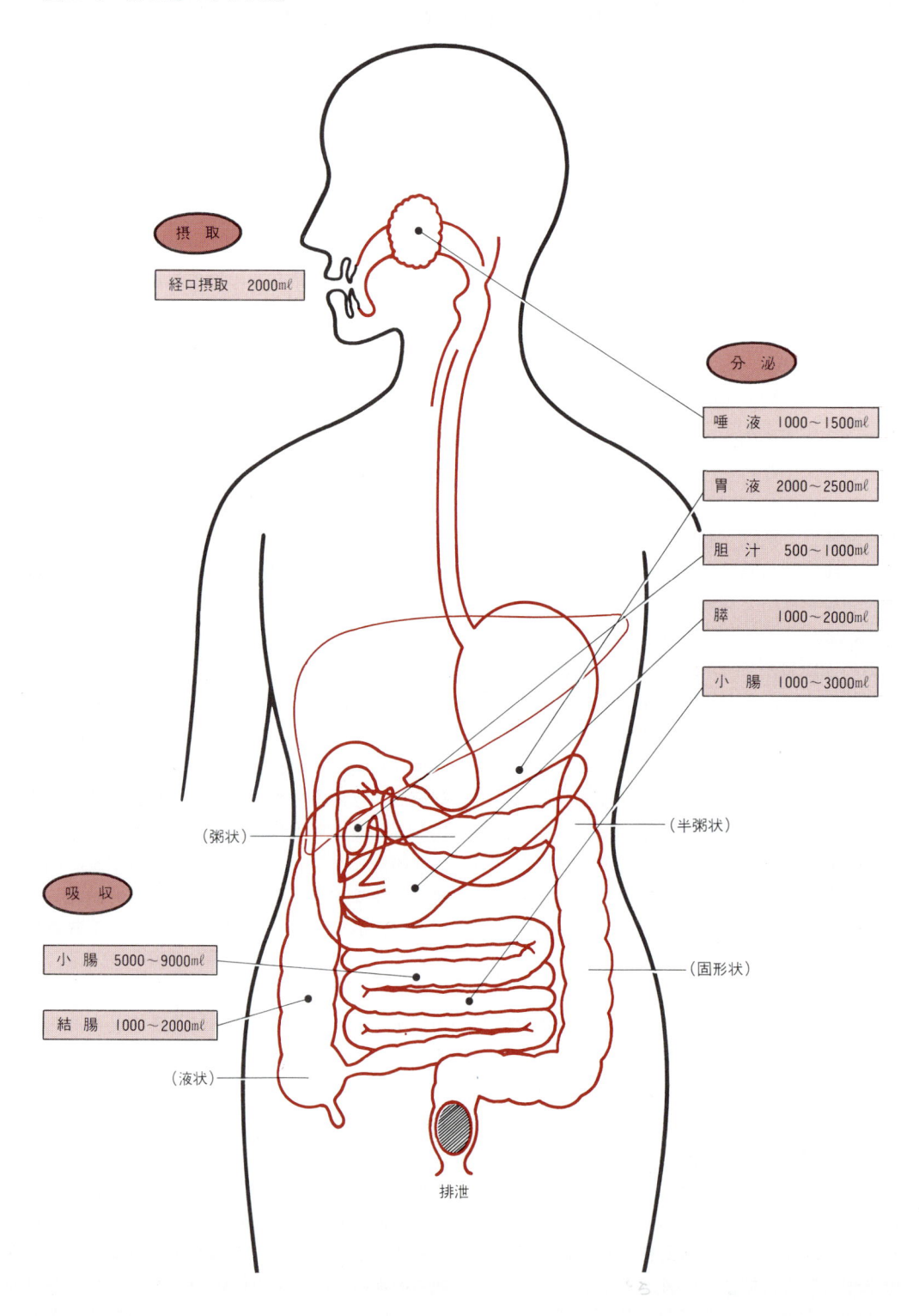

摂取
経口摂取　2000mℓ

分泌
唾液　1000〜1500mℓ
胃液　2000〜2500mℓ
胆汁　500〜1000mℓ
膵　　1000〜2000mℓ
小腸　1000〜3000mℓ

（粥状）
（半粥状）

吸収
小腸　5000〜9000mℓ
結腸　1000〜2000mℓ

（固形状）
（液状）

排泄

伴い，止血するまでは，補液を行いながら絶食とし，その後徐々に常食に戻していく方法が用いられている．

急性期を過ぎたら，刺激の強い香辛料，著しく熱いものや冷たいもの，濃い味付けのもの，繊維の多いものなどを避ければ，それほど厳重な食事制限を必要としない．

② **薬物療法**：攻撃因子抑制剤としては酸分泌抑制剤，酸中和剤，抗ペプシン剤，抗コリン剤，精神安定剤，表面粘膜麻酔が用いられる．また，粘膜防御因子を増強する粘膜被覆保護剤，組織修復促進剤，プロスタグランディン製剤などが併用されている．近年，H_2 レセプター拮抗剤やプロトンポンプインヒビターが発売され，難治性潰瘍の治療に効果をあげている．

2. 下 痢
(図III-8)

1) 下痢とは

下痢を定義することは難しい．一般に，糞便中の水分の割合が通常より増加した状態であり，排便回数の増加を伴うことが多い．

消化管における水分の出納をみると，経口的に摂取された水分と，消化液や消化管壁からの分泌液のほとんど90％以上が，大腸で再吸収される．固形便でも，その水分含有量は80％ぐらいである．下痢便ではこれが90％以上になる．

2) 下痢の発生機序

(1) 浸透圧性下痢

腸管腔内容液の浸透圧異常によるものは，浸透圧性下痢ともよばれ，ソルビトール液のような吸収されにくい物質の摂取や，消化吸収障害によって，腸管内容の浸透圧が上昇すると，水分が貯留するとともに，腸管壁から水分を濾出させるように働く．そのため便中の水分含有量が増加し，さらに腸管壁を刺激して腸管運動が亢進されることともあいまって，下痢を起こしてくるものである．

摂取された食物が順当に消化吸収されずに生じる下痢では，消化液などの分泌過剰によって水分含有量がさらに増加し，下痢を助長させる．

(2) 消化管粘膜の輸送の異常による下痢

消化管粘膜の輸送の異常による下痢は，その原因によって下痢の発生機序を細かく分類できる．

細菌性下痢や炎症性疾患の場合には，粘膜の障害による分泌の亢進，細胞膜透過性の亢進および粘膜浮腫による粘膜組織圧の亢進などの関与していることが多い．

コレラによる下痢では，アデニールサイクラーゼが刺激されてサイクリックAMPが増加し，重炭酸イオン，塩素イオンなどの陰イオンの分泌が亢進するためと考えられている．

膵臓の非β細胞性腫瘍で，激しい下痢を起こす水様下痢(WDHA症候群)では，胃液分泌がむしろ低下して無酸症を呈するが，消化管ホルモンであるVIPが産生されて腸管壁からの過剰分泌により下痢を起こしてくるものと考えられている．

(3) 消化管運動の異常による下痢

消化管運動の異常による下痢では，腸管運動が異常に亢進した場合，腸内容から水分などを吸収する時間が少ないために，腸内容の水分含有量が増加し，吸収不良を起こして下痢を招来する．また，逆に腸管運動が異常に低下した場合にも，腸内容のうっ滞による刺激，腸内細菌群による異常発酵などにより下痢を生じてくる．神経因性の下痢も自律神経の失調によって腸管の運動が亢進して生じることが多い．

3) 治 療

① **食事のとり方**：慢性下痢では，過労やストレスを避け，排便を習慣づけるとともに，規則正しい食事を心がける必要がある．原因のある場合には，その原因を取り除くことが第1である．

食事は，症状などによって制限の度合いが異なってくる．高度の下痢では，絶飲・絶食とし，点滴注射などの非経口的方法によって水分の補給，エネルギーの補給を行う必要がある．軽度の下痢では，冷たいもの，線維の多い食物，強い香辛料や油の強いものなどを避ける．軽度の慢性下痢では，食事の制限をほとんど必要としないことも多い．食事摂取の方法も口腔内で十分咀嚼して，ゆっくり，落ち着いて食事をするよう指導する．

図III-9 便　秘

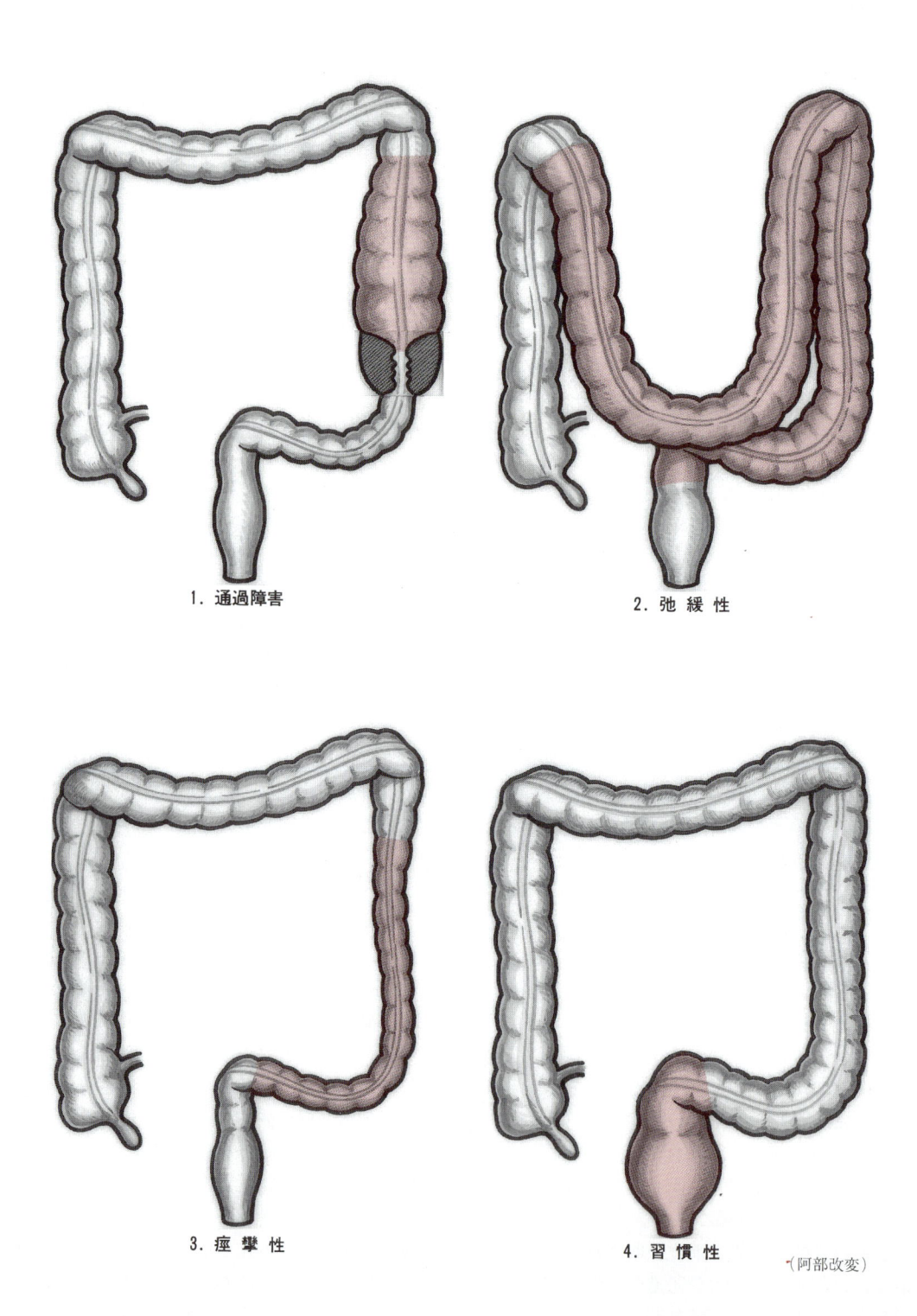

1. 通過障害
2. 弛緩性
3. 痙攣性
4. 習慣性

(阿部改変)

② **薬物療法**：対症的な薬物療法として，副交感神経遮断剤，粘膜収斂剤，吸着剤，精神安定剤などを用いる．

3. 便　秘

1）原因からみた便秘の種類
(図Ⅲ-9)

便秘とは，糞便塊の大腸停滞時間が延長した状態であり，排便回数の減少や，糞便の水分含有率の低下を伴うことが多い．

(1) 通過障害による便秘

腸管内腔の狭小化をきたす器質的病変があると，通過障害により，便秘をきたす．原因疾患としては大腸癌などの腫瘍性疾患，炎症性狭窄，あるいは近接臓器からの圧迫や癒着などがある．通過障害による便秘で，急激に生じたものは腸閉塞に進行する可能性がある．

(2) 弛緩性便秘

腸管運動の低下により，内容物の移送能力の低下と，それに伴う水分吸収の促進による糞便の硬化によって弛緩性便秘を生じる．下剤の乱用や，いわゆる鎮痙剤（3級アミンや4級アンモニウム塩）の使用は，腸管運動の低下をきたして弛緩性便秘の原因となることがある．

Hirschsprung病（先天性巨大結腸症）は，腸管運動を支配する壁内神経叢が，先天的に，一部欠如しているため腸管運動の生じない部分があって生じる便秘である．

(3) 痙攣性便秘

痙攣性便秘は，弛緩性便秘とは逆に，腸管輪状筋の緊張が過度に亢進したため，腸管内容の輸送が遅延して生じる便秘である．

痙攣性便秘の便は兎糞状で，小さい便塊が集合した形の硬い便が多く，一部に柔らかい便や粘液を混じることもある．便秘と下痢を交互に繰り返す過敏結腸症候群の便秘もこの型である．また，食後の腹痛を伴ったり，強い便意を訴えるにもかかわらず排便の少ないことが多く，残便感がある．精神的な影響を強く受けることも多い．

(4) 習慣性便秘

習慣性便秘は，慢性便秘のうちで一番頻度が高い．本来，食物を摂取すると腸の運動が活発になり，便意を催す反射が起きる（胃結腸反射）．また，直腸に内容物が貯溜し，直腸内圧が高まると，便意を生じ，排便反射を起こす．しかし，便意があっても排便しないで我慢していると，直腸が弛緩し，直腸内圧が下降し，便意も消失してくる．これを繰り返して便意を我慢することを習慣づけると，便意を催す直腸内圧の閾値が上昇し，便意が起きにくくなって便秘となる．これが習慣性便秘である．便意があっても便所に行きにくい環境にある人に多くみられる．弛緩性便秘と区別しにくいものも少なくない．便は硬く，太く，自覚症状はほとんどみられない．

2）治　療

便秘治療は成因によって異なる．通過障害による便秘は外科的治療を要するものも少なくない．

① **食事のとり方**：弛緩性便秘や習慣性便秘における食事療法は，野菜や果物など繊維に富んだものを多く摂取させる．牛乳や脂肪に富んだ食物もよい．また，水分を十分にとらせる．

規則正しい食事時間とともに，排便の習慣をつけることも大切で，胃結腸反射の強い朝食後に必ず排便を試みるよう指導するのがよい．また，便意を覚えたら，がまんしないですぐ排便するよう習慣づけることも必要である．

痙攣性便秘では，腸管壁に対する刺激を少なくするため，繊維の多い食品や，香辛料，アルコールを避けさせ，牛乳不耐症では，牛乳も禁止する．排便の習慣が大切なのは他の便秘と同様である．精神的影響を強く受けるので，過労を避け，心身の安定をはかる必要があろう．

② **薬物療法**：薬物療法に関しては，原因にあった緩下剤，鎮痙剤などの薬剤を投与するが，緩下剤の乱用が便秘をさらに悪化させる原因になっていることもあるので注意が必要である．

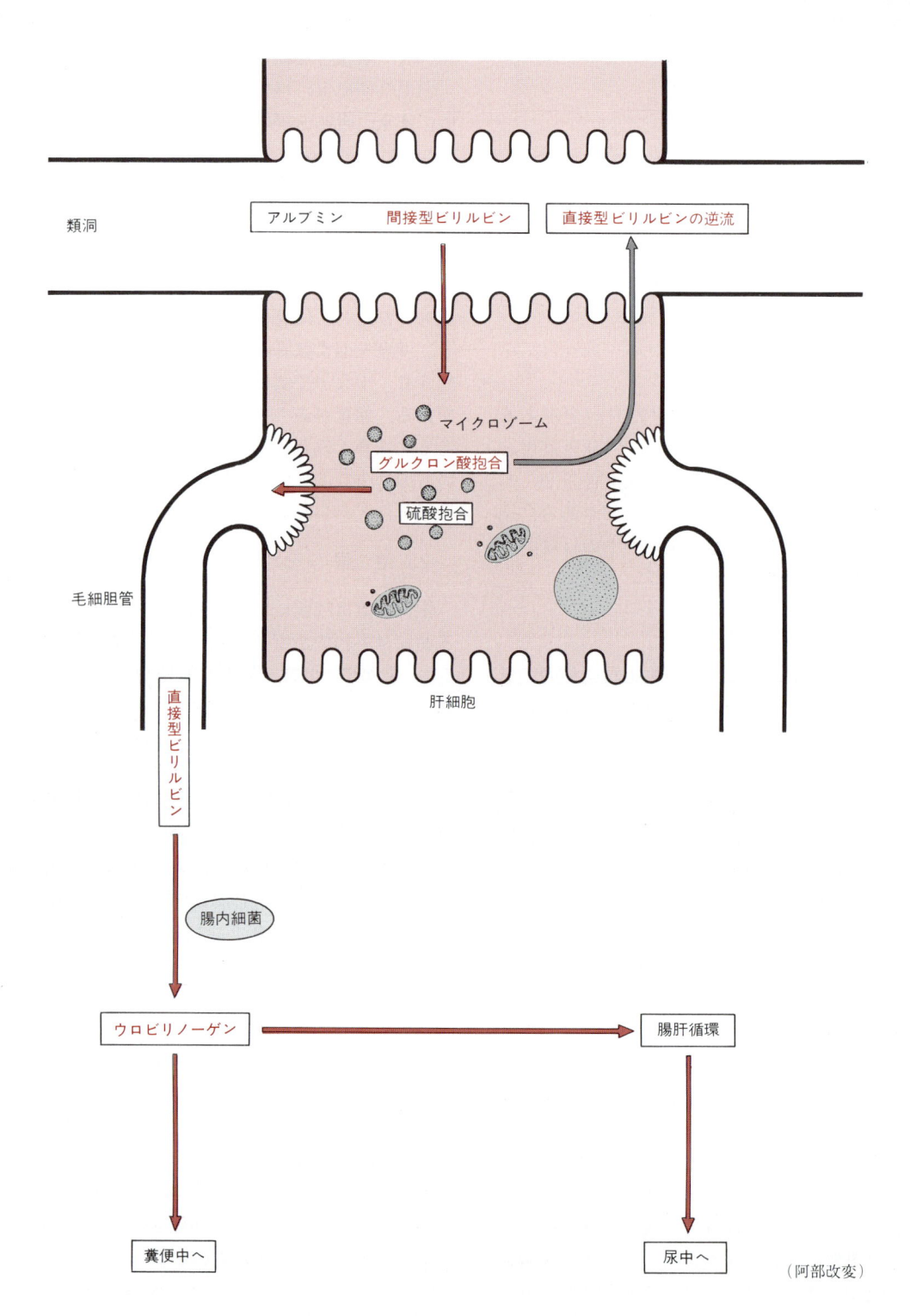

図Ⅲ-10 ビリルビン代謝

5章　肝臓機能の障害

1．黄疸をきたす疾患

1）黄疸とは

　黄疸とは，血清中のビリルビンが異常に増加して，皮膚や眼球結膜に沈着し，黄染のみられる状態をいう．正常の血清中のビリルビン濃度は 0.8 mg/dl 以下であるが，2 mg/dl 以上になると黄染を生じる．1～2 mg/dl では血清ビリルビン濃度は増加しているが，黄染はみられない（潜在性黄疸）．なお，肝炎の初期や回復期には血清中のビリルビン濃度と黄疸の程度が一致しないこともある．みかんの食べすぎで皮膚が黄色くなるのは，カロチン増加による柑皮症で，黄疸ではない．

2）ビリルビン代謝と黄疸　　　　　（図III-10）

　ビリルビンの約 85％は赤血球の崩壊によって産生され，残り 15％は無効造血や肝のヘム蛋白に由来している．その産生量は 1 日約 300 mg である．このビリルビンは水に不溶性の間接型ビリルビンであり，血清蛋白のアルブミンと結合して血液中に存在する．肝細胞膜表面でアルブミンと離れ，類洞に面したマイクロビライから肝細胞中へ取り込まれた間接型ビリルビンは，マイクロゾームでグルクロニール・トランスフェラーゼおよびウリジン-2 リン酸-グルクロン酸脱水素酵素などの作用を受けて，グルクロン酸抱合される．一部はサルフェイト・トランスフェラーゼの作用を受け，硫酸抱合される．抱合を受けたビリルビンは水に可溶性となり，直接型ビリルビンとよばれる．直接型ビリルビンの細胞内輸送にはリゾチームが関与していると考えられている．毛細胆管に面したマイクロビライまで運ばれた直接型ビリルビンは毛細胆管に排泄され，胆管を経て胆嚢内に貯えられ，濃縮されて，必要に応じて腸管内に排泄される．腸管内では，その大部分が腸内細菌の働きを受けてウロビリノーゲンとなる．一部は抱合がはずれてふたたび間接型ビリルビンとなり，腸管から吸収されて，門脈を経て肝臓に戻る．これがビリルビンの腸肝循環である．

3）黄疸の種類

（1）間接型ビリルビンの増加する黄疸

　赤血球崩壊の亢進によりビリルビン産生が増加し，肝臓で処理しきれなくなって生じる溶血性黄疸や，Gilbert 症候群のように，類洞から肝細胞への取り込みの障害，抱合に関与する酵素の活性の低下などが原因で間接ビリルビンが増加する．
　溶血性黄疸では，尿中ウロビリノーゲンが強陽性を示す．しかし，血中で増加しているビリルビンは間接型で，水に不溶性であるため，尿中へは排泄されず，尿中ビリルビンは陰性である．肝機能には異常がないので GOT, GPT，アルカリフォスファターゼなどの血中肝胆道系酵素や血清総コレステロールには異常所見がみられない．

（2）直接型ビリルビンの増加する黄疸

　直接型ビリルビンの増加する機序としては，肝細胞の障害，細胞内輸送の障害，毛細胆管への排泄障害，閉塞性障害などがある．
　急性肝炎や慢性肝炎では，増加するビリルビンが水に可溶性の直接型ビリルビンなので尿中へ排泄され，尿中ビリルビンが強陽性となる．尿中ウロビリノーゲンは，初期および回復期には増加するが，病期によっては逆に陰性化することもある．GOT, GPT などの血中肝胆道系酵素も上昇する．初期には食欲不振，嘔気，全身倦怠感が強い．発熱や腹痛を伴うこともある．
　閉塞性黄疸には，原発性胆汁性肝硬変や薬物障害時にみられる肝内性と，胆石症，膵頭部癌，慢性膵炎でみられる肝外性の閉塞とがある．尿中ビリルビンは増加し，ウロビリノーゲンは増加しない．血清総コレステロールや，アルカリフォスファターゼ, LAP, γ-GTP などの胆道系酵素の上昇がみられる．皮膚の掻痒感を伴うことが多い．

図Ⅲ-11 肝硬変症

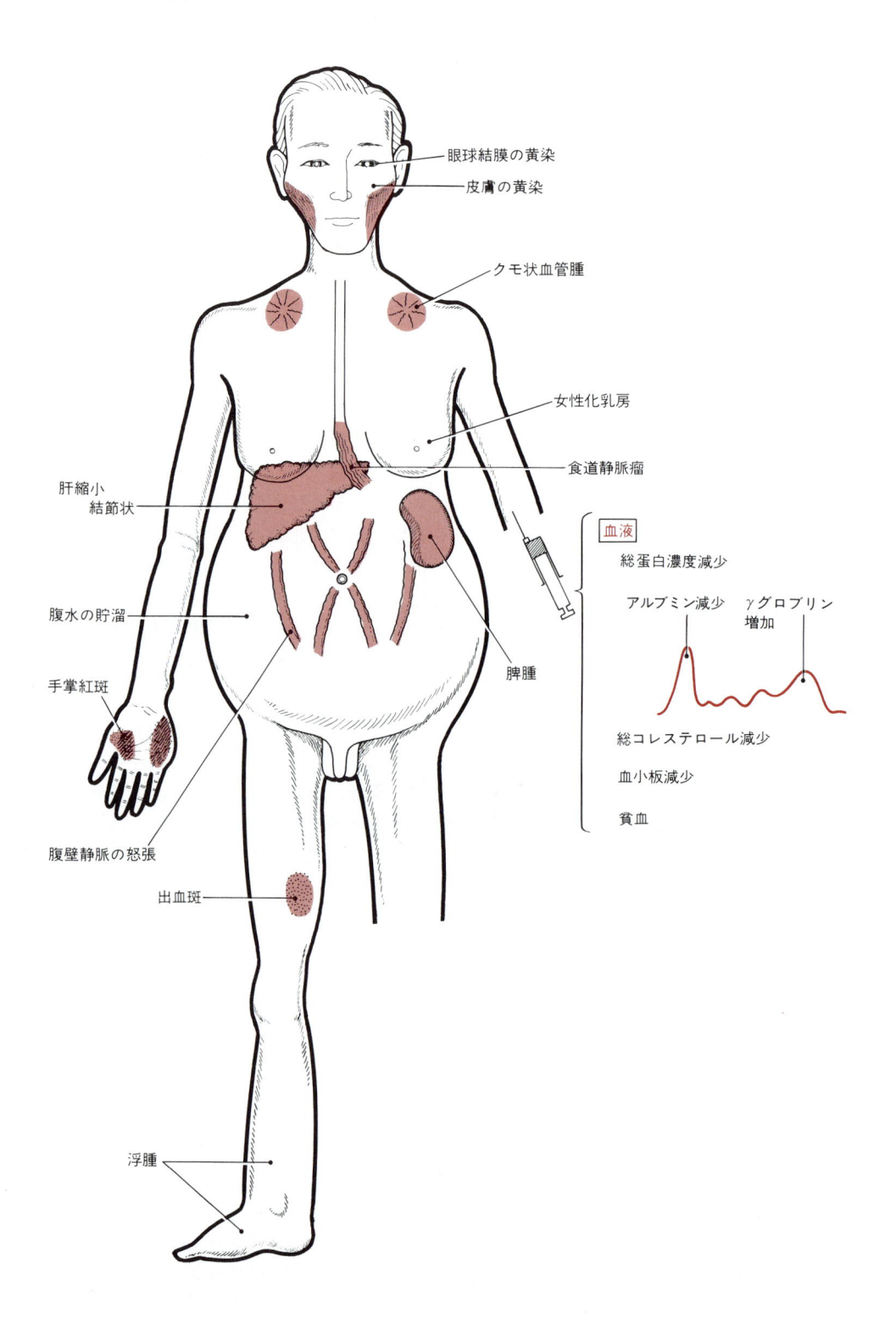

- 眼球結膜の黄染
- 皮膚の黄染
- クモ状血管腫
- 女性化乳房
- 食道静脈瘤
- 肝縮小 結節状
- 腹水の貯溜
- 手掌紅斑
- 腹壁静脈の怒張
- 脾腫
- 出血斑
- 浮腫

血液
- 総蛋白濃度減少
- アルブミン減少
- γグロブリン増加
- 総コレステロール減少
- 血小板減少
- 貧血

2．肝硬変症

（図Ⅲ-11）

肝硬変症は，慢性肝炎やアルコール性肝炎，肝代謝障害などさまざまな肝疾患の終末像である．

1）症　状

（1）代償期

肝障害の肝臓は，初期には腫大し，その後萎縮して，表面が顆粒状ないし結節状となる．組織学的には，肝細胞の変性，壊死，再生，小葉構造の改築，結合組織増生などがみられる．これに伴い，門脈圧の亢進，門脈と肝静脈や大静脈とのシャントが生じる．病勢の初期は代償期で，全身倦怠感などの自覚症状しかない．病勢が進行し非代償期に入るに従い，いろいろの症状が現れてくる．

（2）非代償期

肝臓での生合成能力が低下し，たとえば，コレステロール合成能が低下するために，血清総コレステロール値が低下する．しかし，肝癌を合併すると，逆に増加して高値を示す．また，蛋白合成能の低下に伴い，アルブミン，α_1-グロブリンが低下する．肝臓以外でつくられるγ-グロブリンはかえって増加する．このため，チモール混濁試験（TTT）や硫酸亜鉛混濁試験（ZTT）などの膠質反応は高値を示す．総蛋白濃度はγ-グロブリンの増加によって補われて，低下しない場合もあるが，一般に低下し，アルブミン/グロブリン比（A/G比）が低下する．プロトロンビン産生の低下でプロトロンビン時間が延長し，出血傾向が出てくる．

肝臓での異物排泄処理能力も低下する．すなわち，血中ビリルビン（主として直接型ビリルビン）が増加して，尿中ウロビリノーゲンが強陽性となる．肝臓での女性ホルモン分解が遅延するため，血中濃度が増加して，女性化乳房や脱毛が起きる．抗利尿ホルモンの肝臓での分解が減少するため，尿量が減少する．色素排泄試験ではブロムスルホフタレイン試験（BSP），インドシアニングリーン試験（ICG）の血中停滞率が増加する．

門脈圧の上昇，門脈と肝静脈や大静脈とのシャント生成によってもいろいろの症状が起きてくる．門脈圧上昇に伴う痔静脈のうっ滞が起こり，直腸毛細管圧の上昇，痔疾が出現し，腹壁静脈の蛇行，怒張（メドゥサの頭），食道静脈瘤の拡張など側副血行路が発達する．とくに食道静脈瘤が破裂すると大出血を起こし，これが直接の死因となることも多い．脾臓の腫大，機能亢進により，貧血や血小板減少をきたす．血清アルブミン減少による血清浸透圧の低下，尿量減少による循環血液量の増加，Naの貯留，門脈圧の亢進などの原因が相乗的に作用し，腹水の貯留や浮腫をきたす．

2）治　療

腹水が貯留した肝硬変症では，安静にして，以前は高蛋白質・高エネルギー食が適当とされていたが，エネルギーや蛋白質をあまり多くすることは，かえって肝臓に負担をかけるので，むしろその肝臓の処理能力に見合ったエネルギー・蛋白質量に制限する方がよい．また，水分やNaの摂取を制限し，利尿剤を用いる．一方，アルブミン製剤や腹水から回収した蛋白質を経静脈的に投与して血清浸透圧の低下を防ぎ，浮腫や腹水の改善をはかる．食道静脈瘤に対しては，内視鏡的硬化療法などで，治療，予防をする．

肝性昏睡の治療：肝臓が機能不全になると，ついには肝性昏睡に陥る．昏睡を引き起こす物質としては，アンモニアなどの中毒性物質の蓄積，脳の機能を維持するために必要な物質の合成能の低下などが考えられている．昏睡に陥った場合，腸内細菌が蛋白質を分解してできるアンモニアや，インドールの産生を抑えるため，30g以下の低蛋白食とする．また，腸内細菌に対して，抗生剤であるネオマイシンや，二糖類であるラクチュロース（β-1,4-galactoside fructose）を投与し，アンモニアの産生を抑制する．

肝性脳症のときは分枝鎖アミノ酸が減少し芳香族アミノ酸が増加するので，この比率（Fisher比）が低下する．そこで，分枝鎖アミノ酸の上昇を目的として，特殊アミノ酸製剤の点滴静注，経口投与が行われる．L-dopaや副腎皮質ステロイド剤を投与したり，交換輸血を施行することもある．

図III-12 急性糸球体腎炎

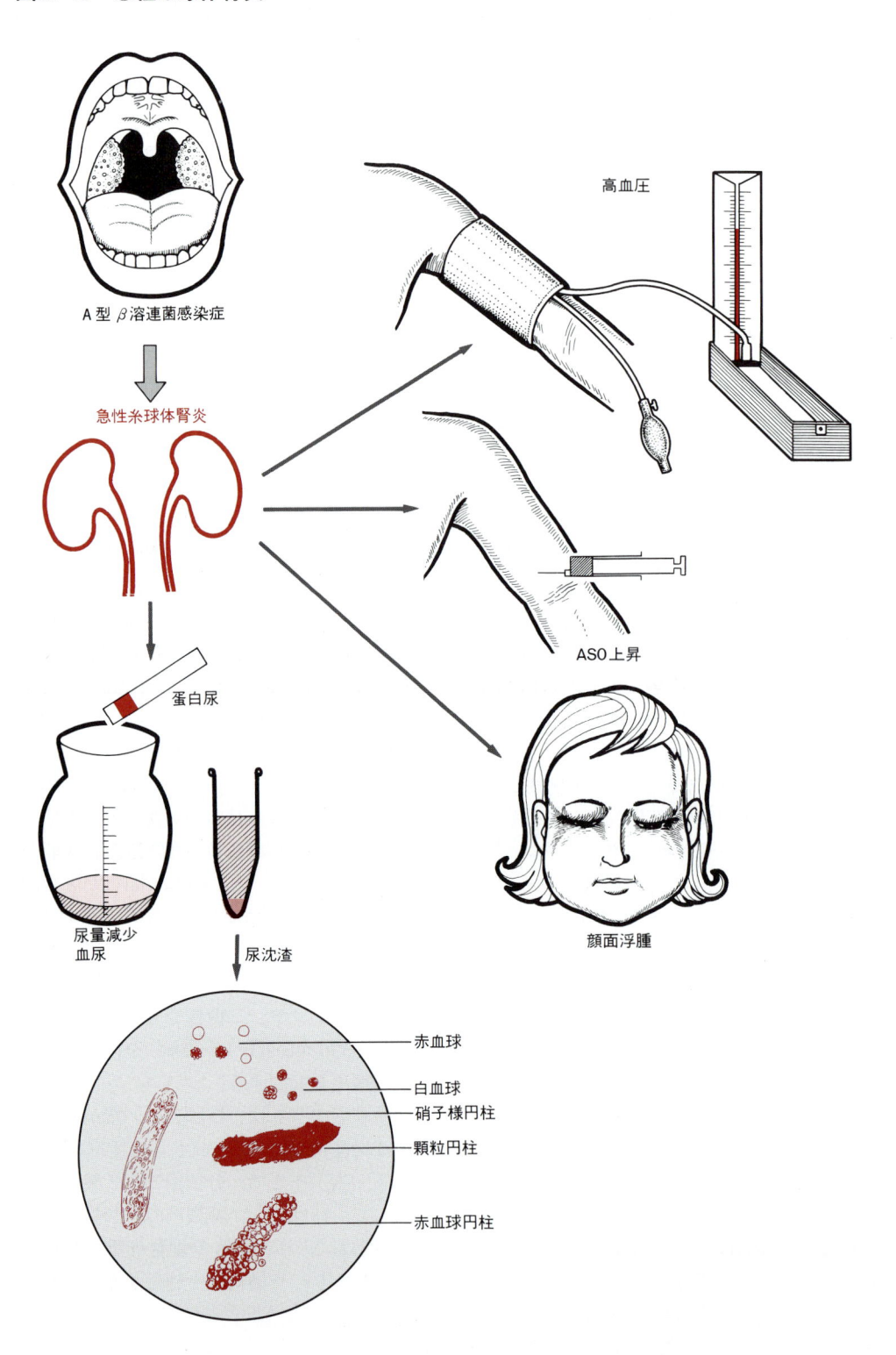

- A型β溶連菌感染症
- 急性糸球体腎炎
- 高血圧
- ASO上昇
- 蛋白尿
- 尿量減少 血尿
- 顔面浮腫
- 尿沈渣
  - 赤血球
  - 白血球
  - 硝子様円柱
  - 顆粒円柱
  - 赤血球円柱

6章　腎臓機能の障害

1．急性糸球体腎炎

1）症状と診断
（図Ⅲ-12）

急性糸球体腎炎は，蛋白尿や血尿をきたす代表的な疾患である．

（1）先行感染
急性糸球体腎炎は，発症する1〜2週間前に，β溶血性連鎖状球菌による扁桃腺炎を主とした上気道感染が先行していることが多い．β溶血性連鎖状球菌感染を受けると，生体内ではこれに対する抗体が産生される．検査成績上はASO (antistreptolysin O)やASK (antistreptokinase)が上昇する．血液中で抗原抗体反応が起きて免疫複合体immunne complexがつくられる．このため血清補体価は下降する．この免疫複合体は腎臓の糸球体と親和性が高いので，糸球体に沈着し，障害を引き起こすものと考えられている（しかし血清抗体価の上昇度と腎炎の重症度は一致しない）．

（2）症　状
急性腎炎の三徴候は，血尿，浮腫，高血圧であるが，これらのすべてがそろわない場合もあって，尿検査などによりはじめて気がつくことも少なくない．

① 血　尿：血尿は約1/3の症例にみられ，肉眼的血尿で赤褐色を呈することが多い．軽症の場合や，発症後1〜2週間の早期では，顕微鏡的血尿のことが多い．新鮮な尿を試験管に取り，毎分1500回転で5分間遠心分離器にかけ，沈渣を顕微鏡で観察すると，図のような赤血球や金平糖状に変形した赤血球，白血球，赤血球円柱，顆粒円柱，硝子様円柱など腎臓の障害を反映する成分をみることができる．

② 浮　腫：尿量が減少し，水分やNaの貯留が起きる．このため，浮腫が生じ，血圧も上昇する．浮腫はまず顔面，ことに上眼瞼に最初に生じてくることが多い．浮腫が増強すれば体重も増加してくる．これらの浮腫や高血圧は利尿期に入って尿量が増えてくると消失することが多い．

③ 蛋白尿：血尿とともに重要な尿所見であるが，多量の蛋白を排泄することは少なく，ほとんどが中等量（1日3gぐらい）である．軽症では，ふつう，安静時には蛋白尿を伴わないことが多く，運動後にのみ蛋白尿を認める程度である．大部分は数か月で消失するが，慢性糸球体腎炎に移行するものもある．

2）治　療

（1）食事療法
急性糸球体腎炎の治療は，安静，食事，薬物療法である．安静は障害された腎に対する負担を軽減する．食事療法は，浮腫や高血圧がある場合，塩分を制限し，腎機能の低下の著しいときには蛋白摂取も制限する．従来，窒素代謝産物の産生を抑制する目的で，蛋白制限が広く行われてきたが，近年，蛋白制限を行っても治療成績にあまり差のないことがわかり，高尿素窒素血症を伴う症例以外にはあまり厳重な制限をしない傾向がある．塩分制限は，尿量を目安として行い，乏尿期には厳しく制限し，利尿がついたら制限を緩和する．

（2）薬物療法
薬物療法としては，浮腫や高血圧が高度の場合に，塩分制限を行ったうえで利尿剤，降圧剤などの投与が行われる．うっ血性心不全や高血圧性脳症を伴う症例では，強力な治療が必要である．高度の腎不全をきたした場合にはカリウムや水分の制限を行い，必要に応じて腹膜灌流や血液透析が行われる．

図III-13　甲状腺機能亢進症

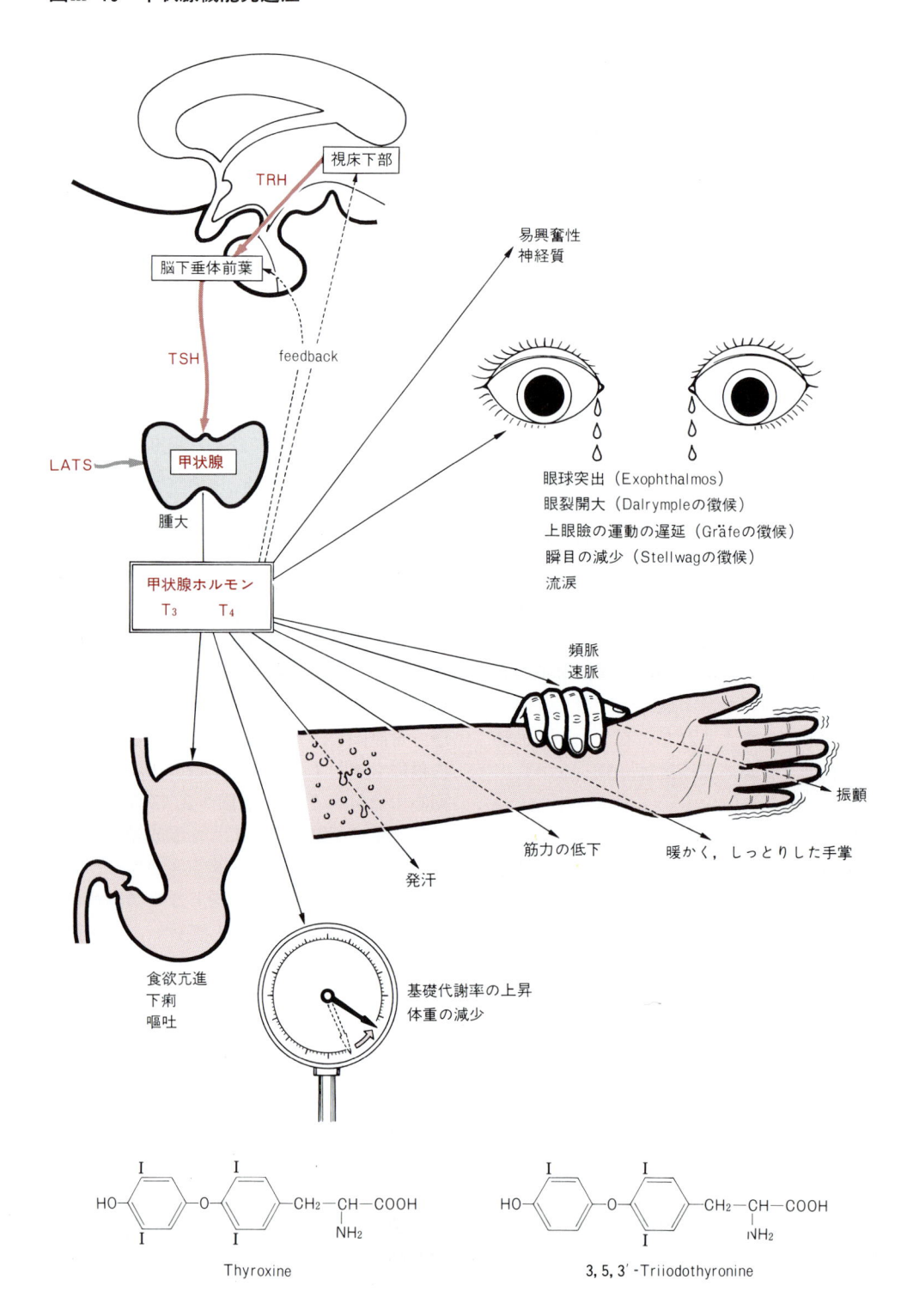

7章 内分泌の異常

1. 甲状腺機能亢進症

(図Ⅲ-13)

1) 甲状腺の働き

甲状腺は血液中の無機のヨードを取り込み、サイログロブリンと結合した状態で貯蔵している。このヨードを原料にして、MIT（3-monoiodotyrosine）、DIT（3,5-diiodotyrosine）を経てサイロキシン（T_4：3,5,3′,5′-tetraiodothyronine）やトリヨードサイロニン（T_3：3,5,3′-triiodothyronine）という甲状腺ホルモンが合成される。これらの甲状腺ホルモンも、グロブリンと結合した形で甲状腺の濾胞内に貯えられている。分泌時には蛋白質との結合がはずれて血液中に放出される。

2) 甲状腺ホルモンの調節機序

甲状腺ホルモンの生成・分泌は、間脳・下垂体系という高位の中枢の支配を受けている。すなわち、甲状腺は、脳下垂体前葉から分泌される甲状腺刺激ホルモン（TSH：thyroid stimulating hormone）の刺激によって甲状腺ホルモンを分泌する。脳下垂体前葉は、さらに上位の視床下部から分泌される甲状腺刺激ホルモン放出因子（TRF：TSH-releasing factor）に支配されている。もし、血中の甲状腺ホルモンが減少すると、視床下部や脳下垂体前葉が刺激され、TRFやTSHの分泌が促進され、甲状腺ホルモンの分泌が盛んになる。逆に、血中甲状腺ホルモンが過剰になると、TRF、TSHの分泌が抑制され、甲状腺ホルモンの分泌が減少する。これが間脳—下垂体—甲状腺におけるfeedback mechanismである。そのほかに、甲状腺自身も自律調節機能をもっているといわれている。甲状腺ホルモン分泌異常患者の診断については、この甲状腺ホルモン生合成のどのレベルで障害が起こってきたかを鑑別することが必要である。

なお、バセドウBasedow病患者の血清IgG分画中にTSHよりも長時間甲状腺ホルモンの分泌を促す物質が発見され、LATS（long acting thyroid stimulator）と名づけられている。

3) 症状――とくにバセドウ病を中心に

甲状腺機能亢進症 hyperthyroidism の大部分はバセドウ病（別名Graves病）が占めている。

バセドウ病の主症状は、Merseburgの三徴といわれる甲状腺腫、頻脈、眼球突出がとくに著明である。

甲状腺がほぼ均一に腫大し、眼がらんらんと光り輝いて、眼球が突出し、眼裂も大きく見開いた状態となる。上方を見ていて急に下方を見ると、眼球運動に上眼瞼の運動が追いつけず、球結膜が見える。瞬目運動も減少し、高度となれば流涙、眼充血を起こし、眼球結膜の乾燥により角膜潰瘍や全眼球炎を起こすことがある。

脈拍数は増加し、速脈となる。血圧は軽度に上昇することが多い。皮膚は湿潤し、とくに手掌が温かく、しっとりしている。筋力が低下し、振顫もみられる。上肢を水平まで挙上し、眼を閉じさせると振顫がはっきりする。眼球筋の筋力低下により、眼球運動障害をきたすこともある。また、基礎代謝率（BMR：basal metabolic rate）が増加して、食欲が亢進し、たくさん食べるのに著しい体重の減少がみられる。代謝の亢進に伴い、尿糖陽性となり、糖負荷試験で異常を示すことも多い。

4) 治療

甲状腺機能亢進症の治療方法には、抗甲状腺剤療法、放射性ヨード療法、外科療法などがある。機能亢進の程度、性、年齢、症状、合併症の有無などを考慮して、その適応が決められる。抗甲状腺剤としては、プロピルサイオウラシルやメチルメルカプトイミダゾールなどが用いられる。手術前の処置や、甲状腺クリーゼの対策としては、ヨード製剤も用いられている。

75g経口糖負荷試験における判定区分と判定基準

(日本糖尿病学会)

		グルコース濃度		
		静脈血漿	毛細管全血	静脈全血
糖尿病型	空腹時値または(および)2時間値	≧140mg/dl ≧200mg/dl	≧120mg/dl ≧200mg/dl	≧120mg/dl ≧180mg/dl
正常型	空腹時値および1時間値および2時間値	<110mg/dl <160mg/dl <120mg/dl	<100mg/dl <160mg/dl <120mg/dl	<100mg/dl <140mg/dl <110mg/dl
境界型		糖尿病型にも正常型にも属さないもの		

①糖尿病の症状がある場合は、任意の時刻に測定した静脈血漿・静脈全血または毛細血管全血グルコース濃度≧200mg/dl, あるいは朝食前空腹時の静脈血漿グルコース濃度≧140mg/dl, または毛細血管全血あるいは静脈全血グルコース濃度≧120mg/dlであれば糖尿病と診断してよい.

②明確な糖尿病細小血管症(通常は網膜症)の存在を確認した場合は糖尿病と診断してよい.

図Ⅲ-14 プロインスリンとインスリン

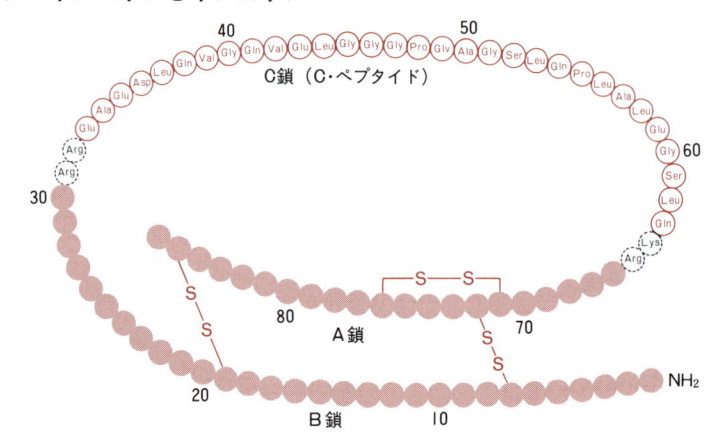

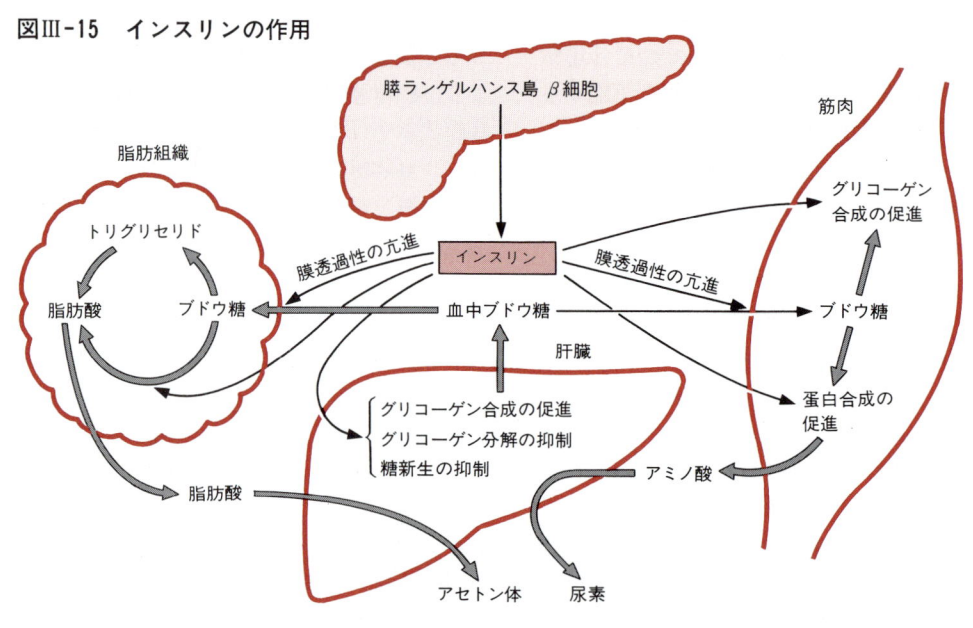

図Ⅲ-15 インスリンの作用

2. 糖尿病

1）糖尿病とは

糖尿病はインスリン不足により引き起こされる代謝異常の状態である．

その発症要因には遺伝的因子を基礎に，肥満，妊娠，感染などの発症因子が関与し，全身の血管障害，とくに細小血管症を引き起こしてくる．

2）診 断

糖尿病は，尿糖陽性がきっかけとなって無症状のうちに発見されることも多いが，進展した糖尿病では，口渇，多飲，多尿，多食，体重の減少などがみられる．診断はブドウ糖負荷試験（GTT：glucose tolerance test）を行い，日本糖尿病学会勧告値を基準にして判定される．同時に測定した血中インスリン動態や，遺伝的素因，体重，既往歴，最小血管症の有無などを参考にする．他の膵臓疾患，内分泌疾患など糖代謝異常をきたす疾患を否定する必要がある．

3）合併症

糖尿病の合併症としては，糖尿病性網膜症，糖尿病性腎症，糖尿病性神経症などがある．

① **糖尿病性網膜症**：糖尿病性網膜症は，毛細血管瘤にはじまり，点状出血，浸出斑，硝子体出血，静脈の拡張などの変化が生じ，増殖性網膜症や網膜剥離に進展すると失明する危険がある．

② **糖尿病性腎症**：糖尿病性腎症は，糖尿病に典型的な血管合併症といわれ，腎糸球体硬化，結節性，びまん性，浸出性の特有な変化がみられる（Kimmelstiel Wilson症候群）．臨床検査成績では尿蛋白が陽性となる．

③ **糖尿病性神経症**：糖尿病性神経症は，あらゆる神経にみられるが，ことに末梢神経に多く，深部反射異常，知覚異常のみられることが多い．振動覚の低下がスクリーニングの臨床検査として用いられている．

④ **糖尿病性昏睡**：急性の重篤な合併症としては，糖尿病性昏睡がある．糖尿病性ケトアシドーシスでは，インスリンの極端な作用不足のために，著しい高血糖，血清浸透圧の上昇，水および電解質の失調をきたし，ショック状態となる．末梢では，脂肪組織からの遊離脂肪酸の放出が起こり，肝臓で酸化されて多量のケトン体が産生されるが，これを処理しきれず，ケトアシドーシスを起こすことになる．なお，高血糖があってもケトアシドーシスを伴わない高浸透圧性非ケトン性糖尿病性昏睡もある．

4）インスリン （図Ⅲ-14, Ⅲ-15）

インスリンは，1921年にBantingとBestにより発見されたホルモンで，膵臓のランゲルハンス島のβ細胞で産生される51個のアミノ酸からなるペプチドホルモンである．β細胞中ではプロインスリンの形で存在し，Cペプチドがはずされて活性化し，血中へ遊出すると考えられている．

インスリンの拮抗物質としては，成長ホルモン，副腎皮質ステロイドホルモン，グルカゴン，アドレナリンなどのホルモンのほかに，種々の拮抗物質があり，これらの増加によっても相対的なインスリン不足を引き起こすことが考えられる．

5）治 療

糖尿病治療の原則は，食事療法と運動療法であり，それだけでは十分なコントロールが得られない場合には薬物療法が併用される．

（1） 食事療法

食事療法の原則は，摂取総エネルギー量を制限し，その範囲内で，必要にして十分な栄養素の配分が考慮される．食事療法の指導には，日本糖尿病学会編の食品交換表を使用すると便利である．制限エネルギー量は，軽作業の成人で単位標準体重当り25〜30 kcalを基準として，年齢，運動量，肥満度，合併症などを考慮して決定する．

（2） 運動療法

運動療法は，筋肉における糖利用の促進，脂肪蓄積の抑制などを目的として，相対的インスリン不足の改善をはかるために行われる．

III-16　クッシング症候群

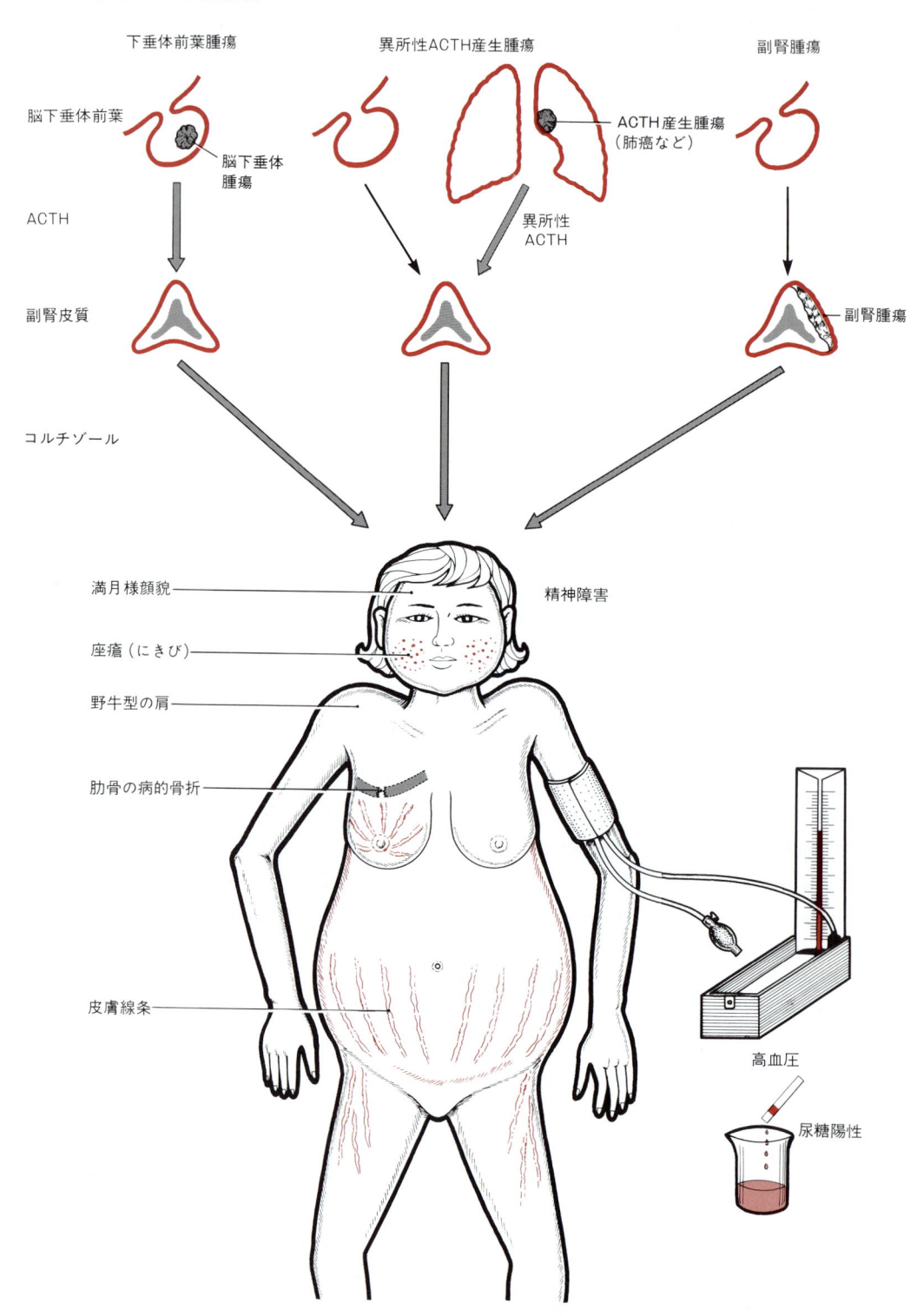

下垂体前葉腫瘍　　異所性ACTH産生腫瘍　　副腎腫瘍

脳下垂体前葉　　　　　　　　　　　　　　ACTH産生腫瘍
　　　　　　　　脳下垂体　　　　　　　　（肺癌など）
　　　　　　　　腫瘍

ACTH　　　　　　　　　異所性
　　　　　　　　　　　ACTH

副腎皮質　　　　　　　　　　　　　　　　副腎腫瘍

コルチゾール

満月様顔貌　　　　　　　　　精神障害

座瘡（にきび）

野牛型の肩

肋骨の病的骨折

皮膚線条

高血圧

尿糖陽性

（3） 薬物療法

薬物療法は，経口的血糖降下剤とインスリンによる療法がある．糖尿病の程度，合併症，副作用などを考慮して投与される．

3．クッシング症候群

1）原因・症状
（図Ⅲ-16）

クッシング症候群は，病的肥満を起こす疾病の1つで，1932年に，Harvey Cushingによりはじめて報告された．副腎皮質から分泌されるグルココルチコイド，とくにコルチゾールの分泌過剰が原因である．

クッシング症候群は，30～40歳代の女性に多く，中心性肥満，満月様顔貌，高血圧，皮膚線条，皮下溢血斑，痤瘡，多毛，浮腫，月経異常，筋力の低下，精神異常，骨粗鬆症，糖尿などの多彩な症状がみられる．小児の場合には，成長の停止を伴うことが単純性肥満との大きな違いである．

本症候群の肥満は，単純性肥満とは異なり，四肢は筋萎縮のためむしろほっそりとしており，顔面が満月様とよばれるように円形となり，肩が脂肪塊によって盛り上がって野牛型と形容される体型となる．腹部は突出して，下腹部外側に伸展性の紫紅色の皮膚線条が現れてくる．しかし，体重の増加を伴わない場合もある．また，骨粗鬆症のため，背部痛や腰痛を訴え，肋骨に自然骨折をみることもある．

尿糖陽性を示すことも多いが，多くの場合，空腹時血糖値の上昇はみられず．インスリン反応も良好で，糖負荷試験の成績は境界型や2次性糖尿病のことが多い．グルココルチコイドの過剰は，蛋白質の異化を促進させ，アミノ酸の利用を抑制する．また，糖新生を促進させ，肝にグリコーゲンの蓄積をはかり，血糖を上昇させることになる．

2）成立ち

グルココルチコイドは，脳下垂体前葉から分泌されるACTH(adrenocorticotropic hormone)の刺激を受けて，副腎皮質の束状層から分泌される．脳下垂体前葉は，さらに上位の視床下部から分泌されるCRF(corticotropic releasing factor)の支配を受けている．視床下部はさらに上位の大脳辺縁系の支配も受けているといわれ，視床下部や下垂体前葉は，ともに血液中のグルココルチコイドによるnegative feedbackを受けている．

クッシング症候群は，グルココルチコイドの過剰分泌で起こる症候群であるが，その原因は，グルココルチコイドの分泌を促す仕組みのうち障害の起こった場所によっていくつかの違った疾病に分けられる．

脳下垂体の過形成や，脳下垂体の腫瘍(腺腫)などによってACTHが過剰に分泌されて，両側の副腎皮質の過形成を招き，コルチゾールの過剰分泌からクッシング症候群が生じたものをとくにクッシング病とよぶ．

肺癌，胸腺腫瘍，膵癌など，脳下垂体以外の腫瘍でもACTHを産生するものがある．これらを異所性ACTH産生腫瘍とよぶ．異所性ACTH産生腫瘍から分泌されるACTHの刺激を受けて，副腎皮質の過形成をきたし，コルチゾールの過剰分泌からクッシング症候群をきたすものを異所性ACTH症候群とよび，典型的な症状のそろったものが多い．

副腎皮質自体に過形成や腫瘍が生じ，コルチゾール分泌過剰からクッシング症候群をきたす場合もある．

3）診断と治療

クッシング症候群の診断は，まず，コルチゾールの分泌過剰を証明することである．このためには，血中コルチゾールの高値，日内変動の消失，コルチゾールの代謝産物である尿中17 OHCSあるいは17 KSの増加を確認する必要がある．クッシング病を診断するためには，デキサメサゾン(グルココルチコイド)投与によりACTH分泌に対するフィードバック機構が働くか否かを検査するデキサメサゾン抑制試験が必要である．そのほかにもメトピロンテストやACTH試験がある．また脳下垂体や副腎の形状を調べる画像診断も必要である．

図Ⅲ-17　先天性代謝異常の概念と機能別分類

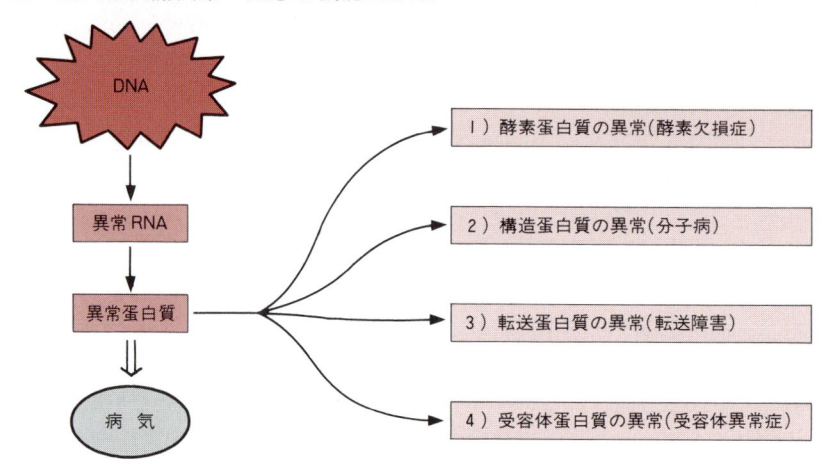

DNA → 異常RNA → 異常蛋白質 → 病気

1）酵素蛋白質の異常（酵素欠損症）
2）構造蛋白質の異常（分子病）
3）転送蛋白質の異常（転送障害）
4）受容体蛋白質の異常（受容体異常症）

図Ⅲ-18　酵素欠損症における病態モデル

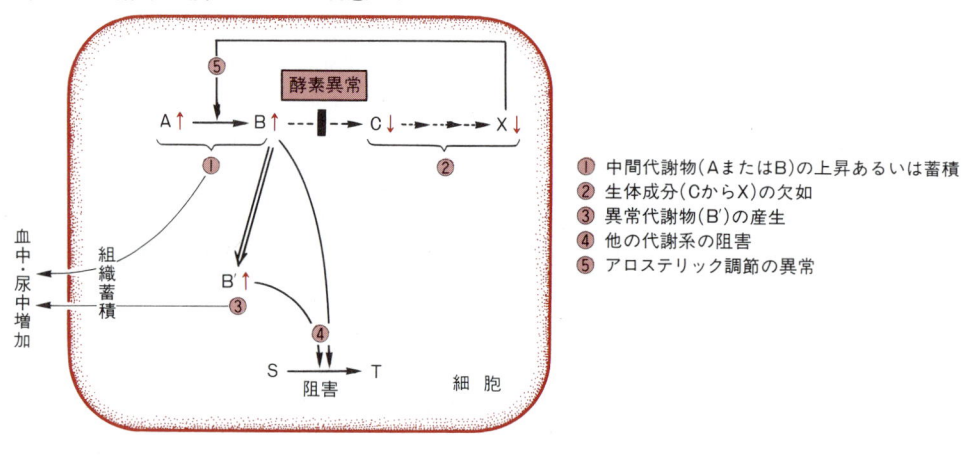

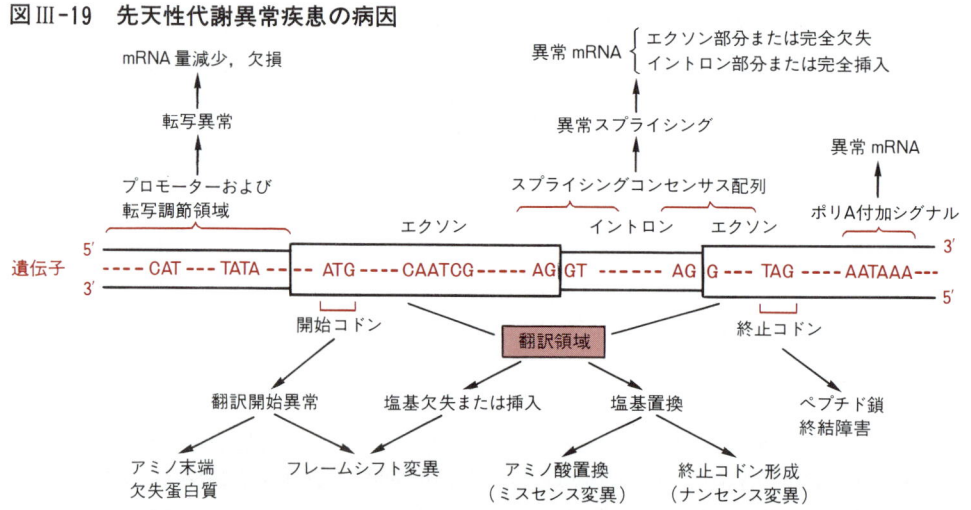

A↑ → B↑ ---|--→ C↓ --→--→ X↓
　　　　　酵素異常

① 中間代謝物（AまたはB）の上昇あるいは蓄積
② 生体成分（CからX）の欠如
③ 異常代謝物（B'）の産生
④ 他の代謝系の阻害
⑤ アロステリック調節の異常

① 血中・尿中増加、組織蓄積
③ B'↑
④ S → T　阻害
細胞

図Ⅲ-19　先天性代謝異常疾患の病因

mRNA量減少，欠損
↑
転写異常

異常mRNA ｛ エクソン部分または完全欠失
　　　　　　イントロン部分または完全挿入
↑
異常スプライシング

異常mRNA
↑
ポリA付加シグナル

プロモーターおよび転写調節領域　　エクソン　　スプライシングコンセンサス配列　　イントロン　　エクソン

遺伝子　5'---CAT---TATA---ATG---CAATCG---AG:GT------AG:G---TAG----AATAAA---3'
　　　　3'   5'

開始コドン　　翻訳領域　　　　　　　　　　　終止コドン

翻訳開始異常　塩基欠失または挿入　塩基置換　　ペプチド鎖終結障害

アミノ末端欠失蛋白質　フレームシフト変異　アミノ酸置換（ミスセンス変異）　終止コドン形成（ナンセンス変異）

8章 先天性代謝異常

1. 先天性代謝異常とは
(図Ⅲ-17)

遺伝子DNAの変異が原因となり，ある特定の蛋白質の異常を引き起こし，その結果なんらかの病気としての臨床症状が出現するに至った場合，先天性代謝異常 inborn errors of metabolism とよばれる．

その大部分は酵素欠損症というかたちをとるが，構造蛋白質異常症，膜の転送障害，受容体などの機能蛋白の異常症も含まれる．これらの蛋白質が関与する生体内の化学反応や物質輸送などが円滑に行われず，そのため物質の流れ(代謝)に異常をきたす．DNAの異常であるから先天性であり，遺伝性の疾患である．代謝異常自体は胎児期にはじまるが，発生初期における生理的未熟性また母体による代償のために，臨床症状は出生後一定期間を過ぎてから出現する．まれに成人になってからはじめて症状が現れる異常症もある．

2. 先天性代謝異常疾患の病態

1) 酵素欠損症
(図Ⅲ-18)

先天性代謝異常疾患の大部分を占める．酵素が欠損した場合に生じる病態を，単純化したモデルで説明する．

① **中間代謝物の蓄積**：代謝系の酵素欠損によって生じる病態は，その酵素の基質およびその前駆物質などの中間代謝物が上昇または蓄積することである．

それが水溶性物質であれば臓器内にとどまることは少なく，血液中に大量に現れる．血液中よりむしろ尿中に多量排泄される物質もあるが，これはその物質の腎臓での排泄能力(クリアランス)による．アミノ酸は一般に再吸収率がいいので血中で著しく上昇する．尿素サイクル酵素であるアルギニノコハク酸合成酵素欠損症では，基質であるシトルリンが血中に増加するので，シトルリン血症とよばれる．次のアルギニノコハク酸リアーゼ欠損症では基質が尿中に大量排泄されるため，アルギニノコハク酸尿症といわれる．

一方，増加する物質が高分子であったり，水に不溶であったりするとそれらは細胞内に蓄積して症状を呈することになる．糖質代謝異常症や脂質代謝異常症にみられ，糖原病ではグリコーゲンが，ヘキソサミニダーゼ欠損症ではガングリオシドが組織に蓄積する．

② **生体成分の欠如**：欠損酵素以後の反応における代謝物が産生されない，あるいは減少する．白児症 albinism ではチロシナーゼ欠損によりチロシンからメラニン色素が合成できない．またフェニルケトン尿症でも，メラニンの産生は低下する．これはフェニルアラニン水酸化酵素欠損によって，フェニルアラニンから合成されるチロシンが欠乏することと，同時に蓄積したフェニルアラニンによるチロシナーゼ阻害も原因と考えられる．

③ **異常代謝物の産生**：蓄積した代謝物は，通常では利用されない代謝経路で代謝されるようになり，異常な代謝産物を生じるようになる．フェニルケトン尿症では増加したフェニルアラニンから，本来はフェニルアラニンの代謝酵素ではないチロシンアミノトランスフェラーゼの作用によって，フェニルピルビン酸が生じる．

④ **他の代謝系の阻害**：蓄積した中間代謝物や異常代謝物が他の代謝系の酵素を阻害して，欠損酵素とは直接関係のない代謝系の障害を引き起こす．プロピオン酸やメチルマロン酸の代謝はアンモニア代謝と直接の関連はないが，プロピオン酸血症やメチルマロン酸血症などで高アンモニア血症がみられる．

⑤ **アロステリック調節の異常**：一般にフィードバック機構が存在する代謝系では最終産物の必要量が産生されると，その最終産物が初発酵素を阻害して過剰産生を防ぐ．その代謝系に酵素欠損が

図 III-20 変異例

① スプライシング異常の1例

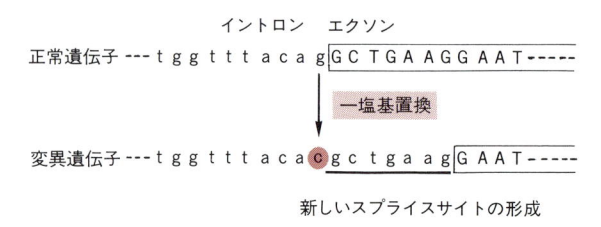

```
                          イントロン   エクソン
正常遺伝子 ---tggtttacag|GCTGAAGGAAT-----
                          ↓ 一塩基置換
変異遺伝子 ---tggtttaca(c)gctgaag|GAAT-----
                新しいスプライスサイトの形成
```

② フレームシフト変異の1例

```
正常ペプチド  NH2── K   S   I   Y   N   T   E   W ──COOH
正常 mRNA    5'------AAG AGU AUC UAC AAU ACU GAG UGG------3'
                            ↓ 2塩基欠失
変異 mRNA    5'------AAG AGU XXC UAC AAU ACU GAG UGG------3'
異常ペプチド  NH2── K   S   L   Q   Y ─終止コドン
                                      COOH
```

③ ナンセンス変異の1例

```
正常   NH2── L   V   Y   T   G ──COOH
       5'------CUG GUG UAU ACC GGU------3'
                        ↓ 一塩基置換
変異   5'------CUG GUG UA(A) ACC GGU------3'
       NH2── L   V ─終止コドン
                    COOH
```

④ ミセンス変異と制限酵素認識切断部位消失例

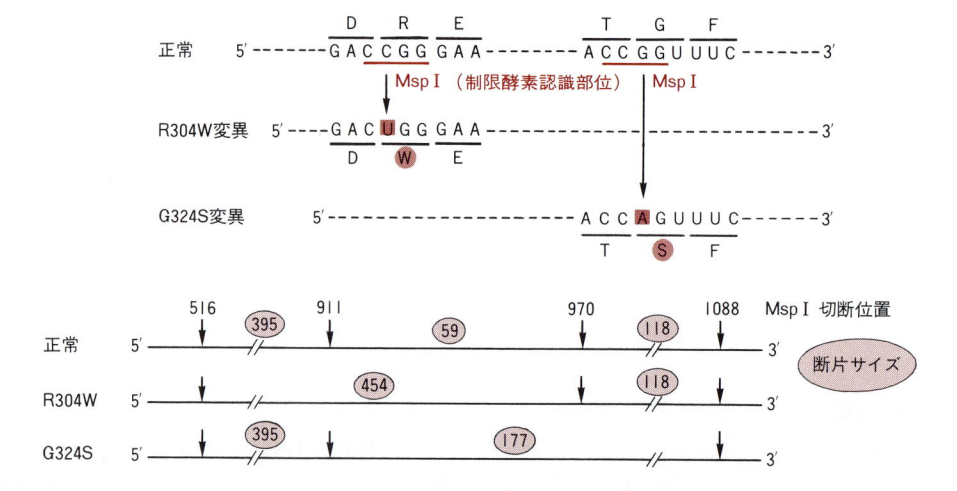

```
                 D   R   E          T   G   F
正常   5'-------GAC CGG GAA--------ACC GGU UUC-------3'
                   ↓ MspI（制限酵素認識部位）  ↓ MspI

R304W変異  5'----GAC (U)GG GAA---------------------3'
                 D  (W)  E

G324S変異  5'-----------------------ACC (A)GU UUC------3'
                                    T  (S)  F
```

```
              516      911          970    1088   MspI 切断位置
正常    5'─────↓──(395)──↓───(59)───↓──(118)─↓──────3'
R304W   5'─────↓────(454)─────────↓──(118)──↓─────3'      断片サイズ
G324S   5'─────↓──(395)──↓─────(177)────────↓─────3'
```

ある場合には最終産物が産生されないため，この
フィードバック阻害機構が働かず，中間代謝産物
が蓄積することになる．ピリミジンヌクレオチド
合成経路の酵素欠損症である遺伝性オロト酸尿症
ではUTPが合成できないため，カルバモイルリ
ン酸合成酵素Ⅱ(CPS Ⅱ)にフィードバック阻害
がかからない．その結果，オロト酸の産生がさら
に増加することになる．ウリジンを投与すると
UTPが合成され，欠如するピリミジンヌクレオ
チドを補給するとともにCPS Ⅱのフィードバッ
ク阻害を回復させ，オロト酸の排泄も下がり，大
きな治療効果が得られる．

2）分子病

遺伝子の支配下にある蛋白質が，血色素のよう
な構造蛋白質である場合には分子病の形をとる．
この代表的な例がサラセミアや鎌状赤血球貧血
を主症状とする遺伝病であり，ヘモグロビン分子の
構造異常に由来することから，分子病と名づけら
れた．分子レベルでの解析が進み，これまでに数
多くの異常ヘモグロビン分子種が明らかになって
おり，先天性代謝異常疾患を研究するときのモデ
ルとなっている．

3）転送障害

生体膜の内外の物質輸送には特定の蛋白質が関
与している．腎尿細管でのアミノ酸の再吸収や小
腸での吸収には細胞膜を通してアミノ酸を輸送す
る膜輸送系が存在する．膜輸送系は細胞膜にかぎ
らず，細胞内小器官にも存在する．ミクロゾーム
のグルコース-6-リン酸転送蛋白質の欠損症は糖
原病 Ib 型として有名である．

4）受容体異常症

家族性高コレステロール血症では，コレステロ
ールを輸送する低比重リポ蛋白質(LDL)の濃度
が血液中で上昇しているが，これは細胞の LDL
受容体が欠損しているためである．ホルモンに対
する受容体異常症なども存在する．

3．先天性代謝異常疾患の病因

（図Ⅲ-19）

遺伝性疾患であるので，その異常が遺伝子DN-
A上に存在することは明らかである．病因となる
遺伝子上には置換 substitution, 欠失 deletion, 挿
入 insertion, 不等交叉 unequal crossing over な
どの異常があるが，変異の種類や場所によって
種々の異常を引き起こす．

1）プロモーターおよび調節領域の変異

遺伝子のプロモーター領域は転写を正確にかつ
有効にはじめる上で必須な部分である．この領域
の変異は mRNA 量の減少あるいは完全欠損につ
ながる．サラセミアではいくつかの変異が報告さ
れているが，1個の塩基が置換されてもグロビン
mRNA の量が減少する例がある．

2）RNAプロセシングに影響する変異

mRNA は前駆体のかたちで合成され，成熟型
mRNA に至るまでにいくつかの過程が存在する
(「遺伝子の仕組みと働き」の章参照).

① キャップ構造形成部位：転写開始点での変
異は mRNA の合成およびキャップ構造形成に障
害を起こす．

② スプライシング異常（図Ⅲ-20・①）：スプラ
イシングにはアクセプター部位とドナー部位にコン
センサス配列がある．これらの配列に変異がある
場合，あるいは別の部位に異常がありコンセンサ
ス配列に似た部位を形成するような場合，異常な
スプライシングが生じる．その結果，エクソンの
完全あるいは部分欠損を，またイントロンの完全
あるいは部分挿入を起こした異常 mRNA 分子が
作り出される．

③ 転写終結に関与する領域での変異：ポリA付
加シグナルである AATAAA 配列に変異がある
と，mRNA 前駆体の切断とポリA付加に障害を
起こす．この変異によって正確な mRNA の産生
が著しく減少し，3′末端を長く延長した転写物が
生じる．また，細胞質に輸送されない場合もある．

表III-1 先天性代謝異常の疾患例

疾患名	異常酵素または蛋白	主症状	治療法
アミノ酸代謝異常			
フェニルケトン尿症	フェニルアラニンヒドロキシラーゼ	精神遅滞，痙攣，血中フェニルアラニン上昇，尿中フェニルピルビン酸排泄	低フェニルアラニン食（ロフェミルク）
白児症(albinism)	チロシナーゼ	メラニンの欠損	
楓糖尿症 (maple syrup urine disease)	分枝鎖ケト酸脱炭酸酵素	尿中へのロイシン，イソロイシン，バリンおよび相当ケト酸の排泄，ケトアシドーシス	分枝鎖アミノ酸の制限
高アンモニア血症I	カルバミルリン酸合成酵素	血中アンモニアの上昇，嘔吐，知能発達障害	低蛋白食
高アンモニア血症II	オルニチントランスカルバミラーゼ	血中アンモニアの上昇，嘔吐，知能発達障害	低蛋白食
シトルリン血症	アルギニノコハク酸合成酵素	血中・尿中へのシトルリンの上昇，血中アンモニア上昇，知能発達障害	低蛋白食
アルギニノコハク酸尿症	アルギニノコハク酸リアーゼ	血中，尿中アルギニノコハク酸出現，痙攣，運動失調	低蛋白食
糖質代謝異常			
ガラクトース血症	ガラクトース-1-リン酸ウリジルトランスフェラーゼ	白内障，黄疸，ガラクトース尿，痙攣，昏睡，知能発達障害	無ガラクトース食
糖原病			
I型(Von Gierke病)	グルコース-6-ホスファターゼ	肝・腎のグリコーゲン蓄積，低血糖	でんぷん食を頻回に分けて与える
II型(Pompe病)	α-グリコシダーゼ(リソゾーム)	グリコーゲン蓄積(全身)，筋無力	
脂質代謝異常			
Tay-Sachs病	ヘキソサミニダーゼ	精神遅滞，ガングリオシドの蓄積(脳)	
Gaucher病	グルコセレブロシダーゼ	精神遅滞，肝・脾の肥大（グルコセレブロシドの蓄積）	
Niemann-Pick病	スフィンゴミエリナーゼ	精神遅滞，スフィンゴミエリンの蓄積（脳，肝，脾臓）	
その他の代謝異常			
Lesch-Nyhan症候群	ヒポキサンチン-グアニンホスホリボシルトランスフェラーゼ	痙性まひ，知能発達障害，自傷行為，高尿酸血症	
オロト酸尿症	オロト酸ピロホスホリラーゼ オロト酸脱炭酸酵素	貧血	ウリジン，UMPの投与
ビタミンB_6依存症			
B_6依存性痙攣	グルタミン酸脱炭酸酵素	痙攣	ビタミンB_6大量投与
B_6反応性貧血	δ-レブリン酸合成酵素	ヘム合成障害→小球性貧血	〃
分子病			
鎌状赤血球症	ヘモグロビン→Hbs	溶血性貧血，血栓	カルバミル化試薬
サラセミア	ヘモグロビンサブユニットの合成不良	貧血	

3）翻訳領域における変異

開始コドンでの変異は，それ以降に形成されるATGの位置により，アミノ末端部分を欠いた蛋白質が翻訳されたり，またはコドンの読み枠のずれ（フレームシフト frameshift）を起こしたりする．一方，本来の終止コドン内で変異が生じた場合には，翻訳が終結せず，3′非翻訳領域が続けて読まれることになり，カルボキシル末端側に余分のアミノ酸残基をつけた異常に長い蛋白質が産生される．

① **フレームシフト変異**（図Ⅲ-20・②）：1個ないし数個（3の倍数個以外）の塩基の欠失あるいは挿入により，アミノ酸の読み枠がずれる．フレームシフトの結果，アミノ酸配列が変化する上に長さも異なったペプチド鎖が作られる．遺伝子上のエクソンを含む領域に大きな欠失や挿入がある場合，異常スプライシングを起こす変異がある場合にフレームシフトが生じることもある．読み枠がずれて翻訳の終結を早めた変異では，一般にmRNA量が著しく減少している．これは核内でのmRNAの安定性や核から細胞質への移行に影響を与えるためである．

② **点変異 point mutation**（図Ⅲ-20・③，④）：翻訳領域内で一塩基置換が起こり，終止コドンになるような変異をナンセンス変異とよぶ．

あるアミノ酸に対応するコドン内に塩基置換が起こり，別のアミノ酸に置き換わった場合をミスセンス変異 missense mutation という．この場合，合成されるペプチド鎖は正常と変わらない長さである．アミノ酸置換変異では，変化するアミノ酸の種類や部位によって，蛋白質の性質が異なる．構造を維持するのに必要な部位での変化は蛋白質の高次構造が保たれずに，分解を受けやすくなる．酵素の活性や機能に関与する部位では，基質に対する親和性が減少（Km値増大）したり，あるいはまったく活性をもたない蛋白質になる．

4．先天性代謝異常疾患の診断

ある種の代謝異常症では，出生直後にマススクリーニング（無症状のうちに一般集団の中から患者をすくいあげる検査）により，すでに診断が行われている．また家族歴で遺伝的傾向が発見されることもあり，絨毛細胞や羊水細胞などを用いた出生前診断も可能である．

1）症状による診断

代謝異常の結果，もっとも障害を受けやすいのは中枢神経系であり，多くの先天性代謝異常疾患において知能障害や痙攣などの中枢神経症状が認められる．ある種の異常症では特有の顔貌や体型を示し，一見して臨床診断が可能な場合もある．後述する生化学的な検索とともに，病歴や臨床症状を詳しくとらえることも重要である．

2）中間代謝物の測定　　　　　　　（表Ⅲ-1）

血液や尿あるいは組織を用いて，生化学的手法により，蓄積または欠如した中間代謝物や異常物質を測定する（表Ⅲ-1参照）．

3）異常蛋白質の同定

上記の代謝物質の測定に加えて，最終的には，その代謝に関連がある酵素の量的または質的異常を，あるいは異常蛋白質そのものの存在を証明することで確定診断を行う．酵素欠損症の場合は，酵素活性や動力学的性質あるいは至適pHなどの変化を測定したり，抗体を用いた免疫学的手法により原因蛋白質の量を検索する．ヘモグロビンなどのように血液を用いて異常蛋白質を調べる場合は比較的容易であるが，組織特異的に異常を起こす疾患では組織の採取が必要であり，診断は困難を伴う．

4）異常遺伝子の検出

最近の分子生物学や遺伝子操作技術の進歩によって，先天性代謝異常疾患のいくつかはその病因遺伝子上の変異が明らかになっている．前述したようにそれらの変異は種々さまざまである．一方，原因不明の遺伝性疾患でもその病因遺伝子を同定できる技術も確立され，それによって変異部位も明らかになってきている．

遺伝子の特徴は4種類の塩基の配列で決まる．この配列上に異常があるかどうかを調べることに

よって，遺伝子を用いた診断が可能となる．塩基配列を特異的に認識し，切断する酵素（制限酵素 restriction enzyme）の発見はこの分野においても多大な貢献をしている．遺伝子診断の基本は，遺伝子DNAを適当な制限酵素で切断し，得られた断片をサイズで分離して，長さの違いを検出するというものである．DNA上の大きな欠失や挿入，あるいは一塩基置換でも制限酵素の認識切断部位に変化を与えるような変異（図III-20・④参照）であれば，遺伝子診断が可能である．数多くの遺伝子診断法が見いだされているので，それらは他の専門書を参考にしていただきたい．

5．先天性代謝異常疾患の治療

遺伝子DNAの異常が原因であるので，現在のところ根本的な治療法はない．しかし，生後ただちに適切な治療（食事療法など）が行われると，しばしばその主な症状となっている精神，知能障害を引き起こさず，正常の発育を遂げることができる（表III-1参照）．

たとえば，フェニルケトン尿症では異常に増加するフェニルピルビン酸が成長中の脳の代謝を阻害して，精神遅滞を起こす．生後ただちに診断し，フェニルアラニン含有量の少ないミルクや食事を与える食事療法により，症状の発現を防ぎ，正常な脳の発育へと導くことができる．しかし，一度中枢神経系の障害を起こし，知能障害をきたすと正常に戻ることはまずないので，できるだけ早く診断をつけて治療を開始することが肝要である．

索 引

〈ア〉

absorption …………77
active transport …………79
albumose …………69
alveolus …………97
amylase …………69
amylopsin …………69
anabolism …………21
androgen …………15
antiperistalsis …………73
appetite …………57
Atwater の係数 …………25
axon …………31
ICSH …………5
IRV …………101
isotonic contraction …………49
RMR …………29
RNA …………165
RNA プロセシング …………237
RNA ポリメラーゼ …………167
RQ …………25, 103
rRNA …………167
RV …………101
unconditioned reflex …………63
α-アミロース …………133
α 運動系 …………51
α-受容器 …………39
α-ヘリックス …………155
アイソザイム …………125
アイントーベンの三角 …………89
アウエルバッハ神経叢 …………61
アクセプター部位 …………167, 237
アシル運搬蛋白 …………179
アシル結合 …………167
アスコルビン酸 …………193
アスパラギン酸トランスアミナーゼ …………125
アセチルグルタミン酸 …………159
アデノシン-3-リン酸 …………11
アテローム性動脈硬化 …………17
アデニル化 …………129
アデニン …………165

アトウォーターの係数 …………25
アドレナリン作動性ニューロン …………37
アノマー …………131
アビジン …………191
アポ酵素 …………121
アミノアシル tRNA …………169
アミノ基転移酵素 …………157
アミノ酸 …………151
アミノ酸脱炭酸酵素 …………159
アミノ酸置換変異 …………239
アミロプシン …………69
アミロペクチン …………133
アミン …………159
アラキドン酸 …………173
アルカローシス …………47
アルギニノコハク酸尿症 …………235
アルドース …………131
アルブモーゼ …………69
アロステリズム …………127
アンチコドン …………167
アンドロゲン …………3, 15
悪性貧血 …………207

〈イ〉

Ea …………29
ECG …………87
effective filtration pressure …………105
EMG …………51
ERV …………101
implantation …………7
insensible perspiration …………115
inspiratory reserve volume …………101
insulin …………15
intermediary metabolism …………21
internal secretion …………39
interstitial cell stimulating hormone …………5
intestinal phase …………65
intracaral digestion …………67
isometric contraction …………49

一塩基置換 …………239
1回換気量 …………101
1回呼吸気量 …………101
1回拍出量 …………53
1,25-ジヒドロキシビタミンD …………195
1日尿量 …………111
1日の消費エネルギー（必要量） …………29
1日のエネルギー消費量（所要量） …………29
イオウ …………199
イソメラーゼ …………125
イヌリン …………107
インスリン …………15, 231
イントロン …………167, 237
胃液の分泌機序 …………63
胃回腸反射 …………75
胃潰瘍 …………217
胃相 …………63
胃の運動 …………73
異化作用 …………21
異性化酵素 …………125
遺伝 …………165
遺伝暗号 …………167
遺伝子 …………13, 165, 235
遺伝子診断 …………240
遺伝情報 …………165
遺伝的因子 …………13
閾膜電位 …………31
咽頭期 …………73
飲作用 …………79

〈ウ〉

ウイントローブの赤血球平均恒数 …………205
ウロビリノーゲン …………81
ウロビリン体 …………81
運動感覚 …………55
運動機能 …………49
運動時における生理機能の変化 …………51
運動と循環機能 …………53

運動(領)野 …………………33

〈エ〉

A部位 ……………………167
ABO式 …………………85
ADP-リボシル化 …………129
aging ……………………15
air way …………………97
ATP ………………………11, 21
ATPase …………………11
ATP分解酵素 ……………11
electrocardiogram ………87
electromyogram …………51
endoplasmic reticulum ……11
energy metabolism ………23
enterogastric reflex ………73
enterogastrone …………65, 73
enterokinase ……………71
esophagus stage …………73
estrogen …………………5, 7
excitation-contraction coupling …………………49
expiratory reserve volume
  ……………………………101
FAD ……………………187
FMN ……………………187
FRC ……………………101
FSH ………………………5
FVC ……………………101
Hb ………………………103
HCG ……………………9
HCS ……………………9
LDH ……………………125
LH ………………………5
METS ……………………29
mRNA …………………167
MVV ……………………101
N係数 ……………………25
NAD ……………………189
NADHデヒドロゲナーゼ 141
NADPH ………………147
SDA ……………………27
エクソン ………………167, 237
エストロゲン ……………5, 7
エネルギー所要量 …………29

エネルギー代謝 …………21, 23
エネルギー代謝率 …………29
エネルギーの産生 …………21
エラスチン,コラーゲンの変化 ………………………19
エンテロガストロン ………65, 73
エンテロキナーゼ …………71
エンハンサー ……………167
栄養素の吸収 ……………77
栄養素の出納 ……………21
液性協関 …………………41
腋窩温 …………………113
延髄 ………………………33, 35
──の呼吸中枢 …………99
塩基対 …………………167
塩基配列 ………………165
塩酸 ……………………217
塩素 ……………………199
遠位尿細管 ……………105
嚥下運動 …………………73
嚥下中枢 …………………73

〈オ〉

autonomic nervous system 37
O_2, CO_2の運搬におけるイオンの移動 ……………103
O_2需要量 …………………53
O_2消費量 …………………53
obesity …………………57
Ogstonの説 ……………141
oral cavity ………………61
ovum ……………………3
オキシドリダクターゼ ……125
オディ括約筋 ……………65
オーバーシュート …………87
オリゴ糖類 ………………133
オルニチン ………………159
黄体 ………………………5
黄体期 ……………………5
黄体形成ホルモン …………5
黄体ホルモン ……………5, 7
黄疸 ……………………223
横紋筋 ……………………49
岡崎フラグメント ………165

〈カ〉

carbohydrateの消化 ………69
cardiac sound …………89
catabolism ………………21
chylomicron ……………79
chyme …………………65, 73
counter current exchanger system …………………109
counter current multiphier system …………………109
galactose ………………69
gastric angle ……………73
gastric inhibitory polypeptide ……………………65, 73
gastric phase ……………63
gastrin …………………63, 65
gastrosecretin …………65
gastrozymin ……………65
γ運動系 …………………51
γ-カルボキシグルタミン酸
  ……………………………195
カイロミクロン …………79, 175
カテコール-O-メチルトランスフェラーゼ ……………39
カリウム …………………199
カルシウム ………………197
カルシフェロール …………195
カルニチン ………………177
カルバミノ化合物 ………103
ガス交換 ………………91, 101, 103
ガストリン ………………63, 65, 217
ガストロセクレチン ………65
ガストロチミン …………65
ガラクトース ……………69, 137
ガンマ(γ)環 ………………51
からだを構成する物質 ……47
下垂体性小人症 …………15
下垂体前葉ホルモン ………5
化学的因子 ………………61
化学的消化 ………………61
化学伝達物質の放出様式 …39
加水分解酵素 ……………125
加齢現象 …………………15
可溶性酵素 ………………11

果糖	69
過敏結腸症候群	221
介在配列	167
開始コドン	167, 239
開始メチオニル tRNA	167
解糖	135
解糖過程	21
外呼吸	97
外的因子	13
角切痕	73
核	9
核質	9
核小体	9
核膜	9
活性化エネルギー	121
活動代謝	29
活動電位	31, 33
脚気	187
滑面小胞体	11
鎌状赤血球貧血	237
肝炎	223
肝硬変症	225
肝汁色素	81
肝性昏睡	225
肝臓	81
——の機能	81
——の構造	81
冠不全	215
換気率	101
換気量	53, 101
間質細胞刺激ホルモン	5
間接型ビリルビン	223
間脳	33
感覚(領)野	33
管腔内消化	67
環境的因子	13

〈キ〉

carriermediate diffusion	79
chymotrypsin	71
chymotrypsinogen	71
kidney	105
キモトリプシノーゲン	71
キモトリプシン	71
キャップ構造	167, 237

軌道	97
期外収縮	209
基質	121
基質準位リン酸化	23
基礎血圧	213
基礎代謝	25
——を左右する因子	27
基礎代謝基準値	27
基礎代謝率	27
機械的消化	61
機能的残気量	101
機能の局在	33
拮抗阻害	127
逆蠕動	73
逆転電位	33
吸引	73
吸収	77
——の機序	77
——の部位	79
吸息運動	97
吸息中枢	99
吸息抑制反射	99
急性糸球体腎炎	227
球形嚢	55
巨人症	15
巨赤芽球性貧血	191
胸式呼吸	97
強縮	49
橋	33
凝集原	85
凝集素	85
近位尿細管	105
筋緊張の維持	51
筋原性	75
筋収縮時の代学的変化	51
筋電図	51
筋肉系	49
筋肉ポンプ	95
筋の収縮	49
筋の特性	49
筋紡錘	51, 55

〈ク〉

chromatin	9
clearance	107

crista	9
glomerular filtration rate	107
glomerulus	105
glucocorticoid	15
glucose	69
glucostat	57
glycocalyx	67
growth hormone	15
Krebs 回路	21
クッシング症候群	223
クリアランス	107
クリスタ	9
クレアチン	163
クレブスサイクル	141
クロマチン	165
グアニン	165
グラーフ卵胞	5, 19
グリコカリックス	67
グリコーゲン	133, 145
グリコーゲン合成酵素	145
グリコーゲンホスホリラーゼ	145
グリコサミノグリカン	133
グリコシド結合	131
グルコキナーゼ	125
グルコース	69
グルコース-6-ホスファターゼ	139
グルコース-6-リン酸	135
グルタミン酸デヒドロゲナーゼ	157
グリセロール	137
くる病	195
屈曲反射	35

〈ケ〉

Km	123
ケト原性アミノ酸	157
ケトース	131
ケトン体	157, 183
ケン化	71
下痢	219
痙攣性便秘	221
頸動脈小体(球)反射	93, 99

頸動脈洞(神経)反射 ……93, 99	コレステロールエステル …17	骨格筋 …………………49
欠失 ……………………237	コレチストキニン ………65	骨軟化症 ………………195
血圧 ………………………93	コレラ ……………………219	混合腺 ……………………63
——の正常値 ……………95	コンセンサス配列 ………167	〈サ〉
血圧調節の仕組み ………45	ゴルジ器官 ………………55	
血液 ………………………83	ゴルジ装置 ………………11	cytoplasm ………………9
——のO_2の運搬能力 …103	呼吸運動 …………………97	psychic …………………63
——の血行力学的条件 …91	——に伴う肺内の変化 …97	satiety center …………57
——のCO_2の運搬能力 …103	——の調節 ………………99	sucking …………………73
——の浸透圧 ……………83	呼吸器系 17	thyroxine ………………15
——の組式と特性 ………83	呼吸器の構造 ……………97	三大栄養素の消化 ………67
血液型 ……………………85	呼吸系 ……………………97	三炭糖 ……………………131
血液型不適合 ……………85	呼吸鎖リン酸化 …………23	サイアミンピロリン酸 …185
血液循環 …………………89	呼吸商 ……………25, 103	サイクリックAMP ………145
——の仕組み ……………89	呼吸数 ………53, 99, 101	サイレンサー ……………167
血小板 ……………………85	呼吸中枢 …………………99	サイロキシン ……………15
血漿 ………………………85	呼吸とは …………………97	サラセミア ………………237
血中ブドウ糖の臨界濃度 …107	呼吸の化学的調節 ………99	再分極相 …………………33
血糖 ……………45, 133, 147	呼吸ポンプ ………………95	細菌学的消化 ……………61
——を上昇下降させるホルモン ……………………………45	呼息運動 …………………97	細胞 ………………………9
	呼息中枢 …………………99	細胞質 ……………………9
血糖調節の仕組み ………45	呼息抑制反射 ……………99	最小血圧 …………………95
血尿 ………………………227	口腔 ………………………61	最大換気量 ………………101
血流速度 …………………91	口腔期 ……………………73	最大血圧 …………………95
結合水 ……………………201	甲状腺機能亢進症 ………229	酸・塩基平衡の調節 ……47
月経周期 …………………5	甲状腺ホルモン …………15	酸・塩基平衡を司る機構と機能 ……………………………47
嫌気的解糖 ………………135	交感神経 …………………37	
腱器官 ……………………55	交感神経系の伝導路 ……37	酸化還元酵素 ……………125
腱紡錘 ……………………55	交互脈 ……………………89	酸化的リン酸化 ……23, 143
鍵酵素 ……………………139	攻撃因子 …………………217	酸性症 ……………………47
原尿 ………………………105	肛門脊髄中枢 ……………75	残気量 ……………………101
〈コ〉	後角(柱) …………………35	〈シ〉
	高圧系 ……………………91	
cholecystokinin …………65	高血圧症 …………………213	c-AMP …………………145
conditioned reflex ………63	高脂血症 …………………215	CCK-PZ …………………65
corpus albicans …………5	硬脈 ………………………89	CoQ ……………………141
corpus luteum …………5	酵素 ………………………121	CSA ……………………99
Golgi apparatus …………11	酵素欠損症 ………………235	GFR ……………………107
五炭糖 ……………………131	酵素的消化 ………………61	GIP …………………65, 73
コエンザイムA …………189	興奮-収縮連関 ……………49	GOT ……………………125
コドン ………………167, 239	興奮伝導の3原則 ………33	GT-AG rule ……………167
コリン作動性ニューロン …37	膠質浸透圧 ………………83	juxtaglomerular apparatus ……………………………105
コルチゾール ………15, 233	膠質反応 …………………225	
コレカルシフェロール …195	合成酵素 …………………125	serous gland ……………63
コレステロール …17, 173, 183	合胞体 ……………………87	sucrase …………………69

sucrose ……………………69	受動輸送 …………………77	——の弛緩期 ……………91
sympathicus ………………37	受容体異常症 ……………237	——の構造 ………………87
synapse …………………31	修復 ………………………165	心臓中枢 …………………93
シトシン …………………165	終止コドン …………167, 239	心臓拍動の仕組み …………87
シトルリン血症 …………235	終脳 ………………………33	心臓反射 …………………93
シナップス ………………31	習慣性便秘 ………………221	心電図 ………………87, 89
——の接続様式 …………39	重炭酸-炭酸緩衝系 ………47	心拍数 ……………………53
シュクラーゼ ……………69	絨毛 ………………………77	心拍数を調節する仕組み …93
シュクロース …………69, 133	出産 ………………………9	心房細動 …………………209
ショ糖 ……………………133	出生前診断 ………………239	心房反射 …………………93
ジグリセリド ……………71	循環器系 …………………17	伸展反射 …………………35
ジフテリアトキシン ……129	循環時間 …………………91	身体活動強度 ……………29
しょ糖 ……………………69	徐脈 ………………………89	神経系 ……………………31
子宮周期……………………5	小腸粘膜細胞の構成 ………77	神経原性 …………………75
死腔 ………………………101	小腸の運動 ………………75	神経線維 …………………31
糸球体 ……………………105	小動脈硬化 ………………17	神経元 ……………………31
——における濾過作用 …105	小脳 ………………………33	浸透圧性下痢 ……………219
糸球体近接装置 …………105	小胞体 ……………………11	深部感覚 …………………53
糸球体濾過に影響する因子	小脈 ………………………89	人体の代謝量測定 ………25
…………………………109	消化 ………………………61	陣痛………………………9
糸球体濾過量 ……………107	消化液の一般性状 …………63	腎血漿流量 ………………109
糸粒体………………………9	消化液の分泌機序 …………63	腎小体 ……………………105
至適 pH …………………121	消化管の一般構造 …………61	腎臓 ………………………105
刺激伝導系 ……………89, 209	消化器系 …………………59	
脂質 ………………………171	——の運動 ………………71	〈ス〉
——の消化 ………………71	——の構造 ………………61	smooth-surfaced endoplas-
脂肪酸 ……………………173	消化の生理 ………………61	mic reticulum
脂肪酸合成酵素 …………179	漿液腺 ……………………63	specific dynamic action …27
脂肪の吸収 ………………79	条件反射 …………………63	sperm ……………………3
脂肪分解酵素 ……………71	静脈還流 …………………95	spermatogenic hormone …5
脂肪便 ……………………71	食道期 ……………………73	steapsin …………………71
視紅 ………………………193	食道静脈瘤 ………………225	swallowing ………………73
視床下部 …………………33	食物のエネルギー計算 ……25	sweating …………………115
視床脳 ……………………33	食欲 ………………………57	スターリングの法則 ………87
歯 …………………………61	触媒 ………………………121	ステアプシン ……………71
自己受容感覚 ……………55	心音 ………………………89	ステロイド ………………173
自律神経系 ……………35, 37	心筋梗塞 …………………211	ステロイドホルモン……3, 175
自律神経支配の特徴 ………37	心筋の特性 ………………87	スフィンゴリピド ………171
自律神経と薬物 …………39	心臓 ………………………87	スプライシング ……167, 237
自由水 ……………………201	——の拡張期 ……………91	スプライシング異常 ……237
軸索 ………………………31	——の構造 ………………87	水素結合 …………………165
軸索反射 …………………35	——の刺激伝導系 ………87	膵液の分泌機序 …………65
射精 ………………………3	——の収縮期 ……………91	錐体外路 …………………51
受精 ……………………3, 7	——(の) 周期 ……………87	錐体路 ……………………51
受精卵………………………7	——の神経支配 …………93	随意筋 ……………………49

随時血圧	213

〈セ〉

cell	9
centriole	11
cephalic	63
cerebellum	33
cerebrum	33
secretin	65
segmentation	75
skeletal muscle	49
sexual cycle	5
セカンドメッセンジャー	147
セクレチン	65
セルトリ細胞	3
セルロース	133
セントラルドグマ	165
生活活動強度	29
生殖	3
生成物	121
生体膜	175
生物学的因子	61
生物学的酸化	21
成熟卵胞	5
成長	13
成長ホルモン	15
制限酵素	240
性周期	5
清掃率	107
精液	3
精子	3
精子形成ホルモン	5
精神相	63
精巣	3, 19
静止電位	31, 33
赤血球の生成と崩壊	85
脊髄	35
脊髄神経	35
摂食中枢	57
舌	61
舌下温	113
絶縁性伝導	33
先天性代謝異常	235
染色質	9
染色体	3, 5
全か無かの法則	87
全血液量	83
全肺気量	101
前角(柱)	35
蠕動運動	73

〈ソ〉

soluble enzyme	11
咀嚼	73
祖面小胞体	11
組織呼吸	97
相加(2段)肺活量	101
相反性神経支配	51
総蠕動	75
促進拡散	79
速脈	89
側角(柱)	35

〈タ〉

dermatome	35
digestion	61
digetive canalの一般構造	61
digestive system	59
ptyalin	69
tongue	61
WBC	85
多価不飽和脂肪酸	173
多糖類	133
多発性神経炎	187
唾液の分泌機序	63
唾液分泌の経過	63
代謝	21, 121
代謝水	201
代謝性あるいは呼吸性のアシドーシス	47
体液	47
体液性調節	41
体液のpH	47
体温	113
——が異常に上昇する場合	117
——が一定に保たれるわけ	117
——の測定	113
——の役割	113
体温調節	113
体温調節中枢	115
体温調節中枢のセットポイント	117
体温調節の仕組み	115
体温調節レベル	117
体性神経系	35
体熱産生の化学的調節	113
体熱の放散	113
体熱の産生	113
体熱の放散	113
体表面積	27
対向流交換系	109
対向流増幅系	109
胎盤	7
大腸の運動	75
大動脈小体(球)反射	99
大動脈(神経)反射	93, 99
大脳	33
——の構造	33
大脳機能の局在	33
大脈	89
代償性休止	87
脱共役剤	143
脱水	19
脱分極	31
脱分極相	33
単縮性	49
単糖類	131
炭水化物	131
胆汁酸	183
胆汁の分泌機序	65
蛋白質	151
蛋白質,アミノ酸の吸収	79
蛋白質合成	167
蛋白質の消化	69
蛋白緩衝系	47
蛋白尿	227
男性ホルモン	3

〈チ〉

chemosensitive area	99
diencephalon	33
チトクローム	141
チミン	165

チモーゲン …………………127	テストステロン………………3	——の消化 ……………………69
弛緩性便秘 …………………221	テタニー ……………………197	——の吸収 ……………………79
遅脈 ……………………………89	テトラヒドロビオプテリン	糖質コルチコイド ……………15
置換 …………………………237	………………………………191	糖新生 ………………………137
着床 ………………………5, 7	テトラヒドロ葉酸 …………191	糖受容器 ………………………57
中間代謝 ………………………21	テルペン ……………………175	糖尿病 ………………………231
中心体(子) …………………11	ディオドラスト ……………107	糖尿病性昏睡 ………………231
中枢神経系 ……………………31	デオキシヌクレオチド ……165	糖負荷試験 …………………231
中性脂肪 ……………………171	デオキシリボ核酸…9, 161, 165	同化作用 ………………………21
中脳 ……………………33, 35	デキストリン ……………69, 133	洞(房)結節 …………………87
中膜性動脈硬化 ………………17	でんぷん ……………………133	動脈硬化症 …………………213
挿入 …………………………237	でんぷん分解酵素 ……………69	特異動的(力学)作用 ………27
鋳型 …………………………165	低圧系 …………………………91	
腸胃反射 ………………………73	鉄 ……………………………199	〈ナ〉
腸液の分泌機序 ………………65	鉄欠乏性貧血 ………………205	nervous system ………………31
腸肝循環 ……………………223	点変異 ………………………239	七炭糖 ………………………131
腸相 ……………………………65	転移酵素 ……………………125	7-メチルグアニル酸 ………167
調節酵素 ……………………139	転写 …………………………165	ナトリウム …………………199
直行蠕動 ………………………75	転写開始点 …………………167	ナンセンス変異 ……………239
直接型ビリルビン …………223	転送障害 ……………………237	内因子 ………………………191
直腸(腔)温 ………………113	電子伝達系 …………………141	内呼吸 …………………………97
		内的因子 ………………………13
〈ツ〉	〈ト〉	内分泌 …………………………39
通過障害による便秘 ………221	total lung capacity …………101	軟脈 ……………………………89
	transport maximum of	
〈テ〉	glucose ……………………107	〈ニ〉
dead space …………………101	triglyceride ……………………71	neuron ………………………31
defecation ……………………75	trypsinogen ……………………71	nuclear membrane ……………9
delivery …………………………9	twitch …………………………49	nucleolus ………………………9
deoxyribonucleic acid ………9	トコフェロール ……………195	nucleoplasm …………………9
desire to defecate ……………75	トランスファーRNA ………167	nucleus …………………………9
dextrin ………………………69	トランスフェラーゼ ………125	2次性高血圧 ………………213
DNA …………………9, 165	トリカルボン酸 TCA 回路	ニコチン酸 …………………189
DNA ポリメラーゼ ………165	………………………………21	ニコチン酸アミド …………189
TCA サイクル ……………141	トリグリセリド ………71, 171	ニューロン ……………………31
teeth …………………………61	トリプシノーゲン ……………71	乳化 ……………………………71
telencephalon ………………33	トリプシン ……………………71	乳糖 ……………………69, 133
testosterone …………………3	トリプトファン ……………189	尿 ……………………………111
tetanus ………………………49	ドナー部位 …………167, 237	——の生成 …………………105
TG ……………………………71	努力性(時間)肺活量 ……101	尿意 …………………………111
tidal volume ………………101	等尺性収縮 ……………………49	尿細管の機能 ………………107
TmG …………………………107	等張性収縮 ……………………49	尿細管の再呼吸に影響する
tRNA ………………………167	等電点 ………………………151	因子 ………………………109
TV ……………………………101	糖原性アミノ酸 ……………157	尿細管の分泌作用 …………107
TVC …………………………101	糖質 …………………………131	尿生成における4つの機序

……………………109
尿生成の調節機構 …………109
尿素サイクル ………………59
妊娠 ……………………7, 9

〈ヌ〉

ヌクレオソーム ……………165
ヌクレオチド ………………161

〈ネ〉

nephron ……………………105
ネフロン ……………………105
熱型 …………………………117
熱産生の中枢 ………………115
熱放散の中枢 ………………115
熱放散の物理的調節 ………115
粘液腺 ………………………63
粘液多糖質の層 ……………77

〈ノ〉

nonprotein …………………25
脳幹 …………………………33
──の化学受容器 …………99
脳幹網様体 …………………35
脳橋の呼吸中枢 ……………99
脳神経 ………………………35
脳神経核 ……………………35
脳相 ……………………63, 65
脳と神経 ……………………31
能動輸送 ……………………79

〈ハ〉

balance of nutrients ………21
biological oxidation ………21
buccal stage ………………73
heart …………………………87
pancreozymin ………………65
parasympathicus …………37
parturition …………………9
passive transport …………77
pinocytosis …………………79
pulmonary compliance …101
vasoactive intestinal peptide ……………………65, 73
vital capacity ……………101

バセドウ病 …………………229
パイロジェン ………………117
パチニ小体 …………………55
パラソルモン ………………197
パンクレオチミン …………65
パントテン酸 ………………189
肺エラスタンス(弾性) ……103
肺活量 ………………………101
肺コンプライアンス ………101
肺呼吸 ………………………97
肺胞 …………………………97
肺迷走神経反射 ……………99
肺容量 ………………………101
排尿 …………………………111
──の調節 …………………111
排便 …………………………75
排卵期 ………………………5
白児症 ………………………235
白体 …………………………5
白血球 ………………………85
麦芽糖 …………………69, 133
発育 …………………………13
発火レベル …………………31
発汗 …………………………115
発現 …………………………165
発現調節領域 ………………167
発達 …………………………13
発熱 …………………………117
──の原因 …………………117
発熱時の体内変化 …………117
発熱物質 ……………………117
反射 …………………………35
反射運動 ……………………35
反射弓 ………………………35
反射時間 ……………………35
半規官 ………………………55
半保存的複製 ………………165

〈ヒ〉

BM ……………………………25
BMR …………………………27
heat balance ………………113
heat loss ……………………113
heat production ……………113
human chorionic gonado

tropin ………………………9
human chorionic somatomammotropin ………………9
humoral co-ordination ……41
P部位 ………………………167
PAH …………………………107
PALP …………………………187
Ph因子 ………………………85
venous retern ………………95
villi …………………………77
ヒス房室束 …………………87
ヒト絨毛性ゴナドトロピン
………………………………9
ヒト絨毛性乳腺刺激ホルモン
………………………………9
ヒドロラーゼ ………………125
ビオチン ……………………191
ビタミン ………………129, 185
ビタミン A …………………193
ビタミン B_1 ………………185
ビタミン B_2 ………………187
ビタミン B_6 ………………187
ビタミン B_{12} ……………191
ビタミン C …………………193
ビタミン D …………………195
ビタミン E …………………195
ビタミン K …………………195
ビリルビン ……………81, 163
ピリドキサールリン酸
…………………………157, 187
ピリミジンヌクレオチド …161
ピルビン酸カルボキシラーゼ …………………………139
ピルベートキナーゼ ………139
ピルベートデヒドロゲナーゼ複合体 …………………141
皮節 …………………………35
皮膚分節 ……………………35
肥満 …………………………57
──による障害 ……………59
──の成因 …………………59
──の判定 …………………59
非拮抗阻害 …………………127
非蛋白呼吸商 ………………25
非必須アミノ酸 ……………159

非翻訳領域 ……………………167
微小絨毛 ………………………77
糜粥 …………………………65, 73
必須アミノ酸 …………………159
必須脂肪酸 ……………173, 195
表現型 …………………………165
貧血 ……………………………205
頻脈 ……………………………89

〈フ〉

blood …………………………83
blood circulation ……………89
blood glucose ………………45
blood pressure ………………93
blood type ……………………85
brain stem ……………………33
facilitated diffusion …………79
feeding center ………………57
fertilization ……………………7
fever …………………………117
follicle stimulating hormone
 ………………………………5
forced (timed) vital capacity
 ……………………………101
fructose ………………………69
functional residual capacity
 ……………………………101
pharyngeal stage ……………73
placenta ………………………7
plasma ………………………85
platelet ………………………85
pregnancy …………………7, 9
progesterone …………………7
proteinの消化 ………………69
ptyalin ………………………69
VC ……………………………101
VIP …………………………65, 73
フィードバック阻害 …………127
フェニルケトン尿症 …………235
フラクトース …………………69
フラビンアデニンジヌクレオ
 チド ………………………187
フラビンモノヌクレオチド
 ……………………………187
フルクトース …………………137

フルクトース-1,6-ビスホス
 ファターゼ ………………139
フルクトース-2,6-二リン酸
 ……………………………139
フレームシフト ………………239
フレームシフト変異 …………239
ブドウ糖の再吸収 ……………107
ブドウ糖利用細胞 ……………57
プチアリン ……………………69
プリンヌクレオチド …………161
プルキニエ線維 ………………87
プロゲステロン ………………5, 7
プロセッシング ………………167
プロテインキナーゼ …………127
プロテオグリカン ……………133
プロトロンビン ………………195
プロトンポンプ ………………143
プロモーター …………………167
プロモーター領域 ……………237
プロラクチン …………………9
不応期 …………………………87
不可避尿 ………………………202
不感蒸泄 ………………………115
不減衰伝導 ……………………33
不斉炭素 ………………………131
不随意筋 ………………………49
不整脈 ……………………89, 209
不等交叉 ………………………237
不飽和脂肪酸 …………………173
不用空間 ………………………101
副交感神経 ……………………37
副交感神経系の伝導路 ………37
腹式呼吸 ………………………97
複製 ……………………………165
複製フォーク …………………165
藤本らの式 ……………………27
振子運動 ………………………75
分時換気量 ……………………53
分時肺胞換気量 ………………53
分時拍出量 ………………53, 91
分子病 …………………………237
分節運動 ………………………75
分娩 ……………………………9

〈ヘ〉

Bainbridge's reflex ………93
basal metabolic rate ………27
basal metabolism …………25
Bernoulliの定理 ……………95
Hering-Breuerの反射 ……99
pendular movement ………75
pepsin ……………………65, 69
pepsinogen …………………69
peptone ………………………69
peristalsis …………………73
peristaltic rush ……………75
β構造 …………………………155
β酸化 ………………………177
β-受容器 …………………39
ヘキソキナーゼ ………………125
ヘテロ多糖類 …………………131
ヘム ……………………………161
ヘモグロビン …………………103
ベイリス・スターリングの
 腸の法則 …………………75
ベインブリッジ反射 …………93
ベルマジャンディの法則 ……35
ペースメーカー ………………87
ペプシノーゲン ………………69
ペプシン …………………65, 69, 217
ペプチジルtRNA ……………167
ペプチド合成 …………………167
ペプトン ………………………69
ペラグラ ………………………189
ペントースリン酸経路 ………147
平滑筋 …………………………49
平均血圧 ………………………95
平衡感覚 ………………………55
平衡砂 …………………………55
平衡斑 …………………………55
平衡毛 …………………………55
閉塞性黄疸 ……………………223
便意 ……………………………75
便秘 ……………………………221

〈ホ〉

body surface area …………27
body temperature …………113

hormone ……………………41	マルターゼ ……………………69	〈モ〉
phosphodiester 結合 ………165	マストース ………………69, 133	モノアミノオキシダーゼ …39
polysome ……………………11	マスピギー小体 ……………105	モノグリセリド ………………71
pons ……………………………33	マロニル CoA ………………179	門脈 ……………………………71
portal vein system …………77	膜結合性酵素 …………………11	門脈圧の亢進 ………………225
white blood corpuscle ……85	膜消化 …………………………67	門脈系 …………………………77
ホスホエノールピルビン酸カ	膜電位 …………………………87	〈ヤ〉
ルボキシキナーゼ ………139	末梢血管の抵抗 ………………91	夜盲症 ………………………193
ホスホフルクトキナーゼ …139	末梢神経系 ……………………31	〈ユ〉
ホスホリラーゼ ……………145	末端肥大症 ……………………15	urine ……………………105, 111
ホモ多糖類 …………………131	満腹中枢 ………………………57	urine の生成 ………………105
ホルモン …………………41, 129	〈ミ〉	uterine cycle …………………5
ホルモンの作用機序 …………41	Michaelis-Menten の式 …123	有気的過程 ……………………23
ホルモンの種類 ………………41	micturition …………………111	有効濾過圧 …………………105
ホルモンの一般的作用 ………41	milking action ………………95	有髄神経線維 …………………31
ホロ酵素 ……………………121	mitochondria …………………9	〈ヨ〉
ボーマン嚢 …………………105	mixed gland …………………63	四炭糖 ………………………131
ポリ A 付加シグナル …167, 237	ミスセンス変異 ……………239	ヨウ素 ………………………199
ポリゾーム ……………………11	ミトコンドリア ………………9	予備吸気量 …………………101
ポルフィリン ………………161	水 ……………………………201	予備呼気量 …………………101
歩調とり ………………………87	——の再吸収 ………………107	葉酸 …………………………191
補欠分子族 …………………121	脈の結代 ………………………89	溶血性黄疸 …………………223
補酵素 ……………121, 129, 185	脈拍 ……………………………89	溶血性貧血 …………………205
補助因子 ……………………121	脈拍数 …………………………89	〈ラ〉
飽和脂肪酸 …………………173	〈ム〉	lactase ………………………69
防御因子 ……………………217	mucopolysacchride layer	lactose ………………………69
房室ブロック ………………209	……………………………67, 77	rough granula surfaced
膀胱括約筋 …………………111	mucous gland ………………63	endoplasmic reticulum …11
膀胱中枢 ……………………111	無気的過程 ……………………21	ライソソーム …………………11
膀胱内圧 ……………………111	無条件反射 ……………………63	ライディヒ細胞 ………………19
勃起 ……………………………3	無髄神経線維 …………………31	ラギング鎖 …………………165
翻訳 …………………………165	〈メ〉	ラクターゼ ……………………69
翻訳領域 ……………………167	medulla oblongata …………33	ラクテートデヒドロゲナーゼ
〈マ〉	medulla spinalis ……………35	……………………………125
maltase ………………………69	membrane bound	ラクトース ………………69, 133
maltose ………………………69	enzyme ……………………11	ラセン構造 …………………165
mass peristasis ………………75	membrane digestion ………67	ランゲルハンス島 β 細胞 …15
mastication …………………73	menstrual cycle ………………5	ランヴィエの絞輪 ……………31
maximal voluntary venti-	mesencephalon ………………33	卵形嚢 …………………………55
lation …………………………101	metabolism …………………21	卵子 …………………………3, 5
microvilli ……………………77	メッセンジャー RNA ………167	
マイスナー神経叢 ……………61		
マグネシウム ………………199		
マススクリーニング ………239		

卵巣 …………………… 5, 19
卵巣周期 ………………… 5
卵胞期 …………………… 5
卵胞刺激ホルモン ……… 5
卵胞ホルモン ………… 5, 7

〈リ〉

leucocyte ………………85
Lineweaver-Burk のプロット
　……………………………123
lipase ……………………71
liver ……………………81
lysosome ………………11
reflex ……………………35
rhythmical contraction ……75
ribosome ………………11
リアーゼ ………………125
リガーゼ ……………125, 165
リーディング鎖 …………165
リノール酸 ………………173

リノレン酸 ………………173
リパーゼ …………………71
リボ核酸 ……………161, 165
リボザイム ………………121
リボース-5-リン酸 ………147
リボソーム ……………11, 167
リボヌクレオチド ………167
リポ酸化 …………………191
リポ蛋白 …………………175
リポプロテインリパーゼ …175
リン ………………………197
リン酸化 …………………127
リン酸緩衝系 ……………47
リン脂質 …………………171
理学的因子 ………………61
立体異性体 ………………131
律動性収縮 ………………75
両性電解質 ………………151
両側性伝導 ………………33
輪状ひだ …………………77

〈ル〉

luteinizing hormone ……… 5
Rubner の係数 ……………25

〈レ〉

labor pain ………………… 9
relative metabolic rate ……29
rennin ……………………69
residual volume …………101
respiratory center ………99
respiratory quotient …25, 103
respiratory system ………97
レチノール ………………193
レンニン …………………69

〈ロ〉

六炭糖 ……………………131
ロドプシン ………………193

【著者略歴】

中野 昭一
1927年5月22日生
医学博士／生理学・体力医学・スポーツ医学
日本体育大学教授，同・大学院体育科学研究
科長，東海大学医学部名誉教授

佐伯 武頼
1940年12月4日生
医学博士／生化学・栄養学
鹿児島大学医学部教授

足立 穣一
1947年1月18日生
医師／内科学
元・東京慈恵会医科大学講師

寺尾 保
1950年4月30日生
医学博士／生理学・運動生理学
東海大学スポーツ医科学研究所助教授

小林 圭子
1947年11月12日生
医学博士／生化学・分子遺伝学
鹿児島大学医学部助教授

――生理・生化学・栄養――
＜普及版＞図説・からだの仕組みと働き　　ISBN4-263-70269-7

1979年8月20日	第1版	第1刷発行
1993年6月15日	第1版	第22刷発行
1994年1月30日	第2版	第1刷発行
2001年2月10日	第2版	第7刷発行
2001年9月1日	第1版	第1刷発行（普及版）

編 者　中 野 昭 一
発行者　藤 田 勝 治
発行所　医歯薬出版株式会社
〒113-8612 東京都文京区本駒込 1-7-10
TEL. (03) 5395―7626（編集）・7616（販売）
FAX. (03) 5395―7624（編集）・7611（販売）
http://www.ishiyaku.co.jp/
郵便振替番号 00190-5-13816

乱丁，落丁の際はお取り替えいたします　　印刷・あづま堂／製本・明光社

© Ishiyaku Publishers, Inc., 2001. Printed in Japan ［検印廃止］

本書の複製権・翻訳権・上映権・譲渡権・公衆送信権（送信可能化権を含む）は，医歯薬出版㈱が保有します．

JCLS＜日本著作出版権管理システム委託出版物＞

本書の無断複写は，著作権法上での例外を除き禁じられています．複写される場合は，そのつど事前に日本著作出版権管理システム（FAX. 03-3815-8199）の許諾を得てください．

新刊 ダイナミックな図表により，人体の構造と機能，疾病の成り立ちが理解できる図説シリーズ！2色刷で**わかりやすい普及版!!**

普及版 解剖・生理・栄養
図説・ヒトのからだ
■中野昭一（日本体育大学教授）編著　■B5判・350頁・定価（本体3,000円+税）

＊人体の構造全般にわたって，その"形態と構造"の基本を図解し，生理機能をわかりやすく関連づけて解説．

ISBN4-263-70266-2

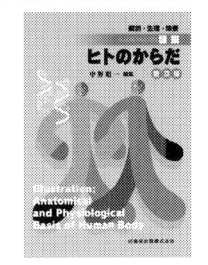

普及版 生理・生化学・栄養
図説・からだの仕組みと働き
■中野昭一（日本体育大学教授）編著　■B5判・272頁・定価（本体2,800円+税）

＊生理・生化学・病態栄養に関する基礎知識を，2色刷りの図とその解説を見開き頁に配し，病態における症状や症候が，いかなる生理機能の変化によって起きるか臨床生理学的立場からも解説．

ISBN4-263-70269-7

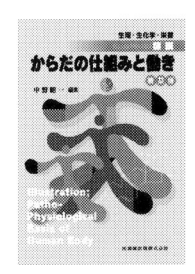

普及版 病態生理・生化学・栄養
図説・病気の成立ちとからだ「Ⅰ」症候別病態生理編
■中野昭一（日本体育大学教授）編著　■B5判・336頁・定価（本体3,000円+税）

＊病気の症状・症候の成り立ちを病態生理学的に，各種の代謝異常のメカニズムをとらえ解説．病気のサインとしての症状や症候の把握，理解に格好の書．

ISBN4-263-70267-0

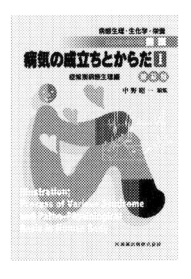

普及版 病態生理・生化学・栄養
図説・病気の成立ちとからだ「Ⅱ」疾患別病態生理編
■中野昭一（日本体育大学教授）編著　■B5判・410頁・定価（本体3,400円+税）

＊各器官を生理機能上8系統に分類，それらの主要疾患について病態生理，生化学，栄養，さらに薬理学的立場から考察．臨床的な対応にも言及．

ISBN4-263-70268-9

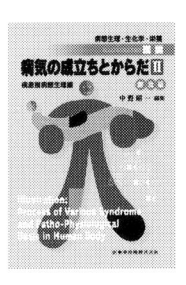

普及版 運動・生理・生化学・栄養
図説・運動の仕組みと応用
■中野昭一（日本体育大学教授）編著　■B5判・354頁・定価（本体3,800円+税）

＊運動の仕組み，運動時の体内の変化，栄養の摂取，運動のすすめ方と評価，疾患時の運動療法など，総合的知識が把握できる．

ISBN4-263-70270-0

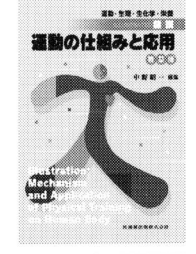

医歯薬出版株式会社／〒113-8612 東京都文京区本駒込1-7-10／TEL.03-5395-7610　FAX.03-5395-7611

●郵送によるご注文は，医歯薬出版発行図書通信販売代行店の㈱東京メール・サービス☎03-5976-0631でうけたまわっております．

01.07TP